心内科疾病
—检查及治疗—

主编 袁星堂 刘 涛 刘洪俊 王 浩
张 英 刁学织 秦春霞

黑龙江科学技术出版社
HEILONGJIANG SCIENCE AND TECHNOLOGY PRESS

图书在版编目（CIP）数据

心内科疾病检查及治疗 / 袁星堂等主编. -- 哈尔滨：
黑龙江科学技术出版社，2023.2
ISBN 978-7-5719-1769-2

Ⅰ．①心… Ⅱ．①袁… Ⅲ．①心脏血管疾病-诊疗
Ⅳ．①R54

中国国家版本馆CIP数据核字（2023）第025654号

心内科疾病检查及治疗
XINNEIKE JIBING JIANCHA JI ZHILIAO

主　　编　袁星堂　刘　涛　刘洪俊　王　浩　张　英　刁学织　秦春霞
责任编辑　陈兆红
封面设计　宗　宁
出　　版　黑龙江科学技术出版社
　　　　　地址：哈尔滨市南岗区公安街70-2号　邮编：150007
　　　　　电话：（0451）53642106　传真：（0451）53642143
　　　　　网址：www.lkcbs.cn
发　　行　全国新华书店
印　　刷　黑龙江龙江传媒有限责任公司
开　　本　787 mm×1092 mm　1/16
印　　张　28
字　　数　710千字
版　　次　2023年2月第1版
印　　次　2023年2月第1次印刷
书　　号　ISBN 978-7-5719-1769-2
定　　价　198.00元

前 言
FOREWORD

近年来,随着我国经济的发展和精神文化等方面的进步,人民的生活水平明显提高。但与此同时,人口老龄化及不健康的生活方式盛行,使我国心血管疾病的发病率及病死率呈不断上升的趋势,成为危害人类健康的头号杀手。如何促进全民心血管健康,提高心血管疾病的预防水平,对推动慢性非传染性疾病的防控、延长人们的寿命、提高人民生活质量具有重要意义。此外,信息化的环境让国内外学术交流极为快捷,在这种良好的氛围下,心血管领域也得到了非常迅速的发展,某些诊疗理念已发生变化,更有不少新技术已成功地应用于临床。为了指导临床实践活动,提高心血管疾病救治的成功率,最大限度地降低疾病给患者带来的痛苦,我们特组织相关专家编写了《心内科疾病检查及治疗》一书,希望为心内科的发展与进步贡献一份力量。

本书共13章。首先介绍了心脏的解剖结构与生理、心内科疾病的常见症状与体征、心内科疾病的影像学检查、心内科疾病的心电图诊断及心内科疾病的介入治疗;然后介绍了心内科常见疾病的临床治疗,涉及先天性心脏病、高血压、冠心病、心律失常等疾病的病因病理、发病机制、临床表现、诊断和鉴别诊断、治疗和预后。本书内容丰富、形式新颖、结构严谨,兼具专业性、学术性和实用性,对临床上的热点、难点问题给出了客观准确的描述和解析,可为心内科医师、急诊科医师、全科医师和在校医学生提供参考。

由于本书编写时间仓促,且编者的专业水平有限,书中难免存在不足和纰漏之处。为了进一步提高书稿的质量,我们真诚地期待各位读者提供宝贵的意见。

《心内科疾病检查及治疗》编委会

2022 年 10 月

目 录
CONTENTS

第一章

心脏的解剖结构与生理

第一节　心脏的外形和结构

一、心脏的外形

心是一个中空的肌性器官,形似倒置的前后稍扁的圆锥体,具有一尖、一底、两面、三缘及四条沟,尖朝向左前下方,底朝向右后上方。因此,心的长轴是斜行的,自右肩斜向左肋下区,与身体正中线构成45°角。心脏的重量,男280～340 g,女230～280 g,随年龄而增加,特别以男性为明显(图1-1、图1-2)。

(一)心尖

心尖指向左前下方,由左心室构成,实为左心室的尖端,与左胸前壁贴近,其右侧有一小的切迹,称为心尖切迹。在左侧第5肋间隙锁骨中线内侧1～2 cm处可扪及心尖冲动。

(二)心底

近似四边形,朝向右后上方,主要由左心房和右心房的后部组成。上、下腔静脉左侧的房间沟为左、右心房分界的外部标志。左、右肺静脉构成心底的上缘并从两侧注入左心房,而上、下腔静脉则分别开口于右心房的上部和下部。冠状沟的后面及冠状窦为心底的下界。平卧时,心底与第5～8胸椎相对应,直立时与第6～9胸椎相对。心底后面隔心包与食管、迷走神经和胸主动脉相邻。

(三)胸肋面

胸肋面又称前面,朝向左前上方,与胸骨及肋软骨相邻,大部分由右心房和右心室构成,小部分由左心耳和左心室组成。冠状沟自左上斜向右下,为心房部和心室部分界的外部标志。前室间沟为左、右心室分界的外部标志,其中左心室占1/3,右心室占2/3。胸肋面上部可见起于右心室的肺动脉干行向左上方,起于左心室的升主动脉在肺动脉干后方行向右上方。

(四)膈面

膈面又称下面,几乎呈水平位,稍向前方及心尖方向倾斜,大部分由左心室,小部分由右心室构成。后室间沟将膈面分为左、右两部分。左侧由左心室构成,约占膈面2/3;右侧为右心室,占膈面1/3。膈面隔心包与膈相邻,大部分坐落在膈的中心腱上,小部分位于左侧膈的肌性部上方。

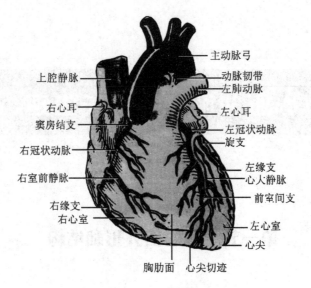

图 1-1　心脏前面观

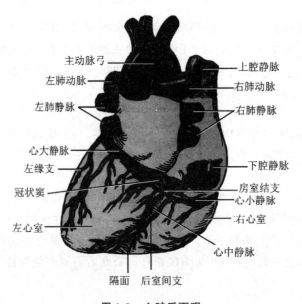

图 1-2　心脏后面观

（五）右缘

右缘为近似垂直方向的钝缘，主要由右心房构成，隔心包与右膈神经、右心包膈血管及右纵隔胸膜和右肺相邻。

（六）左缘

从右上斜向左下直达心尖，由左心室构成，仅上方小部分由左心耳构成，隔心包与左膈神经、左心包膈血管及左纵隔胸膜和左肺相邻。

（七）下缘

下缘又称锐缘，薄而锐利，近于水平方向，从右缘下端向左达心尖，主要由右心室构成，左心室近心尖处的小部分参与,是心膈面、胸肋面的分界。

（八）心表面的沟

冠状沟（房室沟）几乎呈冠状位,近似环形,前方被肺动脉干所中断,该沟为右上方的心房和左下方的心室的表面分界。前室间沟和后室间沟分别在心室的胸肋面和膈面,从冠状沟走向心尖的右侧,它们分别与室间隔的前、下缘一致,是左、右心室在心表面的分界。前、后室间沟在心尖右侧的会合处稍凹陷,称心尖切迹。冠状沟和前、后室间沟内被冠状血管和脂肪组织等填充,在心表面沟的轮廓不清。后房间沟在心底,右心房与右上、下肺静脉交界处的浅沟,与房间隔后缘一致,是左、右心房在心表面的分界。后房间沟、后室间沟与冠状沟的相交处称房室交点,是心表面的一个重要标志。此处是左右心房与左、右心室在心后面相互接近之处,其深面有重要的血管和神经等结构。由于在此处冠状沟左侧高于右侧,后房间沟偏右,而后室间沟偏左,故房室交点不是一个十字交点,而应视为一个区域。

二、心脏的结构

心被心间隔分为左、右半心,左、右半心又分为左心房、左心室和右心房、右心室 4 个腔,同侧心房和心室之间经房室口相通。根据血流方向,按右心房、右心室、左心房和左心室分别加以描述。

（一）右心房

右心房位于心的右上部,腔大壁薄,略呈三角形,其向左前方突出的部分称右心耳,内面有许多并行排列的隆起肌束,称梳状肌。当心功能发生障碍时,心耳处可因血流缓慢而形成血凝块,一旦脱落形成栓子,可堵塞血管。右心房共有 3 个入口和一个出口（图 1-3）。在右心房上方有上腔静脉口;下方有下腔静脉口;下腔静脉口与右心房室口之间有冠状窦口,它们分别导入上半身、下半身和心壁本身的静脉血。出口为右心房室口,位于右心房的前下方,通向右心室。

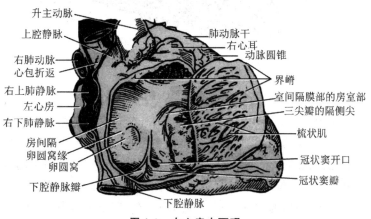

图 1-3　右心房内面观

房间隔是左、右心房间的中隔,位于右心房后内侧壁的后下部,从右向左斜向前下方,与正中线左侧成 45°角。在房间隔下部有一卵圆形浅窝称卵圆窝,此处较薄,为胎儿时期卵圆孔的遗迹。卵圆孔多在出生后一岁左右闭锁,若未闭合,则构成是先天性心脏病的一种即房间隔缺损。

（二）右心室

右心室位于右心房的前下方,构成心胸肋面的大部分,接受右心房的静脉血,再由肺动脉运

3

送到肺。右心室被一弓形的肌性隆起,即室上嵴分为后下方的流入道和前上方的流出道。右心室流入道的入口是右心房室口,口周围的纤维环上附有三片瓣膜,称三尖瓣,按部位可分为前尖瓣、后尖瓣和隔侧尖瓣(图1-4)。瓣膜尖朝向右心室腔,瓣的游离缘借数条腱索与心室壁上的乳头肌相连。右心房室口周围的纤维环、三尖瓣、腱索和乳头肌在功能上是一个整体,称三尖瓣复合体,当心室收缩时,三尖瓣相互靠拢,紧密封闭房室口。由于乳头肌收缩,通过腱索牵拉瓣膜,使瓣膜不致翻向心房,防止血液反流入心房,保证血液的单向流动。右心室的出口为肺动脉口,位于主动脉瓣的左前上方,通向肺动脉干。肺动脉口周围的纤维环上附有三个袋口向上的半月形瓣膜,称肺动脉瓣。心室收缩时,血液冲开肺动脉瓣流入肺动脉干;心室舒张时,肺动脉干内血液回流的压力使瓣膜相互贴紧而封闭肺动脉口,阻止血液反流入右心室。右心室流出道向上逐渐变细,形似圆锥,称动脉圆锥,其借肺动脉口通肺动脉干,下界为室上嵴,前壁为右心室前壁,内侧壁为室间隔。

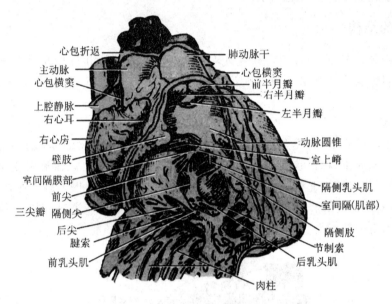

图1-4　右心室内面观

(三)左心房

左心房位于右心房的左后方,构成心底的大部分,外形较右心房略小。左心房向右前方突出的部分称左心耳,因其与二尖瓣相邻,常为心外科常用手术入路之一,内有与右心耳内面相似的梳状肌。梳状肌发达,凸向腔面,致使腔面不平,当心房血流淤滞时,较易引起血栓形成。左心房有四个入口和一个出口。入口位于左心房后部的两侧,分别是左、右肺静脉口,将肺静脉的血液导入左心房。出口是左房室口,通向左心室。房间隔为左、右心房的中隔,作为左心房的右前壁。与卵圆窝相对应的部分有一不明显的浅窝,窝的前下缘稍隆起,以其凹缘向上,称中隔镰,为胚胎时的遗迹。

(四)左心室

左心室又称左心室窦部,位于二尖瓣前尖的左后方,构成心尖及心的左缘,内腔较长,近似圆锥形,锥底被左房室口和主动脉口所占据,其壁厚约为右心室的3倍,其室腔的结构特点与右心室相似。以二尖瓣的前尖为界,左心室腔也可分为流入道和流出道。左心室流入道为左房室口,位于主动脉口的左下方,比右心房室口稍小。左房室口的周围有两片瓣膜称为左房室瓣,又称二尖瓣,分为前尖和后尖,以前尖为界可将左心室分为后方的流入道和前方的流出道两部分。瓣膜尖朝向左心室腔,瓣的游离缘借数条腱索与心室壁上的乳头肌相连。当血液流经左房室口时,由左心房、纤维环、二尖瓣、腱索、乳头肌及左心室等相互作用,进行调控,构成二尖瓣复合体,其中任何一个成分受累,均将导致血流动力学障碍。左心室流出道又称主动脉前庭,由二尖瓣前尖的下面、室间隔及左心室游离壁组成,位于主动脉口以下。主动脉口周围的纤维环上也附有三个袋口向上的半月形瓣膜,称主动脉瓣。主动脉瓣由三个半月形瓣膜组成,两个在前,一个在后,分别称为左半月瓣、右半月瓣和后半月瓣。各瓣的上缘游离而凹陷,中央处稍厚称半月瓣小结,结的两侧凹陷的游离缘似新月形,称半月瓣弧缘,下缘呈 U 形凸出,附着于主动脉根部。半月瓣与主动脉壁之间呈囊袋样膨大,管壁向外突出,形成主动脉窦(Valsalva 窦)。左、右冠状动脉分别起自左前窦和右前窦。由于主动脉口平面是倾斜的,左前侧高于右后侧,故左冠状动脉开口的位置较右冠状动脉开口稍高。心室收缩时,半月瓣被动地向上推开,左心室血液射入主动脉,心室舒张时,半月瓣回复,关闭管腔,半月瓣小结在中央部会合,使半月瓣封闭更加严密,防止血液反流。

室间隔是左、右心室间的中隔,作为右心室的左后壁,左心室的内侧壁,其位置与正中矢状面约成 45°角。室间隔可分为三个区,即光滑区、肉柱区和漏斗区。光滑区,又称室间隔窦部,为右心室血液流入的通道,其上界为三间瓣环,下界为三尖瓣隔侧尖的游离缘。肉柱区位于光滑区之下室上嵴的后下方,呈凹面朝向左心室的弧形结构。漏斗区位于室间隔的左上方,室上嵴与肺动脉之间。室间隔的上缘中部菲薄,缺乏肌成分,由纤维结缔组织膜构成,特称为膜部。膜部的左侧面位于主动脉右半月瓣和后半月瓣结合处的下方,凹向右心室侧,称为半月瓣下小凹;右侧面常被三尖瓣隔侧尖附着缘分为上、下二部,上部分隔右心房和左心室,称为房室间隔或膜性房室隔;下部分隔左、右心室。室间隔肌部和膜部通常又可称为功能性室间隔。由于三尖瓣隔侧尖的前 1/4,横跨室间隔膜部,其根部并不直接附于房间隔与室间隔的连接处,故三尖瓣隔侧尖附着缘与房间隔下缘之间,特称为中间间隔。

(张 英)

第二节 心脏的位置与毗邻

心脏位于胸腔的中纵隔内,外裹以心包,整体向左下方倾斜,其后面与第 5~8 胸椎体相对,直立时位置较低,可与第 6~9 胸椎体相邻;其前面与胸骨体及第 3~6 肋软骨相对。整个心脏的 1/3 位于身体正中线的右侧,2/3 位于正中线的左侧。

心的位置可因体型、呼吸和体位的不同而有所改变。在吸气状态下心为垂直位,呼气状态下即为横位;矮胖体型、仰卧姿势或腹腔胀满(如妊娠)时,心呈横位,相反,高瘦体型或直立姿势时,心多呈垂直位。

心的上方有升主动脉、肺动脉干和上腔静脉,下面与膈的中心腱相接,在中心腱下面与腹腔的肝和胃相邻。心的两侧隔着心包膈神经和心包膈血管与左、右纵隔胸膜及左、右肺的纵隔面毗邻。

心的前面隔着心包与胸横肌、胸骨体及第 2~6 肋软骨相接。此外,心包前面还遮以胸膜壁层和肺的前缘(左肺心切迹处例外)。心的后面隔着心包与主支气管、胸主动脉、食管、胸导管、奇静脉和半奇静脉及迷走神经等结构相接。临床上为了不伤及肺和胸膜,心内注射常在胸骨左缘第4肋间进针,将药物注射到右心室内(图1-5)。

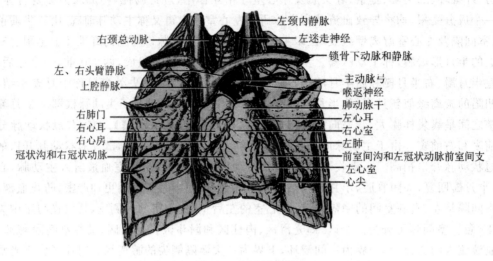

左颈内静脉
右颈总动脉
左迷走神经
锁骨下动脉和静脉
左、右头臂静脉
上腔静脉
主动脉弓
喉返神经
肺动脉干
右肺门
左心耳
右心耳
右心室
右心房
左肺
冠状沟和右冠状动脉
前室间沟和左冠状动脉前室间支
左心室
心尖

图1-5　心脏的位置

（张　英）

第三节　心脏的生物电活动

心肌细胞属于可兴奋的肌细胞,具有受到刺激产生动作电位(兴奋)和收缩的特性。正常情况下,心脏中心肌细胞的节律性兴奋源自窦房结,通过可靠的传导到达全部心肌细胞。兴奋通过兴奋-收缩耦联引发心肌细胞收缩。心脏泵血则有赖于心肌细胞有力而同步的收缩。

一、心肌细胞的电活动与兴奋

所有横纹肌细胞的收缩是由发生在细胞膜上的动作电位(兴奋)所引发。心肌细胞的动作电位与骨骼肌细胞的明显不同,主要表现在:①能自发产生;②能从一个细胞直接传导到另一个细胞;③有较长的时程,可防止相邻收缩波的融合。为了理解心肌的这些特殊的电学特性及心脏功能是如何依赖这些特性的,需要先了解心肌细胞的电活动表现与机制。

心肌细胞动作电位的形状及其形成机制比骨骼肌细胞的要复杂,不同类型心肌细胞的动作电位不仅在幅度和持续时间上各不相同,而且形成的离子基础也有差别。

(一)心室肌细胞的电活动

根据组织学和生理学特点,可将心肌细胞分为两类:一类是普通的心肌细胞,即工作细胞,包括心房肌和心室肌。另一类是一些特殊分化了的心肌细胞,组成心脏的特殊传导系统,包括窦房结、房室结、房室束和浦肯野纤维。心房肌和心室肌细胞直接参与心脏收缩泵血。心房肌细胞与心室肌细胞的电活动形式与机制类似,以下以心室肌细胞为例说明工作细胞的电活动规律。

1.静息电位

人类心室肌细胞的静息电位约为$-90\ mV$,其形成机制与骨骼肌细胞的类似,即静息电位的数值是K^+平衡电位、少量Na^+内流和生电性Na^+-K^+泵活动产生电位的综合反映。心室肌细胞在静息时,膜对K^+的通透性较高,K^+顺浓度梯度由膜内向膜外扩散所达到的平衡电位,是心室肌细胞静息电位的主要组成部分。由于在安静时心室肌细胞膜对Na^+也有一定的通透性,少量带正电荷的Na^+内流。另外,生电性Na^+-K^+泵活动产生一定量的超极化电流。心室肌细胞静息电位的实际测量值是上述3种电活动的代数和。

2.动作电位

心室肌细胞的动作电位与骨骼肌细胞的明显不同。心室肌细胞动作电位的主要特征在于复极过程复杂,持续时间较长,动作电位降支与升支不对称。通常将心室肌细胞兴奋的动作电位分为0、1、2、3、4 五个时期(图 1-6),其主要离子机制见表 1-1。

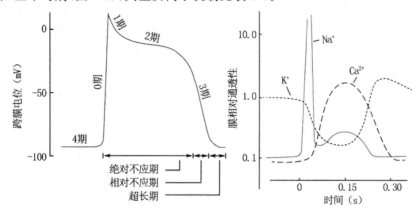

图 1-6 心室肌细胞的动作电位及其相应的膜通透性改变

表 1-1 参与心室肌细胞动作电位形成的主要离子机制

过程	时相	同义词	主要离子活动
去极化	0 期	快速去极化期	电压门控 Na^+ 通道开放
	1 期	快速复极初期	电压门控 Na^+ 通道关闭
			一种电压门控 K^+ 通道开放
复极化	2 期	平台期	电压门控 L 型 Ca^{2+} 通道开放
			几种 K^+ 通道开放
	3 期	快速复极末期	电压门控 L 型 Ca^{2+} 通道关闭
			几种 K^+ 通道开放
静息期	4 期	电舒张期	K^+ 通道开放
			Na^+-Ca^{2+} 交换体活动
			Ca^{2+} 泵活动
			Na^+-K^+ 泵活动

(1)0 期:即快速去极化期。心室肌细胞在邻近细胞电流的刺激下,首先引起部分电压门控式 Na^+ 通道开放及少量 Na^+ 内流,造成细胞膜部分去极化;当去极化达到阈电位水平(约

—70 mV)时,膜上 Na^+ 通道开放概率明显增加,出现再生性 Na^+ 内流,于是 Na^+ 顺其浓度梯度和电位梯度由膜外快速进入膜内,使膜进一步去极化,膜内电位向正电性转化,直至接近 Na^+ 平衡电位。决定 0 期去极化的 Na^+ 通道是一种快通道,它激活开放的速度和失活关闭的速度都很快。由于 Na^+ 通道激活速度快,又有再生性 Na^+ 内流循环出现,这是心室肌细胞 0 期去极速度快、动作电位升支陡峭的原因。在心脏电生理学中,通常将由快 Na^+ 通道开放引起快速去极化的心肌细胞称为快反应细胞,如心房肌、心室肌及浦肯野纤维等,所形成的动作电位称为快反应动作电位,以区别于以后将要介绍的慢反应细胞和慢反应动作电位。

(2)1 期:即快速复极初期。在复极初期,仅出现部分复极,膜内电位下降到 0 mV 附近,与 2 期平滑过渡。在复极 1 期,快 Na^+ 通道已经失活,在去极化过程(−20 mV)中 K^+ 通道被激活,两种因素使膜电位迅速下降到 0 mV 水平。

(3)2 期:即平台期。当复极膜电位达到 0 mV 左右后,复极过程就变得非常缓慢,是心室肌细胞动作电位持续时间较长的主要原因,也是其区别于骨骼肌细胞动作电位的主要特征。平台期的形成与外向电流(K^+ 外流)和内向电流(主要是 Ca^{2+} 内流)的同时存在有关(图 1-6)。在平台期初期,两种电流处于相对平衡状态,随后,内向电流逐渐减弱,外向电流逐渐增强,总和的结果是出现一种随时间推移而逐渐增强的、微弱的外向电流,导致膜电位的缓慢复极化。平台期的外向离子流是由 K^+ 负载的,动作电位过程中心室肌细胞膜对 K^+ 的通透性随时间变化。平台期的内向离子流主要是由 Ca^{2+}(和少量 Na^+)负载的,当细胞膜去极到 −40 mV 时,心室肌细胞膜上的电压门控型 L 型 Ca^{2+} 通道被激活,Ca^{2+} 顺其浓度梯度向膜内缓慢扩散。L 型 Ca^{2+} 通道主要是对 Ca^{2+} 通透(也允许少量 Na^+ 通过),通道的激活、失活及复活所需的时间均比 Na^+ 通道长,故又称为慢通道。Na^+-Ca^{2+} 交换体的生电活动对平台期也有贡献,3 个 Na^+ 进入细胞的同时交换出 1 个 Ca^{2+}。

(4)3 期:即快速复极末期。2 期复极末,膜内电位逐渐下降,延续为 3 期复极。在 3 期,复极速度加快,膜内电位由 0 mV 附近较快地下降到 −90 mV,完成复极化过程。3 期复极是由于 L 型 Ca^{2+} 通道失活关闭,内向离子流终止,而外向 K^+ 流进一步增加所致。

从 0 期去极化开始,到 3 期复极化完毕的时间称为动作电位时程。

(5)4 期:即静息期,又称电舒张期。4 期是膜复极完毕,心室肌细胞膜电位恢复到动作电位发生前的时期,基本上稳定于静息电位水平(−90 mV)。由于在动作电位期间有 Na^+ 和 Ca^{2+} 进入细胞内和 K^+ 流出细胞,引起了细胞内外离子分布的改变,所以 4 期内离子的跨膜转运仍然在活跃进行,以恢复细胞内外离子的正常浓度梯度,保持心肌细胞的正常兴奋性。4 期内,细胞通过膜上生电性 Na^+-K^+ 泵的活动,排出 Na^+ 的同时摄入 K^+,并产生外向电流(泵电流)。在动作电位期间流入细胞的 Ca^{2+} 则主要通过细胞膜上的 Na^+-Ca^{2+} 交换体和 Ca^{2+} 泵排出细胞外,而由细胞内肌浆网释放的 Ca^{2+} 则主要由肌浆网上的 Ca^{2+} 泵摄回。

(二)窦房结起搏细胞的电活动

特殊传导系统细胞具有自发产生动作电位或兴奋的能力,又称自律细胞。正常情况下,在所有特殊传导系统细胞中,以窦房结起搏细胞(简称 P 细胞)发生动作电位的频率最高。窦房结产生的节律性兴奋通过特殊传导系统扩布到心房肌和心室肌,引起心房和心室的节律性收缩。

窦房结起搏细胞的动作电位由 0 期、3 期和 4 期组成,没有 1 期和 2 期(图 1-7)。窦房结起搏细胞与心室肌细胞的动作电位有明显不同。心室肌细胞的 4 期膜电位在前一动作电位复极末基本达到静息电位水平,是基本稳定的,只有在外来刺激作用下,才产生动作电位。而窦房结起搏细胞的 4 期膜电位在前一动作电位复极末达到最大值（－70 mV），即最大复极电位，然后，4 期膜电位立即开始自动的、逐步的去极化，达阈电位（－40 mV）后引起一次新的动作电位。这种 4 期自动去极化过程，具有随时间而递增的特点，其去极化速度较缓慢，是自律细胞产生自动节律兴奋的基础。

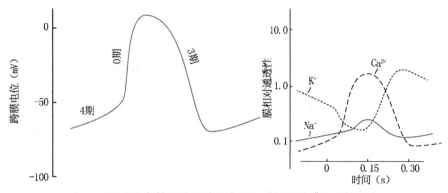

图 1-7　窦房结起搏细胞的动作电位及其相应的膜通透性改变

1.0 期

0 期即去极化过程。当膜电位由最大复极电位（－70 mV）自动去极达阈电位水平（约－40 mV）时，激活膜上的 L 型 Ca^{2+} 通道，引起 Ca^{2+} 内流，形成 0 期去极化。由于 L 型 Ca^{2+} 通道的激活和失活缓慢，故 0 期去极化缓慢，持续时间较长。通常将由此类慢 Ca^{2+} 通道开放引起的缓慢去极化兴奋的心肌细胞称为慢反应细胞，如窦房结起搏细胞、房室结细胞等，所形成的动作电位称为慢反应动作电位。

2.3 期

3 期即复极化过程。与心室肌细胞的动作电位分期相比，窦房结起搏细胞的动作电位无1期和 2 期，0 期后直接进入 3 期。0 期去极化达到 0 mV 左右时，L 型 Ca^{2+} 通道逐渐失活，Ca^{2+} 内流相应减少；同时，在复极初期 K^+ 通道被激活，出现 K^+ 外流。Ca^{2+} 内流的逐渐减少和 K^+ 外流的逐渐增加，使细胞膜逐渐复极并达最大复极电位。

3.4 期

4 期又称 4 期自动去极化。窦房结起搏细胞 4 期自动去极化是外向电流和内向电流共同作用，最后产生净内向电流所形成。至少有 3 种机制参与 4 期自动去极化的形成。首先，4 期内细胞膜对 K^+ 的通透性进行性降低，导致 K^+ 外流逐渐减少，即外向电流的衰减；其次，细胞膜对 Na^+ 通透性轻度增加，内向电流增加。细胞膜对 Na^+/K^+ 通透性比值的逐渐增加引起膜电位从 K^+ 平衡电位向 Na^+ 平衡电位方向缓慢变化。第 3 种机制是细胞膜对 Ca^{2+} 通透性的轻度增大，导致正离子内流而去极化。

窦房结起搏细胞动作电位机制见表 1-2。

表 1-2　参与窦房结起搏细胞动作电位形成的主要离子机制

时相	同义词	主要离子活动
0 期	去极化	电压门控 L 型 Ca^{2+} 通道开放
3 期	复极化	电压门控 L 型 Ca^{2+} 通道关闭 K^+ 通道开放

时相	同义词	主要离子活动
4 期	4 期自动去极化	K^+ 通道开放但通透性降低 Na^+ 通透性增加(If 通道开放) Ca^{2+} 通透性增加(T 型 Ca^{2+} 通道开放)

二、心脏的电生理特性

心肌组织具有可兴奋组织的基本特性,即:①具有在受到刺激后产生动作电位的能力,称为兴奋性;②将动作电位从产生部位扩布到同一细胞的其他部分和相邻其他心肌细胞的能力,称为传导性;③在动作电位的触发下产生收缩反应,称为收缩性;④也具有自己的独特特性,即自发产生动作电位的能力,称为自动节律性。兴奋性、自动节律性、传导性和收缩性是心肌组织的 4 种生理特性。收缩性是心肌的一种机械特性,而兴奋性、自动节律性和传导性以细胞膜的生物电活动为基础,称为电生理特性。心脏各部分在兴奋过程中出现的生物电活动,通过心脏周围的导电组织和体液传导到身体表面,用专门仪器(心电图仪)可以记录到心脏兴奋过程发生的电变化,称为心电图(electrocardiogram,ECG)。心肌组织的电生理特性及其电活动是形成心电图的基础,疾病情况下的电生理特性及电活动的改变是异常心电图表现的原因。

(一)兴奋性

兴奋性是指细胞在受到刺激时产生兴奋(动作电位)的能力。衡量心肌兴奋性的高低,可以采用刺激阈值作为指标,阈值高表示兴奋性低,阈值低表示兴奋性高。

心肌细胞兴奋(动作电位)的产生机制与骨骼肌细胞的相同,即外部刺激引起细胞膜局部去极化,当去极化达到细胞膜上电压门控 Na^+ 通道(如心室肌)或 L 型 Ca^{2+} 通道(如窦房结起搏细胞)开放的阈电位,即引发动作电位。因此,静息电位或最大复极电位水平、阈电位水平及细胞膜上 Na^+ 通道或 L 型 Ca^{2+} 通道的性状改变均可影响心肌细胞的兴奋性。

如图 1-8 所示,心室肌细胞受到刺激发生兴奋时,在动作电位大部分时程内细胞处于对任何强度的刺激都不发生反应的状态(不能产生动作电位),即为绝对不应期(absolute refractory period,ARP)。在近动作电位 3 期末的一段时程内,细胞对阈刺激不产生动作电位,但对阈上刺激则可产生动作电位,这一时程称为相对不应期(relative refractory period,RRP)。在比绝对不应期稍长的一个时期内,细胞对阈上刺激也不能产生可传导的动作电位,这一时期称为有效不应期(effective refractory period,ERP)。在动作电位结束即刻的一段时程,细胞对阈下刺激也能反应产生动作电位,表明心肌的兴奋性高于正常,故称为超常期(supranormal period,SNP)。

心肌细胞每产生一次兴奋,其膜电位将发生一系列有规律的变化,膜通道由备用状态经历激活、失活和复活等过程,兴奋性随之发生相应的周期性改变。兴奋性的这种周期性变化,影响心肌细胞对重复刺激的反应能力,对心肌的收缩反应和兴奋的产生及传导过程都具有重要的影响。

慢反应细胞发生动作电位过程中及随后的兴奋性的周期性改变与心室肌细胞类似,但是细节尚未完全阐明。

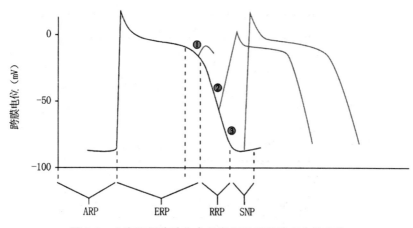

图 1-8 心室肌细胞动作电位期间及随后的兴奋性变化

ARP.绝对不应期;ERP.有效不应期;RRP.相对不应期;SNP.超常期。①、②、③分别是在有效不应期、相对不应期、超常期给予不同强度额外刺激引发的细胞膜电位变化

(二)自动节律性

组织与细胞能够在没有外来刺激的条件下,自动地发生节律性兴奋的特性,称为自动节律性,简称自律性。衡量自动节律性的指标包括频率和规则性,前者指组织或细胞在单位时间(每分钟)内能够自动发生兴奋的次数,即自动兴奋的频率;后者则是指在单位时间内这种自动兴奋的分布是否整齐或均匀。在正常情况下,心肌组织自动发生的兴奋都较规则,因此常以自动兴奋的频率作为衡量自律性的指标。临床上,则需要同时获取兴奋频率(心率)与兴奋是否规则(节律整齐)两方面的指标。

心脏的特殊传导系统具有自律性,但是特殊传导系统的不同部位的自律性存在等级差别(表1-3)。心脏始终依照当时情况下由自律性最高的部位所发出的兴奋来进行活动。正常情况下,窦房结的自律性最高,它自动产生的节律性兴奋向外扩布,依次激动心房肌、房室结、房室束、心室内传导组织和心室肌,引起整个心脏兴奋和收缩。窦房结是主导整个心脏兴奋和搏动的正常部位,故称为正常起搏点或原发起搏点,所形成的心脏节律称为窦性节律。而其他部位的自律组织并不表现出它们自身的自律性,只是起着传导兴奋的作用,故称为潜在起搏点。当疾病情况下,上级起搏点不能发放兴奋,则次一级起搏点就接替主导整个心脏的兴奋和搏动。但是,一般认为,浦肯野纤维由于内在起搏频率过低无法承担主导整个心脏起搏点的作用。

表 1-3 心脏内自律细胞的三级起搏点

部位	起搏点	内在起搏频率(次/分)
窦房结	原发起搏点	100
房室结	次级起搏点	40
浦肯野纤维	三级起搏点	≤20

自律细胞的自动兴奋是4期自动去极化使膜电位从最大复极电位达到阈电位水平而引起的。因此,4期自动去极化速度、最大复极电位水平与阈电位水平影响自律细胞的自律性高低(图1-9)。

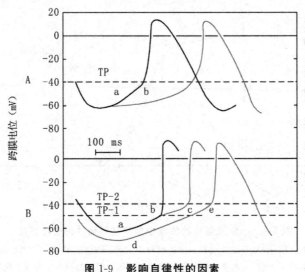

图 1-9　影响自律性的因素

A.起搏电位斜率由 a 减小到 b 时,自律性降低;B.最大复极电位水平由 a 达
到 d,或阈电位由 TP-1 升到 TP-2 时,自律性均降低;TP.阈电位

值得指出的是,正常心房肌与心室肌细胞的 4 期基本稳定,无法自动去极化达到阈电位水平引发动作电位。但是,当在病理情况如心肌缺血时,这些心肌细胞可以转变为异位起搏点发放动作电位,主导整个或部分心脏的兴奋与收缩。

(三)传导性

细胞与组织具有传导兴奋(动作电位)的能力,称为传导性。传导性的高低可用兴奋的扩布速度来衡量。

心脏内,心肌细胞与细胞之间通过闰盘端对端互相连接。闰盘内的缝隙连接保证了兴奋的跨细胞扩布。心肌细胞的兴奋以局部电流的形式通过缝隙连接直接进入邻近细胞(图 1-10),引发动作电位并迅速扩布,实现同步性活动,使整个心房或心室成为一个功能性合胞体。因此,在心脏任何部位发生的动作电位也会通过这种细胞-细胞的传导方式扩布到整个心室肌或者心房肌。

兴奋在心脏内不同组织的传导速度并不相等(表 1-4)。以浦肯野纤维的传导速度最快,而在窦房结与房室结内的传导速度最慢。房室结是正常时兴奋由心房进入心室的唯一通道。由于房室结细胞的直径较小,兴奋在房室结内的传导速度缓慢,通过房室结到达房室束时耗费了一定时间,这一现象称为房-室延搁。房-室延搁使心室在心房收缩完毕之后才开始收缩,不至于产生心房和心室收缩发生重叠的现象,有利于心室的充盈和射血。

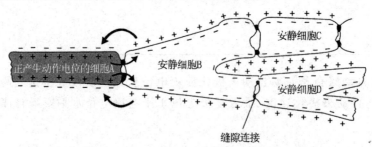

图 1-10　局部电流与心肌细胞动作电位的细胞-细胞传导

表 1-4　不同心肌组织的传导速度

组织	传导速度(m/s)	组织	传导速度(m/s)
窦房结	0.05	希氏束	1
心房传导通路	1	浦肯野纤维	4
房室结	0.02	心室肌	1

心肌细胞的兴奋传导速度至少受到 3 类因素的影响:①传导速度与心肌纤维的直径大小呈正变关系。直径小的细胞因其细胞内电阻大,产生的局部电流小于直径大的细胞,兴奋传导速度也较后者缓慢。②传导速度与局部去极化电流大小呈正变关系。动作电位 0 期去极化速度与幅度大,引起的局部电流密度大,影响范围广,兴奋传导速度就快。③传导速度与心肌细胞膜的被动电学特性、缝隙连接和胞质性质有关。细胞膜的被动电学特性和胞质性质的改变可以影响细胞内电阻。缝隙连接的电学性质可受到一些细胞外因素的影响,后者可引起连接蛋白的磷酸化/去磷酸化进而影响缝隙连接的通透性。

兴奋在心脏内的传播是以特殊传导系统为主干进行的有序扩布(图 1-11)。正常情况下,窦房结发出的兴奋通过心房肌传播到整个右心房和左心房,沿着心房肌组成的优势传导通路迅速传到房室结,经房室束和左、右束支传到浦肯野纤维网,引起心室肌兴奋,再直接通过心室肌将兴奋由内膜侧向外膜侧心室肌扩布,引起整个心室兴奋。如图 1-11 所示,心脏不同部位动作电位去极化的发生时间显示了心脏兴奋从窦房结发源、然后按照一定顺序到达心脏的不同部位。动作电位在通过房室结时传导非常缓慢,房室结细胞的 4 期自动去极化比窦房结以外的心肌细胞要快。兴奋在心室内的传导要比心房内传导要快得多。那些晚去极化的、具有较短动作电位时程的心室肌细胞反而先复极化,该现象的原因尚未完全阐明,但是会影响心电图表现。

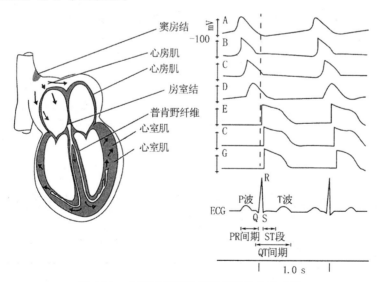

图 1-11　心脏不同部位的动作电位与心电图
A.窦房结;B、C.心房肌;D.房室结;E.浦肯野纤维;F、G.心室肌

临床常规使用的心电图记录是通过一套国际通用的标准导联系统测量得到的。常规心电图导联共包括 12 个导联,在体表的规定部位放置探测电极,通过导联线与心电图机相连。由于电

极放置位置不同,不同的导联记录到的心电图波形也有所不同。但心脏每次兴奋在心电图记录中基本上都包括一个 P 波,一个 QRS 波群和一个 T 波,以及各波形之间形成的间期或时间段(图 1-12,表 1-5)。

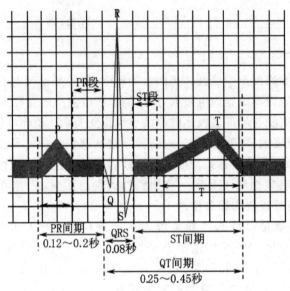

图 1-12　正常人心电图(标准 II 导联记录模式图)

表 1-5　心电图波形与时程及其意义

波形与时间	心电活动
波形	
P 波	左右心房去极化过程
QRS 波群	左右心室去极化过程
T 波	心室复极过程
时程	
PR 间期(或 PQ 间期)	
从 P 波起点到 QRS 波起点之间的时程	兴奋由心房、房室结和房室束到达心室并引起心室肌开始兴奋所需要的时间,即房室传导时间
QRS 时程	心室去极化
从 Q 波开始到 S 波结束之间的时程	
QT 间期	从心室开始去极化到完全复极化所经历的时间
从 QRS 波起点到 T 波终点的时程	
ST 段	心室各部分心肌细胞均处于动作电位的平台期
从 QRS 波群终点到 T 波起点之间的线段	

三、心电图

心脏各部分在兴奋过程中出现的电活动通过细胞外液等导电物质传导,可以在身体表面用电极和仪器测到,即心电图。心电图是反映心脏兴奋的产生、传导和恢复过程中的生物电变化,是记录电极之间的电位差,而与心脏的机械收缩活动无直接关系。

在心电活动周期的某一瞬间,心电图记录的是众多心肌细胞此刻产生的电活动所形成的许多微弱电场的总和。当较多心肌细胞同时去极化或复极化,心电图上观察到的电压变化也较大。正常时,由于通过心脏的电兴奋波(动作电位)以同样的途径扩布,在体表两点之间记录到的电压变化的时间模式也是一致的,可以在每个心电周期重复观察到。

(张 英)

第二章

心内科疾病的常见症状与体征

第一节 心 悸

心悸是患者自觉心慌、心跳的一种症状。当心率加快时多伴有心前区不适感,心率缓慢时则感搏动有力。心悸时心率可快、可慢,也可有心律失常、心搏增强,部分患者心率和心律亦可正常。

一、发生机制

心悸发生机制尚未完全清楚,一般认为心脏活动过度是心悸发生的基础,常与心率及心搏出量改变有关。

在心动过速时,舒张期缩短、心室充盈不足,当心室收缩时心室肌与心瓣膜的紧张度突然增加,可引起心搏增强而感心悸。

心律失常如期前收缩,在一个较长的代偿期之后的心室收缩,往往强而有力,这时患者可出现心悸。心悸出现与心律失常出现及存在时间长短有关,如突然发生的阵发性心动过速,心悸往往较明显,而在慢性心律失常,如心房颤动,患者可因逐渐适应而无明显心悸。

心悸的发生常与精神因素及注意力有关,焦虑、紧张及注意力集中时易于出现。心悸可见于心脏病者,但与心脏病不能完全等同,心悸患者不一定患有心脏病,反之心脏病患者也可不发生心悸。

二、病因

(一)心脏搏动增强

心脏收缩力增强引起的心悸,可分为生理性心悸或病理性心悸。

1.生理性心悸

生理性心悸见于下列情况。

(1)健康人在剧烈运动或精神过度紧张时。

(2)饮酒、进食浓茶或咖啡后。

(3)应用某些药物:如肾上腺素、麻黄碱、咖啡因、阿托品、甲状腺片等。

2.病理性心悸

病理性心悸见于下列情况。

(1)心室肥大：高血压心脏病、各种原因所致的主动脉瓣关闭不全、风湿性二尖瓣关闭不全等引起的左心室肥大，心脏收缩力增强，可引起心悸；动脉导管未闭、室间隔缺损回流量增多，增加心脏的工作量，导致心室增大，也可引起心悸；此外脚气性心脏病，因微小动脉扩张，阻力降低，回心血流增多，心脏工作量增加，也可出现心悸。

(2)其他引起心脏搏出量增加的疾病。甲状腺功能亢进：由于基础代谢与交感神经兴奋性增高，导致心率加快；贫血：以急性失血时心悸为明显，贫血时血液携氧量减少，器官及组织缺氧，机体为保证氧的供应，通过增加心率，提高心排血量来代偿，于是心率加快导致心悸；发热时基础代谢率增高，心率加快，心排血量增加，也可引起心悸；低血糖症、嗜铬细胞瘤引起的肾上腺素释放增多，心率加快，也可发生心悸。

(二)心律失常

心动过速、过缓或心律不齐时，均可出现心悸。

1.心动过速

各种原因引起的窦性心动过速、阵发性室上性或室性心动过速等，均可发生心悸。

2.心动过缓

高度房室传导阻滞(二度、三度房室传导阻滞)、窦性心动过缓或病态窦房结综合征，由于心率缓慢，舒张期延长，心室充盈度增加，心搏强而有力，引起心悸。

3.心律失常

房性或室性的期前收缩、心房颤动，由于心脏跳动不规则或有一段间歇，使患者感到心悸甚至有停跳感觉。

(三)心脏神经官能症

由自主神经功能紊乱所引起，心脏本身并无器质性病变，多见于青年女性。临床表现除心悸外尚有心率加快、心前区或心尖部隐隐作痛，以及疲乏、失眠、头晕、头痛、耳鸣、记忆力减退等神经衰弱表现，且在焦虑、情绪激动等情况下更易发生。肾上腺素能受体反应亢进综合征也与自主神经功能紊乱有关，易在紧张时发生，其表现除心悸、心动过速、胸闷、头晕外尚可有心电图的一些改变，如出现窦性心动过速，轻度 ST 段下移及 T 波平坦或倒置，其易与心脏器质性病变相混淆。

三、伴随症状

(一)伴心前区痛

心前区痛见于冠状动脉硬化性心脏病(如心绞痛、心肌梗死)、心肌炎、心包炎，亦可见于心脏神经官能症等。

(二)伴发热

发热见于急性传染病、风湿热、心肌炎、心包炎、感染性心内膜炎等。

(三)伴晕厥或抽搐

晕厥或抽搐见于高度房室传导阻滞、心室颤动或阵发性室性心动过速、病态窦房结综合征等。

(四)伴贫血

贫血见于各种原因引起的急性失血，此时常有虚汗、脉搏微弱、血压下降或休克，慢性贫血则心悸多在劳累后较明显。

(五)伴呼吸困难

呼吸困难见于急性心肌梗死、心包炎、心肌炎、心力衰竭、重症贫血等。

(六)伴消瘦及出汗

消瘦及出汗见于甲状腺功能亢进。

（袁星堂）

第二节 胸 痛

胸痛主要由胸部疾病引起，少数由其他部位的病变所致，心血管系统疾病是胸痛的常见原因，但其他部位的疾病亦可引起胸痛症状，如肝脓肿等。因痛阈个体差异性大，胸痛的程度与原发疾病的病情轻重并不完全一致。

一、病因

(一)胸壁疾病

肋软骨炎、带状疱疹、流行性肌炎、颈胸椎疾病、胸部外伤、肋间神经痛和肋骨转移瘤。

(二)呼吸系统疾病

胸膜炎、肺炎、支气管肺癌和气胸。

(三)纵隔疾病

急性纵隔炎、纵隔肿瘤、纵隔气肿。

(四)心血管疾病

心绞痛、心肌梗死、心包炎、胸主动脉瘤、肺栓塞和夹层动脉瘤等。

(五)消化系统疾病

食管炎、胃十二指肠溃疡、胆囊炎、胰腺炎等。

(六)膈肌疾病

膈疝、膈下脓肿。

(七)其他

骨髓瘤、白血病胸骨浸润、心脏神经官能症等。

二、临床表现

(一)发病年龄

青壮年胸痛，应注意结核性胸膜炎、自发性气胸、心肌炎、心肌病、风湿性心瓣膜病；年龄在40岁以上患者还应注意心绞痛、心肌梗死与肺癌。

(二)胸痛部位

(1)局部有压痛，炎症性疾病，尚伴有局部红、肿、热表现。

(2)带状疱疹是成簇水疱沿一侧肋间神经分布伴剧痛，疱疹不越过体表中线。

(3)非化脓性肋骨软骨炎多侵犯第1～2肋软骨,对称或非对称性,呈单个或多个肿胀隆起,局部皮色正常,有压痛,咳嗽、深呼吸或上肢大幅度活动时疼痛加重。

(4)食管及纵隔病变,胸痛多位于胸骨后,进食或吞咽时加重。

(5)心绞痛和心肌梗死的疼痛多在心前区与胸骨后或剑突下,疼痛常放射至左肩、左臂内侧,达环指与小指,亦可放射于左颈与面颊部,患者误认为牙痛。

(6)夹层动脉瘤疼痛位于胸背部,向下放射至下腹、腰部及两侧腹股沟和下肢。

(7)自发性气胸、胸膜炎和肺梗死的胸痛多位于患侧腋前线与腋中线附近,后二者如累及肺底、膈胸膜,则疼痛也可放射于同侧肩部。肺尖部肺癌(肺上沟癌、Pancoast癌)以肩部、腋下痛为主,疼痛向上肢内侧放射。

(三)胸痛性质

(1)带状疱疹呈刀割样痛或灼痛,剧烈难忍。

(2)食管炎则为烧灼痛。

(3)心绞痛呈绞窄性并有重压窒息感。

(4)心肌梗死则疼痛更为剧烈并有恐惧、濒死感。

(5)纤维素性胸膜炎常呈尖锐刺痛或撕裂痛。

(6)肺癌常为胸部闷痛,而Pancoast癌则呈火灼样痛,夜间尤甚。

(7)夹层动脉瘤为突然发生胸背部难忍撕裂样剧痛。

(8)肺梗死亦为突然剧烈刺痛或绞痛。常伴呼吸困难及发绀。

(四)持续时间

(1)平滑肌痉挛或血管狭窄缺血所致疼痛为阵发性。

(2)炎症、肿瘤、栓塞或梗死所致疼痛呈持续性。如心绞痛发作时间短暂,而心肌梗死疼痛持续时间很长且不易缓解。

(五)影响胸痛因素

影响胸痛因素包括诱因、加重与缓解因素。劳累、体力活动、精神紧张,可诱发心绞痛发作,休息、含服硝酸甘油或硝酸异山梨酯,可使心绞痛缓解,而对心肌梗死疼痛则无效。胸膜炎和心包炎的胸痛则可因深呼吸和咳嗽而加剧。反流性食管炎的胸骨后灼痛,饱餐后出现,仰卧或俯卧位加重,服用抗酸剂和促动力药多潘立酮或西沙必利后可减轻或消失。

三、胸痛伴随症状

(1)胸痛伴吞咽困难或咽下痛者,提示食管疾病,如反流性食管炎。

(2)胸痛伴呼吸困难者,提示较大范围病变,如大叶性肺炎、自发性气胸、渗出性胸膜炎和肺栓塞等。

(3)胸痛伴面色苍白、大汗、血压下降或休克表现时,多考虑心肌梗死、夹层动脉瘤、主动脉窦瘤破裂和大块肺栓塞等。

(袁星堂)

第三节 水　　肿

人体组织间隙有过多的液体积聚使组织肿胀称为水肿。水肿可分为全身性水肿与局部性水肿。当液体在体内组织间隙呈弥漫性分布时呈全身性水肿（常为凹陷性）；液体积聚在局部组织间隙时呈局部性水肿；发生于体腔内称积液，如胸腔积液、腹水、心包积液。一般情况下，水肿这一术语，不包括内脏器官局部的水肿，如脑水肿、肺水肿等。

一、发生机制

在正常人体中，一方面血管内液体不断地从毛细血管小动脉端滤出，至组织间隙成为组织液，另一方面组织液又不断地从毛细血管小静脉端回吸入血管中。两者经常保持动态平衡，因而组织间隙无过多液体积聚。

保持这种平衡的主要因素有：①毛细血管内静水压；②血浆胶体渗透压；③组织间隙机械压力（组织压）；④组织液的胶体渗透压。当维持体液平衡的因素发生障碍出现组织间液的生成大于回吸收时，则可产生水肿。

产生水肿的主要因素为：①钠与水的潴留，如继发性醛固酮增多症；②毛细血管滤过压升高，如右心衰竭；③毛细血管通透性增高，如急性肾小球肾炎；④血浆胶体渗透压降低，如血浆清蛋白减少；⑤淋巴回流受阻，如丝虫病。

二、病因与临床表现

（一）全身性水肿

1.心源性水肿

风心病、冠心病、肺心病等各种心脏病引起右心衰竭时出现。

心源性水肿主要由有效循环血量减少，肾血流量减少，继发性醛固酮增多引起水、钠潴留及静脉淤血，毛细血管滤过压增高，组织液回吸收减少所致。前者决定水肿程度，后者决定水肿的部位。水肿程度可由于心力衰竭程度而有不同，可自轻度的踝部水肿以致严重的全身性水肿。

心源性水肿的特点是水肿首先出现于身体下垂部位（下垂部位流体静水压较高）。能起床活动者，水肿最早出现于踝内侧，行走活动后明显，休息后减轻或消失；经常卧床者以腰骶部水肿最为明显。水肿为对称性、凹陷性。此外通常有颈静脉曲张、肝大、静脉压升高，严重时还出现胸腔积液、腹水等右心衰竭的其他表现。

2.肾源性水肿

肾源性水肿见于急慢性肾小球肾炎、肾盂肾炎、急慢性肾衰竭等，发生机制主要是由多种因素引起肾排泄水、钠减少，导致水、钠潴留，细胞外液增多，毛细血管静水压升高，引起水肿。水、钠潴留是肾性水肿的基本机制。导致水、钠潴留的因素如下：①肾小球超滤系数及滤过率下降，而肾小管回吸收钠增加（球-管失衡），导致水、钠潴留。②大量蛋白尿致低蛋白血症，血浆胶体渗透压下降致使水分外渗。③肾实质缺血，刺激肾素-血管紧张素-醛固酮系统，醛固酮活性增高，导致水、钠潴留。④肾内前列腺素产生减少，致使肾排钠减少。

肾源性水肿特点是疾病早期晨间起床时有眼睑与颜面水肿，以后发展为全身水肿（肾病综合征时为重度水肿）。常有尿改变、高血压、肾功能损害的表现。

3.肝源性水肿

任何肝脏疾病引起血浆清蛋白明显下降时均可引起水肿。

失代偿期肝硬化主要表现为腹水，也可首先出现踝部水肿，逐渐向上蔓延，而头、面部及上肢常无水肿。

门脉高压症、低蛋白血症、肝淋巴液回流障碍、继发醛固酮增多等因素是水肿与腹水形成的主要机制。肝硬化在临床上主要有肝功能减退和门脉高压两方面表现。

4.营养不良性水肿

慢性消耗性疾病长期营养缺乏、神经性厌食、胃肠疾病、妊娠呕吐、消化吸收障碍、重度烧伤、排泄或丢失过多、蛋白质合成障碍等所致低蛋白血症或 B 族维生素缺乏均可产生水肿。

营养不良性水肿特点是水肿发生前常有消瘦、体重减轻等表现。皮下脂肪减少所致组织松弛，组织压降低，加重了水肿液的潴留。水肿常从足部开始逐渐蔓延至全身。

5.其他原因的全身水肿

(1)黏液性水肿时产生非凹陷性水肿（由于组织液所含蛋白量较高），颜面及下肢水肿较明显。

(2)特发性水肿为一种原因不明或原因尚未确定的综合征，多见于妇女，特点为月经前7～14 天出现眼睑、踝部及手部轻度水肿，可伴乳房胀痛及盆腔沉重感，月经后水肿逐渐消退。

(3)药物性水肿，可见于糖皮质激素、雄激素、雌激素、胰岛素、萝芙木制剂、甘草制剂等疗程中。

(4)内分泌性水肿，腺垂体功能减退症、黏液性水肿、皮质醇增多症、原发性醛固酮增多症等。

(5)其他可见于妊娠中毒症、硬皮病、血管神经性水肿等。

(二)局部性水肿

(1)局部炎症所致水肿为最常见的局部水肿，见于丹毒、疖肿、蛇毒中毒等。

(2)淋巴回流障碍性水肿多见于丝虫病、非特发性淋巴管炎、肿瘤等。

(3)静脉阻塞性水肿常见于肿瘤压迫或肿瘤转移、静脉血栓形成、血栓性静脉炎、上腔或下腔静脉阻塞综合征等。

(4)变态反应性水肿见于荨麻疹、血清病，以及食物、药物等引起的变态反应等。

(5)血管神经性水肿属变态反应或神经源性病变，部分病例与遗传有关。

三、伴随症状

(1)水肿伴肝大可为心源性、肝源性与营养不良性水肿，而同时有颈静脉曲张者则为心源性水肿。

(2)水肿伴重度蛋白尿常为肾源性水肿，而轻度蛋白尿也可见于心源性水肿。

(3)水肿伴呼吸困难与发绀常提示由心脏病、上腔静脉阻塞综合征等所致。

(4)水肿与月经周期有明显关系可见于特发性水肿。

(5)水肿伴失眠、烦躁、思想不集中等见于经前期紧张综合征。

（袁星堂）

第四节 发　绀

发绀是指血液中还原血红蛋白增多,使皮肤、黏膜呈青紫色的表现。广义的发绀还包括少数由异常血红蛋白衍化物(高铁血红蛋白、硫化血红蛋白)所致皮肤黏膜发绀现象。发绀在皮肤较薄、色素较少和毛细血管丰富的部位,如口唇、鼻尖、颊部与甲床等处较为明显,易于观察。

一、发生机制

发绀是由血液中还原血红蛋白绝对含量增多所致。还原血红蛋白浓度可用血氧的未饱和度表示。正常动脉血氧未饱和度为 5％,静脉内血氧未饱和度为 30％,毛细血管中血氧未饱和度约为前二者的平均数。每 1 g 血红蛋白约与1.34 mL氧结合。当毛细血管血液的还原血红蛋白量超过 50 g/L 时,皮肤黏膜即可出现发绀。

临床实践表明,此学说不完全可靠,因为以正常血红蛋白浓度 150 g/L 计算,50 g/L 为还原血红蛋白时,提示已有 1/3 血红蛋白不饱和。当动脉血氧饱和度为 66％时,相应动脉血氧分压已降低至 4.5 kPa(34 mmHg)的危险水平。

二、病因与临床表现

由于病因不同,发绀可分为血液中还原血红蛋白增多和血液中存在异常血红蛋白衍化物两大类。

(一)血液中还原血红蛋白增多

1.中心性发绀

此类发绀是由心、肺疾病导致动脉血氧饱和度降低引起。发绀的特点是全身性的,除四肢与面颊外,亦见于黏膜(包括舌及口腔黏膜)与躯干的皮肤,但皮肤温暖。中心性发绀又可分为以下2 种。

(1)肺性发绀:见于各种严重呼吸系统疾病,如呼吸道(喉、气管、支气管)阻塞、肺部疾病(肺炎、阻塞性肺气肿、弥漫性肺间质纤维化、肺淤血、肺水肿、急性呼吸窘迫综合征)和肺血管疾病(肺栓塞、原发性肺动脉高压、肺动静脉瘘)等,其发生机制是由于呼吸功能衰竭,通气或换气(通气/血流比例、弥散)功能障碍,肺氧合作用不足,致体循环血管中还原血红蛋白含量增多而出现发绀。

(2)心性混血性发绀:见于青紫型先天性心脏病,如法洛四联症、艾森门格综合征等,其发绀机制是由于心与大血管之间存在异常通道,部分静脉血未通过肺进行氧合作用,即经异通道分流混入体循环动脉血中,如分流量超过心排血量的 1/3 时,即可引起发绀。

2.周围性发绀

此类发绀是由周围循环血流障碍所致,发绀特点是发绀常见于肢体末梢与下垂部位,如肢端、耳垂与鼻尖,这些部位的皮肤温度低、发凉,若按摩或加温耳垂与肢端,使其温暖,发绀即可消失。此点有助于与中心性发绀相鉴别,后者即使按摩或加温,发绀症状也不消失。周围性发绀又可分为 2 种。

(1)淤血性周围性发绀:如右心衰竭、渗出性心包炎、心脏压塞、缩窄性心包炎、局部静脉病变(血栓性静脉炎、上腔静脉综合征、下肢静脉曲张)等,其发生机制是因体循环淤血、周围血流缓慢,氧在组织中被过多摄取所致。

(2)缺血性周围性发绀:常见于重症休克,由于周围血管痉挛收缩及心排血量减少,循环血容量不足,血流缓慢,周围组织血流灌注不足、缺氧,致皮肤黏膜发绀、苍白。

局部血液循环障碍,如血栓闭塞性脉管炎、雷诺现象、肢端发绀症、冷球蛋白血症、网状青斑、严重受寒等,由于肢体动脉阻塞或末梢小动脉强烈痉挛、收缩,可引起局部冰冷、苍白与发绀。真性红细胞增多症所致发绀亦属周围性,除肢端外口唇亦可发绀。其发生机制是由红细胞过多,血液黏稠,致血流缓慢,周围组织摄氧过多,还原血红蛋白含量增高所致。

3.混合性发绀

中心性发绀与周围性发绀并存,可见于心力衰竭(左心衰竭、右心衰竭和全心衰竭),因肺淤血或支气管、肺病变,致肺内氧气不足及周围血流缓慢,毛细血管内血液脱氧过多所致。

(二)血液中存在异常血红蛋白衍化物

1.药物或化学物质中毒所致的高铁血红蛋白血症

由于血红蛋白分子的二价铁被三价铁所取代,致失去与氧结合的能力,当血中高铁血红蛋白含量达 30 g/L 时,即可出现发绀。此种情况通常由伯氨喹、亚硝酸盐、氯酸钾、磺胺类、苯丙砜、硝基苯、苯胺等中毒引起。其发绀特点是急骤出现,暂时性,病情严重,经过氧疗发绀不减,抽出的静脉血呈深棕色,暴露于空气中也不能转变成鲜红色,若静脉注射亚甲蓝溶液、硫代硫酸钠或大剂量维生素 C,均可使发绀消退。分光镜检查可证明血中高铁血红蛋白的存在。由于大量进食含有亚硝酸盐的变质蔬菜,而引起的中毒性高铁血红蛋白血症,也可出现发绀。

2.先天性高铁血红蛋白血症

患者自幼即有发绀,有家族史,而无心肺疾病及引起异常血红蛋白的其他原因,身体一般健康状况较好。此外,有所谓特发性阵发性高铁血红蛋白血症,见于女性,发绀与月经周期有关,机制未明。

3.硫化血红蛋白血症

硫化血红蛋白并不存在于正常红细胞中。凡能引起高铁血红蛋白血症的药物或化学物质也能引起硫化血红蛋白血症,但须患者同时有便秘或服用硫化物(主要为含硫的氨基酸),在肠内形成大量硫化氢为先决条件。所服用的含氮化合物或芳香族氨基酸则起触媒作用,使硫化氢作用于血红蛋白,而生成硫化血红蛋白,当血中含量达 5 g/L 时,即可出现发绀。发绀的特点是持续时间长,可达几个月或更长时间,因硫化血红蛋白一经形成,不论在体内或体外均不能恢复为血红蛋白,而红细胞寿命仍正常;患者血液呈蓝褐色,分光镜检查可确定硫化血红蛋白的存在。

三、伴随症状

(一)伴呼吸困难

常见于重症心、肺疾病和急性呼吸道阻塞、气胸等;先天性高铁血红蛋白血症和硫化血红蛋白血症虽有明显发绀,但一般无呼吸困难。

(二)伴杵状指(趾)

病程较长,主要见于青紫型先天性心脏病及某些慢性肺部疾病。

（三）急性起病伴意识障碍和衰竭表现

见于某些药物或化学物质急性中毒、休克、急性肺部感染等。

（袁星堂）

第五节　呼吸困难

呼吸困难是指患者主观上感到氧气不足、呼吸费力；客观上表现为用力呼吸，重者鼻翼翕动、张口耸肩，甚至出现发绀，并伴有呼吸频率、深度与节律的异常。

一、病因

引起呼吸困难的原因主要是呼吸系统和心血管系统疾病。

（一）肺源性呼吸困难

1.气道阻塞

咽后壁脓肿、喉头水肿、支气管哮喘、慢性阻塞性肺疾病及喉、气管与支气管的炎症、水肿、肿瘤或异物所致狭窄或阻塞，主动脉瘤压迫等。

2.肺疾病

如大叶性或支气管肺炎、肺脓肿、肺气肿、肺栓塞、肺淤血、肺水肿、肺泡炎、弥漫性肺间质纤维化、肺不张、细支气管肺泡癌等。

3.胸膜疾病

胸腔积液、气胸、胸膜肿瘤、胸膜肥厚粘连、脓胸等。

4.胸廓疾病

如严重胸廓脊柱畸形、气胸、大量胸腔积液和胸廓外伤等。

5.神经肌肉疾病

如脊髓灰质炎病变累及颈髓、急性多发性神经根神经炎和重症肌无力累及呼吸肌，药物（肌肉松弛药、氨基苷类药等）导致呼吸肌麻痹等。

6.膈运动障碍

纵隔气肿、纵隔肿瘤、急性纵隔炎、膈麻痹、高度鼓肠、大量腹水、腹腔巨大肿瘤、胃扩张和妊娠末期等。

（二）心源性呼吸困难

风湿性心脏病、缩窄性心包炎、心肌炎、心肌病、急性心肌梗死、肺心病等所致心力衰竭、心脏压塞、原发性肺动脉高压和肺栓塞等。

（三）血液和内分泌系统疾病

重度贫血、高铁血红蛋白血症、硫化血红蛋白血症、甲状腺功能亢进或减退、原发性肾上腺功能减退症等。

（四）神经精神因素

脑血管意外、脑水肿、颅内感染、颅脑肿瘤、脑膜炎等致呼吸中枢功能障碍；精神因素所致呼吸困难，如癔症等。

(五)中毒性呼吸困难

酸中毒、一氧化碳中毒、氰化物中毒、亚硝酸盐中毒、吗啡类药物中毒、农药中毒、尿毒症糖尿病酮症酸中毒等。

二、发生机制及临床表现

从发生机制及症状表现分析,将呼吸困难分为如下几种类型。

(一)肺源性呼吸困难

肺源性呼吸困难是由呼吸系统疾病引起通气、换气功能障碍,导致缺氧和/或二氧化碳潴留所引起的。临床上分为 3 种类型。

1.吸气性呼吸困难

特点是吸气费力,重者由于呼吸肌极度用力,胸腔负压增大,吸气时胸骨上窝、锁骨上窝和肋间隙明显凹陷,称"三凹征",常伴有干咳及高调吸气性喉鸣。吸气性呼吸困难见于各种原因引起的喉、气管、大支气管的狭窄与阻塞:①喉部疾病,如急性喉炎、喉水肿、喉痉挛、喉癌、白喉会厌炎等;②气管疾病,如气管肿瘤、气管异物或气管受压(甲状腺肿大、淋巴结肿大或主动脉瘤压迫等)。

2.呼气性呼吸困难

特点是呼气费力,呼气时间明显延长,常伴有干啰音。这主要是由肺泡弹性减弱和/或小支气管狭窄阻塞(痉挛或炎症)所致;当有支气管痉挛时,可听到哮鸣音。呼气性呼吸困难常见于支气管哮喘、喘息型慢性支气管炎、弥漫性细支气管炎和慢性阻塞性肺气肿合并感染等。此外,后者由于肺泡通气/血流比例失调和弥散膜面积减少,严重时导致缺氧、发绀、呼吸增快。

3.混合性呼吸困难

特点是吸气与呼气均感费力,呼吸频率增快、变浅,常伴有呼吸音异常(减弱或消失),可有病理性呼吸音。其原因是由肺部病变广泛或胸腔病变压迫,致呼吸面积减少,影响换气功能所致。混合性呼吸困难常见于重症肺结核、大面积肺不张、大块肺栓塞、肺尘埃沉着症、肺泡炎、弥漫性肺间质纤维化、肺泡蛋白沉着症、大量胸腔积液、气胸、膈肌麻痹和广泛显著胸膜增厚等。后者发生呼吸困难主要与胸壁顺应性降低,呼吸运动受限,肺通气明显减少,肺泡氧分压降低引起缺氧有关。

(二)心源性呼吸困难

主要由左心衰竭和右心衰竭引起,两者发生机制不同,左心衰竭所致呼吸困难较为严重。

1.左心衰竭

左心衰竭引发呼吸困难的主要原因是肺淤血和肺泡弹性降低。其机制为:①肺淤血,使气体弥散功能降低。②肺泡张力增高,刺激牵张感受器,通过迷走神经反射兴奋呼吸中枢。③肺泡弹性减退,其扩张与收缩能力降低,肺活量减少。④肺循环压力升高对呼吸中枢的反射性刺激。

急性左心衰竭时,常出现阵发性呼吸困难,多在夜间睡眠中发生,称为夜间阵发性呼吸困难。其发生机制为:①睡眠时迷走神经兴奋性增高,冠状动脉收缩,心肌供血减少,心功能降低。②小支气管收缩,肺泡通气减少。③仰卧位时肺活量减少,下半身静脉回心血量增多,致肺淤血加重。④呼吸中枢敏感性降低,对肺淤血引起的轻度缺氧反应迟钝,当淤血程度加重、缺氧明显时,才刺激呼吸中枢做出应答反应。

发作时,患者常于熟睡中突感胸闷憋气惊醒,被迫坐起,惊恐不安,伴有咳嗽,轻者数分钟至数十分钟后症状逐渐减轻、缓解；重者高度气喘、面色发绀、大汗，呼吸有哮鸣声，咳浆液性粉红色泡沫样痰，两肺底部有较多湿性啰音，心率增快，可有奔马律。此种呼吸困难，又称"心源性哮喘"，常见于高血压性心脏病、冠状动脉性心脏病、风湿性心瓣膜病、心肌炎和心肌病等。

2.右心衰竭

右心衰竭引发呼吸困难的原因主要是体循环淤血所致。其发生机制为：①右心房与上腔静脉压升高，刺激压力感受器反射性地兴奋呼吸中枢。②血氧含量减少及乳酸、丙酮酸等酸性代谢产物增多，刺激呼吸中枢。③淤血性肝大、腹水和胸腔积液，使呼吸运动受限，肺受压气体交换面积减少。

(三)中毒性呼吸困难

在急、慢性肾衰竭，糖尿病酮症酸中毒和肾小管性酸中毒时，血中酸性代谢产物增多，强烈刺激颈动脉窦-主动脉体化学感受器或直接兴奋、强烈刺激呼吸中枢，从而导致出现深长、规则的呼吸，可伴有鼾声，称为酸中毒大呼吸(Kussmaul 呼吸)。

急性感染和急性传染病时，由于体温升高和毒性代谢产物的影响，兴奋呼吸中枢，使呼吸频率增快。

某些药物和化学物质如吗啡类、巴比妥类、苯二氮䓬类药物和有机磷杀虫药中毒时，呼吸中枢受抑制，致呼吸变缓慢、变浅，且常有呼吸节律异常如 Cheyne-Stokes 呼吸或 Biots 呼吸。

某些毒物可作用于血红蛋白，如一氧化碳中毒时，一氧化碳与血红蛋白结合成碳氧血红蛋白；亚硝酸盐和苯胺类中毒时，可使血红蛋白转变为高铁血红蛋白，失去携氧功能致组织缺氧。氰化物和含氰化物较多的苦杏仁、木薯中毒时，氰离子抑制细胞色素氧化酶的活性，影响细胞的呼吸作用，导致组织缺氧，可引起呼吸困难，严重时可引起脑水肿抑制呼吸中枢。

(四)神经精神性呼吸困难

重症颅脑疾病如颅脑外伤、脑出血、脑炎、脑膜炎、脑脓肿及脑肿瘤等，呼吸中枢因受增高的颅内压和供血减少的刺激，使呼吸变慢变深，并常伴呼吸节律的异常，如呼吸遏制(吸气突然终止)、双吸气(抽泣样呼吸)等。

癔症患者由于精神或心理因素的影响可有呼吸困难发作，其特点是呼吸浅表而频繁，1分钟可达 60~100 次，并常因通气过度而发生呼吸性碱中毒，出现口周、肢体麻木和手足搐搦，严重时可有意识障碍。

有叹息样呼吸的患者自述呼吸困难，但并无呼吸困难的客观表现，偶然出现一次深大吸气，伴有叹息样呼气，在叹息之后自觉轻快，这实际上是一种神经症的表现。

(五)血液病

重度贫血、高铁血红蛋白血症或硫化血红蛋白血症等，因红细胞携氧减少，血氧含量降低，致呼吸加速，同时心率加快。大出血或休克时，因缺血与血压下降刺激呼吸中枢，也可使呼吸加速。

三、伴随症状

(一)发作性呼吸困难伴有哮鸣音

发作性呼吸困难伴有哮鸣音见于支气管哮喘、心源性哮喘；骤然发生的严重呼吸困难，见于急性喉水肿、气管异物、大块肺栓塞、自发性气胸等。

(二)呼吸困难伴一侧胸痛

呼吸困难伴一侧胸痛见于大叶性肺炎、急性渗出性胸膜炎、肺梗死、自发性气胸、急性心肌梗死、支气管癌等。

(三)呼吸困难伴发热

呼吸困难伴发热见于肺炎、肺脓肿、胸膜炎、急性心包炎、咽后壁脓肿等。

(四)呼吸困难伴咳嗽、咳脓痰

呼吸困难伴咳嗽、咳脓痰见于慢性支气管炎、阻塞性肺气肿并发感染、化脓性肺炎肺脓肿、支气管扩张症并发感染等,后二者脓痰量较多;呼吸困难伴大量浆液性泡沫样痰,见于急性左心衰竭和有机磷杀虫药中毒。

(五)呼吸困难伴昏迷

呼吸困难伴昏迷见于脑出血、脑膜炎、尿毒症、糖尿病酮症酸中毒、肺性脑病、急性中毒等。

(袁星堂)

第三章

心内科疾病的影像学检查

第一节 X 线 检 查

一、心脏 X 线平片

X 线检查在医学领域的应用非常普及,传统 X 线平片仍广泛应用于临床。尽管超声、CT、MRI 及核医学等诊断技术的兴起使影像医学发生了革命性变化,但在某些器官(如肺和心脏)和组织(如骨骼)病变诊断方面,X 线平片仍是一种简便、经济和有效的检查方法。

心脏 X 线平片检查要求立位吸气下屏气摄片,X 线球管焦点至胶片距离为 1.8～2 m,心影放大率不超过 5%。常规投照体位如下。

(一)后前位

观察心脏大血管疾病的基本体位,除了能显示心脏和大血管整体形态、大小和位置外,还可了解胸部包括双肺尤其是肺循环的改变。

(二)左前斜位(常规 60°)

观察胸主动脉和分析左、右房室增大的重要体位。

(三)右前斜位(常规 45°)

食管服钡摄片,主要用于观察左心房增大对食管的压移情况,也有助于观察肺动脉段突出和右心室漏斗部增大等征象。

(四)侧位

一般采用左侧位食管服钡摄片,兼有左、右斜位的作用,还可用于测量心脏和胸廓前后径。

心脏 X 线平片检查一般采用以下两种组合方式:①后前位和左、右前斜位;②后前位和左侧位。心脏 X 线平片能显示心脏整体、心房、心室及大血管大小、形态和位置改变及其程度,可对比观察两侧肺门血管影改变。食管服钡摄片可评价左心房大小,也有助于主动脉病变(如主动脉瘤、大动脉炎)及头臂动脉先天异常(如主动脉缩窄、双主动脉弓)的诊断。在食管(胃)服钡摄片上凭借胃(泡)与肝脏相对关系可判断有无腹部内脏转位,有助于心脏和心房位置异常的评价,为某些合并心脏转位的复杂心内畸形诊断提供有价值的信息。

二、心血管造影

随着超声、CT、MRI 及核医学等影像学技术的发展和普及应用,导管法 X 线心血管造影(简称心血管造影)的适用范围逐渐发生变化,其用于心血管疾病诊断受到挑战,在一些心血管疾病诊断方面已部分被替代。

心血管造影主要是通过导管技术实施,选择性心房、心室和血管内注射对比剂,采用正位、侧位及多轴位角度投照,用于显示心脏和血管解剖结构和血流动力学改变。目前,心血管造影主要用于以下情况:X线平片结合临床检查和心电图、超声、CT、MRI及核医学成像等技术难以诊断的心血管疾病,例如,心脏复杂及复合畸形特别是外科治疗适应证的选择而要求显示病变细节的病例,同时可实施心导管检查(如心脏和大血管各部位测压及心氧分析等),为某些心血管疾病诊断及复杂先天性心脏病(简称先心病)手术适应证选择提供重要诊断信息。

几十年来,冠状动脉影像学评价主要依赖导管法造影,其优点是能很好地显示冠状动脉管腔,对于血管狭窄可直接在造影引导下实施介入治疗,但它不能评价血管壁。近年来,多层螺旋CT(multislice spiral CT,MSCT)冠状动脉成像技术逐渐成熟,其优点是能显示血管壁,但该方法对血管腔的显示与导管法造影相比仍有一定差距。MRI冠状动脉成像技术仍处于亚临床阶段。目前,对于冠状动脉及分支病变的诊断而言,导管法造影仍占据重要地位。

近年来,MSCT和MRI血管成像技术均取得进展,导管法造影用于心脏以外的血管(如主动脉和肺动脉及其分支血管、内脏血管及外周血管),疾病诊断有逐年减少趋势,主要用于血管介入治疗引导、细小血管显示、血流动态观察及血管疑难疾病诊断。

(一)心血管造影设备

1.X线电影摄影

使用大功率X线机,采用单相或双相电影摄影,配以影像增强器与高分辨率电视监视和录像系统以保证导管定位和图像回放。目前,X线电影摄影已逐步被数字化成像系统替代。

2.数字化成像系统

使用全数字化平板X线机,它具有数字减影血管造影(DSA)、数字化存储和图像后处理功能。DSA可减掉重叠的骨骼和软组织影以清晰显示含有对比剂的血管和组织,减少了对比剂用量,降低了X线剂量。

(二)心血管造影的投照体位

选择性多心腔、多轴位角度投照在一定程度上解决了心脏各房室和大血管某些部位重叠对一些心脏疾病诊断的影响。轴位角度投照使观察部位与X线呈切线位,对心脏疾病尤其是先心病诊断有很大帮助。常用投照体位如下。

1.右心房、右心室(包括肺动脉)系统

一般采用前后位+足头位20°与侧位,可较全面地显示心脏各房室,以及主动脉、肺动脉(肺动脉主干及分支)的大小、形态、位置排列和连接关系、体-肺动脉侧支血管及动脉导管未闭的部位。

2.左心房、左心室系统

一般采用前后位+足头位20°与侧位,在心脏复杂畸形(如大动脉错位)用于显示心房、心室及两大动脉的连接和空间排列关系。长轴斜位(左前斜位60°~70°+足头轴位20°~30°)用于显示室间隔前部和左心室流出道,适用于观察前部室间隔缺损、左侧心室流出道狭窄及二尖瓣病变等。四腔位(左前斜45°+足头轴位30°+体轴向右15°)使房间隔、室间隔膜部和肌部(后部)、房室瓣环处于切线位,用于观察室间隔缺损、主动脉窦脱垂、二尖瓣及主动脉瓣的连接关系及房间隔缺损部位等。

3.肺动脉造影

前后位＋足头位20°,适用于显示主动脉与肺动脉、分叉部及左右分支,用于肺动脉及分支病变诊断。观察一侧肺叶、段肺动脉病变时,可辅以左、右前斜位或侧位。

4.主动脉造影

左前斜位45°～60°或侧位用于显示胸主动脉包括主动脉弓部的分支血管近端。前后位也适于显示主动脉弓部的分支血管及乳内动脉。前后位可观察腹主动脉及其分支血管,若供应主要脏器的分支血管开口部或近端因重叠观察不清时,应附加左、右前斜位。

5.冠状动脉造影

左、右冠状动脉分别发自主动脉的左冠状窦和右冠状窦。左冠状动脉分为前降支和回旋支,前者沿前室间沟下行至心尖,后者走行于左房室沟;右冠状动脉走行于右房室沟。冠状动脉走行特点要求多角度投照以避免血管重叠影响诊断。左冠状动脉的常用投照体位有左前斜50°～60°、左前斜50°～60°＋足头10°～20°、左前斜50°～60°＋头足10°～20°、右前斜20°～30°、右前斜20°～30°＋足头10°～20°、右前斜20°～30°＋足头10°～20°;右冠状动脉的常用投照体位有左前斜50°～60°、左前斜50°～60°＋足头10°～20°、右前斜30°～45°。

6.左心室造影

左心室造影主要用于冠心病尤其是怀疑室壁瘤形成者。多采用右前斜30°和左前斜60°,观察左心室壁运动情况及二尖瓣功能,为手术适应证及术式选择提供依据。

(三)对比剂的使用

心血管造影一般要求使用非离子型碘对比剂。选择性心房、心室及大血管造影时,对比剂用量较大,注射速率较快,须使用高压注射器。冠状动脉及相对细小的动脉造影时,对比剂用量较小,注射速率较慢,一般采用手推注射方式。

选择性心房、心室或大血管造影时,成人每次注射对比剂30～45 mL,注射速率为15～18 mL/s;婴幼儿和儿童每次注射对比剂1～2 mL/kg,1.5～2秒内注入。冠状动脉造影时,左冠状动脉每次注射对比剂6～8 mL,右冠状动脉每次注射对比剂4～6 mL。成人单次检查的对比剂总量≤200 mL;婴幼儿和儿童单次检查的对比剂总量≤7 mL/kg。

(四)心血管造影的分析方法

1.显影顺序异常

评价心脏血液循环方向的改变。正常显影顺序为体静脉→腔静脉→右心房→右心室→肺动脉→肺静脉→左心房→左心室→主动脉。异常改变包括早期或短路显影、延迟显影、不显影、再显影和反向显影等。右心室和肺动脉显影时,主动脉早期显影提示主动脉骑跨。左心室造影时,右心室同时显影(短路显影)提示心室水平左向右分流。右心室流出道和肺动脉狭窄可使肺动脉分支延迟显影。三尖瓣闭锁时,右心室无顺向显影(不显影);肺动脉闭锁时,肺动脉无顺向显影(不显影)。静脉-右心造影时,右心房、右心室和肺动脉在左心显影期再显影,提示相应部位由左向右分流。升主动脉造影显示对比剂向左心室逆流或者左心室造影显示对比剂向左心房逆流为反向显影,提示瓣膜反流。

2.解剖结构异常

评价心脏各房室和大血管大小、形态、位置改变及其相互关系,尤其是对先心病诊断至关重要。例如,单心室泛指心室区仅有一个解剖学心室,应分析心室肌小梁形态结构以明确左心室或右心室;大动脉错位为主动脉、肺动脉与左心室、右心室的异位连接;对于肺动脉闭锁应评价体肺侧支血管来源、供血及左、右肺动脉是否融合。心腔内、心房或室壁及心包肿块为心脏占位性病变的主要表现。

冠状动脉及心脏以外的血管造影时，除了分析血管本身改变（如狭窄、闭塞和/或扩张）外，还应观察侧支循环情况。对于实质性脏器如肾脏等，应观察实质期和静脉期及有无新生血管和脏器内外的侧支血管等异常。

3.显影密度异常

在右侧心腔显影早期，左向右分流（不含对比剂的血液流入）可使其腔内产生显影密度减低区（又称显影缺损），依其大小可粗略评估分流程度。在主动脉瓣或二尖瓣关闭不全时，依据左心室或左心房显影密度变化可粗略估计反流程度。在法洛四联症，根据早期显影的升主动脉密度可大致估计主动脉骑跨程度。

（刘媛媛）

第二节 CT 检 查

一、CT 硬件和基本原理

CT 自 1973 年推出以来已广泛应用于临床。CT 基本原理是 X 线以多角度穿过人体并由探测器阵列检测，由探测器阵列检测的信号经数字化转变为像素图像（薄层横断面图像）。与像素对应的灰阶值以水的灰阶值作为参照并定义为 Hu 或 CT 值。空气吸收的 X 线比水少，骨骼吸收的 X 线比水多。人体的 CT 值范围为 -1 000 Hu（空气）~0 Hu（水）~+1 000 Hu（骨骼），代表了人体各种组织的 CT 密度值。

用于心脏成像的 CT 扫描仪包括电子束 CT（electron bean CT，EBCT）和多层螺旋 CT（multislice spiral CT，MSCT）。1984 年推出的 EBCT 主要为心血管成像设计，它通过电子枪发射电子束，电子束经电磁偏转系统轰击阳极靶并产生 X 线，X 线穿过人体后由多组探测器检测。电子束偏转速度很快，故 EBCT 的时间分辨力很高（33~100 毫秒）。但 EBCT 是层面采集，不能实现真正意义的容积扫描。

MSCT 技术的快速发展推动了心脏 CT 的临床应用。目前，16 层和 64 层螺旋 CT 的应用较普及。由于国内 EBCT 装机量极少，仅个别医院在使用。鉴于此，本节仅介绍 MSCT 在心血管疾病诊断中的应用。

1998 年推出的 MSCT 使用旋转的 X 线球管和多排探测器阵列，在扫描床连续运动过程中完成容积扫描。近年来，MSCT 经历了由 4 层螺旋 CT 至 8、16、32、40、64 层螺旋 CT 及双源 CT 的快速发展，螺旋扫描速度逐步提升。通过新的图像重建算法与心电门控技术，MSCT 的时间分辨力逐步提高（64 层螺旋 CT 和双源 CT 采用单扇区图像重建算法的时间分辨力分别达 165 毫秒和 83 毫秒），明显减轻或消除了心脏运动伪影，冠状动脉 CT 扫描可适用的心率范围逐步扩大；探测器宽度逐渐加大使单位时间内的扫描覆盖范围扩大，心脏 CT 扫描时间更短；实现了更薄层厚扫描，提高了 Z 轴的空间分辨力，可对心脏进行高质量容积成像，通过二维或三维图像重组能获得优良的心脏包括冠状动脉 CT 图像。

二、检查要点

(一)层级选择

对冠状动脉检查而言,4 或 8 层螺旋 CT 检查的成功率及图像质量满足影像学评价的比例很低,其临床应用受限;16 层螺旋 CT 基本能够满足冠状动脉成像的临床应用,但要求使用者具有丰富的操作和诊断经验;32、40、64 层螺旋 CT 及双源 CT 冠状动脉检查的成功率及图像质量满足影像学评价的比例很高。由于 MSCT 的时间分辨力偏低,冠状动脉检查对被检者的心率和心律有一定要求。

目前,MSCT 主要用于心脏解剖结构评价和冠状动脉,以及中心和外周血管成像,有时也用于冠状动脉钙化积分和心脏功能的定量评价。

(二)CT 图像后处理

CT 获得数百至数千幅横断面图像,原始图像的阅读和分析很重要。多平面重组在二维平面(如心室短轴和长轴)上显示心脏解剖结构;曲面重组沿血管轴线在二维平面上显示血管,对血管腔评价很有用;最大密度投影重组显示最大 CT 密度的像素,可做出类似于传统血管造影的图像;容积再现重组以三维模式直观和整体显示心脏和血管。

(三)对比剂的使用

除冠状动脉钙化积分测量外,心脏 CT 检查须使用(经外周静脉注射)非离子型碘对比剂。对比剂用量和注射速率主要取决于检查部位和目的及对比剂碘浓度和 CT 扫描时间。糖尿病、肾功能不全及充血性心力衰竭增加了对比剂肾病的危险性。对比剂轻度变态反应常见,对比剂严重变态反应罕见。对有严重变态反应史的患者应考虑替代性检查方法。

(四)CT 射线剂量

CT 利用 X 线,即电离辐射产生信息并获得图像。医师应权衡 X 线的益处和潜在的危害。患者在 CT 检查过程中接受的射线剂量应是获得满意图像质量的最小剂量。心脏(包括冠状动脉)CT 检查通过使用前瞻性心电门控、心电门控射线剂量调节及解剖学的球管电流调节等技术,其射线剂量已接近导管法冠状动脉造影。

三、心血管 CT 表现

(一)冠状动脉粥样硬化性心脏病(简称冠心病)

1.冠状动脉钙化的检测

冠状动脉钙化是血管粥样硬化的标志。CT 显示钙化的敏感度高,依据 CT 上测得的冠状动脉钙化积分能提供不依赖于常规心血管危险因素并具有个性化的冠心病危险性评估。随着 MSCT 冠状动脉成像技术逐渐成熟,该项检查的应用逐年减少。

2.心脏形态结构和功能的评价

MSCT 有时可以显示心肌缺血或急性心肌梗死所致的低灌注区,但一般不能鉴别两者。MSCT 能显示陈旧性心肌梗死所致的心室壁变薄和密度减低,还可显示心室壁向外扩张形成的室壁瘤及其附壁血栓形成。多相位 CT(可用电影模式显示)可显示受累部位心肌收缩增厚率降低或消失、局部运动功能异常及射血分数降低。由于 MSCT 的时间分辨力偏低,在左心室和右心室肌块、容积和射血分数定量评价方面不如 MRI。

3.冠状动脉成像

MSCT 能显示冠状动脉及主要分支,对其有临床意义的狭窄(50％)诊断具有较高敏感度和特异度,基本满足冠心病初步诊断的需要。MSCT 对冠状动脉狭窄诊断的阴性预测值很高,有助于避免冠状动脉正常或不需介入治疗(指无临床意义的狭窄)的患者做有创性的导管法造影,基本满足冠心病介入治疗筛选的需要。MSCT 对冠状动脉其他疾病,如动脉瘤、肌桥及变异或畸形等的诊断具有优良价值。但 MSCT 不能动态显示和定量评价冠状动脉血流,不易区分局限性重度狭窄(狭窄程度为 90％～99％)与完全闭塞。快心率、心律失常和血管壁钙化影响血管腔评价。MSCT 可以显示冠状动脉主干及较粗大分支血管近端有一定体积的斑块,根据斑块 CT 密度值可初步判断其类型,但其空间分辨力不满足斑块组织结构的细微观察。

(二)心脏瓣膜病

心脏瓣膜病主要有风湿性心脏瓣膜病和退行性主动脉瓣膜病等。超声是评价心脏瓣膜形态学和功能的首选检查方法。近年来,MSCT 用于该疾病评价有增多趋势。CT 能用于显示心脏各房室包括瓣膜形态学(如瓣叶增厚、钙化及程度)及左心房血栓形成,它对左心房血栓尤其是左心房耳血栓的检出率高于超声,其特异度也较高。另外,在横断面 CT 图像上可大致评价冠状动脉及主要分支是否有病变以便了解是否合并冠心病。

(三)原发性心肌病

MSCT 是诊断肥厚型心肌病的优良方法,能准确显示心肌肥厚的部位和程度,可显示心肌肥厚所致的心室腔变形和心室流出道狭窄,能对心肌重量(肌块)增加、心肌收缩期增厚率下降及射血分数等心功能指标进行定量评价,还能以电影方式动态观察心室壁运动情况。MSCT 能用于评价扩张性心肌病患者的心脏各房室大小、形态尤其是心室扩张程度,也可用于监测心室容积和射血分数等变化。在限制性心肌病诊断及与缩窄性心包炎鉴别方面,MSCT 通过显示心包改变有很大帮助,后者的心包增厚、钙化。

(四)先心病

超声和 MRI 是先心病常用的影像学检查手段。CT 也是评价成人和小儿先心病的一种检查方法。心脏 CT 检查简便、快捷,在多数小儿先心病患者不需使用镇静药或使用少量镇静药即可完成检查。

对先心病诊断而言,MSCT 能准确评价心脏各房室和大血管大小、形态、结构(如房间隔、室间隔及心脏瓣膜等异常)、位置改变及相互关系,能为临床提供丰富的诊断信息,主要用于心脏复杂畸形诊断和鉴别。

(1)分析心室肌小梁形态结构以确定左或右心室。

(2)心房-心室-大血管连接关系异常(如大动脉错位为主动脉、肺动脉与左、右心室异位连接)及位置和排列关系。

(3)肺静脉或体静脉与左心房或右心房连接关系异常(如肺静脉异位引流入右心房)。

(4)肺动脉发育不良、肺血管畸形及体肺侧支血管的来源和供血情况。

(5)主动脉发育异常(主动脉缩窄或闭锁及侧支循环情况)及其分支血管畸形。

(6)冠状动脉变异和畸形。

(7)肝、脾和胃腔位置及肺和支气管形态,有助于判断内脏和心房位置。

对于小儿先心病患者,若 CT 获得的诊断信息满足临床应用,就不必冒全身麻醉或使用镇静药的危险做心脏 MRI 检查。对于年轻患者须考虑电离辐射和碘对比剂的影响。

(五)心脏肿瘤与心包疾病

MSCT 能准确评价心脏肿瘤的发生部位、大小、形态、密度及与心脏各结构包括心包的关系。对于部分心脏肿瘤(如心房黏液瘤、脂肪瘤),依其发生部位或 CT 密度等征象可作出明确诊断。CT 适于诊断心包积液,还可对心包积液量作出定量评估,依其 CT 密度值可大致判断其性质。CT 是诊断缩窄性心包炎的优良方法,能准确显示直接征象即心包增厚、钙化,还可显示间接征象如心腔变形、心房和上腔静脉扩张及心室舒张受限等。

(六)心脏以外的血管疾病

MSCT 能准确评价体循环和肺循环各部位血管疾病的形态学改变,如主动脉瘤大小、部位及其与分支血管和周围脏器的关系;主动脉夹层类型和范围、分支血管受累情况、内膜破口大小及部位、心包和/或胸腔积血等;大动脉炎累及的血管(主动脉及其分支血管如头臂动脉和肾动脉等)及管腔改变的程度。MSCT 通过显示肺动脉管腔内低密度充盈缺损影诊断肺动脉栓塞,它对段以上肺动脉栓塞(包括肺动脉主干和叶、段动脉分支)的诊断敏感度和特异度很高,有时也可显示部分亚段及以下的肺动脉栓塞。目前,MSCT 是诊断主动脉疾病和肺动脉栓塞的一线影像学检查方法。

(张　波)

第三节　MRI 检查

一、MRI 基本原理

MRI 现象的产生仅限于具有不成对自旋质子的原子核(如氢)。人体内的水、脂肪和肌肉中的氢含量丰富,临床 MRI 大多涉及氢。磷被用于心脏 MRI 波谱成像。在外磁场(主磁场)中,氢质子像一个小磁体并沿外磁场方向排列,其进动方式类似于重力场中的陀螺。对于 1.5 T 磁场,进动频率为 63 MHz,氢质子仅在该共振频率上被射频波激励,使自身的磁场方向发生转动并与主磁场方向形成角度(反转角);当激励停止后,氢质子沿主磁场方向进动并恢复至原来状态(弛豫),在此过程中,能量转换为无线电信号并由接受线圈接收。弛豫过程包括两部分:T_1 弛豫,氢质子在与周围分子的能量交换中缓慢恢复至与主磁场平行的纵向磁化状态;T_2 弛豫,是横向矢量迅速减小的过程。梯度磁场在合适的时间切换以便定位来自人体的信号。

心脏 MRI 检查采用专门的接收线圈、脉冲序列和门控技术。MRI 脉冲序列是计算机控制的射频脉冲与梯度磁场切换的结合。心脏 MRI 常用的脉冲序列主要有自旋回波、梯度回波、稳态自由进动、相位流速和反转恢复脉冲序列。自旋回波序列主要用于心血管形态结构评价,快速流动的血液呈暗(黑)信号;梯度回波和稳态自由进动序列(电影模式)主要用于心脏功能评价,快速流动的血液呈亮(白)信号;反转恢复序列(与 MRI 对比剂联合应用)主要用于心肌梗死或心肌活力评价,正常心肌呈无(黑)信号,梗死心肌呈亮(白)信号,血液呈中间(灰)信号。心脏 MRI 通过心电门控/触发和呼吸抑制(屏气或呼吸门控)技术减少了图像伪影。与直接获得横断面图像并将其重组为斜面图像的心脏 CT 相比,心脏 MRI 能直接获得斜面图像。非对比增强 MRI 血管成像(时间飞跃或相位对比技术)可用于血管形态学评价;对比增强 MRI 血管成像以快速三维成像和经静脉注射短 T_1 效应的顺磁性对比剂(钆螯合物)为基础,数据采集在对比剂的动脉期进行,血液呈很高的信号强度。与前者相比,后者的优点是信噪比更高,影像采集更快,不必考虑血流类型和速度。钆对比剂的药物动力学与碘对比剂类似,但其肾毒性和变态反应的危险性很小,其安全性优于碘对比剂。心肌灌注 MRI 是跟踪经静脉团注的钆对比剂在心肌的首次通过效应。MRI 冠状动脉成像需要很高的空间分辨力。流速图能用于测量心血管血流速度。MRI 心肌标记技术在所有成像技术中是独有的。

二、心脏 MRI 的安全性

以目前的磁场强度(≤3 T),心脏 MRI 检查非常安全,无短期或长期不良反应。少数被检者(占3%～7%)面临幽闭恐惧问题。自从置入人体的金属材料改为非铁磁性以后,人工髋关节、金属心脏瓣膜、冠状动脉支架和胸骨金属缝合线对于 MRI 检查是安全的,但会导致局部伪影。置入人体的电子类物体(如心脏起搏器、灌注或跟踪装置及神经刺激装置)仍是 MRI 检查的禁忌证。在心脏负荷 MRI 检查时,若需使用大剂量多巴酚丁胺实时显示和评价心脏整体或局部功能以便跟踪心肌缺血的信号,应配备适宜的设备用于监测被检者心电图、血压和血氧饱和度。

三、心血管 MRI 表现

(一)缺血性心脏病

MRI 具有二维和三维成像能力,其时间、空间和对比分辨力很高,是定量评价心脏解剖结构和功能(如心室容积、射血分数、肌块)的准确和可重复的无创检查方法。

1.心室形态结构和功能的评价

平扫结合对比增强 MRI 可评估心肌梗死范围,还能显示室壁瘤部位、大小和评价有无附壁血栓形成,电影 MRI 能显示受累心肌收缩增厚率降低或消失、局部运动功能异常如运动减弱、消失或矛盾运动及左心室功能下降(左心室收缩末容积增加、左心室每搏输血量和射血分数降低)。

2.心肌灌注的评价

采用药物(β_1 受体激动药如多巴酚丁胺,血管扩张药如腺苷)负荷 MRI 追踪钆对比剂在心脏的首次通过效应可以评价心肌灌注情况,对局部心肌血流评估有一定价值,心肌信号强度在一定程度上反映了心肌血流量变化,有助于低灌注(缺血)心肌与正常心肌的鉴别。由于患者心电图 ST 段在磁场环境中会失真,因此要求对患者进行严密监测。

3.心肌活力的评价

心脏 MRI 是评价心肌存活的一项有效技术。反转恢复梯度回波序列通过显示继发于心肌坏死的高强化区而能辨别微血管阻塞所致的灌注异常。对比剂增强 MRI 已用于急性心肌梗死患者的预后评估。对比剂延迟增强反转恢复序列对急、慢性心肌梗死的显示具有很高准确度和敏感度。小剂量多巴酚丁胺与延迟增强技术结合应用在评价血管重建患者的心肌活力方面有一定价值。

4.MRI 冠状动脉成像

可用于评价 3 支冠状动脉近、中段,但对冠状动脉远端及分支血管的显示在技术上还面临困难(由于血管细小、迂曲及心脏和呼吸运动伪影影响),其临床应用价值有限。目前的冠状动脉支架对于 MRI 检查是安全的,但伪影会干扰影像学评价。

(二)心脏瓣膜病

尽管超声是心脏瓣膜形态学和血流异常评价的首选方法,但 MRI 能用于评价心脏瓣膜反流。电影 MRI 通过动态显示心脏瓣膜反流所致的血液涡流区(流空无信号)可作出诊断,根据涡流区大小可大致评估反流程度,还能评价瓣膜形态学(如瓣叶增厚及程度)和动态显示瓣膜运动情况,有时也可显示瓣膜赘生物。根据右心室和左心室搏出量差异或者主动脉和肺动脉相位-流速数据能计算反流量,以此实现单个瓣膜病变的定量评价。MRI 还能定量评价二尖瓣或主动脉瓣狭窄的跨瓣压差和瓣膜口面积。

(三)原发性心肌病

MRI 在该类疾病评价方面具有很高应用价值。对于肥厚型心肌病,MRI 能准确显示心肌肥厚部位、程度并确定其类型,电影序列可动态显示心肌肥厚所致的心室腔变形和流出道狭窄情况,同时还能定量评价心肌重量(肌块)增加和心肌收缩期增厚率下降及其程度。MRI 能用于致心律失常性右心室发育不良患者的心肌被脂肪或纤维组织替代及心肌炎的评价。MRI 能评价扩张性心肌病的心室扩张程度及心室壁变薄等表现,尤其是对心室容积监测很有价值。

(四)先心病

先心病是心脏 MRI 的主要适应证之一。尽管超声通常是该类疾病诊断的首选方法,但 MRI 能提供准确和全面的心脏解剖、功能和血流信息,尤其是对超声显示窗不理想的患者更有价值。MRI 在先心病诊断方面主要用于心脏复杂畸形的评价。与 CT 相比,MRI 的优势是能提供心脏和血管血流动力学信息(如主动脉缩窄的压力梯度测量,通过显示缺损形成的涡流诊断房间隔或室间隔小缺损),无放射损伤,适用于先心病术后随访。但对小儿先心病患者,应权衡 MRI 的益处和偶尔须在高度镇静或全身麻醉下实施检查的危险性。

(五)心脏肿瘤

MRI 能准确评价心脏肿瘤的发生部位、大小、形态及与心脏各结构的关系,结合肿瘤在多种 MRI 序列(如 T_1、T_2 自旋回波及对比增强序列)上的信号变化有助于某些类型肿瘤的定性诊断及与附壁血栓的鉴别。梯度回波序列能以电影方式动态显示心脏肿瘤运动情况和定量评价心功能。

(六)心包疾病

MRI 对心包积液的显示非常敏感,尤其是能检出心包少量积液,积液在多种 MRI 序列上的信号特点有助于确定其性质及与心包增厚鉴别。MRI 可用于诊断缩窄性心包炎,能显示心包增厚及心腔变形、心房和上腔静脉扩张及心室舒张受限等征象。尽管 MRI 不能显示心包钙化,但其优点是定量评价缩窄性心包炎所致心脏功能异常和血流异常。另外,MRI 有助于心包囊肿及心包肿瘤的显示和诊断及其与心脏、纵隔各结构关系的评价。

(七)心脏以外的血管疾病

MRI 在提供体循环和肺循环各部位血管疾病(如主动脉瘤或夹层及大动脉炎等)解剖形态学信息方面的价值与 CT 类似。与 CT 相比,MRI 的优势是能定量评价血流,而且 MRI(质子密度,T_1、T_2 自旋回波及脂肪抑制序列)的软组织对比优良,能用于血管壁病变(如血肿或血栓、炎症和粥样硬化斑块)的评价。另外,MRI 适用于因碘对比剂过敏或肾功能不全而禁忌血管 CT 检查的患者。

（张　波）

第四章

心内科疾病的心电图诊断

第一节 正常心电图

一、心电图的测量方法

(一)时间和电压的标准

心电图记录纸上的小方格是长、宽均为 1 mm 的正方形。横向距离代表时间。常规记录心电图时，心电图纸向前移动的纸速为 25 mm/s。故每个小格 1 mm 代表 0.04 秒。心电图纸纵向距离代表电压，一般在记录心电图前，把定准电压调到 1 mV＝10 mm，故每个小格即 1 mm 代表 0.1 mV（图 4-1）。

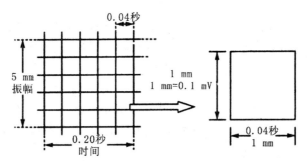

图 4-1 心电图记录纸时间和电压的标准

有时因为心电图电压太高，所以把定准电压改为 1 mV＝5 mm；有时因为心电图电压太低，把定准电压调为 1 mV＝20 mm，所以测量心电图时应注意定准电压的标准据此定标。此外，尚需注意机器本身 1 mV 发生器的准确性。例如标准电池失效等，若不注意会引起错误的诊断。

(二)各波间期测量方法

选择波幅较大且清晰的导联测量。一般由曲线突出处开始计算，如波形朝上应从基线下缘开始上升处量到终点。向下波应从基线上缘开始下降处量到终点，间期长短以秒计算。

(三)各波高度和深度的测量

测量一个向上的波（R 波）的高度时，应自等电位线的上缘量至电波的顶端。测量一个向下的波(Q 或 S 波)的深度时,应自等电位线的下缘量至电波的底端。测量后,按所示定准电压的标准折合为毫伏(mV)(图 4-2)。

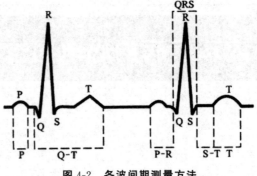

图 4-2　各波间期测量方法

(四)常用工具

有量角规、计算尺、计算器、放大镜等。

二、心率的测量

若干个(5 个以上)P-P 或 R-R 间隔,求其平均值,若心房与心室率不同时应分别测量,其数值就是一个心动周期的时间(秒数)。

每分钟的心率可按公式计算:心率 $= \dfrac{60}{\text{平均 } R\text{-}R \text{ 或 } PP \text{ 间期(秒)}}$

三、心电轴

心电轴是心电平均向量的电轴。一般是指前额面上的心电轴。瞬间综合向量亦称瞬间心电轴,其与标准Ⅰ导联线(即水平线)所构成的角度即称为瞬间心电轴的角度。所有瞬间心电轴的综合即为平均心电轴。额面 QRS 电轴的测定法如下所述。

(一)目测法

目测Ⅰ、Ⅲ导联 QRS 波群的主波方向。若Ⅰ、Ⅲ导联 QRS 主波均为正向波,电轴不偏;若Ⅰ导联主波为深的负向波,Ⅲ导联主波为正向波,电轴右偏;若Ⅲ导联主波出现深的负向波,Ⅰ导联主波为正向波,电轴左偏(图 4-3)。

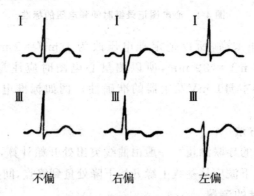

图 4-3　目测法测心电轴

（二）Bailey 六轴系统计算测定

将六个肢体导联的导联轴保持各自的方向移置于以 O 点为中心（图 4-4），再将各导联轴的尾端延长作为该导联的负导联轴得到一个辐射状的几何图形，称为 Bailey 六轴系统（每两个相邻导联轴间的夹角为 30°）。

（1）画出 Bailey 六轴系统中导联Ⅰ和导联Ⅲ的导联轴 OⅠ和 OⅢ，OⅠ的方向定为 0°，OⅢ的方向定为+120°。

（2）根据心电图导联Ⅰ的 QRS 波形电压将向上的波作为正值，向下的波作为负值，计算各波电压的代数和，然后在 OⅠ上定 A 点，使 OA 的长度相当于电压代数和的数值。

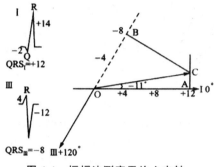

图 4-4 振幅法测定平均心电轴

（3）同样，根据心电图导联Ⅲ的 QRS 波形和电压，计算各波电压的代数和，然后在 OⅢ上定 B 点，OB 的长度相当于电压代数和的数值。

（4）通过 A 点做一直线垂直于 OⅠ，通过 B 点做一直线垂直于 OⅢ，这两条直线的交点为 C。

（5）连接 OC，将 OC 画为向量符号，OC 就是测得的心电轴，OC 与 OⅠ的夹角就是心电轴的方向（以度数代表）。

（三）查表法

根据心电图导联Ⅰ、导联Ⅲ的 QRS 波形和电压，计算各导联波形电压的代数和，然后用电压代数和的数值，查心电轴表测得的心电轴数值（图 4-5）。

四、心电图各波形正常范围及测量

（一）P 波

一般呈圆拱状，宽度不超过 0.11 秒，电压高度不超过 0.25 mV，P_{aVF} 直立，P_{aVR} 倒置，P 波在Ⅰ、Ⅱ、$V_3 \sim V_6$ 直立，V_{1ptf} 小于 0.03（mm·s）。选择 P 波清楚高大的测量，例如Ⅱ、V_5、V_1 导联等。

（二）PR 间期

此间期代表自心房开始除极至波动传导至心室肌（包括心室间隔肌）开始除极的时间。正常成人为 0.12～0.20 秒，PR 间期的正常范围与年龄、心率快慢有关。例如幼儿心动过速时 PR 间期相应缩短。7～13 岁小儿心率 70 次/分以下时 PR 间期不超过 0.18 秒，而成人心率 70 次/分以下时 PR 间期小于 0.20 秒。成人心率 170 次/分时 PR 间期不超过 0.16 秒。

测量：不是一概以Ⅱ导联为准而是选择宽大、清楚的 P 波最好，QRS 波群有明显 Q 波的导联（或 QRS 起始处清晰的导联）作为测量 PR 间期的标准。PR 间期是从 P 波开始到 QRS 波群开始。若 QRS 波群最初是 Q 波,那么则是 PP 间期,但一般仍称 PR 间期。对多道同步心电图机描记的图形,多道同步心电图测量应从波形出现最早的位置开始测量。

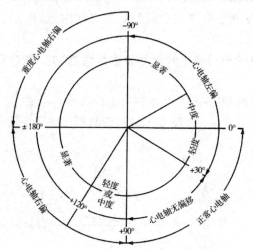

图 4-5 心电轴正常、心电轴偏移范围

①0°~+90°:正常心电轴。②0°~+30°:轻度左偏(但属正常范围)。③0°~-30°:中度左偏。

④-30°~-90°:显著左偏。⑤+90°~+120°:轻度或中度右偏。⑥+120°~±180°:显著右偏。

⑦±180°~-90°或270°:重度右偏(但部位靠近-90°者可能属于显著左偏)。⑧+30°~+90°:无心电轴偏移

(三)QRS 波群

代表心室肌的除极过程。

1.QRS 宽度

0.06~0.10 秒,不超过 0.12 秒。

2.QRS 波群形态及命名

以各波形的相对大小,用英文字母大小写表示(图 4-6)。

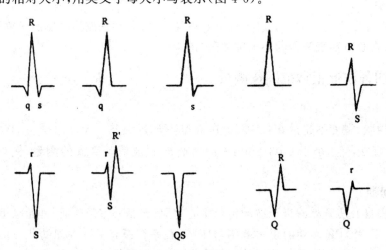

图 4-6 QRS 波群形态及命名

肢导联:①aVR,主波向下 rS 型或 Qr 型。②aVL、aVF 不恒定。③aVL 以 R 波为主时,R_{aVL} <1.2 mV。④aVF 以 R 波为主时,R_{aVF} <2.0 mV,各肢导联 R+S≮0.5 mV。

胸导联:R 或 S 波电压。①V₁ 导联 R/S<1,Rv₁<1.0 mV,Rv₁+Sv₅<1.2 mV。②V₅ 导联 R/S>1,Rv₅<2.5 mV,Rv₅+Sv₁<4.0 mV(男)。Rv₅+Sv₁<3.5 mV(女)。

3.Q 波

Ⅰ、Ⅱ、aVF、V₄~V₆ qR 型时 Q 波时间宽度不应超过 0.04 秒,Q 波深度<1/4 R 波,Q 波宽度比深度更有意义。V₁、V₂ 导联为 QS 型不一定是异常,V₅、V₆ 导联经常可见到正常的 Q 波。

测量:测肢导联最宽的 QRS 波群或胸导联的 V₃ 导联。一般测量胸导联中最宽的 QRS 波群,最好起始及结尾均清楚的导联,最好有 Q 及 RS 波的导联。

(四)ST 段

从 QRS 终点到 T 波起点的一段水平线,任何导联水平下降不得超过 0.05 mV。

肢导联、V₄~V₆ 导联 ST 段升高不超过 0.1 mV,V₁~V₃ 导联 ST 段升高可高达 0.3 mV,ST 段升高的形态更重要。

测量基线的确定:P-R 的延长线、T-P 的延长线。

(五)T 波

反映心室复极过程。T 波的方向和 QRS 波群的方向应该是一致的。

正常成年人 TaVR 向下,T 波在 Ⅰ、Ⅱ、V₃~V₆ 直立,T 波在 Ⅲ、aVF、aVL、V₁ 可直立、双向或向下。

各波段振幅、时间测量的新规定如下。

各波段振幅的测量:P 波振幅测量的参考水平应以 P 波起始前的水平线为准。测量 QRS 波群、J 点、ST 段、T 波和 u 波振幅,统一采用 QRS 起始部水平线作为参考水平。如果 QRS 起始部为一斜段(例如受心房复极波影响、预激综合征等情况),应以 QRS 波起点作为测量参考点。测量正向波形的高度时,应以参考水平线上缘垂直地测量到波的顶端;测量负向波形的深度时,应以参考水平线下缘垂直地测量到波的底端(图 4-7)。

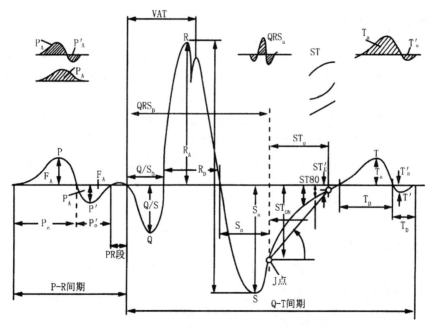

图 4-7　心电图波段振幅、时间测量新的规定示意图

中华医学会心电生理和起搏分会于 1998 年及《诊断学》(第五版,人民卫生出版社)出版中对各波段时间的测量有新的规定:由于近年来已开始广泛使用 12 导联同步心电图仪记录心电图,各波段时间测量定义已有新的规定,测量 P 波和 QRS 波时间,应从 12 导联同步记录中最早的 P 波起点测量至最晚的 P 波终点,以及从最早 QRS 波起点测量至最晚的 QRS 波终点;PR 间期应从 12 导联同步心电图中最早的 P 波起点测量至最早的 QRS 波起点;QT 间期应是 12 导联同步心电图中最早的 QRS 波起点至最晚的 T 波终点的间距。如果采用单导联心电图仪记录,仍应采用既往的测量方法。P 波及 QRS 波时间应选择 12 个导联中最宽的 P 波及 QRS 波进行测量。PR 间期应选择 12 个导联中 P 波宽大且有 Q 波的导联进行测量。QT 间期测量应取 12 个导联中最长的 QT 间期。一般规定,测量各波时间应自波形起点的内缘测至波形终点的内缘(图 4-8)。

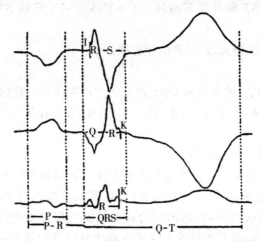

图 4-8　从多通道同步记录导联测量 P 波和 QRS 波时间示意图

五、分析心电图的程序

分析心电图时将各导联心电图按惯例排列,先检查描记时有无技术上的误差,再检查时间的标记及电压的标准,一般时间标记的间隔为 0.04 秒(1 mm),电压的标准一般以 10 mm 代表 1 mV。应注意在特殊情况下电压的标准可能做适当的调整。

(1)找出 P 波:注意 P 波的形状、方向、时间及大小、高度是否正常;PR 间期是否规则,并测 PP 间期,若无 P 波,是否有其他波取而代之。根据 P 波的特点确定是否为窦性心律。

(2)找出 QRS 波群:注意 QRS 波群的形状、时间及大小是否正常;RR 间期是否规则,并测 RR 间期、QRS 波群及各波电压。

(3)P 波与 QRS 波的关系:测 PR 间期。

(4)分析 ST 段的变化:ST 段形状及位置,升高或降低。

(5)T 波的形状、大小及方向。

(6)根据 PP 间期、RR 间期分别算出心房率、心室率,若心律不齐则至少连续测量 6 个 PP 间期或 RR 间期,求其平均值,算出心率。

(7)测定 QT 间期,计算 K 值(Q-Tc): $K=\dfrac{QT\text{间期}}{\sqrt{R\text{-}R}}$

(8)根据Ⅰ、Ⅲ导推算出心电轴。

(9)根据心电图测量数值、图形形态、规律性和各波形及每个心动周期的相互关系,作出心电图的初步诊断。如果曾多次做心电图,应与过去的心电图比较以观察有无变化,结合临床资料作出进一步诊断以提供临床医师作出最终临床诊断的参考。若考虑复查时,则应注明复查的日期。

(王　浩)

第二节　窦性心律失常

一、窦性心动过速

(一)窦性心动过速的诊断标准

心电图符合窦性心律的诊断标准,而频率大于 100 次/分者,诊为窦性心动过速,简称窦速。在年轻人心率可达 180 次/分,在儿童可达 230 次/分(图4-9)。

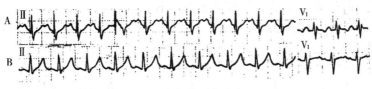

图 4-9　窦性心动过速

(二)窦性心动过速的鉴别诊断

当窦性心动过速的频率达到 160 次/分左右,仅靠心电图不一定能与阵发性室上性心动过速鉴别开来。此时需结合临床考虑是属于哪一种心动过速。以下几点可供鉴别时参考。

(1)窦性心动过速见于发热、结核病、甲亢、心肌炎、贫血、血容量不足时,而使用引起心率加快的某些药物(如肾上腺素、阿托品等)之后,通常也可使心率加快。而室上速与上述原因无必然联系。

(2)窦性心动过速是逐渐发生的,室上速的特点是突发突止。

(3)窦性心动过速的 P 波若能辨认,在 aVR 导联是倒置的,且 P-R 间期≥0.12 秒。阵发性房性心动过速的 P 波虽然在 aVR 导联也可以是倒置的,但常比正常窦性 P 波小。阵发性交界性心动过速的 P 波在 aVR 导联是朝上的,P-R 间期小于 0.12 秒。

(4)机械刺激副交感神经,如压迫双侧眼球、刺激咽部黏膜、压迫颈动脉窦等,有时可使部分室上速突然停止;而对窦性心动过速则是使心率逐渐减慢,刺激停止后窦速复原。

(5)窦性心动过速的频率常小于 160 次/分,而室上速的频率常≥160 次/分。

(6)窦性心动过速可随运动稍有增加,而室上速的频率与运动无关。

图 4-9 来自脑肿物患者。图 A 中 P_{II}↑,P-R 间期 0.12 秒,P-P 间距 0.40 秒,心率150 次/分,为窦性心动过速。II 导联的 QRS 波形态呈 qRs 型,S_{II}增宽,V_1呈 M 型,QRS 波时间 0.08 秒,为不完全性右束支传导阻滞表现,是频率依赖性右束支传导阻滞(或 3 相阻滞)。图 B 是心率减慢时的 II 导联和 V_1 导联心电图。P_{II}↑,P-R 间期 0.12 秒,P-P 间距为 0.46 秒,心率 130 次/分,仍为窦性心动过速。但因比图 A 心率减慢,V_1 的 QRS 波形态由 M 型恢复为 rS 型,S_{II}不再增宽,说明右束支的 3 相阻滞随心率减慢而消失。

二、窦性心动过缓

窦性心动过缓的诊断标准：心电图符合窦性心律的诊断标准，而频率小于 60 次/分者诊为窦性心动过缓（图 4-10）。正常时常见于喜爱运动者，病理情况下常见于病态窦房结综合征。

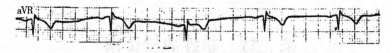

图 4-10　窦性心动过缓

$P_{aVR}\downarrow$，P-R 间期 0.18 秒，P-P(R-R)间距 1.24～1.28 秒，基本整齐，窦性心律，

心率 48 次/分，小于 60 次/分，诊为窦性心动过缓

三、窦性心律不齐

窦性心律不齐是由于窦房结发放冲动的节律紊乱所致。此时，心室和心房的节律也同样不规则。每个 QRS 波群之前均有 P 波存在，且 P-R 间期正常。窦性心律不齐最常见于儿童和青年人，到成年人则倾向于消失，但到老年却又重新出现。

(一)窦性心律不齐的诊断标准

心电图符合窦性心律的诊断标准，但 P-P 间期不等，相差大于 0.12 秒（图 4-11）。

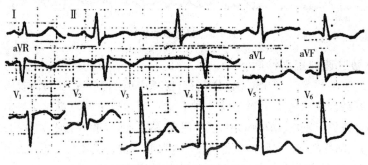

图 4-11　窦性心律不齐

图中 $P_{aVR}\downarrow$、$P_{II}\uparrow$，为窦性心律。由 aVR 导联测知，P-P(R-R)间距 1.03～

0.86 秒，相差 0.17 秒，大于 0.12 秒，为窦性心律不齐

(二)窦性心律不齐的分类

1.原发性窦性心律不齐

(1)呼吸周期性窦性心律不齐：最常见，在儿童中尤为明显。特点是：P-P 时间随吸、呼气呈周期性逐渐缩短及延长，深呼吸时上述变化更明显，甚至最长的 P-P 间距可为最短的 P-P 间距的两倍以上，屏气后窦性心律不齐即消失。

呼吸周期性窦性心律不齐的产生原理：①呼吸时肺泡受到刺激，通过神经反射，使交感神经与迷走神经张力发生周期性改变。吸气时肺循环或体循环（主动脉根部和颈动脉窦等）中的末梢感受器受刺激，而下视丘和延髓中的心脏-呼吸神经中枢波动，引起交感神经兴奋，使心率加快；呼气时迷走神经兴奋，使心率减慢。②呼吸中枢本身周期性地传出激动，通过神经作用，使窦房结的自律性强度呈周期性增减。

(2)非呼吸周期性窦性心律不齐：P-P 间距长短与呼吸周期无关，屏气后窦性心律不齐并不消失。

（3）病理性呼吸性窦性心律不齐：见于潮式呼吸,于呼吸幅度增大时心率减慢,呼吸幅度减小时心率加快。

2.继发性窦性心律不齐

（1）室相性窦性心律不齐：多见于二度、高度或完全性房室传导阻滞时,也可见于某些室性期前收缩或交界早中。含有 QRS 波的两个窦性 P 波之间的时距短于两个不含有 QRS 波的窦性 P 波之间的时距。产生原理是：①心室的机械性收缩使窦房结的血供增加,窦房结自律性增强,频率加快,P-P 时距缩短。②心室收缩使心房内压力升高,通过明氏反射抑制迷走神经,增强了窦房结的自律性,使 P-P 时距缩短。③心室收缩牵动窦房结,使其自律性增强。④当窦性激动被阻滞时,心室血液充盈增多,窦房结动脉压减低,血供减少,则窦房结自律性减低,P-P 时距延长。

（2）窦性节律重整或抑制后窦性心律不齐：在某些室上性期前收缩或伴有逆 P 的室性期前收缩后,最初数个窦 P 的节律不齐,大多先慢后快,期前收缩后的第一、第二个窦性 P-P 间距较期前收缩前的窦性 P-P 间距为长。这是因为期前收缩逆行激动了窦房结,引起了窦房结的节律顺延,并对窦房结产生了抑制作用,使其自律性暂时降低,以致期前收缩后的窦性 P-P 间距延长,以后又逐渐恢复为正常的窦性周期,这是一种抑制后起步现象。

（3）神经性窦性心律不齐：例如压迫颈动脉窦或眼球后,或某些疾病导致颈动脉窦神经反射而产生的窦性心律不齐。

各种窦性心律不齐的程度可以较为明显,P-P 时间的差别一般不超过一个最短的 P-P 时间的1倍,但少数可超过 2 倍。此时需与窦性停搏及二度窦房传导阻滞相鉴别。

四、游走性起搏点

窦性起搏点可以从窦房结的上部移到窦房结的下部(尾部),或者从窦房结移到房室交界区,起搏点的这种位移现象,称为"游走性起搏点"。

(一)游走性起搏点的原因

（1）迷走神经兴奋和各种拟迷走神经药物均可使起搏点移位。这种拟迷走神经作用在窦房结和房室交界区的细胞中比在心肌传导纤维中更明显,所以心房传导路径可能是异位起搏点出现的部位。尽管两侧迷走神经都支配窦房结和房室交界区,但窦房结主要还是受右侧迷走神经支配,而房室交界区则主要受左侧迷走神经支配。刺激两侧迷走神经能引起心搏显著变慢,单独刺激左侧迷走神经,则易引起 P-R 间期恒定型(Ⅱ型)二度房室传导阻滞。

（2）随呼吸周期所引起的迷走神经紧张性变化,也可使起搏点发生规律性位移。在吸气时自律性纤维过度伸展,自律性增强。

（3）异位性期搏动(如窦房结周围的房性期前收缩)可暂时地抑制窦房结,形成游走性起搏点。

（4）在窦房传导阻滞时,潜在起搏点不定期地夺获了心房,并发放和传播可使窦房结除极化的冲动,即抑制了窦房结。

(二)游走性起搏点的分类诊断

1.窦房结内的游走性节律

必须同时具备以下两条：①窦性 P 波：P_{aVR} 倒置。②在同一导联中随着心率快(即 P-P 间期短)、慢(即 P-P 间期长)的变化 P 波振幅由高变低,P-R 间期由长变短(但 P-R 间期必须

＞0.12秒）。较高P波和长P-R间期见于起自窦房结头部较快的激动；较低P波和短P-R间期见于起自窦房结尾部的激动。

2.自窦房结到房室交界区的游走性节律

诊断条件：①必备条件：在同一导联中，随着心率快慢的变化，P波大小、形态及方向逐渐发生变化，从窦性P波（P_{aVR}倒置，P_{II}直立）逐渐演变成房室交界性P波（P_{aVR}直立，P_{II}倒置）。②P-R间期由≥0.12秒逐渐演变成＜0.12秒（图4-12、图4-13）。

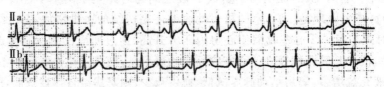

图4-12　窦房结至房室交界区的游走节律

图中，Ⅱa和Ⅱb是Ⅱ导联连续记录，Ⅱa和Ⅱb两行中间部分的搏动P波高大，两端P波低小，所有P波后面均继以室上性QRS波。P-P间距不等，由0.80秒至1.12秒，P-P间距长者P波低小，P-R间期短（最短者0.07秒）；P-P间距短者P波高大，P-R间期长（最长者0.14秒）。心电图诊断：窦房结至房室交界区的游走节律

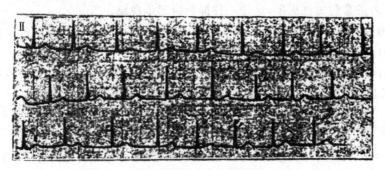

图4-13　窦房结至房室交界区的游走节律

图为Ⅱ导联连续记录。P波形态随着心率由快变慢而从直立（第1行的第1个P波，第3行倒数第2个P波）逐渐变成倒置（第1行第2个P波，第3行倒数第1个P波），P-R间期由大于0.12秒逐渐变为小于0.12秒

因呼吸影响心脏位置，P波的大小和方向在同一导联中可能有变化，但仅见于Ⅱ、aVL、aVF导联中，且P-R间期无变化。

五、窦性停搏

窦房结在较长时间不能产生和发出激动，致使心房和心室未被激动而暂时停搏，称窦性停搏。

(一)窦性停搏的心电图特征

若心电图上出现一个长短不一的无窦P的长间歇，不是窦性周期的整数倍数，这种无窦P的长间歇被诊为短暂性或较久性窦性停搏。若全部心电图上均不见窦性P波，即诊为持久性或永久性窦性停搏。短暂性及较久性窦性停搏，可继发或不继发逸搏；持久性或永久性原发性窦性停搏，必然继发逸搏心律或过缓的逸搏心律，否则将导致全心停搏，心电图表现为等电位线。

窦性停搏后的继发性心律有：①交界性逸搏或逸搏心律，最常见（图4-14）。②室性逸搏或逸搏心律。③房性逸搏或逸搏心律。④全心停搏（即交界性停搏、室性停搏或房性停搏同时发生），可以是短暂的，也可以是永久性的。

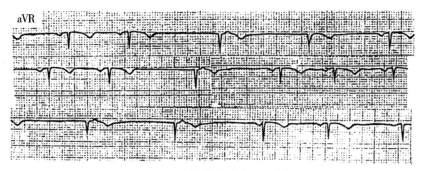

图 4-14 窦性停搏伴交界性逸搏

本图是 aVR 导联的连续记录。基本心律为窦性，P_{aVR}↓、P-R 间期 0.16 秒，P-P 间距 0.92～1.20 秒，为窦性心律不齐，平均窦性心动周期 1.01 秒。第 1 行的第 2 个搏动(为窦性搏动)和第 5 个搏动(为窦性搏动)之间未见窦性 P 波，第 3 个搏动为交界性，R-P'间期 0.08 秒。第 4 个搏动与第 3 个搏动的间距为 1.40 秒，和第 3 个搏动至第 2 个搏动的间距相等，为交界性逸搏的固有周期。第 4 个(交界性)QRS 波之后的 0.08 秒本应有一个向上的逆 P，但却没有，是因在逆 P 位置有一个窦 P 与交界性逆 P 共同形成房性融合波。由于自窦房结向下除极心房的向量和自房室交界区向上除极心房的向量基本相等，故房性融合波的振幅为 0。自第 2 个窦 P 至房性融合波的距离为 3.12 秒，不是窦性搏动周期(1.01 秒)的整数倍数，故 3.12 秒的长间歇为窦性停搏伴交界性逸搏。同理，自第 2 行的第 2 个搏动之前的窦性 P 波至第 4 个搏动之前的窦性 P 波的长 P-P 间距为 2.73 秒，自第 2 行的最后一个搏动的窦 P 至第 3 行的第 3 个搏动(其 QRS 波为交界性，其前的 P 波为窦性)之前的窦 P 间距为 4.28 秒，均不是窦性搏动周期的整数倍数，故窦性停搏伴交界性逸搏。但由于存在窦性心律不齐，二度 II 型窦房传导阻滞或高度窦房传导阻滞伴交界性逸搏的诊断不完全排除

(二)窦性停搏的鉴别诊断

1.持久性或永久性窦性停搏须与下列心律失常鉴别

(1)明显的窦性心动过缓频率低于合并的房性逸搏心律或伴有室房传导的交界性或室性逸搏心律。若在同一次或其他次心电图上，窦性心动过缓的频率超过了逸搏心律的频率，呈现为单纯窦性心动过缓(或窦缓与逸搏心律形成干扰性脱节)，则有助于窦缓的诊断。

(2)完全性窦房传导阻滞。当其他次心电图上曾有二度窦房传导阻滞时，有利于完全性窦房传导阻滞的诊断。由于单凭体表心电图不能鉴别持久性窦性停搏和完全性窦房传导阻滞，故遇此情况，宁愿诊为窦性停搏。

(3)伴有室房传导的交界性逸搏心律逆 P 埋在 QRS 波中。此时，交界性激动的室房传导侵入窦房结，引起一系列的窦性节律顺延。当交界区内的起搏点发生转移，埋在 QRS 波中的逆行 P 波显露出来时，方可确诊。若采用食道内导联因逆 P 振幅增大，有助于诊断。

(4)窦室传导。因弥漫性完全性心房肌传导阻滞，窦性激动只能沿房内束下传至房室交界区及心室肌，形成 QRS 波，但不能激动丧失了兴奋性和传导性的心房肌，故 P 波缺如。有助于诊断窦室传导的要点是：高血钾，临床上有导致高血钾的病因；QRS 波宽大畸形；T 波尖耸如篷状。

(5)窦性心律伴心房肌电麻痹。如在心电图动态观察中，看到 P 波消失之前有波幅的逐渐减低(反映心房肌的兴奋性逐渐丧失)，却不伴有 P 波频率的逐渐减慢，或 P 波宽度逐渐增加(反映心房肌传导性逐渐减退)，则可诊为心房肌兴奋性丧失。此时 P 波缺如，但可有宽大畸形的室性逸搏心律或交界性逸搏心律伴室内差异传导。心房肌的电麻痹与窦室传导的区别是：前者宽大畸形的 QRS 波频率比窦 P 消失前的 P 波频率慢，是交界区以下部位的逸搏频率；而后者宽大畸形的 QRS 波频率与窦 P 消失前的 P 波频率一致。

2.短暂性或较久性窦性停搏须与下列心律失常鉴别

(1)埋在 T 波中未下传的房性期前收缩。由于这种房性期前收缩的代偿间歇是不完全的,长间歇不是窦性周期的2倍而好像窦性停搏。

(2)明显的窦性心律不齐的慢相。窦性心律不齐的慢相 P-P 时间不是快相 P-P 时间的整倍数,而貌似窦性停搏,但快相与慢相之间的 P-P 时间长短不一,有渐慢与渐快的过渡阶段,有利于窦性心律不齐的诊断。

(3)二度Ⅰ型(莫氏型)窦房传导阻滞。此时,长的 P-P 时间逐渐缩短,然后突然延长,P-P 时间呈周期性变化,可以借此与窦性停搏鉴别。

(4)二度Ⅱ型窦房传导阻滞。此时,无窦 P 的长间歇是窦性周期的整数倍,但若在窦性心律不齐基础上发生的二度Ⅱ型窦房传导阻滞,就很难与窦性停搏鉴别。

(三)窦性停搏的病因

原发性窦性停搏可见于:①冠心病、急性心肌梗死、心肌炎和心肌病等心肌损害时。②药物(如洋地黄、奎尼丁等)过量或中毒时。③迷走神经张力亢进的正常人也可发生短暂的窦性停搏。继发性窦性停搏只发生在各种快速心律失常(如期前收缩性房速、房扑、房颤及交界性心动过速等)突然停止后,是窦房结起搏点的自律性受到心动过速的超速抑制而发生的一种短暂的窦性停搏。

六、病态窦房结综合征

病态窦房结综合征又称窦房结功能障碍综合征,系由于窦房结及其周围组织的器质性病变造成起搏和传导功能异常,以致产生一系列心律失常和血流动力学障碍,从而造成心、肾、脑供血不足表现的一组综合征,严重者可发生阿-斯综合征或猝死。

病态窦房结综合征的病理改变,包括缺血、炎症、退行性变、纤维化、窦房结动脉闭塞等。病变范围除窦房结之外,尚可波及心房或房室交界区,如波及束支及浦氏纤维,称为"全传导系统缺陷"。病因包括冠心病(占 50%)、心肌病(占 15%)、心肌炎(占 5%),其他还有风心病、克山病、家族性窦房结病、结缔组织病、代谢病、退行性变等,而原因不明者占 20%。

病态窦房结综合征的心电图表现如下。

(一)主要的心电图表现

窦房结功能衰竭:①明显的呈间歇性或持续性出现的长时间的窦性心动过缓(图 4-15),窦性心律多数时间频率≤50 次/分;同时阿托品试验阳性(即注射阿托品后窦性心律频率<90 次/分)。②窦房传导阻滞(图 4-15)。③窦性停搏(持续 2 秒以上)。

(二)次要的心电图表现

(1)在窦房结功能衰竭(表现为心率缓慢)的基础上发生短阵的快速的室上性心律失常如房性期前收缩(图 4-15)、房性心动过速、心房扑动、心房颤动及交界性心动过速等。发作终止时出现一较长时间的窦性停搏(≥2 秒),然后再恢复缓慢的窦性心律。此即所谓心动过速-心动过缓综合征(快-慢综合征)。快速房性心律失常的原因主要是心房肌本身病变所致,此外,心动过缓对心房肌的电生理产生了不良影响。

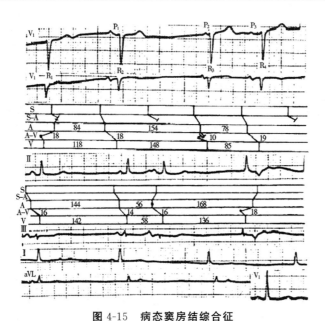

图 4-15　病态窦房结综合征

窦房结功能衰竭的基础上发生短阵的快速的室上性心律失常

(2)房室交界区功能障碍:由于窦房结功能衰竭,常出现异位被动心律-逸搏心律。这是对窦房结功能衰竭的代偿,对保持有效血液循环(即保障生命)有重要意义。逸搏的类型包括:①交界性逸搏心律(频率 40~60 次/分),最常见,反映交界区自律功能良好。②过缓的交界性逸搏心律(频率<35 次/分或逸搏周期>2 秒),反映交界区自律功能减退,是"双结病变"的证据之一。③室性逸搏心律(频率25~40 次/分)或过缓的室性逸搏心律(频率<25 次/分),提示有交界区自律功能衰竭(交界性停搏),是"双结病变"的证据之二。除了过缓的交界性逸搏心律、交界性停搏(或室性逸搏心律)之外,亦可出现二度、三度房室传导阻滞。当窦房结功能衰竭合并房室结自律功能减退或丧失,或合并房室传导阻滞时,即称为"双结病变"。

(3)心室停搏:心电图表现为未见任何波形的等电位线(持续时间达 2 秒以上),是昏厥、阿-斯综合征和猝死的直接原因。全心停搏反映在"双结病变"基础上,出现房性和室性起搏点自律功能的暂时或持久丧失。

为了明确诊断,可进行电生理检查,测定窦房结恢复时间(正常值<1 400 毫秒)和校正的窦房结恢复时间(正常值<550 毫秒)。也可做 24 小时动态心电图(Holter)检查,查明患者 24~48 小时内最快和最慢的心律,是否有短阵室上速或房颤,最重要的是查明 24~48 小时内最长的R-R 间隔,若 R-R 间隔长达2.5~3.0 秒,可确诊"病窦"。此外,在基层卫生单位可做阿托品试验(在青光眼患者中禁用,在前列腺肥大患者中慎用)。方法是:1 mg 阿托品加入 20 mL 生理盐水内稀释后以中速静脉注射,在注射后 20 分钟内心电图监测心率<90 次/分判断为阳性,诊为病态窦房结综合征。该病患者应及时安装永久性人工起搏器治疗。

图 4-15 来自 1 名 60 岁男性患者。V_1 和 V_2 的第 1 至第 3 个 P 波为窦性 P 波,Pv_1 正负双相,第 1 个窦性搏动的 P-R 间期(P_1-R_2)0.18 秒,第 3 个搏动(R_3)为交界性逸搏,与其前的窦P(P_2)的间期 0.10 秒无固定关系,P_2 与 R_3 在房室交界区发生干扰性脱节。第 4 个搏动为窦性,P-R 间期(P_3-R_4)0.19 秒。从梯形图可见,长间歇(P_1-P_2)的时间(1.54 秒)是短间期(P_2-P_3)时间(0.78 秒)的2 倍,提示在长间歇中有一个窦性激动受阻于窦房连接处而形成一次心房漏搏。虽

然 V_1、V_2 导联不是连续记录,但系同一次心电图记录到的图形,在两个导联中均存在长 P-P 间歇是短 P-P 间期的 2 倍,因此,长间歇不是窦性停搏而是二度Ⅱ型窦房传导阻滞。此外本图窦性搏动的间期只有两种,即长间歇和短间期,前者的时间总是后者的 2 倍,不呈渐长渐短现象,因此不考虑窦性心律不齐。

在Ⅱ、Ⅲ导联中,长 P-P'间歇分别为 1.44 秒和 1.48 秒,提示稍有窦性心律不齐。在第 2 个窦性搏动之后有一个提前出现的 P'-QRST 波群,配对时间 0.56 秒,P'-R 间期 0.16 秒,为房性期前收缩。在期前收缩后 1.36 秒和 1.38 秒处分别出现交界性逸搏,与Ⅰ及 aVL 导联的逸搏周期(1.44 秒)分别相差 0.08 秒和 0.06 秒,提示轻度交界性心律不齐。Ⅱ及 V_2 导联的 Q-T 间期比较清晰易测,为 0.42 秒,ST 段长度为 0.18~0.24 秒。Ⅱ、Ⅲ导联的第 4 个搏动为交界性逸搏,T 波负正双相,负相波十分尖锐,占据 ST 段的后半部,考虑为逆行 P 波,提示交界性起搏点在交界区下部,R-P''间期 0.18 秒(大于 0.16 秒),提示交界性激动有逆行传导延缓。在 V_1R_1 的 ST 段的后半部,可见一个向上的 P''波,为逆行 P 波,R-P''间期 0.18 秒,与其他导联交界性逸搏的 R-P''间期相等。aVL 导联的 $R_1-R_2=R_2-R_3=1.44$ 秒,这是窦房传导阻滞引发的交界性逸搏心律的逸搏周期,与窦性搏动的长间歇(Ⅱ导联的 P_1-P_2)相等。由于窦性心律与交界性心律均有轻度不齐,当含有心房漏搏的长 P-P 间歇较逸搏周期短时,则窦性激动抢先除极心房和心室,形成窦性搏动;当含有心房漏搏的长 P-P 间歇长于一个逸搏周期时,则出现交界性搏动。此外,Ⅰ、aVL 及 V_5 导联的 T 波低平,提示左心室侧壁供血不足。V_1 导联的 QRS 波群呈 QS 型,左侧导联 V_5、Ⅰ、Ⅱ及 aVL 呈 R 型,V_5 无 q 波等特点是左束支传导阻滞表现。从 V_2 测得 QRS 波时间(最宽)为 0.09 秒,未超出正常,故左束支传导阻滞为不完全性。

心电图诊断:①窦性心律。②二度Ⅱ型窦房传导阻滞。③房性期前收缩。④交界性逸搏心律。⑤病态窦房结综合征。⑥慢性冠状动脉供血不足。⑦不完全性左束支传导阻滞。

(三)心房调搏测定窦房结功能

1.心内间接法测定窦房传导时间($SACT_I$)

心内间接法测定窦房传导时间可分心房单次刺激法测定窦房传导时间($SACT_P$)和心房连续刺激法测定窦房传导时间($SACT_C$)两种。心内心房连续刺激法测定窦房传导时间的方法是:将电极导管经股静脉穿刺送入右心房内,导管远端贴近右心房上部的侧壁。每例先描记自然窦性心律至少 10 个心动周期,取 A-A(P-P)间期的平均值作为基础窦性心律的周期(A_1-A_1)。然后用远端的 2 个电极,进行短暂、连续、低速率的双极心房起搏,起搏电压 3V。起搏频率较基础窦性频率高 5 次/分或 10 次/分,连续刺激 8~10 次以夺获心房,然后突然停止起搏,待心房恢复自然窦性心律。设起搏前的窦性 P 波为 A_1,最后一个起搏心房波为 A_2,恢复窦性心律的第一个心房波(P 波)为 A_3,其后顺次为 A_4、A_5……。A_2-A_3 间期为窦性恢复周期,则:①Strauss 法 $SACT_C=[(A_2-A_3)-(A_1-A_1)]\div 2$(毫秒);②Breithardt 法 $SACT_C=[(A_2-A_3)-(A_3-A_4)]\div 2$(毫秒)。

有人把从心内窦房结电图(SNE)上直接测量的窦房传导时间($SACT_d$)与心内间接法测定的窦房传导时间($SACT_I$)包括心房单次刺激法测定的 $SACTP$ 和心房连续刺激法测定的 $SACT_C$ 进行对照,并分别以 $[(A_2-A_3)-(A_3-A_4)]\div 2$ 和 $[(A_2-A_3)-(A_1-A_1)]\div 2$ 计算,结果发现以心内 SNE 测出的 $SACT_d$ 20 例均值为 69.1 毫秒±16.8 毫秒,短于 $SACT_I$。但各种间接法测定值与 $SACT_d$ 都有直线相关性,而以 $[(A_2-A_3)-(A_3-A_4)]\div 2$ 比 $[(A_2-A_3)-(A_1-A_1)]\div 2$ 所测值相关性更高,提示以 A_3-A_4 代替 A_1-A_1 计算为优,有利于排除期外刺激对窦房结抑制作用所造成的测定误差。

有人经直接法从窦房结电图上测得 10 例非病窦患者的 $SACT_d$ 平均为 77.6 毫秒±6.1 毫秒,1 例病窦患者的 $SACT_d$ 为 199 毫秒。用心房连续起搏法测得 7 例非病窦患者的 $SACT_c$ 平均为 78.4 毫秒±10.1 毫秒;2 例病窦患者的 $SACT_c$ 分别为 242.5 毫秒和 120 毫秒。这说明直接法测得的 $SACT_d$ 比间接法 $SACT_c$ 短。部分病例 A_3-A_4 比 A_1-A_1 长,甚至 A_4-A_5 仍然稍长于 A_1-A_1,说明心内心房连续起搏法能抑制部分患者的窦房结自律性或延长 SACT,因而间接法的测值可能与实际的数值不同。一般说来,间接法测定的窦房传导时间比直接法测得的窦房传导时间长,但两者在统计学上无显著性差异。

2.食道心房调搏法测定窦房传导时间(SACT)

将 7F 双极起搏导管(电极间距 3 cm)自鼻腔插入食道,插入深度 30～40 cm,以记录到最大振幅的双向心房波为准。

食道心房调搏法测定窦房传导时间分连续起搏法和心房单次刺激法 2 种。心房连续刺激法是连续起搏心房 8～10 次停止起搏,测定最后一次起搏脉冲信号(S)至下一个窦性激动 A_3(即 P 波)的间期。如此,$SACT_c = [(S-A_3)-(A_1-A_1)]÷2$ 或者 $SACT_c = [(S-A_3)-(A_3-A_4)]÷2$,其中,$A_1$-$A_1$ 为基本窦性心律。SACT 正常值<160 毫秒。SACT 与年龄有关,如文献报道,50 例 19～64 岁的正常人测得 SACT 为 113.3 毫秒±22.1 毫秒;52 例 65 岁以上老年人非病窦者测得 SACT 132.7 毫秒±25.1 毫秒。

经食道心房调搏测定窦房结功能的方法已逐渐成熟。鉴于经食道心房调搏与经右房内调搏法测定窦房结功能的结果对比无显著性差异,而前者属无创性检查、特异性强、重复性好、不良反应小,故认为食道心房调搏法是一种较实用的电生理学检查方法,适合于临床广泛应用。有人为了确定经食道心房调搏测定 SACT 的可靠性,选择 8 例非病窦患者直接行右房内调搏,测得 $SACT_I$ 83.1 毫秒±23.7 毫秒;同时经食道心房调搏测得 SACT 100 毫秒±22.5 毫秒。可见经食道心房调搏测得的 SACT 较长,可能与房内传导时间有关。右房调搏时,脉冲刺激靠近窦房结,而经食道左房调搏时脉冲刺激远离窦房结,激动在心房内的传导顺序和时间各异,这或多或少会影响到 S-A_3 的时距,因此,必然影响到 SACT 的测值。所以,不同测量方法的 SACT 正常值应该有所不同。一般而言,从 SNE 上直接测得的 $SACT_d$ 短于右房内调搏间接测得的 $SACT_I$,右房内调搏测得的 $SACT_I$ 短于经食道内左房调搏测得的 SACT。正因如此,经食道心房调搏的 SACT 正常值不能引起心内右房调搏的 $SACT_I$ 正常值。

3.食道心房调搏测定窦房结恢复时间(SNRT)

心房调搏拟订以高于窦性频率 10 次/分开始,每次递增 10 次/分,起搏至 130 次/分或 150 次/分,每次刺激 30～60 秒,停止刺激时,计算最后一个起搏脉冲至第 1 个恢复的窦性 P 波(即 A_3)开始的间期(S-A_3),即为 SNRT。正常值<1 500 毫秒。SNRT 减去原来的窦性周期(A_1-A_1),即为校正的窦房结恢复时间(SNRTC),正常值<525 毫秒。SNRT 与(A_1-A_1)的比值称为窦房结恢复时间指数(SNRT I)。$SNRT I = SNRT/A_1 A_1 ×100\%$,正常值<150%。

4.食道心房调搏法测定窦房结有效不应期(SNERP)

应用电脑程控心脏电生理诊疗仪。基本起搏周期长度(PCL)从短于窦房结自身周期 100 毫秒开始,每系列刺激由 10 个基本刺激(S_1)及 1 个期前收缩刺激(S_2)组成。期前收缩后的窦性 P 波为 A_3。S_2-A_3 为窦性恢复周期。期前收缩刺激从短于基本 PCL20 毫秒开始,以 10 毫秒为单位递减。当 S_1-S_2>SNERP 时,因 S_2 的窦房结抑制,A_3 比预期的推迟出现,则 S_2-A_3

$>A_3$-A_4。当 S_1-S_2<SNERP 时，S_2 不能重整窦房结，进入 SNERP 的 S_2 呈完全性或不完全性插入，使 S_2-A_3 间期突然缩短，此时最长的 S_2-A_3 间期为 SNERP，正常值≤600 毫秒。在联合应用普萘洛尔及阿托品阻滞自主神经后，SNERP 缩短，对于严重窦性心律不齐者，可考虑在自主神经联合阻滞下进行 SNERP 测定。窦房传导阻滞、窦性静止是造成恢复周期（S_2-A_3）紊乱的原因之一，此时 SNERP 无法检测。

测定 SNERP 的适应证：主要是心律规则的可疑病窦患者及原因不明持续而显著的窦缓（小于50 次/分）患者。刺激迷走神经后，窦性周期延长，但 SNERP 与迷走神经刺激前的差异不显著，表明单纯的窦缓患者不会造成 SNERP 延长。

与食道心房调搏法测定 SNERP 相似，经食道左心房起搏时，不引起 A_2 的最长 S_1-S_2 间期，即为心房有效不应期（AERP）。

5.自主神经联合阻滞及固有心率的测定

实测固有心率（IHR_0）：在静脉注射普萘洛尔 5 mg、阿托品 2 mg 后取联合用药 5～10 分钟内最快的窦性心律频率即为 IHR_0。IHR_0 与年龄有关，随年龄增长而减慢。其预计值（IHR_P）按 Jose 公式计算：$IHR_P=118.1-(0.57×年龄)$。45 岁以上者正常范围±18％，45 岁以下者正常范围±14％。如 IHR_0≤IHR_P 的最低值提示窦房结功能不良。

药物阻滞前安静心率（RHR）和药物阻滞后固有心率（IHR）的比值，对了解自主神经张力有一定价值。有报道显示，155 例正常人 IHR 均大于 RHR，提示安静时正常人的迷走神经占优势。而51 例病窦患者 33％IHR<RHR，提示约 1/3 的病窦患者表现为代偿性交感神经亢进，在休息状态下依赖儿茶酚胺的过度释放维持起码的心率和心排血量。

有人通过各种窦房结功能试验将病窦分为三型：①固有自律性低下型：表现为 SNRT 延长，SACT 正常。②窦房传导阻滞型：表现为 SACT 延长，SNRT 正常或延长。③迷走神经高敏型：SNRT 可变，SACT 延长，药物阻滞后恢复正常。

有的学者认为，一部分病窦患者可能就是由于原发性自主神经功能不全引起。电生理研究证明，有的单纯窦缓患者，自主神经药物阻滞前 SNRT 和 SACT 均正常，阻滞后明显延长，SNRT>1 500 毫秒，SACT>150 毫秒，IHR_0 为 60 次/分，明显低于预计值，符合病窦的电生理诊断标准。这种窦缓患者，可能原有窦房结功能不全，而平时被代偿性交感神经兴奋所掩盖，休息状态下借助儿茶酚胺的过度释放维持起码心率和心排血量，药物去神经作用后，则暴露出窦房结功能低下。

（四）窦房结电图

1977 年 Cramer 等于兔离体右心房标本同步记录窦房结自律细胞内的跨膜动作电位（TAP）和细胞外窦房结电图，发现细胞外记录导联在 A 波前存在 1 个与 TAP 起点一致的低频、低振幅波，考虑是窦房结电位。经快钠通道阻滞剂 TTX 灌注前后观察证实，在离体试验条件下可记录到细胞外窦房结电图（sinus node electrogram，SNE）。该 SNE 由 2 个斜坡组成：第 1 个斜坡被命名为舒张期斜坡（diastolic slope，DS），与窦房结细胞动作电位的（4）相一致，是窦房结细胞自动除极形成；第 2 个斜坡被称为陡升斜坡（upstroke slope，US），与窦房结细胞的动作电位（O）相一致，由窦房结细胞除极形成。后来在犬的心表记录到与离体兔右心房标本细胞外 SNE 相似的图形，谓心表 SNE。后经观察，从心内膜记录的窦房结电图与从心外膜记录到的图形特征一致，称心内 SNE。1986 年郑昶等经食道测定窦房结电图的研究获得成功。这样，使 SNE 的记录方法发展到三种：心表法、心内法和食道法。

1.窦房结电图的特征

窦房结电图是描记窦房结电位的工具,从窦房结电图上记录到的窦房结电活动称窦房结电位。窦房结电图的特征是在于体表心电图和/或心房内电图同步记录时,在 T 波或 u 波后的等电位线之后,心房内电图的 A 波(或体表心电图的 P 波)之前低振幅缓慢上升的斜坡,其后部与高大而陡峭多向的 A 波融合(图 4-16)。

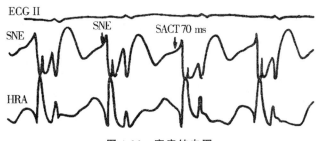

图 4-16　窦房结电图

2.窦房结电图的记录方法

(1)心内记录法:一般经右股静脉经皮穿刺插入一条 6 号 4 极导管,导管上的电极间距1 cm,在 X 线荧光屏监视下插到上腔静脉与右心房连接处的外侧壁,相当于窦房结的部位,调整导管直到A 波前面出现平坦上斜的窦房结电位。电极导管远端的 2 个电极作为双极导管记录 SNE,近端的 2 个电极记录右心房高位或中位的心房内电图。

(2)心表记录法:用于心脏手术时确定窦房结的精确位置,以防止损伤窦房结。

双极记录法:用一个包含 3 对电极的探头,每对电极的距离分别为 6 mm、7 mm、8 mm。将一横列3 个电极端置于临近界沟的窦房结预计部位,另外 3 个电极置于右心房的心外膜面。

单极记录法:用记录希氏束电图的探查电极,共有 3 个电极端,呈三角形排列,各电极相隔1 mm。记录单极 SNE 只用其中的一个电极端,置于预计窦房结区域,但需另外配 1 个无关电极,置于靠近上腔静脉和主动脉的心包上。探头的另外 2 个电极构成一对双极电极,在窦房结附近记录高位右心房电图。

(3)食道内记录法:用 7F 四极电极导管经鼻腔进入食道,远端第1极定位于左心房中部,以食道电极上的心房波正负双向为准。然后将电极与前置放大仪相连,用双极记录,适当调整电极位置,直到记录到理想的窦房结电位。

由于窦房结电位很小,且在记录过程中存在噪声干扰,因此,必须经过前置放大仪和滤波器等技术处理,才能在记录仪上显示出较清晰的窦房结电位。

3.窦房结电图的临床应用

(1)了解窦房结功能:窦房结功能失常分为起搏异常和传导异常两种。在常规心电图上,窦性停搏和三度窦房传导阻滞不能鉴别。一度窦房传导阻滞一般也无法诊断,但通过 SNE 可以作出鉴别和诊断。在 SNE 上窦性停搏时窦房结电位不复存在。一度窦房传导阻滞时,窦房传导时间(SACT)显著延长,窦房结电位呈半圆形;在二度Ⅰ型窦房传导阻滞时,SACT 逐渐延长,直至窦房结电位后无A 波;二度Ⅱ型窦房传导阻滞时,未阻滞的 SACT 正常,阻滞发生时窦房结电位后有心房漏搏现象。三度窦房传导阻滞时,窦房结的激动均不能下传,窦房结电位后均无相关心房波(A 波)。但是在窦性周期短的患者,窦房结电位可能与 u 波重叠,甚至 u 波与 A 波重叠,使窦房结电位不能显示。在显著窦性心律不齐时,每次心搏的窦房结电位形态和时限各异,可影响

SACT 测量的精确度,这些都是 SNE 的局限性。在体表心电图上 P 波频率35 次/分的患者,可能是起搏功能低下的严重窦性心动过缓,也可能是 2∶1 窦房传导阻滞引起的"假"窦性心动过缓,这种情况只能借助 SNE 才能鉴别。窦性心动过缓时,在 SNE 上窦房结电位后均有 A 波;而在 2∶1 窦房传导阻滞时,SNE 上窦房结电位与其后的 A 波比例为 2∶1。在病窦与非病窦患者之间直接测得的 SACT 有一定的重叠,反映了一部分病窦患者主要是起搏功能障碍,其传导功能是正常的。

窦房传导时间(SACT):从 SNE 上直接测定窦房传导时间($SACT_d$)是从窦房结电位起点到心房激动起点的时间。非病窦患者的窦房传导时间一般在 70～110 毫秒,而病窦患者一般超过 120 毫秒。虽然 SACT 可用心房调搏或食管(心房)调搏法进行间接推算,但其方法是假定 S-A 和 A-S 传导时间相等为前提条件的,而事实上并非如此。根据窦房结电图的研究,直接测定与间接推算的 SACT 两者的相关系数为0.78～0.88。在间接推算法中,持续起搏法优于期前刺激法。前者的相关系数大于后者。试验证明,用程序刺激仪行期前刺激(A_2)可使窦性节律受到抑制,表现为期前收缩后的窦性周期长于期前收缩前的窦性周期,即 A_3-A_4>A_1-A_1 及 A_3 后延。由于间接测定的 SACT=$\frac{1}{2}$(A_2A_3-A_1A_1),因 A_2A_3 延长,使得 SACT 也变长,而实际的窦房传导未必延迟。

房窦传导时间(ASCT)的测量:显性房窦传导时,可以从 SNE 上直接测量窦房结电位的持续时间,从心房激动波的起点至窦房结超射斜坡起点的距离;在无显性房窦传导时,ASCT=A_2A_3-A_1A_1-$SACT_d$。

(2)研究和诊断窦性及窦房连接处性心律失常:通过对窦房传入阻滞者做 SNE 检查,发现有的 SACT 是正常的,这说明有传入阻滞者,外出传导可以正常,这为窦性并行心律的存在提供了直接证据。窦房结内阻滞的表现是在心房静止时,SNE 上的窦性周期进行性缩短,直至突然延长,突然延长的周期短于其前周期的 2 倍。

(3)研究和诊断自律性房性异位心律:有人用心内记录 SNE 的方法将导管置于冠状窦口(冠状窦电图),在每一个 A 波之前可记录到心房异位灶的除极电位,为一舒张期斜坡,对于确定心房异位起搏点的位置和异-房传导时间等提供了临床资料。

(4)研究药物对窦房结功能的影响:当给患者静脉注射地高辛 0.75 mg,45 分钟之后直接和间接测定的 SACT 均延长。

(5)防止心脏手术时损伤窦房结:心表法记录 SNE 可以辨明窦房结的确切位置,防止手术损伤窦房结。

图 4-16 中,从上至下分别为 Ⅱ 导联体表心电图(ECG)、窦房结电图(SNE)及高位右心房电图(HRA)。箭头所指为窦房结电图的部位及窦房传导时间(SACT,本例为 70 毫秒)。

(王　浩)

第三节　期　前　收　缩

一、房性期前收缩

在窦性激动尚未发出之前,心房异位起搏点提前发生 1 次激动引起心脏除极,称为房性期前收缩。

(一)房性期前收缩心电图改变的原理

由于房性期前收缩使心房除极的顺序发生改变,所以形成的 P 波大小、形态与窦性 P 波不同,称为 P′波。引发房性期前收缩的异位起搏点可以位于心房的任意位置,当异位起搏点靠近窦房结时(图 4-17B),P′波形态与窦性 P 波极为相似;当异位起搏点位于心房下部并靠近房室交界区时(图 4-17C),则会导致Ⅱ、Ⅲ和 aVF 导联的 P′波倒置,aVR 导联 P′波直立,即逆行性P′波。当异位起搏点位于左心房时(图 4-17D),提前发生的 P′波在左心导联倒置。当 P′波发生于心室的舒张早期时,常叠加于前面的 T 波上,使 T 波形态改变。

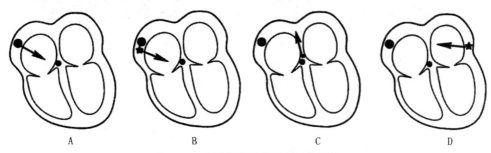

图 4-17　房性期前收缩的异位起搏点

A.窦房结引发的心房除极向量,方向为自右上到左下;B.靠近窦房结的异位起搏点引发的心房除极向量,方向也是自右上到左下;C.靠近房室结的异位起搏点引发的心房除极向量,方向为自下到上;D.位于左心房的异位起搏点引发的心房除极向量,方向为自左到右

房性期前收缩激动心室的顺序与窦性激动相同,所以其后的 QRS 波群正常。

当房性期前收缩的冲动逆传侵入窦房结时,会使窦房结节律重整,使其提前释放下一次激动,产生不完全性代偿间歇。不完全性代偿间歇是指房性期前收缩前后两个窦性 P 波的间距小于正常 P-P 间期的两倍。在很少的情况下,房性期前收缩的冲动不能逆传侵入窦房结,也就不会使窦房结节律重整,因此产生完全性代偿间歇,表现为房性期前收缩前后两个窦性 P 波的间距等于正常 P-P 间期的两倍。

(二)房性期前收缩的特点

房性期前收缩心电图表现见图 4-18。

(1)提前出现的 P′波,P′波形态和窦性 P 波不同,QRS 波群正常。

(2)P′-R 间期≥0.12 秒。

(3)常有不完全性代偿间歇。

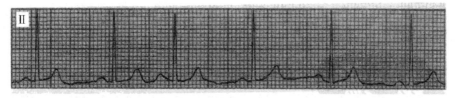

图 4-18　房性期前收缩

第 3 个 P′波提前出现,P′波形态和窦性 P 波不同,QRS 波群正常,P′-R 间期 0.16 秒,代偿间歇不完全,为房性期前收缩

(三)房性期前收缩时常见的各种干扰现象

激动在心肌组织里传导过程中,如恰逢某部位处于前一次激动的绝对不应期里,则不能下传或使

之激动；如恰逢相对不应期里，则在该部位传导变慢，这种现象称为"干扰"，它属于生理性传导阻滞。

1.干扰性 P'-R 间期延长

出现在 T 波降支的房性期前收缩，由于此时房室交界区还处于相对不应期，传导速度减慢，故 P'-R 间期延长，＞0.20 秒(图 4-19)。

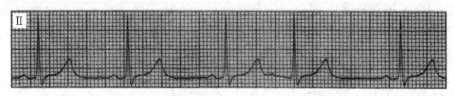

图 4-19　房性期前收缩。干扰性 P'-R 间期延长

第 4 个 P'波提前出现，P'波与 T 波降支紧密相连，且形态和窦性 P 波不同，QRS 波群正常，P'-R 间期 0.22 秒，代偿间歇不完全，为房性期前收缩伴干扰性 P'-R 间期延长

2.房性期前收缩伴室内差异性传导

此种房性期前收缩下传到心室时，由于左右束支不应期不一致，其中一支尚处于不应期里，故只能沿一侧束支下传，使 QRS 波群呈束支传导阻滞图形。

房性期前收缩时出现差异性传导现象的机制是，右束支的不应期比左束支稍长，当提前发生的激动传到左右束支时，就有可能落在右束支的不应期里，只能靠左束支下传激动心室，就好像发生了右束支传导阻滞，所以此时心电图呈右束支传导阻滞图形(图 4-20)。而当左束支的不应期病理性延长时，期前收缩就可能落在左束支的相对不应期里，只能靠右束支下传激动心室，就好像发生了左束支传导阻滞，所以此时心电图呈左束支传导阻滞图形。

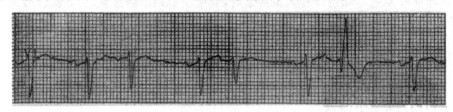

图 4-20　房性期前收缩伴室内差异性传导

第 3、5、7 个 P'波提前出现，P'波形态和窦性 P 波不同，P'-R 间期 0.14 秒，为房性期前收缩。其中第 3、5 个期前收缩的 QRS 波群与窦性略有不同，第 7 个 QRS 波群呈右束支传导阻滞图形，为房性期前收缩伴室内差异性传导

3.房性期前收缩未下传

出现于 T 波波峰前的房性期前收缩，由于此时房室交界区处于绝对不应期，激动不能下传，P'波后不能形成 QRS-T 波，称为房性期前收缩未下传(图 4-21)。

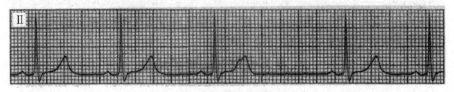

图 4-21　房性期前收缩未下传

第 3 个 T 波的波峰前可见一提前出现的 P'波，使 T 波形态发生改变，P'波后未形成 QRS-T 波，为房性期前收缩未下传

二、交界性期前收缩

在窦性激动尚未发出之前,房室交界区提前发生的一次激动称为交界性期前收缩。

(一)交界性期前收缩心电图改变的原理

交界性期前收缩时,虽然起搏点位置变了,但是下传到心室的路径并没有变,仍是经希氏束和左右束支下传到心室,故其 QRS 波群形态与窦性心律的相同。异位起搏点的激动既可向下传到心室,产生 QRS 波群,又可向上逆行传到心房,产生逆行性 P′波。如果异位起搏点位于房室交界区内比较靠上的部位(图 4-22B),则向下传导需要的时间比向上逆行传导需要的时间长,逆行性 P′波将位于 QRS 波群之前;反之,如果异位起搏点位于房室交界区内比较靠下的部位(图 4-22C),则向下传导需要的时间比向上逆行传导需要的时间短,逆行性 P′波将位于 QRS 波群之后;如果向下传导和向上逆行传导需要的时间相同,则逆行性 P′波重叠于 QRS 波群之中不可见。

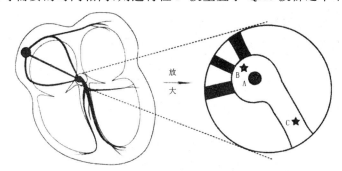

图 4-22 房室交界区的异位起搏点

A.房室结内的正常起搏点;B.房室交界区内位置靠上的异
位起搏点;C.房室交界区内位置靠下的异位起搏点

交界性期前收缩后的代偿间歇多是完全的,因为交界性期前收缩向上逆传到窦房结时,窦房结往往已经刚发生了一次激动,尚处于绝对不应期里,故逆行激动未能侵入窦房结,也就不会导致窦房结的节律重整,因此呈完全性代偿间歇。

(二)交界性期前收缩的特点

交界性期前收缩特点如下。

(1)提前出现的 QRS-T 波群,其前无窦性 P 波,QRS 波群正常。

(2)P′波呈逆行性,可出现在 QRS 波群之前、之中或之后,出现在 QRS 波群之前者,其P′-R 间期<0.12 秒(图 4-23);出现在 QRS 波群之后者,R-P′间期<0.20 秒(图 4-24);出现在 QRS 波群之中者,P′波与 QRS 波群融合不可见,但可导致 QRS 波群出现顿挫。

(3)常伴有完全性代偿间歇。

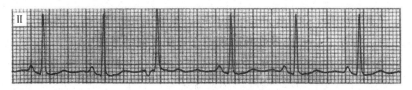

图 4-23 交界性期前收缩(一)

第 3 个 QRS-T 波群提前出现,其前有逆行性 P′波,P′-R 间期

0.10 秒,QRS 波群正常,代偿间歇完全,为交界性期前收缩

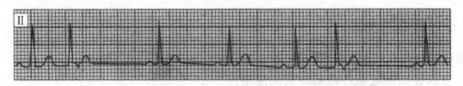

图 4-24　交界性期前收缩(二)

第 2、6 个 QRS-T 波群提前出现,QRS 波群后有逆行性 P' 波,R-P' 间期
<0.20 秒,QRS 波群正常,代偿间歇完全,为交界性期前收缩

三、室性期前收缩

在窦性激动尚未到达心室之前,心室中某一异位起搏点提前发生激动引起心室除极,称为室性期前收缩。

(一)室性期前收缩心电图改变的原理

室性期前收缩的激动起源于浦肯野纤维或心室肌细胞,沿心室肌传导,心室的除极过程与正常的除极过程大不相同(图 4-25),两个心室不再同时除极,而是一前一后除极,且传导速度很慢,因而 QRS 波群宽大畸形。由于除极进行缓慢,常持续到复极开始,故 ST 段常缩短甚至消失。除极速度变慢还可导致复极从首先除极处开始,使 T 波较大且与 QRS 主波方向相反,为继发性 T 波改变。

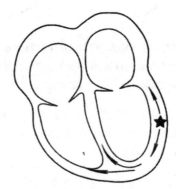

图 4-25　室性异位激动

★代表心室的异位起搏点室性期前收缩特点

由于室性期前收缩的激动起源于心室,与心房激动无关,所以 QRS 波群前无相关 P 波,但舒张晚期出现的室性期前收缩,可以晚到窦性 P 波已经出现,两者一前一后,巧合到一起,但 P 波并不提前出现,且该 P 波与 QRS 波群无关。室性期前收缩的异位激动距窦房结较远,所以大多不能逆传侵入窦房结,不能重整窦房结的节律,故室性期前收缩后多伴有完全性代偿间歇。

(二)室性期前收缩的特点

室性期前收缩特点见图 4-26。

(1)提前出现宽大畸形的 QRS 波群,时限通常大于 0.12 秒,T 波与 QRS 主波方向相反。

(2)QRS 波群前无相关 P' 波。

(3)多有完全性代偿间歇。

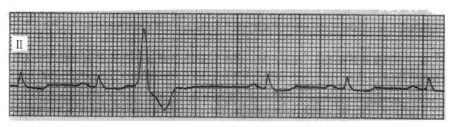

图 4-26　室性期前收缩

第 3 个 QRS 波群提前出现，宽大畸形，QRS 时限 0.14 秒，T 波与 QRS 主
波方向相反，QRS 波群前无相关 P 波，代偿间歇完全，为室性期前收缩

(三)室性期前收缩的分类

根据室性期前收缩的联律间期和 QRS 波群形态的不同，室性期前收缩可分为单源性、多源性、多形性室性期前收缩及并行心律 4 类。联律间期是指期前收缩前的 QRS 波群的起点到室性期前收缩的起点之间的时距。

1.单源性室性期前收缩

单源性室性期前收缩是指在同一导联上 QRS 波群形态相同，且联律间期固定的室性期前收缩(图 4-27)。

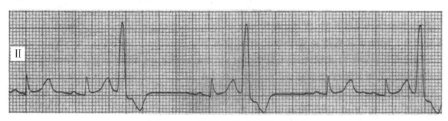

图 4-27　单源性室性期前收缩

第 3、5、8 个心搏为室性期前收缩，它们的 QRS 波群形
态相同，联律间期都是 0.40 秒，为单源性室性期前

2.室性期前收缩并行心律

室性期前收缩并行心律是指在同一导联上 QRS 波群形态相同，但联律间期不固定的室性期前收缩(图 4-28)。

3.多形性室性期前收缩

多形性室性期前收缩是指在同一导联上 QRS 波群形态不同，但联律间期固定的室性期前收缩(图 4-29)。

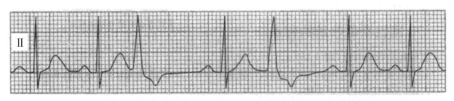

图 4-28　室性期前收缩并行心律

第 3、5 个心搏为室性期前收缩，它们的 QRS 波群形态相同，但联律间期不同，前面的室性期前收
缩的联律间期是 0.38 秒，后面的室性期前收缩的联律间期是 0.48 秒，为室性期前收缩并行心律

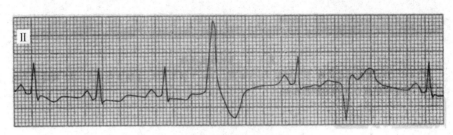

图 4-29　多形性室性期前收缩

第 4、6 个心搏为室性期前收缩,它们的 QRS 波群形态不

同,但联律间期都是 0.50 秒,为多形性室性期前收缩

4.多源性室性期前收缩

多源性室性期前收缩是指在同一导联上 QRS 波群形态不同,联律间期也不固定的室性期前收缩(图 4-30)。

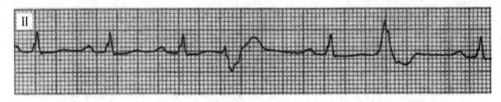

图 4-30　多源性室性期前收缩

第 4、6 个心搏为室性期前收缩,它们的 QRS 波群形态不同,前面的室性期前收缩的联

律间期是 0.42 秒,后面的室性期前收缩的联律间期是 0.50 秒,为多源性室性期前收缩

(四)室性期前收缩的联律与连发

一个窦性搏动之后紧跟一个室性期前收缩,当这种情况连续出现 3 组或 3 组以上时,称为室性期前收缩二联律(图 4-31);同理,当每两个窦性搏动之后紧跟一个室性期前收缩且连续出现 3 组或 3 组以上时,称为室性期前收缩三联律(图 4-32),依此类推。室性期前收缩可以连续发生,两个室性期前收缩连续出现时,称为成对室性期前收缩(图 4-33),3 个或 3 个以上室性期前收缩连续发生时,则称为短阵室性心动过速(图 4-34)。

(五)R-on-T 室性期前收缩

当室性期前收缩发生较早时,其 R 波可落在前一个心搏的 T 波波峰上,称为 R-on-T 室性期前收缩。由于室性期前收缩出现得较早,正处于心室肌的易颤期,所以容易引发尖端扭转型室性心动过速或心室颤动(图 4-35)。

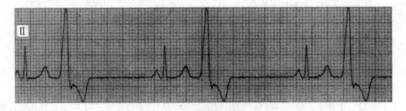

图 4-31　室性期前收缩二联律

第 2、4、6 个心搏为室性期前收缩,可见每个窦性搏动之后都跟着

一个室性期前收缩,连续出现了 3 组,为室性期前收缩二联律

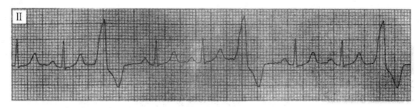

图 4-32　室性期前收缩三联律

第 3、6、9 个心搏为室性期前收缩，可见每两个窦性搏动之后都跟

着一个室性期前收缩，连续出现了 3 组，为室性期前收缩三联律

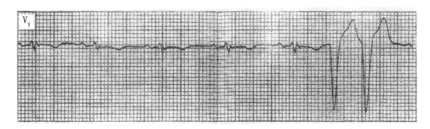

图 4-33　成对室性期前收缩

最后面的两个心搏为室性期前收缩，两个室性期前收缩连续出现，为成对室性期前收缩

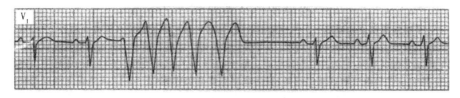

图 4-34　短阵室性心动过速

5 个室性期前收缩连续发生，为短阵室性心动过速

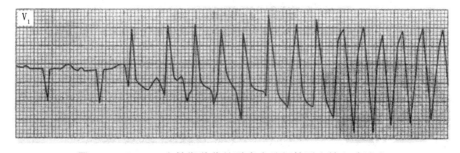

图 4-35　R-on-T 室性期前收缩引发尖端扭转型室性心动过速

第 1、第 2 个心搏为窦性搏动，第 3 个心搏为室性期前收缩，室性期前收缩

落在了前一个心搏的 T 波波峰上，从而引发了尖端扭转型室性心动过速

(六)插入性室性期前收缩

插入性室性期前收缩常出现在基础心率较慢而联律间期较短时，其心电图表现是：两个窦性 P-QRS-T 波群之间出现一个宽大畸形的 QRS-T 波群，其后无代偿间歇，且前后两个窦性心搏之间的时距为一个窦性心动周期(图 4-36)。这种室性期前收缩位于两个窦性搏动之间，故称为"插入性室性期前收缩"，也称"间位性室性期前收缩"。

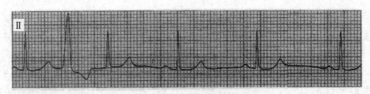

图 4-36　插入性室性期前收缩

第 2 个心搏为室性期前收缩，出现在两个窦性 P-QRS-T 波群之间，其后无代偿间歇，且其
前后两个窦性心搏之间的时距正好为一个窦性心动周期，为插入性室性期前收缩

（王　浩）

第四节　窄型 QRS 波心动过速

一、伴有快速心室率的心房颤动

　　如心室率不很快，则大多数心房颤动完全不规则的心律容易在床边被识别，也容易在心电图
上看到 f 波（图 4-37）。

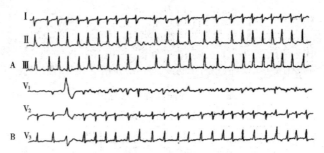

图 4-37　两例具有快速心室率的心房颤动

两例心房颤动，具有快速心室率（160 次/分左右）。f 波在 A 图 Ⅱ 导联最清楚，在
B 图 V₁ 导联最清楚。B 图中的第三个 QRS 波群为左心室源性期前收缩

　　但是如果心室率极快，则可能不容易识别其心律的不规则性和心电图上的 f 波（图 4-38）。

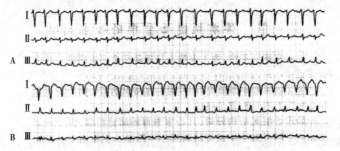

图 4-38　另两例房颤患者心电图（房颤波不明显）

两例心房颤动，具有快速心室率（图 A 心室率约 150 次/分，图 B 心室率约 170 次/分）。各导
联看不到 f 波，心律完全不规整为诊断心房颤动的依据。此两例说明，f 波不是诊断心房颤动
的必需心电图表现，各导联无 P 波，RR 间期完全不等是诊断心房颤动的可靠依据

如果心脏无结构异常,且心室率得到满意控制,慢性心房颤动患者有时可数十年良好地耐受心房颤动。但快速型心房颤动(平均心室率≥100次/分),尤其发生于严重器质性心脏病的患者,如严重二尖瓣狭窄、心力衰竭或不稳定型心绞痛等患者,则可导致严重后果,甚或危及患者的生命。

二、心房扑动

1:1房室传导的心房扑动少见(常见于有房室旁道或药物治疗不当时),但一旦发生可导致250~300次/分的心室率,而引起严重症状。当临床上遇到心室率≥250次/分的室上性心动过速时,应首先想到1:1房室传导的心房扑动,其次应考虑为逆向性房室折返性心动过速。

2:1房室传导的心房扑动临床常见,有时诊断也较困难。容易诊断的情况如图4-39,较难诊断的病例如图4-40。有人认为不典型2:1房室传导的心房扑动的被识别靠的是医师经验与感觉,而不是"视觉"。当见到心室率在150次/分左右(135~165次/分)的窄QRS波心动过速时应首先排除心房扑动的可能;心室率150次/分左右的宽型QRS波心动过速亦应排除2:1房室传导的心房扑动,如图4-39、图4-40。

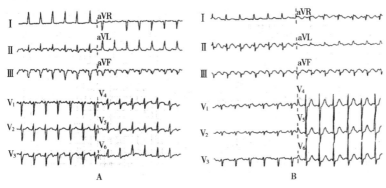

图4-39　2:1房室传导的心房扑动

①图A:心房扑动波(F波)在V_1导联最为清楚,在其他各个导联上也可见到或高度怀疑有F波,但在Ⅰ导联很难肯定有无F波。②图B:锯齿状扑动波(F波)在Ⅱ、Ⅲ、aVF和V_1导联最清楚(与A图是两例不同患者)

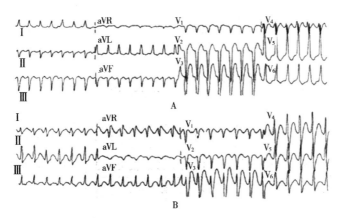

图4-40　心房扑动波不明显的2:1房室传导之心房扑动

两例2:1房室传导的心房扑动。A图的心室率为160次/分,B图的心室率为155次/分。对在此范围的心室率的窄QRS波心动过速,应高度警惕心房扑动的可能性。这两例患者的12导联心电图的任一导联都不易清楚分辨出F波

诊断 2∶1 心房扑动的主要困难在于扑动波(F 波)常重叠或埋藏于 QRS 波或 T 波中,而不易识别。尽管 F 波常在Ⅱ、Ⅲ、aVF 和 V₁ 导联最清楚,但有时并非如此,可能 F 波仅在某一导联清晰可见,而在所有其他导联却难以识别,因此,同步记录与全面分析 12 导联心电图十分重要。

Bix 规则(Bix Rule)可能有助于 2∶1 心房扑动的诊断,即只要见到心动过速的"P"波恰巧在两个 QRS 波群之间,就应高度警惕另一"P"波埋藏于 QRS 波群之内[注:"P"代表心房扑动波(F 波)]。

三、顺向性房室折返性心动过速

顺向性房室折返性心动过速(O-AVRT)时的折返环路是经正常房室交界区下传心室,经房室旁路逆传心房。此为 W-P-W 综合征或有隐匿性房室旁路患者最常见的窄 QRS 波心动过速类型。它需与房室结折返性心动过速鉴别(图 4-41、图 4-42)。识别房室折返性心动过速的要点是 P 波位于 ST 段上,与 QRS 波是分离的。如果心动过速时Ⅰ与 aVL 导联的 P 波倒置,可判断房室旁路位于左侧。房室折返性心动过速的频率大多比房室结折返性心动过速频率要快些,前者快于 200 次/分者要多些,但两种心动过速的心率范围有很大重叠性,故心率快慢对鉴别二者的意义不大。QRS 波群的电压交替现象亦更常见于房室折返性心动过速,但电压交替是一种心率相关现象(心率越快,越易发生),并不是房室折返性心动过速特有的心电图表现。

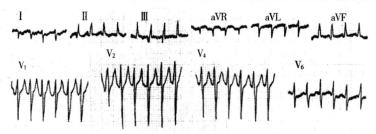

图 4-41 顺向性房室折返性心动过速

顺向性房室折返性心动过速。图示心室率 255 次/分。逆传的 P'波与 QRS 波群明显分开,位于 ST 段上,在肢体导联最为清楚。Ⅰ与 aVL 导联之 P'波倒置,表明房室旁路位于左侧

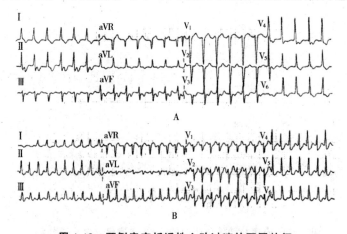

图 4-42 两例房室折返性心动过速的不同特征

两例顺向性房室折返性心动过速。①图 A:心室率 152 次/分,逆传的 P'波在Ⅱ、Ⅲ和 aVF 导联最清楚,与 QRS 波群间有明显距离。②图 B:心室率 230 次/分,可见 QRS 波群呈电压交替,在胸前导联,尤以 V₃ 最为清楚

顺向性房室折返性心动过速的心电图相对特征是在发生室内差异性传导时心率可能减慢，即慢于无室内差异传导时的心率（图4-43）。若房室旁路的位置与出现的束支传导阻滞图形在同一侧，例如出现左束支传导阻滞型的室内差异性传导时心率减慢，则说明房室旁路位于左侧。但上述表现仅出现在右或左侧游离壁旁道的患者中，而不会出现在间隔部旁道的患者中。

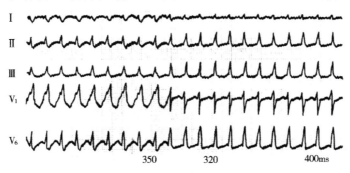

图 4-43　顺向性房室折返性心动过速出现右束支传导阻滞时心动过速频率变慢的机制

顺向性房室折返性心动过速由右束支传导阻滞型转为无束支传导阻滞型，前者周长为350毫秒，后者缩短为320毫秒，此提示右侧游离壁旁道参与的折返激动。在出现功能性右束支传导阻滞时，室上性激动需先循对侧束支传导，再经室间隔，最后才传至右侧，从而折返环扩大，故传导时间延长，致心动周期延长

四、房性心动过速

(一)心电图特点

1.自律性心动过速和折返性心动过速的鉴别

鉴别自律性心动过速和折返性心动过速的要点：①自律性心动过速发作时有心率逐渐加快的过程，即温醒现象。折返性心动过速则无温醒现象。②自律性房性心动过速起始时的P'波与之后的P'波形态相同，期前刺激可使自律性房性心动过速的节律重建，而对折返性心动过速而言则可使其终止。

2.房性心动过速

房性心动过速的P'波大多容易分辨，因它位于QRS波群的前方，即大多在R-R间期的后半部，如图4-44～图4-46。

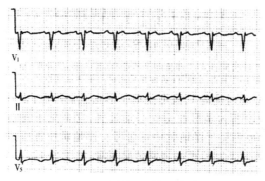

图 4-44　房性异位性心动过速

本图为房性异位心动过速。V_1导联P波直立，Ⅱ与V_5导联P波倒置，故为左心房起源性房速。注意房室呈2：1传导，心房率214次/分

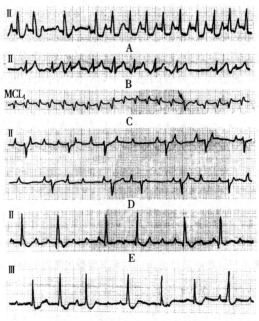

图 4-45 异位性房性心动过速

异位性房性心动过速心电图表现:A:心动过速伴有房室传导阻滞,此可除外顺向性房室折返性心动过速,且房室结折返性心动过速的可能性亦很小。并且 P 波显然不是逆传的,因 Ⅱ 导联 P 波直立。B:所有 P 波形态相同,并有温醒现象(心率逐渐增快)。C:心动过速中间插有未下传的心房期前搏动(箭头所示),它使节律重建。D:多源性房性心动过速。E 和 F:两例洋地黄中毒患者的房性心动过速伴房室传导阻滞。F:为多源性房性心动过速,ST 段斜形下降呈现典型的洋地黄效应图形

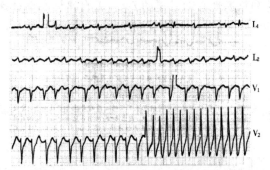

图 4-46 房性期前收缩转化为房性心动过速、心房颤动、心房扑动

本图示房性期前收缩演变为 2:1 房速传导的房扑(第二条)与房颤(第三条),

继之又转变为房室 1:1 传导之房扑(第四条),此时心室率达 300 次/分

房性心动过速的 P′ 波可呈单一形态或多形性;如果 P′ 波呈多形性,则应诊断为多形性房性心动过速,它多见于慢性阻塞性肺疾病患者,也可见于洋地黄中毒患者。洋地黄中毒所致的房性心动过速常伴有不同程度的房室传导阻滞,如图 4-47。

3.交界性异位性心动过速

交界性异位性心动过速(Junctional Ectopic Tachycardia,JET)在心动过速发作时 QRS 波为窄型,为一种特殊型的室上性心动过速。心率多在 110～250 次/分(图 4-48)。本类心动过速心电图有以下特点。

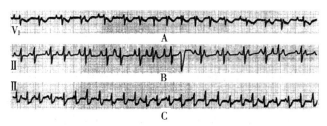

图 4-47 伴房室传导阻滞的房性心动过速

A:伴有房室传导阻滞的房性心动过速。房室传导阻滞的存在可除外顺向性房室折返性心动过速,也极少可能是房室结折返性心动过速。B:多源性房性心动过速。C:异位交界区心动过速。与房性心动过速的不同处在于偶有房性起搏点发出的冲动夺获心室

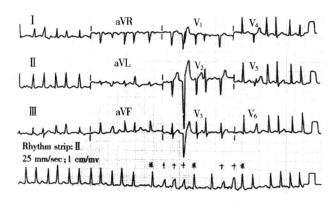

图 4-48 交界性异位性心动过速

一例交界性异位性心动过速发作时的心电图记录。注意心律不规则,且偶有窦性夺获心搏(＊)与室内差异性传导(＋)。最下一条心电图为Ⅱ导联长联记录

（1）QRS 波呈正常窄型,心动过速发作时有温醒现象。

（2）常伴间歇性室房逆传导。即心动过速 QRS 波后间歇出现逆传 P′波。少数有持续性室房逆传者心电图表现酷似房室结折返性心动过速。

（3）大多数病例呈无休止性发作,即间歇性反复发作心动过速,但每阵发作之间可出现几个正常窦性心搏。

（4）有时心动过速发作时心室率极不规则又无明显 P 波,故会误诊为心房颤动或多源性房速。此时,应记录长联心电图以识别偶发性窦性夺获。

(二)临床意义

自律性房性心动过速患者尤其儿童大多有器质性心脏病,如先天性心脏病尤其是手术治疗后的先心病或心肌病等,但成人患者可能心脏无结构异常,故称为特发性交界性自律性心动过速。但必须指出,由于本型心动过速呈无休止型反复发作的特点,故可诱发心脏扩大与心力衰竭甚或发生晕厥,故一旦诊断后应积极治疗。药物中以胺碘酮联合普罗帕酮治疗较为有效,但因药物之毒性作用常难坚持长期应用。

近年,开展导管射频消融术治疗可使大部分此类患者之心动过速获得根治。Hamdan 等报道11 例患者中 9 例在导管消融治疗后获得根治,另一例术后并发三度房室传导阻滞而需使用永久性起搏器以维持一定的心率。

五、房室结折返性心动过速

房室结折返性心动过速为最常见的窄型 QRS 波心动过速类型之一,本型心动过速发作有自限性,即部分患者在年长后可自行消失的特点。其心电图特征为发作时看不到 P′波,或 P′波紧靠在 QRS 波群终末部分,类似于 QRS 波群的一部分,在 V_1 导联 P′波貌似 r′波,形成假性 rSr′而与不完全性右束支传导阻滞图形酷似;在 Ⅱ、Ⅲ 和 aVF 导联则可产生假性"S"波(图 4-49~图 4-51)。在比较患者窦性心律与室上速发作时的心电图记录时容易揭示上述表现。

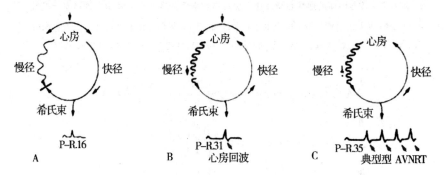

图 4-49 常见型房室结折返性心动过速(AVNRT)的电生理机制

A:窦性节律的冲动前向同时传导至快径和慢径。由于希氏束经由快径而激动,因此 P-R 间期正常。冲动下传到快径远端后又逆向激动慢径,与慢径的前向冲动相撞而抵消。B:由于快径的前向不应期比慢径长,一个适时的房性期前收缩受阻于快径,只能沿慢径下传激动希氏束,因此 P-R 间期延长。冲动下传至慢径远端时快径已获得足够的时间恢复其兴奋性,因此冲动再次逆向沿快径传导至心房,产生典型的心房回波。心房回波再次兴奋快径,但慢径此时尚未恢复其兴奋性,因而冲动在此处前向受阻。C:配对间期更短的房性期前收缩受阻于快径而沿慢径下传,同时产生心房回波,心房回波能再次前向兴奋慢径,如此周而复始构成持续性 AVNRT

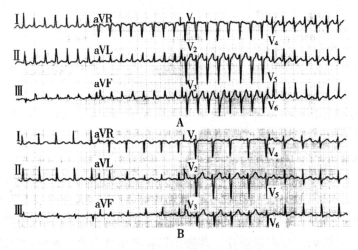

图 4-50 房室结折返性心动过速

A:房室结折返性心动过速,心率 192 次/分。逆传的 P′波紧靠在 QRS 波群,在 Ⅱ、Ⅲ 和 aVF 导联形成伪 S 波,在 V_1 导联产生假 r 波,使 QRS 波图形类似于不完全性右束支传导阻滞。B:推注维拉帕米 5 mg 后,恢复窦性心律,伪 S 波和假 r 波均消失

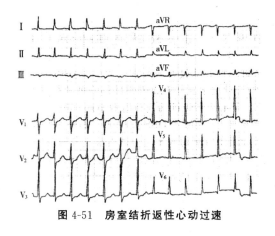

图 4-51 房室结折返性心动过速

（王　浩）

第五节　宽型 QRS 波心动过速

一、室性心动过速

(一)识别要点

(1)遇到宽型 QRS 波心动过速(WT),首先应考虑室性心动过速(VT),因为 WT 中室性心动过速最为常见。在已发表的 WT 所有系列性研究报道中,室性心动过速都占 2/3 或 4/5,故室速要比室上性快速性心律失常伴室内差异性传导等情况常见得多。应该记住,心肌梗死后或心肌病患者出现宽型 QRS 波心动过速时 95％以上可能是室性心动过速。

(2)必须询问的问题。如果患者能够回答问题,应当问患者是否患过心肌梗死及何时发生的。如果第一次心动过速发生在心肌梗死之后,而不是心肌梗死之前,几乎可以肯定患者的宽型 QRS 波心动过速为室性心动过速(图 4-52)。

(3)不要过分强调或依靠心室率的不规整。有人强调室性心动过速节律不规整。心动过速与室上性心动过速相比,确实前者略不规整,但室性心动过速一旦持续,在大多数患者中心律会逐步变得规整。Wellens 报道的 70 例室性心动过速和 70 例室上性心动过速中,完全规整的节律见于 65 例室上性心动过速和 55 例室性心动过速。

(4)不要过分强调或依靠揭示独立的心房活动,即发现房室分离。房室分离在心电图上表现为与心室活动(QRS 波)完全无关的规律性出现的 P 波。由于在室性心动过速时,P 波常重叠或埋藏于 T 波或 QRS 波群之上或之内,因而识别 P 波可能极为困难或不可能。在分析宽型 QRS 波心动过速的心电图时应认真分析 T 波与 QRS 波群图形的特征,注意是否间断有 P 波的重叠而使 T 波与 QRS 波群形态发生改变。图 4-53 显示了室性心动过速时独立出现的心房活动(P 波),即房室分离现象。体格检查寻找房室分离的证据要比单纯寻找独立的 P 波更为简捷和可靠。房室分离的体检特征:①颈静脉搏动出现不规则的"大炮性"A 波。②第一心音强度不等。③逐次心搏间的收缩压不等。出现以上三个体征中的任何一项即提示房室分离的存在。图 4-53 则显示了室性心动过速时动脉收缩压的变化。

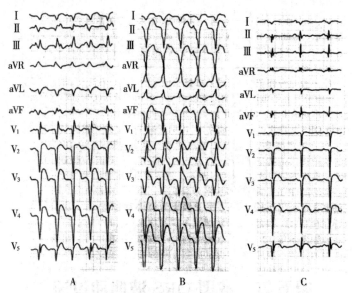

图 4-52　前壁心肌梗死合并室性心动过速

患者男性,72 岁。5 年前患广泛前壁心肌梗死。在其室性心动过速发作时,心电图示有房室分离。A 与 B 中各导联均可见到与 QRS 波群节律无关的 P 波,在 Ⅱ、Ⅲ、aVF 导联最为清楚。图 C 为窦性心律时的心电图,示有广泛前壁心肌梗死

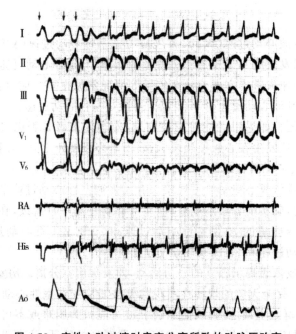

图 4-53　室性心动过速时房室分离所致的动脉压改变

室性心动过速由两个心室期前电刺激诱发。在主动脉压力记录(Ao)中显示动脉收缩压随心房收缩时间与心室收缩的相对关系不同而变化。RA 为右心房内电极导管记录的右心房电活动。His 代表希氏束电图

　　从理论上讲,伴有逆向室房传导阻滞的房室交界性心动过速也可能出现室房分离,但这种情况在临床上非常罕见,因此在临床实践中应当承认室房分离是诊断室性心动过速极有价值的依据。

心电图上出现心室夺获或室性融合波也是支持室性心动过速的有力证据。它也是房室分离的表现形式,但所有的室性心动过速中仅 50％左右的心电图可见房室分离,而其余的一半患者或有心房颤动或有室房逆传。室房逆传可为 1∶1 或 2∶1,也可呈不同比例的莫氏传导。图 4-54 示室性心动过速伴有7∶6的室房逆向莫氏型传导。

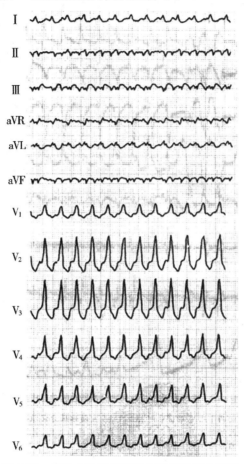

图 4-54 室性心动过速伴逆传莫氏型传导阻滞

在 Ⅱ、Ⅲ、aVF 导联,逆传的 P′波清晰可见。RP′间期逐渐延长,直到室波不能逆向
回传心房,不产生 P′波。胸前导联的 QRS 波群均为正向波,即呈 R 或 Rs 型

一半左右有房室分离的室性心动过速患者中,大约又有一半在心电图上难以辨认 P 波。如果患者的血流动力学稳定,食管导联心电图记录十分有助于显示体表心电图不能识别的 P 波。

心室夺获或室性融合波仅见于少数室性心动过速,且这些患者需具备以下条件:①心室率≤140 次/分。②良好的房室传导。③室房逆向传导功能较差。

(5)不可仅依靠Ⅱ导联心电图。Ⅱ导联心电图可能对识别 P 波很有帮助,但对 QRS 波群形态特征分析有很大局限性。Ⅱ导联在所有的四种不同类型宽 QRS 波(左束支传导阻滞、右束支传导阻滞、右心室室性心动过速和左心室室性心动过速)中均可出现类似的 QRS 波群(图 4-55)。San Francisco 的一项研究表明,根据Ⅱ导联的特征仅能对 34％的宽型 QRS 波心动过速患者作出正确诊断,而采用胸前导联 V_1、V_6、MCL_4 和 MCL_6 中的任何一个导联可对 75％～80％的宽型 QRS 波心动过速患者作出正确诊断。

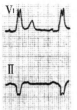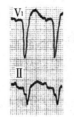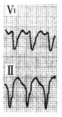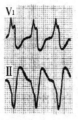

A.右束支传导阻滞型　　B.左束支传导阻滞型　　C.右室起源的室性心动过速　　C.左室起源的室性心动过速

图 4-55　单纯记录 Ⅱ 导联诊断室速的缺点

下述四图的四种情况在 Ⅱ 导联的 QRS 波群均呈现同一的图形,而 V_1 导联或 MCL_4 导联的 QRS 波群却完全不同

(6)不要依靠计算机诊断。正如同计算机很可能漏诊而医师一眼便可识别的心肌梗死一样,计算机不能准确解释宽型 QRS 波心动过速的心电图表现,且容易漏诊室性心动过速(图 4-56)。

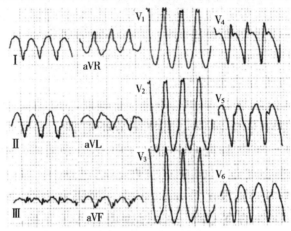

图 4-56　典型的易于诊断的室性心动过速

额面电轴在右上象限。V_1 导联的 QRS 波群为 R 波,具有双峰,左峰高
于右峰(兔耳型)。V_6 的 QRS 波群呈 QS 型

(7)不可认为室性心动过速一定会发生血流动力学不稳定。临床上常见的错误概念是室性心动过速总是会有血流动力学不稳定。事实上,有时室性心动过速可持续数天,而没有发生血压下降,并被患者良好耐受。血流动力学是否稳定并不取决于心动过速,而是取决于心动过速起源于心室还是室上部位,更重要的是取决于心室率的快慢、心脏大小和是否存在其他心脏病变,以及患者的全身情况。无论心动过速是室性还是室上性,正常心脏总是可较好耐受 150 次/分的心室率,而难以耐受 250 次/分的心室率;如果心脏明显扩大,即使心室率 150 次/分,患者也很难较长时间耐受;如果患者有急性心肌梗死、洋地黄中毒或其他心脏病,患者常难以耐受任何类型的心动过速。

(8)掌握临床和心电图的诊断和鉴别诊断要点(图 4-57、图 4-58)。①临床要点:注意有无室房分离的物理体征,即颈静脉搏动示不规则的大炮性 A 波,第一心音强度不等和收缩压不断变化。②心电图要点:支持室性心动过速诊断的心电图特征列于表 4-1。

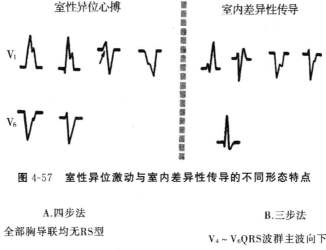

图 4-57 室性异位激动与室内差异性传导的不同形态特点

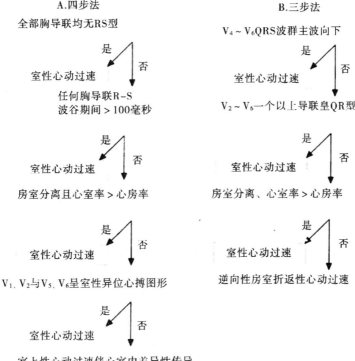

图 4-58 Brugada 分步法鉴别室性心动过速(A)与逆向性房室折返性心动过速(B)

必须指出,上述这些心电图特征性表现的敏感性均较低,即仅见于少数室性心动过速患者,但它们的特异性很高,可达 87%～100%。但如果综合使用所有上述心电图表现,则总的阳性率或敏感性仍是较高的。

我们将对以上列出的心电图特征逐一用实例心电图加以说明。当然,无任何特征是完全可靠的,更不会在同一患者身上全部展现,但如果临床医师熟悉这些特征,则可对 85%～90% 的宽型QRS波心动过速作出及时而正确的分类。

(二)QRS 波形图特征

1.总的 QRS 波的图形

室速总的 QRS 波的图形既不像右束支传导阻滞,也不像左束支传导阻滞。此处暂不讨论心室预激征的问题。可产生宽 QRS 波群有两种情况——束支传导阻滞和心室异位激动。如果宽 QRS 波群是由于束支传导阻滞,十二导联心电图的 QRS 波群图形特征应当符合典型的左束支或右束支传导阻滞的图形特征之一。如果十二导联的 QRS 波群图形既不像典型左束支传导阻滞,也不像典型右束支传导阻滞,则其机制很可能是室性异位心律(图 4-59)。

表 4-1　支持室性异位心律的心电图特征

QRS 波群形态
总的特征:既不像典型左束支传导阻滞也不像右束支传导阻滞图形
全部胸导联:无 RS 图形,或任何 RS>0.10 秒
单一导联
V_1 导联:呈 qR 或 R 形,尤其是伴有左峰较高时(高左兔耳型);或单峰型;或 QR 或 RS 图形。肥胖的 r 波或下降支粗钝延迟,r 波至 S 波最低点>0.06 秒
V_6 导联:呈 rS、QS 或 QR 图形;S 或 QS 深度>15 mm;峰或底>0.07 秒
QRS 波电轴或极向
电轴位于"无人区"
胸前导联主波同向(均正向或均负向)和/或 QRS 波间期>0.14 秒
室房分离
独立的 P 波
心室夺获
融合波

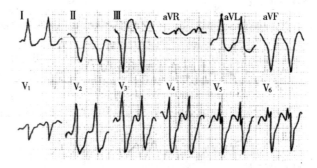

图 4-59　室性心动过速(一)

V_1 和 V_6 的 QRS 波群既不像右束支传导阻滞,也不像左束支传导阻滞。并且 V_1 导联起始的"肥胖"r 波和之后到达 S 波低谷的时间延迟都支持室性心动过速的诊断

2.胸前导联

Brugada 指出,如果无一胸前导联(全部胸导联)显示双向的 RS 型波群(图 4-60),则无须进一步分析心电图,可以肯定为心室异位心律;如果胸导联中任一导联显示呈 RS 型波形的 QRS 波群,且任何一个胸导联从 QRS 波群起点至其顶点或最低点的时间大于 0.10 秒,则亦支持为室性异位心律(图 4-61)。

3.单一导联

(1)在 V_1 导联出现以下 QRS 波群图形高度提示系室性异位心律:①双向 qR 或伴有左峰高(兔耳征)的单向有挫折的 R 波(图 4-62)。②单峰 QRS 波群(图 4-63)。③双向的 QR 或 RS 波(图 4-64)。④肥胖的 r 波(V_1 导联 r 波宽度>0.03 秒)或者其下行支进展缓慢或有挫折,从 QRS 起点至 S 波最低点的时间延迟(图 4-65 和图 4-66)。

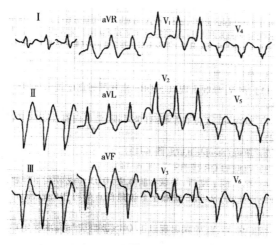

图 4-60 室性心动过速（二）

胸前导联均无 RS 型的 QRS 波群，并且 V₆ 的 QRS 波群为 QS 型，V₂ 和 V₃ 的 QRS 波群为 qR 型，V₄～V₆ 的 QRS 波群均为负向，可排除预激征（W-P-W）伴室上性心动过速

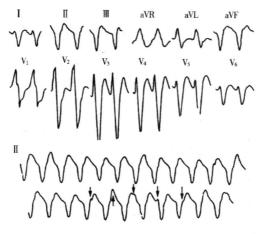

图 4-61 室性心动过速（三）

所有胸前导联的 QRS 波群均呈 RS 型；V₁ 导联的 RS 间期为 0.17 秒，所有其他胸前导联的 RS 间期至少 0.10 秒或 0.11 秒。并且额面电轴位于"无人区"（Ⅰ、Ⅱ、Ⅲ 导联 QRS 主波方向均向下），最后一行心电图示有室房分离（箭头所示为 P 波）

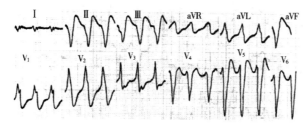

图 4-62 室性心动过速（四）

额面电轴在"无人区"。V₁ 呈左耳高的兔耳征。V₆ 导联的 QRS 波群呈 rS 型，V₆ 的 S 波深度＞15 mm

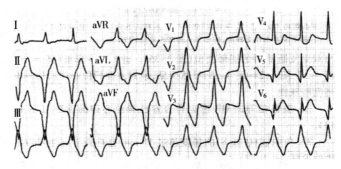

图 4-63　室性心动过速（五）

V_1 导联的 QRS 波群呈"尖塔式"的单一宽大 R 波。V_6 导联的 QRS 波群呈振幅相等的双向 QR 型

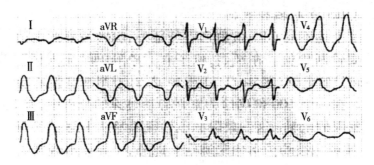

图 4-64　室性心动过速（六）

①额面电轴异常右偏。②V_1 导联的 QRS 波群呈振幅相等的 RS 型

（2）在 V_5、V_6 导联出现以下 QRS 波群图形高度提示系室性异位心律：①rS 图形（无 q 波，由小 r 波和较深而宽的 S 波组成）为左心室异位心律最常见的 QRS 图形，但遗憾的是它与双束支传导阻滞时的图形类似。此外，QS 形波虽然少见，但对室性异位心律的诊断有高度特殊性。②振幅相等的 QR 形也符合室性异位心律的诊断。③负向波（Q 或 S）的深度超过 15 mm 也有助于室性异位心律的诊断。④如果从 QRS 波群起点到达其正向波顶点或负向波的最低点时限大于 0.07 秒也强烈支持室性异位心律的诊断。

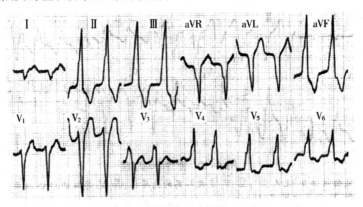

图 4-65　室性心动过速（七）

额面电轴右偏。V_1 导联有"肥胖"r 波和到达 S 波谷底点的时间延迟。V_6 导联的 R 波上升支挫折，到达顶点的时间延迟（0.10 秒）

4.QRS波电轴和极向

除了上述不同 QRS 波群形态特征外,QRS 波群的电轴方向也具有重要诊断价值。在额面,位于右上象限(即"无人区")的电轴对于判断室性心动过速极有意义。在一个 100 例确诊为室性心动过速的分析中,有 27 例具有这一象限的电轴。这一象限的电轴很容易从 I 与 aVF 两个导联的QRS 波群主波均为负向来确定。此外,I 导联出现宽大的负向 QS 波,而 aVF 导联的 QRS波群主波向上,即电轴右偏,亦符合室性异位心律之诊断。

在胸前导联 QRS 波群主波方向的一致性(同一性),即 V₁~V₆ 的主波均向上(图 4-66)或向下(图 4-67)均支持室性异位心律诊断。但例外情况是 W-P-W 征左后旁道前传时亦可产生胸导联 QRS 波正向的同一性,但绝不会产生 V₁~V₆ 导联 QRS 波负向的一致性;此外左束支传导阻滞伴有显著电轴左偏时可产生胸导联负向的一致性,但这一情况极为少见。

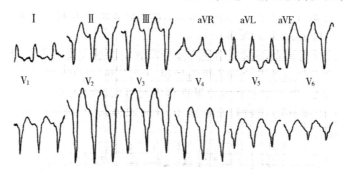

图 4-66　急性前壁心肌梗死合并室速

患者男性,45 岁,急性广泛前壁心肌梗死合并室性心动过速。全部胸前导联的 QRS 波群呈负向同向性,即均呈 QS 型。V₁ 导联到达 S 波最低点的时间延长。急性前壁损伤在 I 和 aVL 导联可见 ST 段抬高,胸前导联有显著的弓背向上型 ST 段抬高

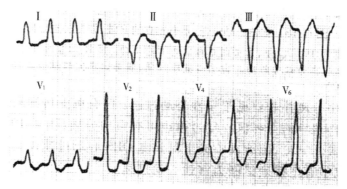

图 4-67　室性心动过速伴有 1∶1 室房逆传(食管电极记录证实)

本例室速的另一特点是:胸前导联均呈正向 QRS 波群,即 R 型

5.QRS波宽度

虽然室性心动过速和室上性心动过速伴室内差异性传导的 QRS 间期有很大范围的重叠,但前者的 QRS 间期一般较后者更宽。Wellens 发现大多数室性心动过速的 QRS 间期>0.14 秒,而伴室内差异传导的室上性心动过速的 QRS 间期通常小于 0.14 秒。但这一点不适用于原有束支传导阻滞的患者,原有束支传导阻滞的患者发生室上性心动过速时,其 QRS 间期可宽于0.14 秒。

6.室房分离

室房分离最直接的证据是与 QRS 波节律无关的独立的 P 波(图 4-68A、图 4-68B)。

室房分离的间接证据是心室夺获和室性融合波(图 4-68B)。心室夺获和室性融合波均提前出现,并且 QRS 波图形较窄。值得注意的是,由于室上性室内差异性传导时可间歇出现差异传导程度较轻,因而 QRS 波群较窄的搏动,这可被误认为室性融合波或心室夺获。

室房分离并非仅见于室性心动过速。伴有束支传导阻滞或室内差异性传导的交界区心动过速也可有室房分离(图 4-69),但这种情况极为罕见,因此在临床上见到宽 QRS 心动过速伴有室房分离,可以很有把握地诊断为室性心动过速。

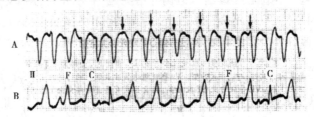

图 4-68　室性心动过速,示有独立的 P 波,即有房室分离

心室率 190 次/分,箭头指示独立的心房活动(A)。心室率 120 次/分,容易看出独立的心房活动(B)。由于心室率较慢,容易出现室性融合波(F)和心室夺获(C)

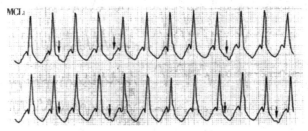

图 4-69　伴有右束支传导阻滞型差异性传导的交界性心动过速(心室率 120 次/分)

图示(箭头指处)有独立的 P 波,示有房室分离

(三)室速心电图诊断的几个特殊问题

(1)室速起源部位与 QRS 波宽度的关系如图 4-70、图 4-71。

(2)室速起源部位与 QRS 波电轴的关系如图 4-72。

(3)宽型 QRS 波型心动过速:室性心动过速与室上性心动过速的鉴别(图 4-73)。

(4)心电图征象诊断室性心动过速的限制性,如表 4-2。

(5)胸导联 QRS 波同向性(同一性)的机制,如图 4-74。

(6)根据 QRS 波形态初步诊断室性心动过速起源部位,如表 4-3。

二、室内差异性传导

诊断室上性心动过速伴室内差异性传导在很大程度上依赖于 QRS 波群的图形特征。由于临床上室上性心动过速伴差异性传导远不如室性心动过速常见,故如缺乏支持前者诊断的充分证据,一般不随意作此诊断。

室内差异性传导的心电图特征:①呈典型右束支传导阻滞图形:三相的 QRS 波群即 V_1 导联为 rsR′或 rSR′型;V_6 导联和 I 导联呈 qRs 型。②呈左束支传导阻滞图形:V_1 导联 S 波快速

下降,早期到达 S 波最低点。③QRS 波群之前有与之相关的 P 波。④同一导联出现被一正常传导搏动分隔开的一连串呈右束支和左束支传导阻滞图形的 QRS 波。⑤先前的窦性心律时心电图记录可能显示有相同的束支传导阻滞图形。

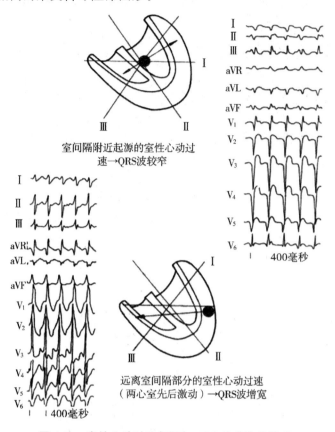

图 4-70　室性心动过速起源与 QRS 波宽度的关系

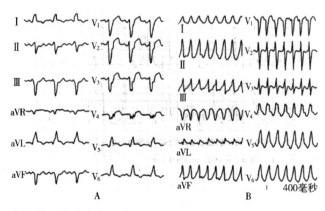

图 4-71　一例室性心动过速发作时 QRS 波宽度比窦性心律时 QRS 波窄的特殊病例

图 A 为窦性心律时记录,其 QRS 波因陈旧性前侧壁心肌梗死而增宽;图 B 为发作室性心动过速时记录。该室性心动过速起源于室间隔右侧,故使左、右心室几乎同时激动,故 QRS 波宽度比窦性心律时窄(窦性心律时左心室激动延迟)

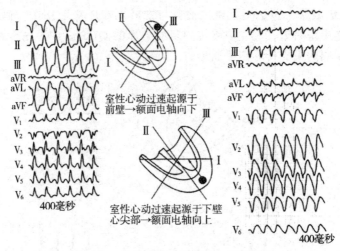

图 4-72　室性心动过速起源与电轴关系

起源于心尖部的室性心动过速使 QRS 波电轴偏上,起源于前壁基底部的室性心动过速使电轴偏下

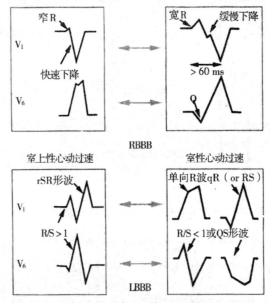

图 4-73　宽型 QRS 心动过速

室性心动过速与室上速伴左束支传导阻滞 LBBB 或右束支传导阻滞 RBBB 的鉴别;RBBB 右束支传导阻滞型;LBBB 左束支传导阻滞型

表 4-2　心电图征象诊断室性心动过速的若干限制性

表现	限制性
房室分离	1.室性心动过速时可有室房逆传 2.亦可见于交界性心律伴束支传导阻滞与房室分离者
QRS＞0.14 秒	可见于: ①原有左束支传导阻滞者 ②旁道前传的房室折返性心动过速 ③药物作用致室内传导阻滞

续表

表现	限制性
电轴左偏	①对左束支传导阻滞型心动过速的鉴别无帮助 ②亦可见于右侧或后间隔旁道前传的房室折返性心动过速 ③室上速应用 Ic 类药后
电轴右偏	对完全性右束支传导阻滞型心动过速的鉴别无帮助
AVR 以外导联出现 q(Q)R 波	仅见于心肌有瘢痕、梗死或淀粉样变性引起的室性心动过速
胸导联 V₁～V₆ 的同向性图形	左后旁道前传的房室折返性心动过速亦可出现 V₁～V₆ 同一性向上的 R 波
一个或一个以上胸导联 R 波至 S 波最低点距离≥100 毫秒	可见于： ①室上性心动过速用药后室内传导延长者 ②逆向型房室折返性心动过速 ③原有左束支或右束支传导阻滞者
心室夺获或融合波	仅见于心率较慢的室性心动过速

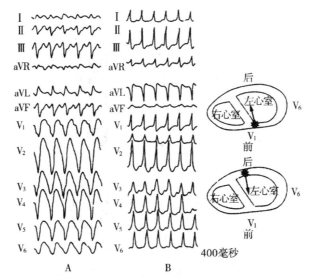

图 4-74　室性心动过速胸导联 QRS 波同向性(同一性)的机制

A：一例左心室心尖部起源的室性心动过速，心电图 V₁～V₆ 均为负向性 QRS 波；B：一例左后壁起源的室性心动过速，全部胸导联均为正向波

必须指出：左后旁道前传之室上性心动过速(逆向性房室折返性心动过速)亦可呈同样同一性图形

表 4-3　根据 QRS 波形态初步判断室性心动过速的起源部位

V₁	VT 出口/起源	QRS 波额面电轴
左束支传导阻滞型	室间隔或右心室	电轴＋60～＋140——右心室流出道 其他电轴： 束支内折返或右心室瘢痕引起的 VT

V_1	VT 出口/起源	QRS 波额面电轴
RS型	室间隔或左心室流出道	+60～+140——左心室流出道 电轴偏上——间隔下部
右束支传导阻滞型	左心室	电轴偏上——下壁 电轴偏下——前壁 电轴偏右——侧壁

V_2～V_4 导联以 R 波为主波,提示 VT 起源于心室基底部,如右心室流出道 VT 之 QRS 波>140 毫秒,提示起源于游离壁;<140毫秒示起源于间隔部。如 R 波过渡区出现在 V_2 导联,提示 VT 起源于肺动脉瓣直下方或左心室流出道

(一)经典型的右束支传导阻滞型差异性传导产生的 QRS 波

典型的右束支传导阻滞型差异性传导产生三相性 QRS 波群,在 V_1 导联呈 rsR′ 或 rSr′ 波,在 V_6 导联及 I 导联呈 qRs 或 RS 形波,如图 4-75、4-76。

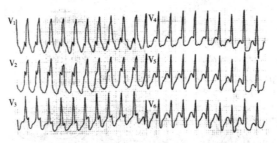

图 4-75　室上性心动过速伴右束支传导阻滞型室内差异性传导

V_1 导联的 QRS 波群呈 rsR′型,V_6 导联 QRS 波群呈 qRs 型

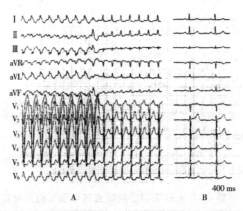

图 4-76　室上性心动过速伴左束支传导阻滞型室内差异性传导

V_1 导联 r 波窄而小,且快速形成 S 波(r→S 波谷距离短)高度提示室上速伴室内差异性传导。注意
在一个室性期前收缩后心动过速转为窄型 QRS 波,此进一步支持为室上速

(二)左束支传导阻滞型差异性传导在 V_1 导联的 QRS 波

左束支传导阻滞型差异性传导在 V_1 导联表现为 QS 或 rS 图形,且心室波总是显示快速下降至 S 波的最低点(小于 0.07 秒),如图 4-77、图 4-78。

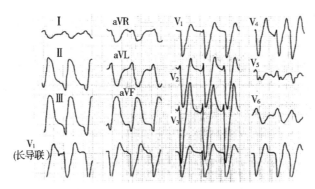

图 4-77　房性心动过速伴左束支传导阻滞

唯一支持此诊断的图形特征为 V_1 导联到达 S 波最低点的时间短暂。相反在 V_1 导联，P 波与 QRS 波群的关系变化提示可能为室性心动过速。但正是这些 P 波最终成为诊断室上性机制的关键线索，因为仔细观察发现房室呈莫氏型传导，进而证实本例为房性心动过速

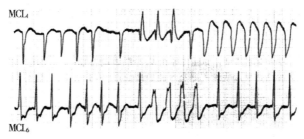

图 4-78　心房颤动伴交替性右束支传导阻滞型或左束支传导阻滞型差异性传导

在每一导联均可见呈左束支和右束支传导阻滞两种不同图形的 QRS 波，其间插有一个较正常传导的 QRS 波群。在 MCL_1 导联，右束支传导阻滞图形为 rSR′，左束支传导阻滞图形的下降支（S 波）光滑，快速到达最低点，而上升支粗钝缓慢。在 MCL_6 导联，右束支传导阻滞图形为 qRS，左束支传导阻滞图形为单向 R 波

（三）QRS 波群之前有 P 波

另一有意义的心电图表现为 QRS 波群之前有 P 波，如图 4-79。但应注意的是，当心室率很快时，P 波可被误认为跟随于前一个 QRS 之后。另一方面，室性心动过速偶可呈 1∶1 的室房逆向传导。而心室率很快时，又难以辨认 P 波的方向，因而不可能区分是逆传 P 波还是异位节律的 P 波。

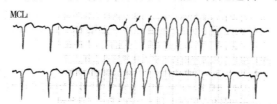

图 4-79　房性心动过速伴左束支传导阻滞型差异性传导

每一短阵宽型 QRS 波心动过速均有加快的 P′波（箭头所示），这些 P 波引发每一阵心动过速的发作。宽 QRS 波的 S 波下降支光滑，快速到达最低点，而上升支粗钝迟缓，符合典型左束支传导阻滞图形

三、经房室旁路前传的逆向性房室折返性心动过速

在经房室旁路前传的快速心律失常中，心室最早激动部位未经正常传导系统传导，所产生的

畸形宽大的 QRS 波群难与起源产生于同一部位的室性心动过速相鉴别。Brugada 指出的以下三条心电图表现有助于除外旁路参与的快速性心律失常。

（1）$V_4 \sim V_6$ 的 QRS 波群主波向下——这表明心动过速的起源点在心尖部，众所周知房室旁路的心室插入点都在心底部——因此可以除外房室旁路前传的室上性快速性心律失常。

（2）$V_2 \sim V_6$ 五个导联中任一个导联出现 QR 图形。

（3）QRS 波群多于 P 波，因为任何类型旁道参与的心动过速，每一次搏动都有心房参与，即旁室仍保持顺序性激动。

现回头看图，有两点可除外预激性心动过速即 A-AVRT：①V_2 和 V_3 导联的 QRS 波群为 QR 型。②$V_4 \sim V_6$ 全部为负向的 QRS 波（QS 型）。根据同样的两点，亦可以除外图 4-80 预激性（旁道参与活动）心动过速的可能性。

现举一例经房室旁路（kent 束）前传的房性心动过速，如图 4-81。

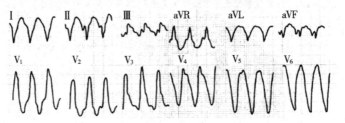

图 4-80 室性心动过速（频率 172 次/分）

额面电轴在"无人区"，V_1 的 R 波达峰早，V_6 呈 QS 型，深度＞15 mm。并且由于 $V_4 \sim V_6$ 全部为负向 QRS 波群，V_3 为 qR 型，故可除外 W-P-W 的房室旁路前传性心动过速

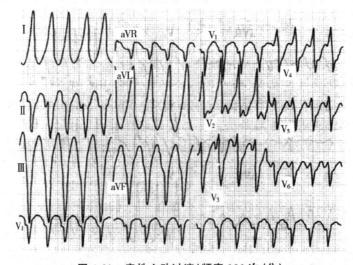

图 4-81 房性心动过速（频率 186 次/分）

经房室旁路下传心室，在图形上难以与室性心动过速相鉴别，本例经电生理检查才确诊

应注意鉴别经房室旁路前传的快速性心房颤动和室性心动过速，要点是前者呈极快和极不规则的心室律，这是预激征合并心房颤动的特征（图 4-82）。

下面再列举一些不同宽 QRS 心动过速的心电图表现（图 4-83～图 4-91）以供参考，其诊断和鉴别诊断要点在图解中有详细说明。

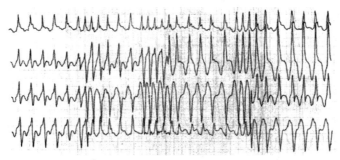

图 4-82　心房颤动,经房室旁路下传心室(心室率 220 次/分)

R-R 间期完全不等,心室率极不规则,最短的 R-R 间期 200 毫秒,相当于 300 次/分的心室率,而最长的 R-R 间期 2 倍于最短 R-R 间期,各 QRS 波宽窄变异大

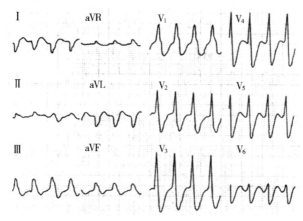

图 4-83　室性心动过速(频率 170 次/分)

额面电轴右偏,V_1 导联的 QRS 为“尖塔形”的单形 R 波,V_6 导联的 QRS 波群为 rS 型

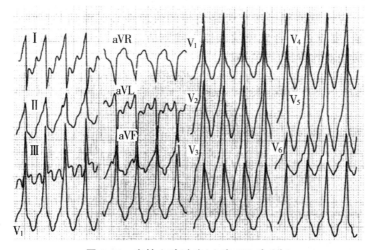

图 4-84　室性心动过速(心率 188 次/分)

胸前导联 QRS 波群均呈正向同向性,但此特征亦可见于旁道前传的房室折返性心动过速。本例经电生理检查确诊为室性心动过速

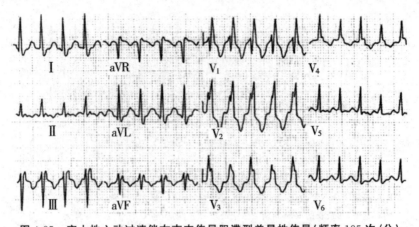

图 4-85　室上性心动过速伴右束支传导阻滞型差异性传导(频率 185 次/分)

V_1 导联 QRs 波群为 rSR' 型，Ⅰ 和 aVL 导联为 qRS 型。此外，可见 QRS 波群的电压交替，V_3 导联最清楚

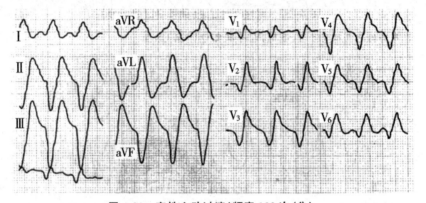

图 4-86　室性心动过速(频率 122 次/分)

本例室性心动过速特点为：极宽大的 QRS 波，间期达 0.22 秒；V_1～V_6 QRS

波群均为 QR 型，此特点可除外经旁道前传的室上性心动过速

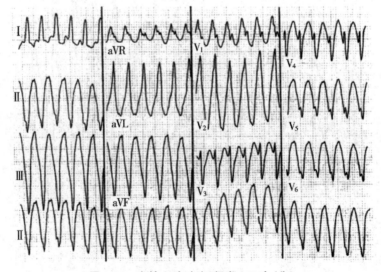

图 4-87　室性心动过速(频率 242 次/分)

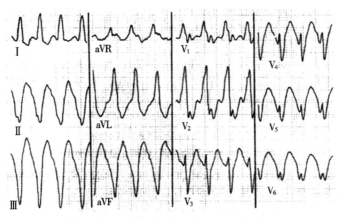

图 4-88 室性心动过速(频率 178 次/分)

QRS 间期 0.20 秒,V₁ 导联的 QRS 波群为左耳高的兔耳征,V₆ 导联呈 QS 型

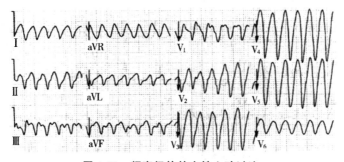

图 4-89 频率极快的室性心动过速

室性心动过速频率达 266 次/分,有人称为心室扑动。额面电轴在"无人区",胸前导联的 QRS 波群均呈负向同向性,故凭体表心电图可确诊为室性心动过速

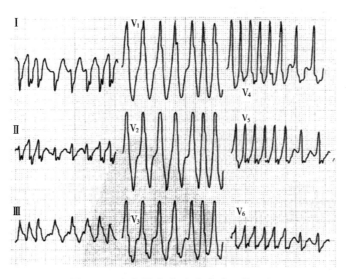

图 4-90 心房颤动,经房室旁路下传心室

R-R 间期完全不等,QRS 波宽窄交错,心室率极快达 300 次/分

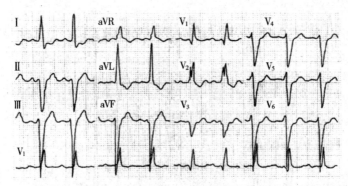

图 4-91　窦性心律伴双束支传导阻滞(右束支传导阻滞＋左前分支传导阻滞)

注意 V_6 导联 QRS 波群呈 rS 型,酷似室性异位心律

四、不伴器质性心脏病的室性心动过速

不伴器质性心脏病的室性心动过速系指用目前临床常规检测手段不能发现有心脏结构改变,且亦排除了冠状动脉疾病的一类特发性室性心动过速,其分类如表 4-4。

表 4-4　不伴结构性心脏病的各种宽型 QRS 波心动过速的分类

一、单形性

(一)室上速(SVT)

1.伴束支传导阻滞

(1)功能性(右束支传导阻滞型多于左束支传导阻滞型)

(2)过去已存在的

(3)频率依赖性

(4)非特异性室内传导延迟(药物、电解质紊乱等)

2.逆向性房室折返性心动过速(经房室结逆传)

(二)室性心动过速(VT)

1.LBBB 型,电轴偏下(特发性右心室 VT)

2.RBBB 型,电轴偏上(特发性左心室 VT)

3.起搏器介导的 VT

二、多形性

(一)室上性心动过速

预激征合并房颤(旁道前传)

(二)室性心动过速

1.扭转型室性心动过速(长 QT 综合征,先天性或获得性)

2.Brugada 综合征(也可发作单形性室性心动过速)

3.儿茶酚胺性多形性室性心动过速

4.短 QT 综合征

维拉帕米敏感性束支性室性心动过速是左心室特发室性心动过速的最常见类型,但心电图 QRS 波向量可有很大不同。熟悉其心电图特征表现,可协助检出本类室性心动过速,并为导管消融治疗提供依据。

本型室性心动过速有三个亚型:①左前束支型,右束支传导阻滞型伴电轴右偏(少见型),如图4-92。②左后束支型,呈右束支传导阻滞型伴电轴偏上(常见型),如图4-93。③间隔上部束支型,QRS波较窄电轴正常或右偏(罕见型),如图4-94。

五、宽型 QRS 波心动过速的急诊处理原则

根据临床和心电图特征可以鉴别大部分的室性心动过速、室上性心动过速伴差异性传导或房室旁路前传的快速性心律失常,并分别进行合适的治疗。

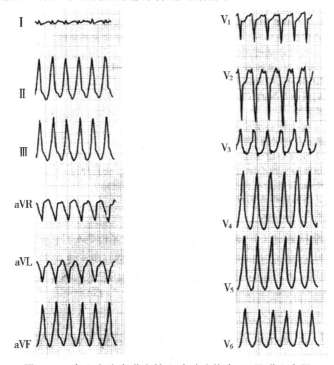

图 4-92　右心室流出道室性心动过速体表 12 导联心电图

心率 230 次/分,呈 LBBB 形态、电轴向下,QRS 宽度 160 毫秒,aVL 导联QRS 波倒置,V_1 至 V_6 导联 R 波逐渐增加,$V_{3R}/S>1$

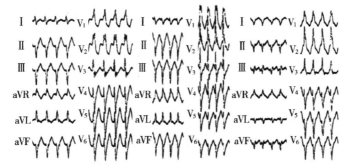

图 4-93　三种维拉帕米敏感性左后束支性室性心动过速的心电图

注意上述 6 例均为右束支传导阻滞型,但电轴与各导联 QRS 波向量不同

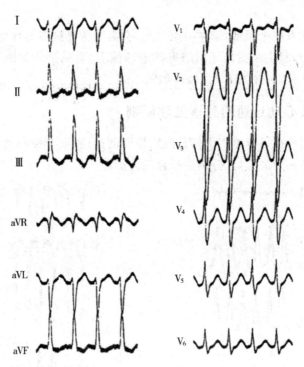

图 4-94　维拉帕米敏感性左上间隔性室性心动过速的心电图特点

注意本型室性心动过速 QRS 波较窄（100 毫秒），R 波过渡区出现在 V_3 导联

对于临床和心电图表现暂时不能鉴别的宽型 QRS 波心动过速应按室性心动过速处理且禁用洋地黄、维拉帕米或地尔硫䓬。对于诊断不明但有血流动力学不稳定的心动过速，应立即同步直流电击复律；对于血流动力学稳定的患者可试以静脉注射普鲁卡因胺 10 mg/kg 体重，5 分钟静脉注射。心脏结构正常的宽型 QRS 波心动过速亦可试用普罗帕酮静脉注射，剂量为 1～2 mg/kg，用 5 分钟时间缓慢静脉注入。药物治疗无效者，亦应及时行同步直流电击复律。

（秦春霞）

第六节　心脏传导阻滞

一、窦房传导阻滞

发生于窦房结和心房肌之间的传导阻滞称为窦房传导阻滞。窦房传导阻滞主要见于迷走神经张力增高或洋地黄、奎尼丁的毒性作用，可用阿托品消除，大多是暂时性的。也可见于急性心肌梗死或急性心肌炎患者。持久的窦房传导阻滞多见于病态窦房结综合征。

（一）窦房传导阻滞的产生机制

窦房结电位很小，在体表心电图上不能描出，需用窦房结电图方可测出，窦房结的电活动只能通过窦性 P 波产生间接推测出来。窦房结产生的激动，因窦房结与心房交界区的传导阻滞

(传出传导阻滞)未能传导到心房,不能激动心房和心室,心电图上表现为一个或数个心动周期消失,不出现P波和QRS波群。其传导阻滞的程度分为三度:一度窦房传导阻滞仅有窦房传导时间延长,但全部窦性激动均能传入心房;二度窦房传导阻滞不仅有窦房传导时间延长,也有部分窦性激动不能传入心房;三度窦房传导阻滞时,所有的窦性激动均不能传入心房。

(二)窦房传导阻滞的心电图表现

1.一度窦房传导阻滞

一度窦房传导阻滞是指窦性激动在窦房传导过程中传导时间延长,但每次窦性激动均能传入心房,在体表心电图上无法察觉窦性活动。由于窦房传导的延迟是匀齐的,因此P-P间期基本相等,与正常心电图无法区别。

2.二度窦房传导阻滞

二度窦房传导阻滞分为Ⅰ型(莫氏型)与Ⅱ型两类,二度Ⅰ型窦房传导阻滞是由于窦房交界区的相对不应期及绝对不应期发生病理性延长所致,而以前者为主,而二度Ⅱ型窦房传导阻滞则也是由于两种不应期病理性延长所致,而以后者为主。

(1)二度Ⅰ型窦房传导阻滞:二度Ⅰ型窦房传导阻滞亦称莫氏型二度窦房传导阻滞或窦房间期递增型窦房传导阻滞。窦房间期(S-P间期)是指窦房结的激动通过窦房交界区传到周围心肌的时间,亦称为窦房传导时间。但窦房交界区的传导,不像房室传导阻滞有P-R间期可供参考,而二度窦房传导阻滞只有靠P-P间期的变化来分析。

研究者们认为该型传导阻滞是由于窦房交界区的相对不应期及绝对不应期发生病理性延长,尤其是相对不应期发生病理性延长。但近期认为,它是一种传导功能逐渐衰减的表现,而使窦性激动在下传过程中传导速度进行性减慢,直到完全被阻滞不能传入心房,此现象周而复始。因为窦房传导时间(S-P间期)逐渐延长,而每次S-P间期的增量则逐渐减少,故心电图表现为P-P间期进行性缩短,直至因P波脱落而发生长P-P间期,长P-P间歇前的P-P间期最短,接近正常窦性周期(实际上仍比正常的窦性周期略长或相等),长的P-P间期小于最短的P-P间期的2倍,等于窦性周期间距的2倍减去一个阻滞周期中每次心动周期S-P间期的增量之和。

心电图特点(图4-95):①须为窦性P波。②有P-P间期逐渐缩短而后出现长的P-P间期的规律并周而复始。③长P-P间期小于最短P-P间期的2倍。

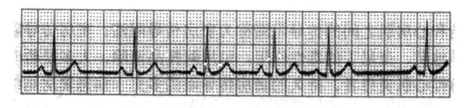

图4-95 二度Ⅰ型窦房传导阻滞

(2)二度Ⅱ型窦房传导阻滞:二度Ⅱ型窦房传导阻滞也称之S-P间期固定型二度窦房传导阻滞。常有2种类型。

其一,传导比例规整的二度Ⅱ型窦房传导阻滞:可出现3∶2、4∶3,5∶4等传导比例,且保持不变;亦可出现2∶1传导,即每隔1次才下传的窦房传导阻滞,2∶1传导阻滞的特点为规则的窦性心律,缓慢,仅30～40次/分,比正常窦性心律的频率减少一半,当运动或用阿托品后,心率可成倍增长。

心电图特点是(图4-96):①窦性P波。②规则的P-P间期中突然出现一个长间歇,其间没有P-QRS-T波群。③长的P-P间期是短的P-P间期的整倍数,常见的是2倍或3倍。④常出现逸搏,也可合并房室传导阻滞,也可以是病态窦房结综合征的一个表现。

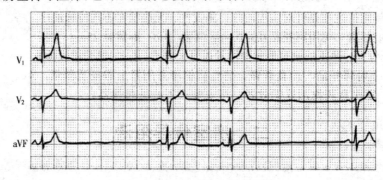

图4-96 二度Ⅱ型窦房传导阻滞

其二,传导比例不规整的二度Ⅱ型窦房传导阻滞:在一系列窦性心搏中,突然出现一个无窦性P波的长间歇,长间歇的P-P间期恰为窦性周期的2倍或3倍,其传导比例不固定。

3.三度窦房传导阻滞

窦性激动全部在窦房交界区内受阻滞而不能下传,心电图上窦性P波完全消失,很难与窦性停搏区别,如出现房性逸搏心律,则有助于三度窦房传导阻滞的诊断,因为窦性停搏时,心房内起搏点同时受抑制,多无房性逸搏出现。

(三)窦房传导阻滞与窦性心动过缓鉴别

窦性心动过缓的心率一般为40~60次/分,常伴有不齐。如果窦性心律的频率在40次/分以下时,应考虑到有窦房传导阻滞的可能。2∶1窦房传导阻滞的心率常为30~40次/分,缓慢且匀齐,阿托品试验窦性心动过缓的心率逐渐增加,在2∶1窦房传导阻滞时则心率突然成倍增加。3∶2窦房传导阻滞可表现为二度Ⅱ型窦房传导阻滞,心动周期呈短的P-P间期与长的P-P间期交替出现的现象,长的P-P间歇恰为窦性周期长度的2倍。但也可表现为二度Ⅰ型窦房传导阻滞,心动周期也呈短的P-P间期与长的P-P间期交替出现,只是长的P-P间歇小于2倍短的P-P间期。

(四)窦房传导阻滞的临床意义与治疗

窦房传导阻滞是较少见的心律失常,既可暂时性出现,也可持续性存在或反复发作。它可见于迷走神经功能亢进或颈动脉窦敏感的健康人。但绝大多数见于器质性心脏病,常见于冠心病、急性下壁心肌梗死,也见于高血压心脏病、风湿性心脏病、心肌炎、先天性心脏病,此外还可见于高钾血症、高碳酸血症、白喉、流感等窦房结损伤(包括出血、缺血、炎症、梗死)。窦房结退行性变是窦房传导阻滞常见的原因,药物如洋地黄、奎尼丁、胺碘酮、维拉帕米、丙吡胺、β受体阻滞剂中毒时亦可引起,但多为暂时性的。

窦房传导阻滞常无症状,或有"漏跳"、心悸、乏力感,但长时间的阻滞可出现眩晕、黑蒙、昏厥,甚至昏迷、抽搐。窦房传导阻滞如为偶发多为功能性,频发的窦房传导阻滞多为器质性,当心室率>45次/分的窦房传导阻滞,持续时间短,无阿-斯综合征发作者,预后好,反之老年人或晚期心脏病患者频发的窦房传导阻滞,持续时间长,如无逸搏心律则可发生阿-斯综合征,则预后差。迷走神经张力增高所致的窦房传导阻滞预后好。

窦房传导阻滞主要是针对病因治疗。偶发性、无症状者不需特殊治疗,如频发、持续时间长或症状明显者,可用阿托品 0.3～0.6 mg 口服,3 次/天;麻黄碱 25 mg 口服,3 次/天;异丙肾上腺素 10 mg 口服,3 次/天;严重病例可静脉滴注异丙肾上腺素(用 5％葡萄糖液稀释),每分钟 1～3 μg,亦可静脉内注射阿托品,山莨菪碱。急性病例可并用肾上腺皮质激素,对于黑蒙、晕厥、阿-斯综合征发作且药物治疗无效者,可安装人工心脏起搏器。

二、房室传导阻滞

以往对房室传导阻滞(auriculo-ventricular block,"A-VB")的概念,只认为是在房室交接区(房室结与房室束)发生了激动传导阻滞的现象;现在由于应用心内心电图如 His 束电图等,证明了房室传导阻滞可发生在由心房至心室内末梢纤维的全部传导系统中的各个部位,并且是呈水平型的阻滞,即不包括一支传导阻滞而另一支下传的单支传导阻滞。目前,一般将房室传导阻滞仍分为一度、二度及三度三类。

房室传导阻滞是由于房室传导系统不应期的延长所引起,房室传导系统的绝对不应期,相当于 QRS 波的开始至 T 波的顶点,相对不应期相当于 T 波顶点至 T 波终点。因此出现在 T 波之后的P 波,只要不存在传导阻滞,P-R 间期应是正常的。

(一)房室传导阻滞分型分度的鉴别

1.判断二度Ⅰ型与Ⅱ型房室传导阻滞常用的鉴别方法

常用的方法有阿托品试验、运动试验、颈动脉窦按压试验(表 4-5)。

表 4-5　无创性判断二度Ⅰ型或Ⅱ型房室传导阻滞的方法

	Ⅰ型(房室结阻滞)	Ⅱ型(结下阻滞)
阿托品	改善	恶化
运动	改善	恶化
颈动脉窦按压	恶化	改善

2.高度危险的房室传导阻滞

有下列心电图表现者为高度危险的房室传导阻滞,应尽快给予起搏治疗。

(1)QRS 波增宽和/或心室率＜40 次/分者。

(2)伴 Q-T 间期明显延长与 T 波深度倒置者(图 4-97)。

(3)间歇性完全性房室传导阻滞(用药物增快心率易导致矛盾性的长时间心室停搏)。

(4)交替性束支传导阻滞并 P-R 间期延长者(图 4-98)。

(5)心室逸搏节奏点多变。

(6)合并室性期前收缩者。

(7)任何类型房室传导阻滞合并原因不明晕厥发作者。

(8)急性心肌梗死合并莫氏二度Ⅱ型房室传导阻滞(图 4-99、图 4-100),或三度房室传导阻滞,或双束支传导阻滞,或完全性左束支或右束支传导阻滞者。

(9)间歇性三束支传导阻滞(图 4-101、图 4-102)。

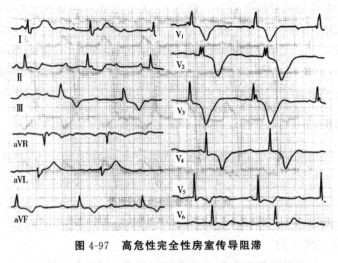

图 4-97　高危性完全性房室传导阻滞

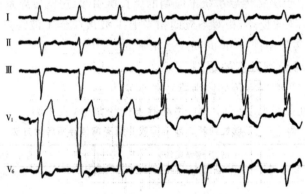

图 4-98　交替性束支传导阻滞

左侧心电图为左束支传导阻滞伴 P-R 间期延长,右侧心电图示突然演变为右束支传导阻滞伴 P-R 间期延长。注意本类传导阻滞患者无论有无心动过缓或晕厥病史,均易发生猝死,故一旦诊断应尽快给予人工起搏治疗

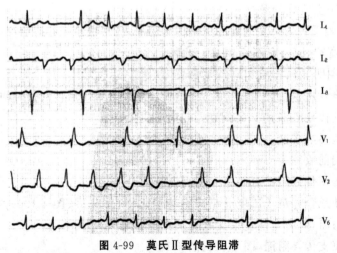

图 4-99　莫氏 Ⅱ 型传导阻滞

示窦性心律 P-R 间期为 200 毫秒。继之出现 P 波突然不能下传,QRS 波形态属右束支并左前分支传导阻滞,故属莫氏 Ⅱ 型房室传导阻滞

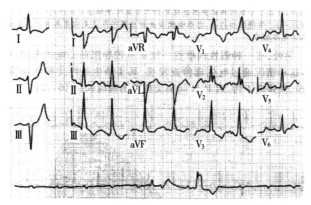

图 4-100 一例莫氏二度Ⅱ型房室传导阻滞

左侧心电图示基本心律为窦性心律,75 次/分,P-R 间期 240 毫秒;QRS 波宽度 120 毫秒;呈 2∶1 房室传导阻滞。本例 P-R 间期仅轻微延长且 QRS 波增宽,故提示为莫氏Ⅱ型房室传导阻滞

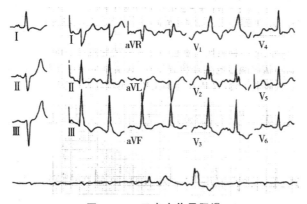

图 4-101 三束支传导阻滞

左侧心电图示基础心律为窦性心律(频率 100 次/分),呈左前分支传导阻滞图形,2 小时后记录右侧心电图示右束支传导阻滞伴左后分支传导阻滞,P-R 间期为 0.20 秒。3 天后患者出现晕厥发作时描记示三束支完全性传导阻滞导致完全性房室传导阻滞与心室停搏(底部心电图)

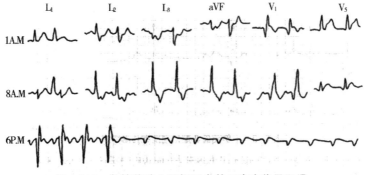

图 4-102 急性前壁心肌梗死合并三束支传导阻滞

另外,有一种假性间歇性一度房室传导阻滞心电图需加以鉴别:这种情况通过电生理检查发现,其实是生理性交替性经房室结慢、快通道下传,致 P-R 间期交替性出现延长(图 4-103)。

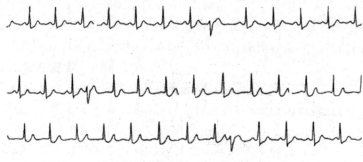

图 4-103   交替性经房室结快、慢通道前传的心电图表现

(二)完全性房室传导阻滞

任何类型房室传导阻滞出现严重心室率减慢者均属心脏急症(图 4-104、图 4-105)。诊断完全性房室传导阻滞需符合下述三个条件,即:①没有房室传导。②心室率<45 次/分。③心房率不慢。所谓阻滞-加速性分离现象,它常见于急性下壁心肌梗死患者,这是一种程度较轻的传导阻滞,其特点为心室率较快,有时亦伴心房率增快。本型房室传导阻滞常在短时间内自行消失。间歇性三束支传导阻滞也可发展为完全性房室传导阻滞而致心室停搏(图 4-106)。

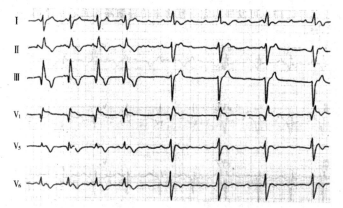

图 4-104   2∶1 房室传导阻滞演变为完全性房室传导阻滞

本图左侧为 2∶1 房室传导阻滞,QRS 波形态提示为右束支与左后分支传导阻滞。
后半段突然演变为完全性房室传导阻滞,其逸搏节奏点发自左后束支

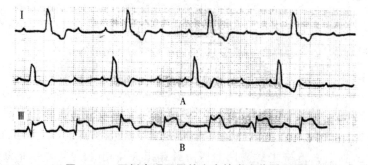

图 4-105   两例表现不同的完全性房室传导阻滞

A.完全性房室传导阻滞(心房率 108 次/分,心室率 37 次/分)。心室率绝对规则,尽管心
房激动充分发放,但无一发生房室传导;B.示阻滞-加速分离现象,房室传导阻滞情况下,
交界性心率达 66 次/分(加速性交界性节律),心房率 93 次/分(亦呈加速现象)

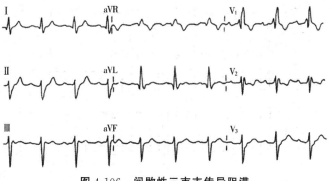

图 4-106　间歇性三束支传导阻滞

(三)高度房室传导阻滞

一定的心房率(<130 次/分)情况下,2 个或 2 个以上心房激动不能下传心室时称为高度或进展型房室传导阻滞,有时高度房室传导阻滞亦可导致极慢的心室率,而发生晕厥甚或猝死,如图 4-107～图 4-110。

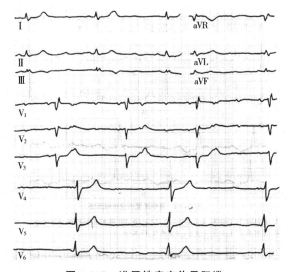

图 4-107　进展性房室传导阻滞

进展型房室传导阻滞,房室呈固定的 3∶1 与 4∶1 传导阻滞,QRS 波呈右束支传导阻滞,
4∶1 传导时心室率仅 23 次/分,房室传导阻滞部位可能在房室结或希-普系。但因心室率
显著缓慢,因此易发生心脏停搏或心室颤动,故应尽早进行人工起搏

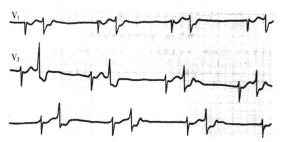

图 4-108　洋地黄中毒引起交界性心律(40 次/分)伴多形性室性期前收缩(呈两联律)
潜在基本心律可能为"直线"性心房颤动伴完全性房室传导阻滞或窦性停搏。上述
表现提示本例为高危性心律失常患者,第一步治疗应是立即进行人工起搏

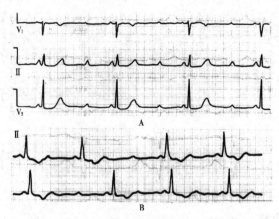

图 4-109　两例高度房室传导阻滞

A.持续性 3∶1 传导,使心室率仅为 32 次/分,P-R 间期正常,QRS 波呈窄型;
B.房室呈 2∶1 与 3∶1 传导,心室率约 35 次/分

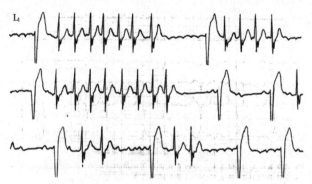

图 4-110　短阵性心房扑动后传为窦性心律伴高度房室传导阻滞

注意每一室性逸搏后出现短阵室上性心动过速。此因室性逸搏冲动促发一超常期传导,由于其后每
一激动落于前一个 QRS 波的超常期,故持续出现多个室上性 QRS 波群(短阵性室上性心动过速)

(四)Ⅱ型二度房室传导阻滞

　　本型阻滞常因双束支传导阻滞所致,心电图主要表现为 P-R 间期正常或固定性轻度延长与
QRS 波呈束支传导阻滞图形,发生 QRS 波脱漏前心搏的 P-R 间期常无延长。本型阻滞易发生
连续多个 P 波不能下传而致心室停搏,如图 4-111～图 4-115。

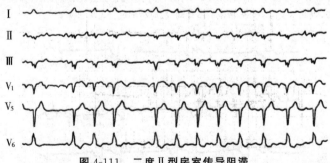

图 4-111　二度Ⅱ型房室传导阻滞

P-R 间期虽有延长,但在未下传的 P 波前后仍保持固定不变。QRS 波呈
固定的左束支传导阻滞型,故本型房室传导阻滞部位在右束支水平

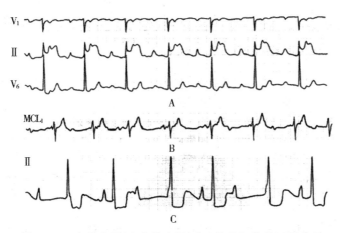

图 4-112　各种 I 型(房室结水平)房室传导阻滞的不同表现

A.急性下壁心肌梗死并发 2∶1 房室传导阻滞。注意传导性搏动的 P-R 间期延长,无束支传导阻滞表现;B.阻滞-加速性分离现象伴有两个心室夺获,注意传导性心搏的 P-R 间期延长;C.逸搏-夺获双联律,注意成对心搏中第一个是交界性逸搏,第二个传导性心搏 P-R 间期延长

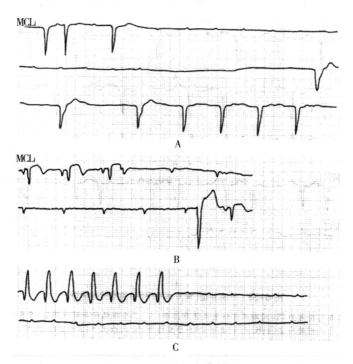

图 4-113　各种心室停搏表现

A.剧烈呕吐引起的迷走神经性心室停搏,持续达 11 秒;B.急性前间壁心肌梗死合并未下传性房性期前收缩,后者引起继发性窦性周期延长,而致长达 7 秒的停搏;C.一例间歇性房室传导阻滞患者,诊断后因无晕厥发作而未予及时起搏治疗致突然发展为心室停搏而死亡

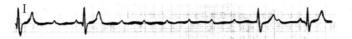

图 4-114　II 型房室传导阻滞引起 4 秒钟心室停搏而发生阿-斯综合征

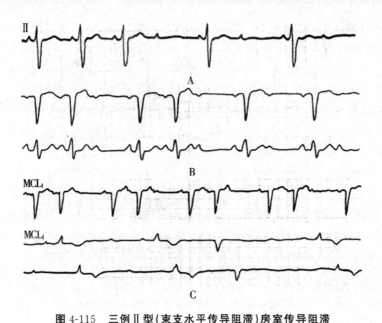

图 4-115　三例Ⅱ型(束支水平传导阻滞)房室传导阻滞

其共同特点为 P-R 间期正常伴束支传导阻滞。A.三个连续传导性心搏后，
房室传导比例转为 2∶1;B.先 3∶2 后 2∶1 房室传导;C.上条呈 3∶2 房室
传导,中、下条录自数小时后,进一步证实为双束支传导阻滞引起的二度Ⅱ
型房室传导阻滞(可见交替性呈右束支与左束支传导阻滞)

相反,典型二度Ⅰ型房室传导阻滞(房室结水平传导阻滞)的特点是 P-R 间期延长而 QRS
波正常,但二度Ⅰ型房室传导阻滞可有很多变异型,其中最常见的 2∶1 房室传导阻滞
(图 4-116),其次为阻滞-加速性分离,少数可表现为逸搏-夺获双联律、3∶2 莫氏型房室传导阻滞
(图 4-117);另一方面,二度Ⅱ型房室传导阻滞(莫氏Ⅱ型)由于房室结传导一般维持正常,故 P-R
间期不显延长,但 QRS 波几乎总是呈束支传导阻滞图形,本型房室传导阻滞极易发展为完全性
房室传导阻滞并导致晕厥、猝死,故即使无症状,亦应住院紧急进行人工起搏。2∶1 房室传导阻
滞伴 P-R 间期延长但 QRS 波正常(不增宽)者,常为二度Ⅰ型房室传导阻滞,不可误诊为二度
Ⅱ型房室传导阻滞(表 4-6)。

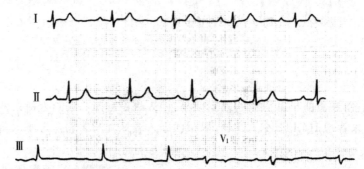

图 4-116　2∶1 房室传导阻滞被误诊为窦性心动过缓并一度房室传导阻滞

注意Ⅰ、Ⅱ、Ⅲ导联的 T 波前后未见明确 P 波,但 V₁ 的 T
波后可见一 P 波。提示 T-P 重叠,此种情况容易被误诊

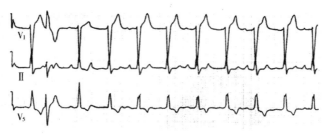

图 4-117 窦性心律伴 3：2 莫氏型房室传导阻滞

注意 QRS 波呈左束支传导阻滞型。在室性期前收缩代偿间期后 QRS
波正常化，此提示左束支传导阻滞系心率加速依赖性

表 4-6　二度Ⅰ型与Ⅱ型房室传导阻滞的鉴别

		Ⅰ 型	Ⅱ 型
临床		常为急性	常为慢性
		见于下壁心肌梗死	见于前间壁心肌梗死
		风湿热	Lenegre 病
		洋地黄应用	Lev 病
		β 受体阻滞剂应用	心肌病
阻滞解剖部位		房室结，偶在希氏束	结下，常在束支内
电生理异常		相对不应期	
		递减传导	全或无传导
心电图		R-P/P-R 呈反比关系	P-R 固定不变
		P-R 间期延长	P-R 间期正常
		QRS 波宽度正常	呈束支传导阻滞图形

三、频率依赖性房室传导阻滞

频率依赖性房室传导阻滞是在心率正常时传导正常，心动过速或过缓时即出现房室传导阻滞，这种现象称为频率依赖性房室传导阻滞，亦称之阵发性房室传导阻滞。病变部位可局限于希氏束内，但大多数为双侧束支病变引起。因心率增快而出现，心率减慢而消失的房室传导阻滞则称之第 3 位相阵发性房室传导阻滞。因心率减慢出现，心率增快而消失的房室传导阻滞，称为第 4 位相阵发性房室传导阻滞。

（一）第 3 位相传导阻滞

1.第 3 位相传导阻滞的产生机制与心电图表现

心肌纤维兴奋之后有一个不应期，在有效不应期内给予任何刺激都不会发生反应，在相对不应期时，如果刺激能引起反应，则反应振幅低、0 相除极速度慢，这是决定传导速度的两个重要因素，使传导减慢、减弱或被阻滞。而在某些情况下，如急性心肌缺血、心肌炎或应用某些药物之后，不应期比完成复极时间更长（所谓复极后的不应期），这种情况在房室结常见，在传导组织其他部位亦同样于病理情况下可以发生。因此，第 3 位相阻滞包括正常组织的不应期所引起的传导障碍（即频率增快时所出现的传导障碍），也包括不应期延长的异常组织中的传导障碍。前者如过早激动或室上性心动过速,当激动抵达房室交界区或室内传导系统,此时房室交界区或室内传导系统正处于动作电位的位相3(相当于心肌兴奋性的部分绝对不应期或全部相对不应期),于是下传至心室后会产生束支或房室传导阻滞。生理性3位相阻滞心电图常见于如室上性期前收缩,室上性心动过速伴室内差异性传导、未下传的室上性期前收缩、隐匿性交界性期前收缩、各种隐匿性传导、干扰现象等,这些均和3位相阻滞有关。后者则是病理性复极延长,当心率相对增快时,如心率在100次/分左右,即可出现束支或房室传导阻滞,反映了心肌细胞动作电位位相3发生了异常的延长,故此种传导障碍属于病理性第3位相的范畴。

2.第3位相传导阻滞的临床意义

第3位相传导阻滞本身不产生临床症状与体征,临床意义主要决定于基础心脏病与伴发的心律失常。一般说来,第3位相传导阻滞发生在三大因素的基础上(非常短的配对间期,Ashman现象、非常快的心室率),则多为功能性的。如果异常的心室波并不是在上述3种情况下,而是意外地出现则提示病理性室内传导障碍。当心室率大于180次/分时出现的差异性传导多为功能性,心室率小于150次/分出现束支传导阻滞,则提示室内传导系统病理性异常。出现差异性传导的最低心率称为临界心率,临界心率是随病情而转变,并没有统一的界限。因为要在生理性位相3传导阻滞与病理性位相3传导阻滞之间划一截然的界限似乎是困难的。这是由于两者的心率范围可能发生某种程度的重叠。但是室内差异性传导呈现左束支传导阻滞图形者以器质性心脏病多见,可能会发展为永久性阻滞。

(二)第4位相传导阻滞

1.第4位相传导阻滞的产生机制与心电图表现

Singer等于1967年首先在动物试验中发现受损伤后的束支,其舒张期自动除极增强。膜电位降低快,会引起传导障碍。束支损伤后静息膜电位在-60 mV以下时,出现非频率依赖性传导阻滞。其后,随着束支损伤和静止膜电位的恢复,膜电位降低到-70 mV左右,舒张期除极即恢复正常或功能增强。这时假若室上性激动到达过迟,便会形成第4位相传导阻滞。

同样,第4位相传导阻滞的心电图表现也可出现阵发性房室传导阻滞,心电图表现视阻滞的部位不同而定,如希氏束出现4位相传导阻滞时,病变区的膜电位在一个较长间歇后,降低到不能或仅能部分除极的水平;同时阈电位也升高,向0电位接近。心电图特点是心率减慢后发生房室传导阻滞。亦可表现为第4位相束支传导阻滞,心电图特征为期前收缩间歇后或心率减慢时出现束支传导阻滞图形,可以发生在左、右束支及左束支的分支传导阻滞,心率增快后消失。一般以左束支多见,因为左束支4位相传导阻滞的临界周期比右束支短。当心率有机会进一步变慢才能表现出右束支的4位相传导阻滞,这时往往有P-R间期延长。

2.第4位相传导阻滞的临床意义

第4位相传导阻滞的患者大多有器质性心脏病。另外,第4位相传导阻滞是引起复杂心律失常的机制之一,使诊断困难,只有对此种机制有一定的理解,才能对患者进行及时正确地处理。

（秦春霞）

第五章

心内科疾病的介入治疗

第一节　先天性心脏病的介入治疗

先天性心脏病是最常见的心脏病之一，据目前人口出生率及先天性心脏病发病率，估计我国每年有 15 万患儿出生。心导管术过去主要应用于先天性心脏病（先心病）的诊断，而现在已成为一种治疗手段。早在 1966 年 Rashkind 和 Miller 在应用球囊房间隔造口术姑息性治疗完全性大动脉转位取得成功。1967 年，Postmann 首先开展经导管封闭动脉导管技术；1974 年，King 和 Mills 开始房间隔缺损的介入性治疗研究，1975 年，Pack 等用刀片房间隔造口术，完善了产生房间交通的姑息性治疗手段。1979 年，Rashkind 研制封堵器材并在婴幼儿动脉导管未闭的介入治疗中取得成功，此后相继发展了 Sideris 法、Cardiol-Seal 法，特别是 1997 年 Amplatzer 封堵器的临床应用，使先天性心脏病的介入治疗得以迅速发展。过去单一的外科手术方法治愈先天性心脏缺损发展为部分由介入性治疗所取代。

先心病的介入治疗大致分为两大类：一类为用球囊扩张的方法解除血管及瓣膜的狭窄，如主动脉瓣狭窄（AS）、肺动脉瓣狭窄（PS）、主动脉缩窄（COA）等；另一类为利用各种栓子堵闭不应有的缺损，如动脉导管未闭（PDA），房间隔缺损（ASD）、室间隔缺损（VSD）等。由于导管介入性治疗先心病所用材料及工艺不断研究与完善，使其目前在国内外的临床应用得到进一步的发展。不仅可避免开胸手术的风险及创伤，而且住院时间短，不失为很有前途的非手术治疗方法。

一、球囊血管成形术

（一）主动脉缩窄

1982 年，最初报道主动脉缩窄（COA）球囊血管成形术以来，此技术不仅应用于原发性 COA，还应用于手术后主动脉再狭窄。对未经外科手术的局限性隔膜型 COA 扩张效果好。扩张的机制为内膜及中层的撕裂，撕裂一般为血管周径的 25%，或沿血管长径，或通过直径。撕裂病变一般总是限于梗阻部位本身。如果选择球囊过大，可以撕裂病变上、下方，发生血管破裂及动脉瘤。因此我们选择球囊的标准为：①比缩窄直径大 2.5～3.0 倍；②小于缩窄上下的主动脉直径的 50%；③尽可能选最细的导管；④球囊长度以2～3 cm为宜。扩张效果：婴儿及儿童术后压差均可下降 70%。

（二）肺动脉分支发育不良或狭窄

实质上各类型的肺动脉解剖狭窄皆可被成功扩张，一般选择右心室收缩压大于 2/3 左心室收缩压,且不合并左向右分流的先心病患儿。选择球囊直径要大于最严重狭窄段 3～4 倍。并发症可有肺动脉破裂、动脉瘤、栓塞、球囊退至肺动脉时堵塞血流引起低心排血量等。目前为防止血管成形术后的再狭窄,各种血管支架(stents)技术已应用于临床,特别是球囊可扩张的不锈钢网及弹簧样支架,后者装在球囊扩张导管上,而且被充盈的球囊所扩张,在球囊排空后,支架保持其大小及形状;而且用较大的球囊还可以扩张得更大一些。如果发生再狭窄,在此基础上可再次扩张并放置支架,为血管狭窄成形开辟了更为广泛的前景。

二、经导管封堵术

(一)动脉导管未闭封堵术

动脉导管未闭(patent ductus arteriosus,PDA)的发病率在先天性心脏病中约为 8%,尤其是早产儿多见,女性比男性高 3 倍。未闭的动脉导管最长可达 30 mm,最短仅 2～3 mm,直径为 5～10 mm,分 3 型:①管型动脉导管,长度多在 10 mm 以内;②窗型的动脉导管,几乎没有长度,肺动脉与主动脉紧贴相连;③漏斗型的动脉导管,长度与管型相似,在近主动脉处粗大,近肺动脉处狭小,呈漏斗状。而国内目前报道应用最多的 PDA 封堵器是美国产的 Amplatzer PDA 封堵器。以下介绍各种 PDA 封堵法。

1.Porstmann 法

先将 1 根 3 m 长的细软钢丝置心导管内从股动脉插入,逆行经降主动脉,穿过未闭的动脉导管进入右心,再通过下腔静脉由大隐静脉拉出,退出心导管,保留钢丝在体内,形成从动脉进、由静脉出的环形轨道,然后把预备好的泡沫塑料塞子穿入钢丝,由动脉端顶送至动脉导管部位,予以堵闭。该法闭塞率高、栓塞形成率低,但操作复杂,输送鞘粗大易引起血管损伤。Porstmann 法要求股动脉内径>3 mm,较 PDA 管径大 20%～30%,其适应证范围窄,只适用于年龄 7 岁以上 PDA 内径较小的患者。

2.Rushkind 法

在导管内安装一套特殊装置,内有不锈钢制成带有 3 个臂的伞架,臂末端有钩,支架内填以聚氨酯伞面。该装置可折叠,并与带有弹簧式释放系统装置相连接,推送上述装置的导管经右心和肺动脉插入动脉导管,从导管内伸出支架,折伞张开,并使支架末端钩子嵌入动脉导管壁内,以堵住开放的动脉导管。以后 Rashkind 对上述方法进一步改进,设计了双伞式无钩修补装置,将带有双伞修补装置的特制导管从腔静脉经右心室、肺动脉及动脉导管到达降主动脉,并在其开口处释放导管内第 1 伞样修补物,使之紧嵌入动脉导管的主动脉端,后释放第 2 伞样修补物使之嵌入动脉导管的肺动脉端。双伞适用于任何年龄的患儿,但该方法残余分流的发病率非常高(20%),并可发生栓塞和机械性溶血。

3.用纽扣式补片经导管关闭 PDA

1991 年,Siders 等报道用纽扣式补片经导管关闭 PDA 首获成功,该装置与关闭房间隔的类似,只是 2 mm 的线圈由 8 mm 的替代,并且中间增加了一个纽扣以便在 PDA 长度不同时可加以调节。此法适合各种大小、形态和不同位置的 PDA。由于可用 7 F 长鞘传送闭合器,对年龄、体重基本无限制,适应证更宽。但也同样存在残余分流问题。

4.螺旋闭合器堵闭法

1992 年,Cambier 等应用 Gianturco 螺旋闭合器堵塞 PDA。该闭合器由不锈钢丝组成,混合涤纶线以增加导管的血栓形成利于导管闭合。与以前的闭合装置相比,螺旋闭合器的优点是价格较低、医师随时可以应用、输送鞘较小,适用于直径<4 mm 的 PDA。其并发症有异位栓塞、溶血等。钢圈堵塞 PDA 的成功率在 94％以上,但这种装置的缺点是操作中一旦钢圈跑出导管外则手术不可逆,所以近几年带有安全的可控释放装置的 PDA 钢圈的应用逐渐增多,它虽然比 Gianturco 贵一些,但比 Rashkind 便宜得多。

5.Amplatzer 闭合器封堵法

美国 AGA 公司制造的 Amplatzer 闭合器由具有自膨胀性的单盘及连接单盘的"腰部"两部分组成,呈蘑菇状,单盘及"腰部"均为镍钛记忆合金编织成的密集网状结构,输送器由内芯和外鞘组成,鞘管外径为 6F 或 7F,是目前应用较为广泛的闭合器。该方法操作简单、成功率高、残余分流发生率低、闭合器不合适时可回收;输送鞘管小,适于幼儿 PDA 堵闭,且对股静脉损伤小;适用范围广,适用直径达 3~12 mm 的 PDA(体重＞4 kg),不受年龄、PDA 形态的影响。其缺点是价格较高、不能用于小导管的关闭,个别患者可发生异位栓塞和溶血。

6.其他方法

1990 年,Sideris 等发明扣式闭合器,成功率高但操作复杂,术后 1 个月残余分流高达 25％。1984 年,Warneck 应用双球囊堵塞法,1988 年,Magal 应用尼龙袋闭合装置,1995 年,Pozza 设计了锥形网自膨装置。

以下主要介绍 Amplatzer 闭合器:①急诊外科手术;②有较大量残余分流时,应行手术重新闭合 PDA;③还应考虑与心导管操作有关并发症;④溶血是 PDA 封堵术后的一种严重并发症,可见于 Rashkind 伞及弹簧栓子法,而蘑菇单盘法尚未见报道。残余分流造成机械性溶血的原因是所选封堵器直径偏小未能完全封堵 PDA 造成,因此,我们建议选用蘑菇单盘应大于 PDA 造影最窄直径的 3~4 mm 为宜。封堵器放置后其腰部稍变细为佳。一般认为溶血与残余分流的流速,红细胞形态有关。发生溶血后,发生溶血后一般应静脉给予激素及碳酸氢钠等药物治疗,必要时需行弹簧钢圈封堵或外科手术处理;⑤婴幼儿血管内径偏细,若选择封堵器过大或放置位置不当时,可造成降主动脉或左肺动脉瓣狭窄。因此,术后应测降主动脉及左肺动脉,主肺动脉压力。

PDA 封堵术的操作要点如下。

(1)准确了解 PDA 大小和形状,尤其是 PDA 最窄处直径的测量最为重要。术前彩色多普勒超声心动图的测量结果仅供参考,应以主动脉弓造影显示的测量结果为准。显示 PDA 精确形态的投照角度常是左侧位 90°,少数需要添加非标准角度。

(2)选择合适的堵闭器,而且质量要好。备用的堵闭器在生理盐水试用时伸缩均匀,形态正常,以免影响堵闭的效果。所选 Amplatzer 堵闭器的直径应比经精确测量的 PDA 最窄处直径 2 mm 以上。堵闭器太小易造成残余分流、溶血等并发症;太大有造成降主动脉或肺动脉瓣狭窄的可能。

(3)建立下腔静脉→右心房→肺动脉→PDA→降主动脉轨道,导管经肺动脉通过 PDA 送至降主动脉是关键之一。PDA 直径较大时导管较易直接通过,但直径较小(如<3 mm)或导管较难通过 PDA 时可采用长 260 cm 交换钢丝引导通过,并注意保持这一轨道。

(4)释放堵闭器操作:应在主动脉近 PDA 处先打开前伞,慢慢往回拉,使前伞紧贴于 PDA 漏斗部。回撤长鞘管使堵闭器"腰部"完全卡在 PDA 内。如发现心脏杂音无明显减弱、堵闭器位置不正、形状欠佳或残余分流较大时,需将堵闭器回收,重新置入或更换。本方法有可回收装置,保证了操作的安全性及成功率。

(二)房间隔缺损(atrial septal defect,ASD)封堵术

ASD占先天性心脏病的8%～13%,女性比男性多2～4倍。按心房隔缺损部位及其胚胎学来源分以下三型:①继发型房间隔缺损,约占心房间隔缺损的70%,由于继间隔的发育不全,缺损位于卵圆窝区域。②原发孔心房间隔缺损,约占房缺的20%。为原发间隔未与内膜垫完全融合所致,缺损位于房间隔下部与房室相连处。③静脉窦缺损,占房缺的6%～8%,常伴肺静脉畸形引流,缺损部位较高,接近上腔静脉入处。传统的治疗方法是在体外循环下行房间隔缺直视关闭术。外科手术治疗房间隔缺损安全有效,死亡率较低,但仍有一定的并发症和死亡率,还有术后瘢痕等问题。特别是老年患者及有其他疾病的患者,经开胸治疗房间隔缺损的风险随之加大。1976年,King和Willer首先用双伞状封装置经导管关闭继发孔房间隔缺损取得成功,但由运载补片的输送系统直径达23F,且仅能用于直径于20 mm的中央型继发孔房间隔缺损,临床推广极难。20世纪80年代,Rushkind等发明新的双面伞装关闭房间隔缺损获得成功,但仅能用于小于10 mm缺损。20世纪90年代以来,Sideris等研制出"纽扣"式补片置,成功的关闭成人和婴儿房间隔缺损数百例,能闭合30 mm以内的中型房间隔缺损,并且输送装置的径明显缩小。但以上封堵器对于大于30 mm的房间隔缺损则不能应用。美国研制的Amplatzer封堵器用于30 mm以上的房间隔缺损,且输送装置的直径较小,是目前国内应用最多的一种封堵器。我们主要介绍Amplatzer封堵器。目前国内一项大的分析结果表明,各类先心病介入治疗的成功率为98.1%,重要并发症为1.9%,死亡率为0.09%。而房间隔缺损介入封堵治疗成功率为99%,失败率为1%。这些资料提示先心病的介入治疗是极安全有效的。目前,在发达国家介入治疗已逐步成为该病的首选治疗方法。

Amplatzer封堵器是由美国AGA公司制造,由具有自膨胀特性的双盘及连接双盘的"腰部"三部分组成(图5-1)。它是钛、镍记忆合金编织成的网状结构,封堵器内有3层涤纶膜以增加封堵性;"腰部"的直径决定于被封堵的ASD的大小,根据腰部的直径分为4～34 mm等27种型号,腰部与ASD大小相等,且位于ASD部位而两侧伞面长度大于腰部10 mm,这样便使封堵器更为牢固。封堵器运送的鞘管直径小于10 F,引导系统与封堵器间由螺丝连接,旋即可撤出。输送系统由输送器和鞘管组成,鞘管外径为6～11 F。另附有装载器,用于装载封堵器到输送系统。Amplatzer法最大的优点是:①生物相容性好;②输送系统直径根据缺损直径大小而定;③闭合ASD直径达30 mm;④封堵器可收回,重新放置;⑤操作简单,成功率高。

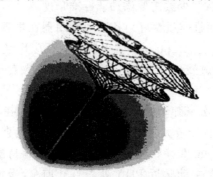

图5-1　Amplatzer房间隔封堵器示意图

1.ASD封堵术的适应证

关于封堵术的临床选择原则,国外认为有3点:①ASD直径<20 mm;②ASD边缘距二尖

瓣、三尖瓣、上腔静脉、下腔静脉等应>5 mm；③ASD应是左向右分流。

国内也有3种观点：①中央型ASD为首要条件；②ASD直径大于29 mm者适于封堵的可能性较小；③ASD边缘距周围瓣膜及腔静脉>5 mm。

2.ASD封堵术的禁忌证

原发孔型ASD及上、下腔型ASD；ASD合并其他必须手术矫治的畸形；严重的肺动脉高压并已导致右向左分流；下腔静脉血栓形成；封堵前1个月内患有严重感染及超声心动图检查证实心腔内血栓形成的患者。此外，年龄<1岁的婴儿为相对禁忌证。

3.操作方法

根据伸展直径选择Amplatzer封堵器腰部圆柱体的大小，使之略大于或等于ASD伸展直径。采用局部浸润麻醉，对不合作的患儿可用气管插管全身麻醉。采用Seldinger法穿刺右股静脉，先行右心导管检查，将一个6～7 F端孔导管经ASD置入左上肺静脉，经260 mm长、J形置换导丝置入测量球囊，使其骑跨ASD，用稀释造影剂充盈球囊，使球囊轻度变形。在食管超声证实无心房水平分流后取出球囊，用同等量造影剂使测量球囊再次充盈，测量膨胀直径。将封堵器与输送器内芯连接，在生理盐水中排尽气体后拉入输送鞘内，将Y形连接器连接于输送鞘的近端，便于注射生理盐水，沿置换钢丝送入长鞘送至左心房，使其先端位于左心房左肺静脉口附近。在X线和食管超声引导下，送入输送器内芯，使左心房盘张开，将其轻轻拉向房间隔，回撤输送鞘，腰部堵住ASD，输送器内芯保持一定张力，回撤输送鞘，使右心房盘张开，来回运动输送器内芯，调整其封堵位置。经食管超声确认无左向右分流后，将输送器内芯与右心房盘分离。

ASD封堵术后，箭头所示为Amplatzer封堵术见图5-2所示。

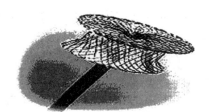

图5-2 ASD封堵术后

4.疗效判定标准

该封堵器在合适的位置封堵心房水平分流，不引起功能性异常或解剖性阻塞。术后即刻可以出现一定量的残余分流，可以根据术后即刻心脏造影和心脏彩超喷射血流的最大宽度，将残余分流分为5级。①泡沫状：通过涤纶膜微量扩散性漏出；②微量：模糊右心房影，喷射宽度<1 mm；③轻度：模糊右心房影，喷射宽度1～2 mm；④中度：明显右心房影，喷射宽度3～4 mm；⑤重度：增强右心房影，喷射宽度>4 mm。用Amplatzer封堵器封堵ASD的并发症少见，偶有封堵器断裂、短暂ST段抬高，短暂AVB、血栓形成、心肌缺血等。临床评价：在未经选择的ASD患者中，83%者可用Amplazer封堵器封堵，成功率达90%。英国一项多中心研究结果显示，86例ASD患者在术后即刻、24小时、1个月和3个月时的完全封堵率分别为20.4%、84.9%、92.5%和98.9%，仅7例失败，其余均获成功。

5.随访与术后处理

ASD术毕立即行TEE查观察疗效；所有病例于术后24小时、1个月、3个月行TTE、心电图等检查评价疗效。术后3天用低分子肝素皮下注射，3天内静脉给予抗生素。口服肠溶阿司匹林(100~200 mg/d),共服 3 个月,以预防血栓形成。ASD 封堵术后,应定期观测各心腔大小及结构变化以评估封堵的疗效。观察指标主要有下列:①封堵的位置形态及周边是否存在残余分流;②观察各心腔大小及大血管内径变化;③各瓣膜的血流速度变化;④用 M 型、二维超声等观察各室壁运动的变化情况。残余分流的判定标准:微量:直径:<1 mm;少量:直径 1~2 mm;中量:直径 3~4 mm;大量:直径>4 mm。

Amplatzer 法主要并发症为封堵器脱落,异物栓塞,术后感染等,但文献报道并发症极少见。

Amplatzer 封堵器治疗 ASD 时经食管超声心动图(TEE)有重要指导作用。适合介入治疗的 ASD 患者,术前应常规行 TEE 检查,以明确 ASD 直径并精确测量缺损边缘与冠状静脉窦、房室瓣及肺静脉、主动脉根部的距离。封堵器大小的选择直接关系手术的成功与否,在 TEE 监测下应用球囊准确测量 ASD 的直径是治疗的重要步骤。但 ASD 直径大于 30 mm 无须再测球囊伸展直径,可以 TEE 所测值为依据,选择封堵器。置入封堵器时,应用 TEE 观察其与房间隔的关系,并可观察有无残余分流。但 TEE 是一种半创伤性的介入方法,有时由于封堵时间较长使患者难以忍受,在一些儿童患者也因 TEE 探头过大及一些成人患者会厌过于敏感而无法行 TEE 检查而失去封堵机会。于是有人提出直接经胸超声心动图(TTE)或加球囊扩张测 ASD 伸展径来指导选择封堵器及其释放。TEE 可免去患者因行 TEE 受的痛苦,减少 TEE 的并发症,扩大 ASD 的封堵适用范围。TEE 对 ASD 的观察略逊于 TEE,但可以用球囊扩张 ASD 测量其伸展径来指导选择封堵器,应用彩色多普勒进一步确定 ASD 的数目及各缺口间距离来选择封堵术。因此可利用 TEE 及 TEE 的上述特点对 ASD 进行筛选来确定患者是否可行介入治疗。

(三)室间隔缺损

心室间隔缺损(ventricular septal defect,VSD)也是常见的先天性心脏病,占先心病的15.5%,男女性别相近。从解剖学上将心室间隔缺损分为嵴上缺损和嵴下缺损。嵴下缺损位于室上嵴下后方,又可分为膜部缺损、肌部缺损及心内膜垫畸形的心室间隔缺损。其中最为常见的为膜部心室间隔缺损,位于主动脉右冠瓣和无冠瓣连合之上方。肌部心室间隔缺损可以发生在肌部室间隔的任何部位。心室间隔的缺损直径为 2~30 mm,膜部的缺损较大,肌部较小,有的为多个缺损,心室间隔肌部呈筛状。目前主要的治疗手段仍为开胸手术闭合。

室间隔缺损(室缺)的介入性治疗是个尚有争议的问题。1988 年,Lock 等采用 Rash kind 双面伞关闭室缺,此后经历了蚌状夹式闭合器(Clamshell)和 Cardioseal 双面伞封堵室缺。Lock 等一组 136 例室间隔缺损介入治疗报道,54% 为肌部,34% 为手术后残余漏,用 Amplatzer 封堵器关闭肌部室缺的临床应用结果。由于室间隔解剖上的独特及周围结构的复杂,室缺封堵术仍处于研究探索中,应小心慎重开展。由于封堵器及技术难度的原因,室缺的介入治疗开展的例数较少,不到 ASD 及 PDA 介入治疗的 2%。

经导管室间隔缺损封堵术(transcatheter closure of ventricular septal defects,TCVSD)的装置与导管技术早期的 VSD 封堵器大多与 PDA 及 ASD 封堵器相同,后来在此基础上根据VSD 的解剖特点进行了改进。目前,临床上应用的 VSD 封堵器主要包括 Rashkind 双面伞封堵器、Sederis 纽扣补片式封堵器、Lock 蛤壳式封堵器、可控弹簧钢圈和 Amplazter 封堵器几种。

1.Rashkind 双面伞封堵器

由 Rashkind 双面伞改进而成,左右各有 4 条爪形的金属臂,可用于封堵较大的 VSD(>9 mm)。但由于临床报道多例发生支架臂断裂等并发症,现已很少在临床应用。

2.Lock 蛤壳式封堵器

由 Lock 最早应用于临床,有 12 mm 和 17 mm 两种标准型号。由于伞面较大,需要较大的输送鞘管(大于 8 F),且要求缺损边缘与周围结构的距离较大,仅适合于较小(≤9 mm)的肌部或膜部缺损。对于 VSD 直径较大的婴幼儿,鞘管不易通过。

3.Sederis 纽扣补片式封堵器

1996 年,Sederis 在欧洲心血管病会议上报道推广,操作相对较简单,我国也曾多次在临床试用。但由于其并发症出现较多,一定程度上限制了其应用。

4.可控弹簧钢圈

Kalra 等曾报道一膜部小 VSD 伴膜部瘤形成的病例,在用 Rash kind 双面伞封堵失败后,采用 4 个叠加的弹簧钢圈封堵成功。这为封堵缺损孔道不规则的小 VSD 提供了新的途径。

5.Amplazter 封堵器

由于其具有体积小、可回收、可重置、封堵完全等众多优点,已广泛应用于 PDA、ASD 的封堵。Amplazter封堵器是 VSD 封堵最有应用前景的装置。目前认为用 Amplazter 封堵器治疗单发的肌部 VSD 疗效肯定,但要封堵各种膜周部 VSD(约占 VSD 的 80%)还须在设计上加以改进。美国 AGA 公司最近设计了一种偏心结构的 Amplazter 封堵器,以减小对主动脉瓣运动的影响,并在微型猪模型上封堵膜部 VSD 取得了满意的效果。

以下主要介绍 Amplazter 封堵器。

Amplazter 室间隔封堵器适应证主要包括以下。

(1)有明显外科手术适应证的先天性 VSD,不合并其他心内畸形。一般认为,单发 VSD 进行 TCVSD 术治疗效果较好,多发 VSD 则要求能用一个封堵器覆盖。肌部 VSD 因距主动脉瓣等重要结构较远,比膜部 VSD 更容易封堵。伴主动脉瓣关闭不全者不宜封堵,以免加重关闭不全。

(2)心肌梗死后室间隔急性破裂。封堵术可以作为外科修补术前稳定血流动力学的过渡性治疗,以提高手术成功率。

(3)VSD 修补术后单发残余分流。封堵术可避免再次手术引起的心室功能不全的危险。

(4)左心室-右心房通道。作为一种特殊的 VSD 也可选择性进行封堵。

(5)VSD 边缘与主动脉瓣(右冠瓣)的距离大于待置入封器的半径,与肺动脉瓣、三尖瓣下缘也应有一定的距离(不小于 2 mm)。由于病例选择及缺损位置、大小、形态的精确测量对 VSD 术封堵成功至关重要,所以,在封堵前要常规行经胸超声心动图(TTE)、经食管超声心动图(TEE)及左心室造影检查。术中利用球囊法测量 VSD 的"伸展直径"尤为必要。

TCVSD 术的导管技术要求与 PDA、ASD 封堵术相比,主要困难是装载系统的输送技术。由于 VSD 解剖结构的特殊性,往往左心室面比较光滑,而右心室面由于嵴小梁粗大丰富显得粗糙,而且 VSD 的右心室面往往有多个孔隙,导管不易准确进入,所以理论上从左心室面送入输送器较理想。但实际操作中很少采用这种途径,因为粗硬的输送器会损伤主动脉瓣及左心室心内膜造成严重的并发症。然而,直接将输送器送到右心室再通过 VSD 在技术上也有较大难度,目前临床上多采用建立轨道法来解决这一问题。具体方法是:经皮穿刺右股静脉(或右颈静脉)和股动脉,从动脉插入一根 7F 端孔导管入左心室,穿过 VSD 入右心室。从股静脉端插送一网篮导管(或异物钳)至肺动脉主干或右心房,再从股动脉端沿端孔导管送入一根 J 头交换导丝进入网篮,取出端孔导管,收紧网篮,将导丝从静脉端(股静脉或颈静脉)拉出体外,从而建立股静脉

(或右颈静脉)-右心房-右心室-VSD-左心室-主动脉-股动脉的导丝滑动轨道。然后将输送鞘管从静脉端沿导丝轨道送入右心室,再从动脉端插入端孔导管入左心室,并向前下轻轻拉动导丝,引导输送鞘管穿过 VSD 入左心室。确定位置后,将选择好的封堵器经输送鞘管推送,在左心室面打开封堵器的左心室部,使其紧贴于 VSD 的左心室面,后撤输送鞘管回右心室,再打开封堵器的右心室部。术中 TEE 及左心室造影显示无明显分流,封堵器位置合适时扭动螺杆释放封堵器。至于穿刺股静脉还是颈静脉则要根据 VSD 的位置而定,如果 VSD 位于室间隔的中下部或顶端,可采用颈静脉穿刺法,以避免导管的过度扭曲;如果 VSD 位于室间隔的前上部(包括膜周部),则一般采用股静脉穿刺法较为顺手。也可不通过股动脉建立轨道,Bridges 等曾采用右股静脉-右心房-间隔-左心房-左心室-VSD-右心室-右颈静脉途径,虽然避免了动脉穿刺,但对无 ASD 的患者需穿刺房间隔,增加了技术难度,故仅在并发 ASD(或卵圆孔未闭)的患者中采用。

TCVSD 术的疗效与所采用的封堵装置与封堵技术密切相关。早期,由于技术不成熟,只有一些病情危重不能耐受手术的病例,才愿意接受封堵治疗,故成功率不高,术后并发症也较多。随着介入技术的发展,装置的不断改进,积累的病例越来越多,技术成功率也随之提高。目前,CVSD 术能获得比较满意的近期效果,至于中远期效果则需要严格的、大规模的、多中心的长期临床随访才能得出结论。随访指标主要包括超声(特别是 TEE)、胸片、心电图、心室造影及临床症状体征的评价。而目前所报道的病例随访时间大多较短,一般为 1~3 月的短期随访。

TCVSD 术的并发症主要包括以下几点。①心律失常:主要为完全性束支传导阻滞、心动过速、房室传导阻滞、心室颤动等,多为一过性,严重者不能恢复。主要由于轨道导丝压迫拉扯 VSD 的缺损边缘及导管损伤心内膜而影响传导系统(包括房室结、束支)所致。②主动脉瓣穿孔、主动脉瓣关闭不全:穿孔主要发生在右冠瓣,由于封堵器离主动脉瓣太近或放置封堵器时操作不当,其边缘损伤瓣叶所致,同时也影响了瓣叶的运动,造成关闭不全。所以术前一定要精确测量封堵器边缘到主动脉瓣的距离,选择大小合适的封堵器。③三尖瓣穿孔、三尖瓣关闭不全:多发生在隔瓣,也是由于上述原因引起。有报道 TCVSD 术后原有的三尖瓣反流减轻,但具体机制不清。④术后残余分流:主要由于封堵器大小不合适或封堵器移位引起,如果是微量分流,一般可随着封堵器内的血栓形成而消失。⑤低血压:可能是由于导管操作刺激迷走反射引起,Laussen 等的一组 TCVSD 术病例中,70 例中有 28 例发生了低血压(收缩压较基础血压下降 20% 以上),必要时需要撤管及补液处理。⑥心脏骤停:由于操作不当或封堵器急性堵塞左心室流出道所致,需要紧急心肺复苏处理。⑦溶血:由于红细胞机械性损伤引起,伴残余分流时发生率会大大增高。⑧感染性心内膜炎:多由心内膜损伤引起,一般要求常规术后口服抗生素 1 个月。⑨出血、动-静脉瘘、颈神经丛损伤等:系由于常规穿刺引起的并发症,一般作相应的处理。

TCVSD 术的临床应用前景与展望随着介入心脏病学的发展,十几年来 TCVSD 术从动物试验到初步的临床尝试,再到目前一定规模的临床应用,已获得了不少宝贵的经验,技术上也不断成熟,取得了一些令人鼓舞的结果。目前,改进方向主要集中在封堵器与输送导管的设计方面。封堵器逐渐在向小型化、高生物相容性方向发展。最近,美国 AGA 公司提出,理想的封堵器应具备以下几个条件:①体积小,能通过 6 F~7 F 的输送鞘管,能广泛应用于年龄较小的婴幼儿。②可多次回收、重置,能自我定位(自膨胀)。③结构稳定,能在体内保持长期不变形,不断裂。④外形设计合理,如靠近瓣环结构的轮状边缘可设计成一定的曲线,以减少与瓣膜的接触面积,而对侧可相应增加轮状边缘的面积以固定封堵器,从而尽量减少对瓣膜运动的干扰。⑤生物相容性好,能与组织快速相容,减少异物反应,以达到 100% 封堵率。同时,输送导管的设计也向柔韧性好、损伤性低方面发展,这将使从左心室途径送封堵器成为可能,导管技术将变得更加简单。另外,随着超声心动图三维重建技术的发展,将会有更精确的引导和定位技术来保证技术的成功率,使得 TCVSD 术的应用前景更加广阔。值得一提的是 VSD 介入治疗的适应证也在进一步拓宽,与外科协同治疗某些复杂先天性心脏病将成为一大趋势。

近年来,我国国内不少医院都准备开展或已经尝试开展了 TCVSD 术。但我们应当注意到,目前这项技术还不够成熟,VSD 封堵术在临床运用中产生的并发症远多于 PDA、ASD 封堵术,具体的临床应用还需积累足够多的实际操作经验,而且最好是在熟练掌握了 PDA、ASD 封堵技术的基础上逐步开展。

(刘洪俊)

第二节　心律失常的介入治疗

心律失常的介入治疗包括起搏治疗和经导管消融治疗两大类。起搏治疗几乎覆盖了所有缓慢的心律失常,少数的快速心律失常也可以采取相应的起搏治疗。几乎所有的快速的心律失常(心动过速)患者都可以经导管射频消融治疗获得很好的成功率。另外,ICD 的植入对某些恶性心律失常、猝死趋势起到预防作用。迷走神经刺激(vagusnerve stimulation,VNS)和起搏刺激调节心肌收缩性技术(Cardiac Contractility Modulating,CCM)即不应期起搏等心律植入装置技术悄然问世并成为治疗心力衰竭的新方法。

一、人工心脏起搏治疗

人工心脏起搏通过不同的起搏方式纠正心率和心律的异常,提高患者的生存质量,减少病死率。主要用于治疗缓慢心律失常,也用于治疗快速心律失常和诊断。

(一)人工心脏起搏的发展历程

自 1958 年埋藏固定频率起搏器首次安装用于治疗完全性房室传导阻滞(AVB)患者,起搏技术历经了 50 余年的发展,已成为心律失常治疗的主要措施,并成功挽救了无数患者的生命,成为 20 世纪心血管领域令人振奋的成就。

该技术正在不断地发展,已从最初仅能发放频率较高的脉冲刺激心室的固律型 VOO 起搏器,发展到增加感知功能的按需性 VVI 起搏器,但右心室心尖部起搏导致心室不同步,房室同步性丧失等非生理性起搏导致了低心排量综合征(起搏综合征)的发生;生理性双腔(DDD)起搏器的诞生保持了房室同步,后发展至目前广泛应用的变时性起搏,即频率应答起搏器(如 DDDR、VVIR)。由于存在不良性右心室心尖部起搏,引起心肌细胞组织学异常和慢性心功能减退,即"起搏诱导性心肌病",右心室流出道间隔部起搏正在取代右心室心尖部起搏,成为生理性起搏另一项技术。

心脏再同步化治疗(Cardiac Resynchronization Therapy,CRT)的应用,也是生理性起搏的另一大进展。心脏再同步治疗是在传统右心房、右心室双腔起搏的基础上增加左心室起搏,以恢复房室、室间和室内运动的同步性。CRT 主要用于慢性心力衰竭的治疗,它不但能改善心力衰竭患者的症状、减少住院率,同时也能明显降低心力衰竭患者的病死率。目前 CRT 及和 ICD 技术结合的 CRT-D 已成为有效治疗伴宽 QRS 心力衰竭和预防猝死的有效手段。

(二)新技术的发展

随着相关生物工程学、材料科学、微电子及计算机技术的不断进步,起搏技术正在不断发展。经系统改进,第一种能够在强磁场环境下(MRI 扫描)正常工作的起搏器装置——Medtronic 公司开发的 SureScan TM 抗核磁起搏系统开始应用于临床。无导线超声心脏起搏技术打破了自起搏器问世以来必须"植入式电极导线"这一传统理念,为无电极起搏技术的发展带来了新希望。基于生物细胞技术及基因工程的生物起搏治疗,目前处于验证概念阶段。多功能干细胞定向诱导分化技术的进步及针对超极化激动环核苷酸-门控-编码起搏器基因家族研究的不断深入,使生物人工窦房结或房室结的构建成为可能。

(三)适应证的变迁

植入式心脏起搏器作为临床上第一种真正意义上的能够有效调节患者心律和/或心率而提升心肌收缩力的治疗,极大地改善了窦房结功能障碍及严重房室传导阻滞患者的临床预后。近年来随着技术的不断进步,其临床适应证也从传统的"症状性"心动过缓扩展至肥厚梗阻性心肌病、慢性心力衰竭及长 QT 综合征等所谓"非传统适应证"领域,相关治疗的有效性也得到了越来越多的临床试验结果的证实。

2010 年中华医学会心电生理和起搏分会(CSPE)起搏学组,参照 2008 年 6 月ACC/AHA/HRS最新公布的"心脏节律异常器械治疗指南",结合我国植入性心脏起搏器工作现状,对 2003 年植入性起搏器治疗建议进行了更新,明确了窦房结功能障碍、成人获得性完全性房室传导阻滞、慢性双分支和三分支传导阻滞、颈动脉窦过敏综合征及神经介导性晕厥及肥厚性梗阻型心肌病的植入型起搏器植入指征。指南中对心力衰竭患者植入CRT/CRT-D的临床指征做了明确的建议,并指出心脏再同步治疗(CRT)的作用仍然建立在最佳药物治疗的基础上,不能因为指南的更新,过分强调 CRT/CRTD 治疗,而忽视常规的药物治疗。

(四)人工心脏起搏的并发症

心脏永久起搏治疗由脉冲发生器(起搏器)、电极导线和植入手术三个方面组成。因此,植入手术的并发症既可存在于植入手术操作的过程中,也可存在于起搏器系统本身。与起搏器系统相关常见的并发症有电池耗尽、起搏器奔放、感知障碍、起搏器介导的心动过速(pacemaker mediated tachycardia,PMT)、起搏器综合征等。而与植入相关并发症主要有感染、气胸、血肿、心肌穿孔、电极脱位、囊袋疼痛等,其中术后感染是最常见的严重并发症。严格起搏器的适应证、严格手术操作的无菌技术、重视术后的随访是减低并发症的重要手段,而早期发现,积极处理,是减低并发症损失的关键。

几十年来,科学技术的迅猛发展带动了永久起搏器技术的不断改进,心脏起搏器已经从单一抗心脏停搏和/或心动过缓工作模式,逐步发展成为结合监测、识别、预防及治疗缓慢性和多种快速性心律失常,并储存、传输相关信息,具有高度自动化功能的植入性器械。随着起搏器技术的不断进步和循证医学证据的大量涌现,关于起搏器植入适应证也在不断地扩大,应用的前景更加广阔。未来相关技术的不断发展,还将继续推进心脏起搏技术进一步生理化、智能化、操作简单化、功能多样化和工作个体化。我们期待更简易、有效的起搏方式,以减少手术的创伤风险及长期并发症,期待工艺更精细、功能更齐全、与人体心脏起搏系统更能兼容的生物型起搏系统的创新及应用。

二、心律失常的射频消融

经导管射频消融术(RFCA)自 1989 年正式应用于人体,首先用于治疗阵发性室上性心动过速,成功率达 95％以上,此后又被用于治疗同是折返机制的心房扑动、阵发性房性心动过速、部分室性心动过速(尤其是特发性室速)、阵发性心房颤动等,已使众多患者受益。

经导管射频消融术的发展与成熟,是介入性心脏病学的里程碑之一,它使心律失常的治疗进入了一个可以"根治"的全新时代。尤其是近年来随着三维标测技术的应用,使射频消融在慢性心房颤动中也取得了一定疗效,更是展示了这一技术的无穷魅力。新型的三维电解剖标测系统(CARTO)和三维非接触标测系统(Ensite 3000)的出现,为复杂快速心律失常行消融术提供了有力帮助。而冷冻球囊消融的问世,为阵发房颤的射频消融提供了新的方法。

随着更好标测技术的使用和新型导管的问世,射频消融术将使恶性室性心律失常治疗更安全有效。目前,射频消融术在 AVRT、AVNRT 特发性心房扑动、特发性心房颤动及特发性室速的治疗方面,技术已经成熟,治疗效果也基本肯定。随着方法学的不断改进,消融术在室性心律失常中的适应证逐渐扩展,包括室性期前收缩、非持续性室速、持续性室速、部分心室扑动和心室颤动等。

随着经导管射频消融术手术数量的增长,手术并发症正逐渐被关注,主要并发症包括急性心脏压塞、三度房室传导阻滞、肺栓塞、迷走反射及与血管穿刺有关的并发症如血气胸和血管损伤及严重的变态反应等。术中仔细的电生理检查、良好的消融靶点、合适的放电功率是射频消融手术成功的关键。因此,具有扎实的心内电生理知识、熟悉心脏解剖 X 线定位、娴熟的导管操作技术是顺利开展射频消融术的必要条件,也是减少并发症的主要措施。

随着临床、基础研究的发展,人们对心律失常病理生理机制的深入理解,经导管射频消融术的技术日臻完善,在心律失常治疗方面的应用会越来越广泛。

三、植入型心律转复除颤器

心律失常性猝死是心肌电活动异常最终发展至持续性室性心动过速/心室颤动的结果。对曾经发生过心搏骤停而幸存的及有心脏性猝死(sudden cardiac death,SCD)高危险的患者,治疗或预防性治疗的选择包括抗心律失常药物治疗、对心律失常的起源处做外科手术切除或导管消融及采用植入型心律转复除颤器(implantable cardioverter defibrillator,ICD)。尽管射频消融的发展令人瞩目,但对冠心病心肌梗死后和心肌病等结构性心脏病患者的室性快速心律失常治疗效果不佳;多形性室性心动过速包括尖端扭转性室性心动过速亦非射频消融适应证。20 世纪90 年代中期,由于 ICD 技术的发展及植入方法的简化,ICD 在 SCD 的临床应用迅速发展。

随着多项循证证据的获得,ICD 植入的适应证也在拓宽。2002 年,ACC/AHA/HRS 更新了抗心律失常装置植入心脏起搏器指南,增加了 ICD 对于慢性心力衰竭患者心脏性猝死一级预防的适应证。2012 年 ESC 公布了最新的急性和慢性心力衰竭的诊断与治疗指南,对于所有符合 CRT-P 适应证的患者都优先选择植入带有除颤功能的心室再同步心律转复除颤器(CRT-D),以进一步降低死亡率。

(一)ICD 种类及适应证

ICD 系统均包括脉冲发生器及除颤电极导线,脉冲发生器埋在皮下,而除颤电极导线均经静脉插入,最终置于心腔内,由于路径经过静脉,故称为静脉 ICD(transvenousICD,T-ICD)。静脉

ICD 有以下一些基本功能:室性心动过速和心室颤动的识别,抗心动过缓起搏,抗心动过速起搏(Antitachycardia pacing,ATP)等。

静脉 ICD 的电极导线长期应用中,常可出现电极移位,导线故障,心包积血,血气胸,感染及静脉闭塞等潜在风险。为克服这些弊病,全皮下 ICD(entirely subcutaneous ICD,S-ICD)技术应运而生。皮下 ICD 是指除颤电极导线埋在左胸下及胸骨左缘的皮下而不进入心腔。此项技术于 2012 年获美国 FDA 批准,目前,全球 S-ICD 植入总数已超过 2 000 台。皮下 ICD 更适合年轻患者及静脉 ICD 已发生感染者,其优势为减少电极导线可能发生的并发症及无创植入技术,局限是无起搏功能不能进行抗心动过速起搏(ATP)治疗。因此,S-ICD 不适合有起搏适应证及 CRT 适应证的患者,也不适合已明确室速反复发作并可由 ATP 终止的患者。

(二)ICD 应用面临的问题

ICD 固然能够有效防止心脏猝死,但并不能防止有症状的室性心律失常及室上性心动过速的发作,故仍需同时联用抗心律失常药物减少心律失常的发作及放电,必要时需行射频消融治疗。ICD 的不适当放电导致患者疼痛和恐惧,降低患者生活质量。安置 ICD 有感染、设备工作不良、导线断裂、心脏穿孔和血肿等并发症。植入 ICD 的患者进行定期随访和 ICD 程控,对及时发现各种并发症,不断优化参数保证 ICD 的正常工作极为重要。由于右心室起搏可能增加心力衰竭的风险,如何选用理想的起搏方式亟待解决。

ICD 正在从治疗单一室速向各种心律失常及心功能衰竭等多种治疗发展,进一步减小脉冲发生器体积、简化植入手术、减少电击能量、提高除颤效果、延长电池寿命及降低 ICD 系统的费用将使 ICD 更好地应用于临床。

(刘洪俊)

第三节　心脏瓣膜病的介入治疗

心脏瓣膜病的介入治疗主要是指经皮球囊导管瓣膜成形术(percutaneous catheter balloon valvuloplasty,PCBV),是用介入手段对狭窄的瓣膜进行扩张、解除狭窄,以治疗瓣膜狭窄病变的方法。通过扩大球囊内压力以辐射力形式传递到狭窄的瓣膜组织上,使瓣叶间粘连的结合部向瓣环方向部分或完全地撕开,从而解除瓣口梗阻,而不是瓣口的暂时性扩大。能部分代替开胸手术,具有创伤小、相对安全、术后恢复快等优点。目前应用最广的是二尖瓣成形术。我国于 1985 年开始此项技术,目前主要用于二尖瓣和肺动脉瓣狭窄的病例,三尖瓣狭窄者相对少见;主动脉瓣成形术使主动脉瓣狭窄的瓣口面积增加有限,严重并发症多,病死率高,再狭窄的发生早,术后血流动力学、左心室功能和生存率均不如外科瓣膜置换术,所以多主张用于高龄不宜于施行换瓣手术者,或作为重症患者一时不适合手术治疗的过渡性治疗,不过目前发展的经皮主动脉瓣置换技术采用经导管的方法植入人工瓣膜,极大地改善了患者的预后,并为不能耐受外科手术的主动脉瓣狭窄患者带来了希望。

一、经皮球囊肺动脉瓣成形术

经皮穿刺股静脉,行右心导管检查测定右心室压力和跨肺动脉瓣压力阶差,沿导引钢丝将球囊导管送至狭窄处,快速手推(相当于3～4个大气压的压力)1:10稀释造影剂入球囊,使其扩张,5～10秒后迅速回抽,5分钟后可重复,直至球囊扩张时的腰鼓征消失。术后复测右心室和跨肺动脉瓣压力阶差。疗效评估:术后跨瓣压差＜3.3 kPa(25 mmHg)为优,＜6.7 kPa(50 mmHg)为良,＞6.7 kPa(50 mmHg)为差。

(一)适应证

(1)右心室与肺动脉间收缩压差大于5.3 kPa(40 mmHg)的单纯肺动脉瓣狭窄。

(2)严重肺动脉瓣狭窄合并继发性流出道狭窄。

(3)法洛四联症外科手术后肺动脉瓣口再狭窄等也可考虑应用;④轻型瓣膜发育不良型肺动脉瓣狭窄(应用超大球囊扩张法)。

(二)禁忌证

(1)沙漏样畸形的瓣膜发育不良型肺动脉瓣狭窄。

(2)合并心内其他畸形者。

(三)并发症

(1)心律失常,多为窦性心动过缓或窦性暂停,后者多为单球囊法引起,球囊阻塞肺动脉瓣口;室性期前收缩、短阵室速也可见到,室颤极为少见。

(2)漏斗部反应性狭窄,在较严重的肺动脉瓣狭窄病例,增高的右心室压力可致使流出道的肌肉代偿性肥厚,当瓣膜的狭窄解除后,右心室压力骤降,代偿性肥厚的部分在右心室强力收缩时造成完全性阻塞,严重者可发生猝死。另外,右心室流出道的刺激或过大的球囊损伤了右心室流出道的内膜,也可引起右心室流出道的痉挛。PBPV术后的漏斗部反应性狭窄多不需外科手术治疗,一般术后1～2年消失。有人认为流出道激惹、痉挛可用普萘洛尔治疗。

(3)肺动脉瓣关闭不全,发生率低,对血流动力学影响不大。

二、经皮球囊二尖瓣成形术

经皮穿刺股静脉或切开大隐静脉,置入右心导管和房间隔穿刺针,行房间隔穿刺,送球囊导管入左心房至左心室中部。将稀释造影剂注入球囊前部、后部和腰部,依次扩张球囊。在球囊前部扩张时将球囊后撤,使其卡在二尖瓣的狭窄处,用力快速推注造影剂,使球囊全部扩张,腰鼓征消失,迅速回抽球囊内造影剂(时间3～5秒),球囊撤回左心房。

术前可预防性用洋地黄或β受体阻滞剂,控制心室率＜120次/分。停用利尿剂(心力衰竭者除外)以免影响心室的充盈。术后用抗生素3天,阿司匹林100 mg/d,共1～2周。

房间隔穿刺是PBMV的关键步骤,但也是PBMV发生并发症或失败的主要原因。穿刺部位宜选卵圆窝处,它位于房间隔中点稍偏下,为膜性组织,较薄易于穿刺,穿刺部位过高进入主动脉或左心室,过低进入冠状动脉窦或损伤房室交界处组织,或将下腔静脉进入右心房处误认为房间隔而穿破下腔静脉。房间隔穿刺的禁忌证为:①巨大左心房,影响定位和穿刺针的固定;②严重心脏移位或异位;③主动脉根部瘤样扩张;④脊柱和胸廓严重畸形;⑤左心房血栓或近期有体循环栓塞。

疗效评定:心尖部舒张期杂音减轻或消失,左心房平均压≤1.5 kPa(11 mmHg)。跨瓣压差≤1.1 kPa(8 mmHg)为成功,≤0.8 kPa(6 mmHg)为优。瓣口面积≥1.5 cm² 为成功,≥2.0 cm²为优。

超声心动图(包括经食管超声心动图)在心脏瓣膜介入治疗中为一种无创、可重复、安全、可靠、价廉地评价瓣膜结构和功能，房、室大小和附壁血栓的检测方法。对心脏瓣膜介入手术适应证的选择、术后评价、随访是必不可少的手段。超声心动图将瓣叶的活动度、瓣膜增厚、瓣下病变和瓣膜钙化的严重程度分别分为 1～4 级，定为 1～4 分，4 项总分为 16 分。一般认为瓣膜超声积分≤8 分时 PBMV 的临床效果较好。

PBMV 的理想适应证为：①中度至重度单纯瓣膜狭窄、瓣膜柔软、无钙化和瓣下结构异常，听诊闻及开瓣音提示瓣膜柔软度较好；②窦性心律，无体循环栓塞史；③有明确的临床症状，无风湿活动；④超声心动图积分＜8 分。

PBMV 相对适应证：①瓣叶硬化，钙化不严重；②房颤患者食管超声心动图证实左心房内无血栓（但需要抗凝治疗 2～4 周）；③分离手术后再狭窄而无禁忌者；④严重二尖瓣狭窄合并重度肺动脉高压或心、肝、肾功能不全，不适于外科手术者；⑤伴中度二尖瓣关闭不全或主动脉瓣关闭不全；⑥声心动图积分 8～12 分。

PBMV 的禁忌证：①二尖瓣狭窄伴中度至重度二尖瓣或主动脉反流，主动脉瓣狭窄。②瓣下结构病变严重。③左心房或左心耳有血栓者，可予华法林抗凝 4～6 周或更长后复查超声心动图，血栓消失者或左心耳处血栓未见增大或缩小时，也可进行 PBMV。术中应减少导管在左心房内的操作，尽量避免导管顶端或管身进入左心耳。有报道，左心房后壁血栓经 6～10 个月长期华法林抗凝后做 PBMV 获得成功。房间隔、二尖瓣入口或肺静脉开口处有附壁血栓者为绝对禁忌证。④体循环有栓塞史者（若左心房无血栓）抗凝 6 周后可考虑。⑤合并其他心内畸形。⑥高龄患者应除外冠心病。⑦超声心动图积分＞12 分。

PBMV 的并发症包括：心包压塞、重度二尖瓣关闭不全、体循环栓塞（脑栓塞多见）、医源性心房水平分流、急性肺水肿。PBMV 因并发症需急症手术者的发生率约 1.5%；死亡率 0～1%。

三、经皮心脏瓣膜置换术

经皮心脏瓣膜置换治疗是近年来应用于治疗心脏瓣膜疾病的新方法。目前，新型经皮瓣膜介入治疗主要针对主动脉瓣狭窄和二尖瓣反流。研究发现，1/3 的严重症状性主动脉瓣狭窄和二尖瓣反流的老年患者，由于高龄、LVEF 较低及合并其他疾病的比率较高等原因，不适宜接受外科手术。然而，这些高危患者有可能从介入瓣膜手术中受益。需注意的是，经皮瓣膜治疗，尤其是经皮主动脉瓣置换术（percutaneous aortic valve replacement，PAVR），应严格限制用于风险较高且不适宜接受外科手术的患者。

研究证实，PAVR 术可以明显改善左心室功能、延长患者寿命、减轻痛苦，特别是对于既往有左心室功能不全的患者，能减少症状。标准的 PAVR 术所需要的材料包括瓣膜、输送平台和传送系统（带有三叶生物瓣的圆形平台，且瓣叶需具有良好的血流动力学特点）。目前所使用的经导管人工主动脉瓣有自膨胀式和球囊扩张式两种。自膨胀式主要为 CoreValve 公司的产品，最新一代产品为 ReValvingTM，采用猪心包制备瓣膜，可经 18 F 的鞘管输送，有经验的术者操作成功率可达 98%。球囊扩张式为 Edwards 公司的产品，早期的为 Cribier-EdwardsTM，它是一个由马的心包瓣膜组成的球囊扩张型不锈钢装置，并且通过无鞘导管（FlexCath）传送。装置可以沿顺行、逆行或经心尖部送入，不会产生明显的瓣周漏，在瓣环或是瓣环下区域有附着点。最新一代为采用牛心包的 Edwards-SAPIENTM 产品，输送直径为 22～24 F。PAVR 术需要由心血管介入医师、影像学专家和麻醉师甚至心脏外科医师的团队协作，初步的研究结果是令人鼓舞的。

EVEREST Ⅰ是应用 Evalve MitraClip(一种经皮二尖瓣修复装置)经皮修复功能性二尖瓣反流的Ⅰ期临床研究,纳入 6 例心功能Ⅲ级的严重二尖瓣反流患者(反流程度 3＋或 4＋级),排除了风湿性心脏病和感染性心内膜炎等器质性心脏病所致的二尖瓣反流。所有患者成功接受经皮 Evalve MitraClip 治疗,术后 30 天无严重不良事件;6 例患者的二尖瓣反流程度均有不同程度改善。研究表明,功能性二尖瓣反流患者经皮使用MitraClip边对边修复二尖瓣的治疗,可以有效降低二尖瓣反流程度,治疗成功率高且较为安全。

(刘洪俊)

第四节　冠心病的介入治疗

一、冠心病介入治疗的适应证

冠心病介入治疗是介入心脏病学中发展最快,最具挑战性的领域。对于冠心病患者,选择何种介入治疗常常取决于临床情况、术者经验、和冠脉病变范围等多种因素。按美国心脏病学会和心脏病协会(ACC/AHA)的建议,临床适应证分为Ⅰ、Ⅱ、Ⅲ类,Ⅰ类适应证是指有充分的证据和/或一致认为该种治疗对患者有益,Ⅱ类适应证指有反面证据和/或对治疗的益处有分歧,Ⅱ类适应证又分为Ⅱa、Ⅱb 两类,Ⅱa 指证据和意见更倾向于获益,Ⅱb 指还没有很充分的证据表明获益,Ⅲ类指有充分的证据和/或一致认为该治疗无益而且对有些患者有害。各类证据的权重分为:A 级:证据来自多个随机临床试验。B 级:证据来自单个随机试验或非随机试验。C 级:专家组的一致观点。

(一)Ⅰ类适应证

(1)有严重左主干病变的冠心病患者行 CABG 治疗。

(2)3 支血管病变行 CABG 治疗。左心室功能障碍的患者(EF＜0.50)存活受益更大。

(3)2 支病变伴左前降支近端冠状动脉病变及左心室功能不全(EF＜0.50)或负荷试验显示心肌缺血者,行 CABG 治疗。

(4)单支或两支冠状动脉病变,没有左前降支近端严重狭窄但有大面积存活心肌且负荷试验显示高危者,选择 PCI 或 CABG。

(5)多支冠状动脉病变并且冠状动脉解剖适合 PCI,左心室功能正常且无糖尿病者,做 PCI 治疗。

(二)Ⅱa 类适应证

(1)大隐静脉桥多处狭窄,尤其是到左前降支的桥血管有严重狭窄时,再次行 CABG 治疗。

(2)不适合再次行外科手术患者的局灶性桥血管病变或多处狭窄者,行 PCI。

(3)单支或双支血管病变但是没有左前降支近端严重狭窄,并且无创检查提示中等范围的存活心肌和缺血的患者,选择 PCI 或 CABG。

(4)单支血管病变伴左前降支近端严重狭窄患者行 PCI 或 CABG。

(5)多支血管病变并且有糖尿病者,行乳内动脉的 CABG。

(三)Ⅱb 类适应证

2 支或 3 支血管病变伴左前降支近端严重狭窄的患者,伴有糖尿病或左心室功能异常,冠状动脉解剖适合介入治疗的患者,选择 PCI。

(四)Ⅲ类适应证

(1)单支或两支冠状动脉病变,不伴左前降支近端严重狭窄,或有轻度症状,或症状不是心肌缺血所致,或接受强化药物治疗、或无创检查未显示心肌缺血的患者,做 PCI 或 CABG。

(2)非严重冠状动脉狭窄(狭窄直径<50%)的患者,做 PCI 或 CABG。

(3)适合做 CABG 的严重冠状动脉左主干狭窄患者,做 PCI。

冠状动脉介入治疗的模式如表 5-1 所示。

表 5-1 冠状动脉介入治疗的模式

病变范围	治疗	资料分级
左主干病变,适合行 CABG	CABG	Ⅰ类/A
	PCI	Ⅲ类/C
左主干病变,不适合行 CABG	PCI	Ⅱb 类/C
三支血管病变伴 LVEF<0.50	CABG	Ⅰ类/A
包括左前降支在内的多支血管病变伴 LVEF<0.50 或糖尿病	CABG 或 PCI	Ⅰ类/A
多支血管病变 LVEF<0.50 并且没有糖尿病	PCI	Ⅰ类/A
左前降支以外的单支或双支血管病变但无创检查提示大面积心肌缺血或高危	CABG 或 PCI	Ⅰ类/B
包括左前降支在内的单支或双支血管病变	CABG 或 PCI	Ⅱ类/B
左前降支以外的单支或双支血管病变且无创检查提示没有或小面积心肌缺血	CABG 或 PCI	Ⅲ类/C
非严重冠状动脉狭窄	CABG 或 PCI	Ⅲ类/C

二、冠心病介入治疗的方式

(一)PTCA 和冠脉内支架置入的基本技术

1.术前准备

(1)患者的一般情况。①其他脏器的情况:一些其他脏器疾病可增加冠状动脉介入治疗的风险,如肺部疾病、糖尿病、肾功能障碍,脑血管意外史,出血倾向等。②冠状动脉搭桥术:冠状动脉搭桥术的次数、间隔时间及选择动脉桥和大隐静脉桥的情况。③有无活动性出血:由于冠状动脉介入手术需辅助抗血小板、抗凝治疗,因此必须注意患者有无活动性出血(如活动性消化性溃疡,眼底出血等)。④过敏史:需要了解过去药物过敏史,特别是造影剂过敏史及其治疗反应。⑤周围血管搏动:仔细检查周围血管搏动情况(是否存在、强弱、对称性、杂音)。除了准备穿刺插管一侧的肢体动脉搏动外,对侧上、下肢动脉搏动也应检查,以便必要时插置主动脉内气囊反搏或心肺辅助循环装置。特别是对有脑血管意外、一过性脑缺血或颈动脉杂音的患者,更应仔细检查。⑥实验室检查:包括血、尿、粪常规,肝、肾功能,电解质,心电图,心脏三位片和血型等。

(2)临床因素分析:在行介入治疗之前,必须对手术的风险和效果进行认真分析,权衡利弊。包括患者能否耐受手术,手术可能的并发症,术后症状改善的程度,术后再狭窄的机会及患者对再次介入治疗的耐受性如何等。

在冠状动脉解剖因素一定的情况下,一些合并存在的因素可增加介入治疗的并发症。它们包括高龄、女性、不稳定性心绞痛、糖尿病、肾功能障碍、一过性脑缺血、冠状动脉搭桥史、多支血管病变、C型病变、LVEF<50%等。

(3)冠状动脉解剖:病变血管解剖因素是支架前时代PTCA即刻结果的重要预测因子。这些解剖因素直接导致冠状动脉夹层和急性血管闭塞的发生率明显增加。因此,对复杂的多支血管患者,一般不主张在行诊断性冠状动脉造影后立即行PTCA,以便在冠状动脉造影后有足够的时间分析冠状动脉病变情况,以及与患者及其家属讨论采用适当的治疗措施。同时,这样也可以给操作者提供足够的时间准备器材(如主动脉内气囊反搏或心肺辅助循环)和人员。但支架后时代,由于器械的改进及技术的提高,大多数医师和患者选择冠状动脉造影和介入治疗一次进行。

病变血管解剖因素包括:病变长度、偏心性、病变部位(例如开口或分叉部)、血管扭曲性(包括成角病变)、狭窄严重性和是否闭塞,血管僵硬度和钙化程度,有无血栓等。

(4)冠状动脉病变危险性记分:Califf等将冠状动脉系统可以分为6个主要的节段:左前降支、对角支、第一间隔支、回旋支、钝缘支、后降支。上述部位存在≥75%狭窄,各记2分。左前降支近端病变计6分。最大总分为12分。该记分方法是估价多支血管病变患者高危心肌量的简单方法。对于多支血管病变,冠状动脉病变血管数并不能准确地反映高危心肌的数量,如左前降支近端病变与右冠状动脉远端病变尽管均为单支血管病变,但预后明显不同。冠状动脉病变危险性记分可以较客观地反映受累心肌的范围,已成为预测冠状动脉介入治疗风险性的重要指标。

(5)左心室功能:除患者的年龄、病变血管数、病变的部位和病变的特征之外,左心室射血分数≤30%是预测严重并发症的独立因素。而且,左心室功能障碍患者行介入治疗时,尚可能需用血流动力学支持(主动脉气囊反搏、心肺辅助循环)。

(6)患者咨询和家属签字:介入手术中患者的理解和充分配合十分重要,手术医师和护士应将主要操作过程,术中可能出现的不适向患者解释清楚,以消除顾虑,获得术中配合。对高危患者,术前应给患者及家属解释可能存在的风险,以取得谅解。

(7)检查术前准备情况:术前应仔细检查各项准备工作。包括:①药物治疗(尤其是阿司匹林和噻氯匹定)。②血容量充足。③患者及家属谈话。④无抗血小板和抗凝治疗反指征。⑤血型和配血。⑥实验室检查结果、12导联心电图。⑦术前12小时禁食。

所有患者术前均需服用阿司匹林,噻氯匹定应服用3天以上,或者服用氯吡格雷。对造影剂有过敏史者,术前晚联合应用皮质激素和H_2受体拮抗剂。同时PTCA术当天早上再给予皮质激素、H_2受体拮抗剂和苯海拉明。极少数患者在术中仍有可能发生变态反应,因此必须做好必要的抢救准备。由于大多数患者术前心情紧张,术前给予镇静剂是必要的。

2.操作技术

(1)消毒、铺巾:常规消毒双侧腹股沟上至脐部,下至大腿中部。铺巾于会阴部、下腹部、腹外侧及双下肢,暴露腹股沟。经桡动脉途径者,一般消毒右侧手部及前臂,如拟行介入治疗的病变复杂或可能安置临时起搏器,则尚需消毒右侧腹股沟。

(2)Allen试验:经桡动脉途径者,术前用Allen试验测定右手尺动脉的通常情况,即嘱患者右手握拳,用双拇指同时压迫桡和尺动脉,然后嘱患者伸开手掌。开放尺动脉供血,如果手掌很快红润,则说明尺动脉和掌浅、深弓正常,做同侧桡动脉插管是安全的。

(3)股动脉插管:经局部麻醉后,采用Seldinger法穿刺动脉并置入动脉鞘,注意尽量不要穿破股动脉后壁,以免血肿形成。必要时于股静脉预置静脉鞘,放临时起搏器。静脉或动脉内注入肝素5 000~10 000 U,以后每小时追加2 000 U。必要时可用活化凝血时间(ACT)调整肝素用量,保证ACT＞300秒。

(4)选择导引导管和冠状动脉造影:根据不同情况可选择 6 F(2.00 mm)或 7 F(2.33 mm)导引导管。选择暴露狭窄病变最佳的体位进行冠状动脉造影,并将图像显示在参照荧光屏上。桡动脉途径时,一般选用 6 F 大腔左或右冠状动脉导引导管(Jukins,Amplatz 或 Voda 导引导管)。

导引导管为冠状动脉介入提供输送管道,在选择时需注意内径、支持力及与冠状动脉开口的同轴性。一般选择 Judkin 左、右冠状动脉导引导管。为了增强支持力,在某些特殊病变(慢性闭塞、迂曲血管、钙化等)可以选用其他构型的导引导管,如 Amplatz、XB、EBU、Q curve 等。

(5)导引钢丝操作:自导引导管内插入 0.014″导引钢丝。如果球囊为快速交换系统,可单独先置入钢丝达病变血管远端,如为 over-the-wire 系统,则事先将钢丝插入球囊导管内,将球囊导管送至导引导管顶端 1 cm 处,然后固定球囊导管,将导引钢丝缓慢旋转地送至病变血管远端。

导引钢丝按照头端的软硬程度分为柔软、中等硬度和标准硬度 3 种类型。可根据血管形状和病变特点选择不同类型的导引钢丝。

(6)球囊到位:导引钢丝到达血管远端后,沿导引导丝将球囊送至狭窄处,注入造影剂并通过球囊上的标记,证实球囊位置正确与否。一旦球囊到位后即可用压力泵加压扩张。

一般以球囊/血管直径≈1 来选择球囊导管。对于准备置入支架的病变,可采用小于血管直径的球囊进行预扩张,然后置入支架,这样可减少球囊预扩张所致的内膜撕裂、夹层的发生率。对于严重狭窄、成角、不规则的病变,球囊有时有不能顺利通过。此时可换用 XB,Amplatz 等导引导管,以增加支持力。或改用更小直径的球囊(1.5～2.0 mm)。图 5-3 和图 5-4 为 PTCA 术中常用的器械。

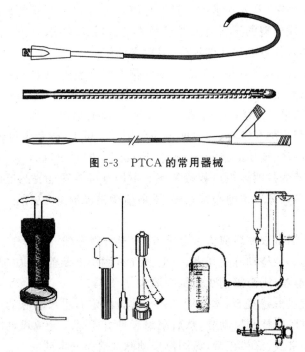

图 5-3　PTCA 的常用器械

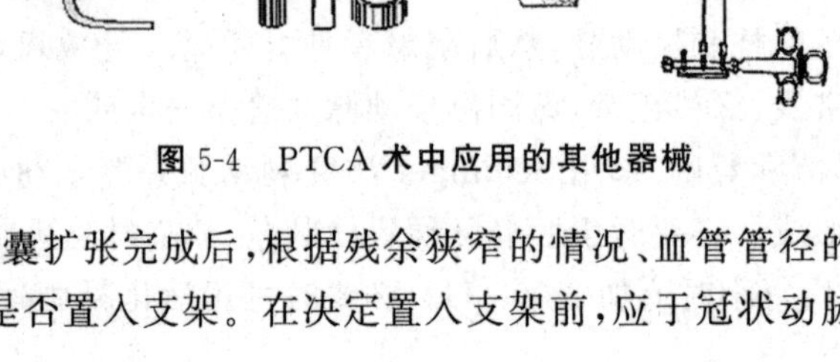

图 5-4　PTCA 术中应用的其他器械

(7)支架的置入:球囊扩张完成后,根据残余狭窄的情况、血管管径的大小、有无冠状动脉夹层并发症等情况,选择是否置入支架。在决定置入支架前,应于冠状动脉内注射硝酸甘油,然后按照给予硝酸甘油后的血管直径,根据支架/血管直径≈1/1的原则选择相应大小的支架。图5-5为球囊扩张式支架。

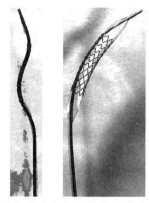

图5-5　冠状动脉支架左为张扩前,右为扩张后

一旦支架置于冠状动脉病变的最佳位置,即根据不同的支架用适当的压力充盈球囊。大多数支架用6～8 atm[1 atm(大气压)＝101 kPa]加压30～60秒。大多数情况下,均主张用非顺应性球囊导管对支架做高压14～16 atm补充性扩张,以保证支架贴壁良好。

(8)术后观察:病变部位得到满意扩张后,可将导引钢丝留置数分钟,然后再造影观察血管情况。如无血管回缩或明显夹层现象,则可将导引钢丝退出,再根据原来的造影位置造影观察,评价介入治疗的疗效。

3.疗效评定

(1)成功标准:术后冠状动脉残余狭窄＜20%,无死亡、急性心肌梗死、急诊CABG等并发症。

(2)失败原因:①导引钢丝或球囊不能通过狭窄处。②扩张疗效不佳或发生并发症(急性冠脉闭塞等)。

4.术后处理

(1)监护:术后所有患者均应密切监护,尤其是尚留置主动脉内气囊反搏、心肺辅助循环鞘、冠状动脉内输注尿激酶及严重左心室功能障碍和/或大块高危心肌的患者,应在CCU内监护。

根据血管造影结果及抗凝程度,决定拔除血管鞘的时间。如血管造影示疗效佳,则在术后4～6小时当ACT≤150秒时拔除血管鞘。在血管完全阻塞、旁路血管病变、病变处血栓、急性心肌梗死患者,拔管后仍需继续使用肝素。图5-6为左前降支病变PTCA和支架置入前后。

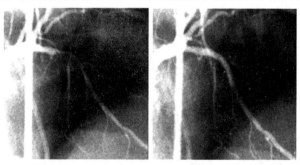

图5-6　左前降支病变PTCA和支架置入前后

PTCA 术后低血压的常见原因：①冠状动脉阻塞。②后腹膜出血是致死性低血压的一个重要而潜在原因。③血容量不足。④药物作用。⑤迷走神经反射。⑥心包压塞。

（2）抗凝治疗：介入治疗后抗凝治疗时间的长短及抗凝剂的用量仍有争论。对于术前稳定性心绞痛和手术效果较好的患者（即没有冠状内膜撕裂和冠状内膜血栓）一般不需长时间的肝素治疗。这类患者离开导管室后即可停用肝素。

两周内心肌梗死、不稳定性心绞痛、术前或术后有血管内血栓或冠状动脉有内膜撕裂的患者，应持续静脉滴注肝素 24 小时以上。此外，急诊 PTCA 一般需持续静脉滴注肝素 3 天。对于维持静脉滴注肝素的患者，应每天查血细胞比容、尿、粪潜血及血小板计数。

（3）抗血小板治疗：常用的抗血小板制剂有阿司匹林、噻氯匹定、氯吡格雷和 GP Ⅱ b/Ⅲ a 受体拮抗剂。它们通过不同的作用机制发挥抗血小板功能。阿司匹林不可逆地抑制血小板内环氧化酶-1 防止血栓烷 A_2 形成，因而阻断血小板聚集，常用量是开始剂量 160～325 mg，然后 75～160 mg/d。噻氯匹定、氯吡格雷同为 ADP 受体拮抗剂，噻氯匹定用法为 250 mg，2 次/天，氯吡格雷为 75 mg/d，一般用至术后 2～4 周停药。引入 GP Ⅱ b/Ⅲ a 受体拮抗剂是冠心病介入治疗的一大进展，目前，FDA 根据临床试验的不同结果批准了 3 种血小板 GP Ⅱ b/Ⅲ a 受体拮抗剂，它们是 ReoPro、Tirofiban 和 Eptifibatide，由于价格较高、给药方式的不便利，国内还没有常规应用。这些抗血小板制剂的共同不良反应是胃肠道反应、血小板计数减少、白细胞计数减少和出血等，因而在应用时要注意监测血常规、血小板计数和出凝血时间。

（4）出院后的药物治疗：出院后继续药物治疗的目的在于改善预后，控制缺血症状和治疗主要危险因素。例如，高血压、吸烟、高脂血症和糖尿病。因此，选择药物治疗方案应根据患者的具体情况而个体化，其依据是住院期间的检查结果和事件、冠心病危险因素、对药物的耐受性和近期手术操作的类型。所谓 ABCDE 方案对于指导治疗有帮助。A：阿司匹林和抗心绞痛；B：β 受体阻滞剂和控制血压；C：胆固醇和吸烟；D：饮食和糖尿病；E：教育和运动。

（5）随访：患者恢复到基线水平时，即住院后 6 周～8 周，应安排长期定期门诊随访。主张在下列情形时行心导管检查和冠状动脉造影：①心绞痛症状加重。②高危表现，即 ST 段下移 ≥2 mm，负荷试验时收缩压下降≥1.3 kPa（10 mmHg）。③充血性心力衰竭。④轻度劳力就诱发心绞痛（因心绞痛不能完成 Bruce 方案 2 级）。⑤心脏猝死存活者。根据冠状动脉解剖和心室功能确定血管重建治疗。

（二）其他几种冠脉介入治疗方式

1.定向冠状动脉内斑块旋切术

定向冠状动脉内斑块旋切术（directional coronary atherectomy，DCA）是一种依靠高速旋转的旋转导管，对硬化的斑块进行切割。冠状动脉造影、血管内超声显像和血管镜检查发现，定向冠状动脉内斑块旋切术除了切除斑块部分的动脉内膜和硬化斑块组织之外，还包括部分动脉中层结构，使动脉壁变薄，顺应性增大；且在血压作用下，对动脉壁起进一步牵拉作用，管腔扩大，血流进一步增多。

所需器材如图 5-7 所示。

1989 年，定向冠状动脉内斑块旋切术被用于临床，主要用于不易行 PTCA 的极其偏心性冠状动脉病变、复杂形态学狭窄、静脉旁路血管狭窄和冠状动脉分支或开口部位病变的患者。当 PTCA 失败时也可进行斑块旋切术。为此，该技术被认为安全可行、疗效较佳，也可用作 PTCA 急性冠状动脉阻塞并发症的非手术治疗。但由于其再狭窄率较高，近年来应用已较少。

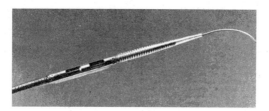

图 5-7　Simpson 旋切导管

2.冠状动脉内斑块旋磨术

1981 年,Hanson 等首先提出高速旋磨血管成形术系统。冠状动脉内斑块旋磨术根据鉴别性切割原理,对无顺应性粥样硬化斑块组织做切割和清除。血管内超声显像发现,冠状动脉内斑块旋磨术尚能去除钙化斑块,使以后的 PTCA 操作更顺利地进行,并获得理想的疗效。同时,经冠状动脉内斑块旋磨术治疗后,冠壁光滑、管腔呈圆柱状且无夹层破裂。而且,管腔扩大并不伴动脉扩张,提示外弹力层截面积不变。管腔大小与旋磨头相同。

冠状动脉内斑块旋磨术的原理如图 5-8 所示。

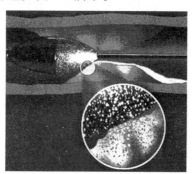

图 5-8　冠状动脉内斑块旋磨术的原理

冠状动脉内斑块旋磨术,适用于单支或多支冠状动脉病变或 PTCA 再狭窄治疗。但主要用于冠状动脉弥漫性病变或钙化,以及复杂的冠状动脉病变(B 型或 C 型病变)。当普通 PTCA 遇到困难时,尤其是对血管分叉、开口处、钙化、偏心性、成角或长管状狭窄,更应优先考虑冠状动脉内斑块旋磨术。

3.冠状动脉内斑块旋吸术

经皮冠状动脉内斑块旋吸术(transluminal extraction catheter atherectomy,TEC)是一种新的冠状动脉病变介入治疗方法,主要用于急性阻塞、高危复杂病变、慢性阻塞性和陈旧性静脉旁路血管病变。旋吸术时,冠状动脉内斑块被切除并经负压吸出,使阻塞解除。

经皮冠状动脉内斑块旋吸术即刻手术成功率约为 90%,B 型和 C 型病变即刻手术成功率仍很高。在美国"经皮冠状动脉内斑块旋吸术登记"报道的 1 141 例患者中手术成功率达 94%。"冠状动脉新介入性疗法登记"(NACI)指出,静脉旁路血管移植术≤36 个月的狭窄病变用斑块旋吸术治疗,成功率为 93%。但是,静脉旁路血管移植术>36 个月时,斑块旋吸术成功率为86%。冠状动脉内斑块旋吸术附加球囊导管扩张可望达到更好的疗效。

4.激光经皮冠状动脉成形术

随着介入心脏病学的迅速发展,PTCA 的指征不断扩大。但 PTCA 仍难解决完全闭塞、长狭窄、弥漫行病变、钙化斑块及冠状动脉开口处狭窄。对上述病变,PTCA 的成功率非但不高,且易出现急性冠状动脉闭塞,也不能保持冠状动脉的长期通畅。20世纪80年代开始,激光冠状动脉成形术在短短的十几年中,从应用氩离子（Ar^+）激光、CO_2激光、钇铝石榴石晶体（Nd:YAG）激光,发展到准分子激光冠状动脉成形术（ELCA）;从单光导纤维到多光导纤维;从治疗冠状动脉狭窄发展到完全阻塞的桥血管的血流重建。目前,ELCA已成为介入心脏病学领域中的一项新技术。

ELCA的指征:①冠脉狭窄超过15 mm。②移植血管狭窄和闭塞。③僵硬的病变,不能被PTCA扩开。④冠状动脉开口处病变。⑤左前降支开口处病变。⑥冠状动脉弥漫性病变。⑦完全闭塞,但导引钢丝能通过。

ELCA的禁忌证:①没有保护的左主干病变。②不能搭桥的患者。③激光导管直径＞治疗冠状血管段直径的60%～70%。④导引钢丝不能通过的病变。⑤分叉处病变。⑥以往有夹层的病变。

5.超声血管成形术

超声血管成形术（ultrasound angioplasty）是一种比较新颖和有希望取出斑块和血栓的技术。试验证明,高能低频超声具有下列特征:①去除纤维和钙化斑块,且能识别顺应性正常的动脉壁部分。②经超声消融后,纤维钙化血管的扩张性增加。③不管内膜是否完整,超声均引起血管扩张。④溶解血栓。

Siegel等已成功地开展了经皮超声血管成形术,对19例心绞痛患者用超声消融治疗,使平均狭窄自（80±12）%降至（60±18）%（$P<0.001$）,最小冠状动脉内径自（0.6±0.3）mm增至（1.1±0.5）mm。对所有病变均在超声消融后做球囊导管扩张,经扩张后,残余狭窄降至（26±11）%（$P<0.001$）及最小冠状动脉内径增至2.4 mm（$P<0.001$）。无并发症发生,无一例产生心绞痛或需急症手术。这些提示超声冠状动脉血管成形术安全可行,去除斑块,有利于用球囊导管在低压下做冠状动脉腔内成形术。

三、PCI治疗的主要并发症及防治

随着器械的不断革新和经验的积累,经皮冠状动脉介入治疗（PCI）的适应证不断拓宽,成功率也增加至90%以上,并发症逐渐减少。尽管如此,PCI仍然存在一系列术中与术后并发症,积极防治这些并发症具有重要的现实意义。

(一)冠状动脉痉挛

1.与球囊扩张相关的冠脉痉挛

见于1%～5%的球囊成形术患者,多发生于非钙化病变、偏心性病变与年轻患者。据报道,旋磨的冠脉痉挛发生率为4%～36%,但导致急性闭塞并且需要再次行PTCA或CABG的严重痉挛少见（＜2%）。激光成形术血管痉挛的发生率为1.2%～16%,使用盐水灌注技术后已明显降低其发生率,该类患者冠脉内应用硝酸甘油有效。

2.处理

(1)硝酸酯:冠脉内注射硝酸甘油（200～300 μg）对多数患者有效,部分患者需要使用大剂量。

(2)钙通道阻滞剂:冠脉内注射维拉帕米（100 μg/min,最大剂量1.0～1.5 mg）、地尔硫草（0.5～2.5 mg推注1分钟以上,最大剂量5～10 mg）对于硝酸酯无效的患者可能有效。尽管传导阻滞、心动过缓与低血压的发生率较低,推注前仍需准备临时起搏。

（3）再次球囊扩张：如果在使用硝酸酯与钙通道阻滞剂后病变内痉挛仍然存在，采用适当大小的球囊进行延时（2～5分钟）低压（1～4 atm）扩张往往有效。绝大多数血管痉挛经硝酸酯与再次 PTCA 后能得到逆转，"顽固性"痉挛应考虑存在夹层，后者往往需要支架治疗。

（4）抗胆碱能药物：若冠脉痉挛伴有低血压和心动过缓，应注射阿托品（0.5 mg 静脉注射，每5分钟重复1次，总量2.0 mg）。

（5）全身循环支持：若冠脉痉挛伴有缺血和低血压，使用硝酸酯和钙通道阻滞剂将使其恶化。必要时应考虑使用主动脉内气囊反搏（IABP），同时使用硝酸酯与钙通道阻滞剂。应避免使用加重血管痉挛的药物（如酚妥拉明等），必要时可以选用正性肌力药物（如多巴酚丁胺）。

（6）支架：支架能成功处理顽固性痉挛，但必须在其他措施无效时使用。多数顽固性痉挛和夹层，支架治疗有效。

（二）夹层与急性闭塞

在支架时代以前，夹层导致的急性冠脉闭塞是 PCI 后住院死亡、心肌梗死与急诊 CABG 的主要原因。目前，由于支架的广泛应用，夹层导致急性闭塞已较为少见。但是，支架导致的边缘夹层仍可引起缺血并发症，并易于发生支架内血栓。在支架时代以前，择期 PTCA 的急性闭塞发生率为2%～11%，其中50%～80%发生在导管室，其余也多数发生在术后6小时以内。急性心肌梗死直接 PTCA 与完全闭塞病变 PTCA 患者发生迟发（>24小时）急性闭塞更为多见。支架的应用已使急性闭塞的发生率降低至1%以下。

1.急性闭塞的分类

根据造影与血流情况分为3类。①急性闭塞：血管完全闭塞，TIMI 血流0～Ⅰ级。②邻近闭塞：狭窄程度急性加重，TIMI 血流Ⅱ级。③先兆闭塞：造影发现夹层或血栓，PCI 后残余狭窄>50%，TIMI 血流Ⅲ级。

2.夹层的分型（见表5-2）

表5-2 不同类型夹层的特点与急性闭塞的发生率

分型	特点	急性闭塞发生率（%）
A	管腔内有微小透 X 线区，无或仅有少量造影剂滞留	—
B	双管（腔）样改变，两腔之间有一透 X 线带，无或但有少量造影剂滞留	3
C	管腔外帽样改变，管腔外造影剂滞留	10
D	管腔内螺旋状充盈缺损	30
E	新出现的持续充盈缺损	9
F	非 A-E 型，导致血流障碍或血管完全闭塞	69

3.发生夹层的危险因素

钙化病变、偏心病变、长病变、弥漫病变、复杂形状病变（B 型或 C 型）、血管弯曲等易发生夹层。

4.急性闭塞的处理

一旦发生急性闭塞，应立即冠脉内注射硝酸甘油100～200 μg，逆转并存的冠脉痉挛。同时，应使 ACT 保持在300秒以上。直径小而柔软的支架问世取代了早期经常采用的灌注球囊延时（>5分钟）再扩张法。溶栓治疗可能阻止血管内膜与所在管壁的黏附，但不应常规使用。"补救性"给予阿昔单抗（abciximab）对于 PTCA 后夹层或血栓是否有益存在争议。对于小的内膜撕裂(残余狭窄＜30％，长度＜10 mm，血流正常)，因其早期缺血与再狭窄的发生率较低，一般不需要进一步处理或特别药物治疗。

原发性血栓导致的血管闭塞较为少见，治疗方法包括冠脉内溶栓、局部给药、血栓切吸(thrombectomy)、再次 PTCA、支架、连续冠脉内超选择性输注尿激酶等，其最终治疗方式未明。

(三)无再流与慢血流

1.定义

无再流(no-reflow)现象是指经过介入治疗，冠状动脉原狭窄病变处无夹层、血栓、痉挛和明显的残余狭窄，但血流明显减慢(TIMI 0～Ⅰ级)的现象，若血流减慢为 TIMI 0～Ⅱ级被称为慢血流(slow flow)现象，发生率为 1％～5％，多见于血栓性病变(如急性心肌梗死和不稳定性心绞痛)、退行性大隐静脉桥病变的介入和使用斑块旋磨、旋切吸引导管及人为误推入空气时。临床表现与冠状动脉急性闭塞相同。无血流现象的死亡率增高 10 倍。其产生机制尚不清楚，可能与微循环功能障碍有关，包括心肌微血管痉挛、栓塞(血栓、气栓或碎片)、氧自由基介导的血管内皮损伤、毛细血管被红细胞和中性粒细胞堵塞和因出血所致的心肌间质水肿。

2.预防

预防主要针对病因，对血栓病变或退行性大隐静脉桥病变，应充分抗血小板和抗凝治疗并使用GPⅡb/Ⅲa受体拮抗剂，术中使用远端保护装置。斑块旋磨时转速应足够，旋磨头的选择应由小到大递增和每一阵的时间不宜过长等，避免产生无再流现象。冠脉介入时应特别注意避免误推入空气。

3.处理

(1)解除痉挛：冠脉内注射硝酸甘油(200～800 μg)尽管无显著疗效，但能逆转可能并存的血管痉挛，并且不耽误进一步治疗或增加危险，所有患者均应常规使用。

(2)排除冠脉夹层：应进行多体位造影证实。对于无再流病变应慎用支架，因为远端血流不良能增加支架内血栓风险。

(3)冠脉内注射钙通道阻滞剂：冠脉内注射钙通道阻滞剂在无再流的处理中最为重要，冠脉内注射维拉帕米(100～200 μg，总量 1.0～1.5 mg)或地尔硫草(0.5～2.5 mg 弹丸注射，总量 5～10 mg)能使 65％～95％的无再流得到逆转。注射必须通过球囊的中心管腔或输注导管给药，以保证药物有效灌注远端血管床，而使用导引导管给药则无法使药物到达远端血管。尽管传导阻滞发生率低，仍应备用临时起搏器。无再流导致的低血压不是冠脉内注射钙通道阻滞剂的禁忌证，必要时可采用药物(升压药、正性肌力药)或主动脉内气囊泵动法(IABP)维持全身循环。

(4)解除微血管阻塞：快速、中度用力地向冠脉内注射盐水或造影剂可能有助于解除由于受损内皮细胞、红细胞、中性粒细胞或血栓导致的血管阻塞。

(5)升高冠脉灌注压力：尽管 IABP 能提高冠脉灌注压，促进血管活性物质的清除，限制梗死面积，但并不能逆转无再流。

(四)冠状动脉穿孔

冠状动脉穿孔和此后的心脏压塞是冠脉介入治疗的严重并发症，处理不及时可危及患者生命。发生率在 PTCA 约 0.1％，在冠脉介入新技术(如斑块旋切、旋磨、激光成形等)约为 1％。冠脉穿孔常发生于小分支和末梢血管，其原因多数是钢丝(特别是亲水涂层和中等硬度以上的钢丝)直接损伤穿出血管，或球囊在闭塞病变的假腔内或桥状侧支内扩张，或介入新器械过硬而血管相对小且弯曲致直接损伤的结果。

1.临床后果

17%～24%的患者出现心包积血与填塞,部分患者出现冠状动脉左/右心室瘘、冠状动静脉瘘等。患者可发生心肌梗死甚至死亡,部分患者需要急症手术和输血。介入治疗期间使用GPⅡb/Ⅲa抑制剂的患者死亡风险增加2倍。部分患者术中造影无明显穿孔,而在术后8～24小时内突然出现心脏压塞。桥血管穿孔时由于搭桥时部分心包切除和心包粘连往往导致胸腔或纵隔出血,而心脏压塞表现不明显。

2.预防

(1)导丝放置:导丝操作应轻柔,保持导丝对扭力有反应。一旦发现导丝锁定并弯曲、尖端运动受限或推送导丝出现抵抗现象,应考虑到导丝钻入内膜下的可能,应立即回撤导丝,重新置放。一旦怀疑球囊导管进入假腔,应撤出导丝并经球囊中心腔轻轻注射造影剂证实。造影剂持续残留提示进入假腔,应回撤球囊和导丝重新置放。

(2)器械型号:对于高危病变(分叉、成角、完全闭塞)患者,球囊:血管应为1.0;旋磨、激光成形等的器械:血管应为0.5～0.6。

(3)其他:发生夹层时不应采用旋切治疗,远端夹层程度难以确定时不应采用支架治疗。

3.处理

(1)延时球囊扩张:立即将球囊放置于造影剂外渗部位,球囊:血管为0.8～1.0,2～6 atm,扩张时间>10分钟。若经初次扩张后闭合仍不完全,应再次低压扩张15～45分钟,应尽可能使用灌注导管以保证远端心肌灌注。不宜再追加使用肝素。延时球囊扩张(必要时心包穿刺)能使60%～70%的患者避免外科手术。

(2)支架:现已使用支架-同种静脉移植桥或PTFE带膜支架处理穿孔。前者技术要求较高,不适于伴有严重血流动力学障碍的患者;后者有望得到广泛应用。

(3)心包穿刺:若心包积血较多,应行心包穿刺,放置侧孔导管引流,引流导管应留置6～24小时。急性心脏压塞的患者往往表现为烦躁不安、心率减慢、血压下降、透视下心影扩大和搏动减弱。X线透视下从剑突下途径穿刺心包迅速可靠,抽出血液后可注入5～10 mL造影剂证实穿刺在心包内后再送入导引钢丝,6 F动脉鞘管、沿鞘管送入猪尾导管,以确保通畅引流。如出血量大,可在补充液体的基础上,将从心包抽出的部分血液直接经股静脉补入体内。多数心包压塞仅以猪尾导管引流即可稳定,不需开胸处理,但要严密观察,并做好随时开胸止血的准备。

(4)逆转抗凝作用:多数学者建议使用鱼精蛋白部分逆转全身肝素化效果,若延时球囊扩张下仍然有造影剂外渗,应加大鱼精蛋白剂量(监测ACT),再次延时扩张。使用阿昔单抗的患者可以考虑输注血小板(6～10 U)逆转其抗血小板作用。

(5)栓塞疗法:不适合外科修补的患者(小血管或远端血管、累及心肌较少、原为完全闭塞病变或临床不适于接受手术)可考虑线圈栓塞、注射明胶泡沫封闭穿孔。

(6)手术治疗:30%～40%的患者需要接受手术治疗。外科手术适于穿孔较大、合并严重缺血、血流动力学不稳定或经非手术处理无效的患者。如果可能,应在准备手术的同时放置灌注球囊导管并持续低压扩张,并间断通过中央孔用肝素盐水冲洗远端,防止凝血块产生,保持远端血管通畅。

(五)与血管穿刺有关的并发症

主要是因穿刺血管(包括动、静脉)损伤产生的夹层、血栓形成和栓塞,及穿刺动脉局部压迫止血不当产生的出血、血肿、假性动脉瘤和动-静脉瘘等并发症,处理不当也可引起严重后果。这些穿刺血管并发症的产生与穿刺部位过高或过低、操作过粗和压迫止血不当有关,也与联合使用溶栓、抗血小板和抗凝剂有关,尤其是在外周血管病变、女性、高血压患者和用肝素抗凝延迟拔除鞘管者更易发生。其预防的关键是准确熟练的穿刺技术、操作轻柔和正确的压迫止血方法。

(六)其他非血管并发症

主要包括低血压、脑卒中、心功能损伤和造影剂肾病等。

总之,随着经验的不断积累和新型器械与相关药物的临床应用,冠心病介入治疗的并发症得到了有效控制,其内容也在不断变化之中。及时了解并掌握冠心病介入治疗的并发症的原因与防治方法,对于提高介入治疗的安全性与疗效具有深远的现实意义。

四、PCI术后再狭窄及防治进展

冠状动脉再狭窄是PCI治疗的主要远期并发症,也是目前开展冠心病介入治疗的重大障碍。根据PCI术后冠状动脉冠重新再狭窄≥50%,或较PCI术后即刻冠脉内径减少30%以上作为判断标准。PTCA术后再狭窄发生率30%～40%,即使支架置入术后也达15%～20%。大多数再狭窄发生于术后3～4月,术后6个月再狭窄发生率明显减低。

(一)发生机制

1.早期弹性回缩

发生于PTCA术后最初数小时至第1天。术后24小时冠状动脉造影发现,如被扩张的冠状动脉内径减少>10%,则再狭窄发生率高达73.6%,但如血管内径减少<10%,则再狭窄发生率仅为9.8%。

2.附壁血栓形成

局部血小板血栓的形成和溶解,伴发血流波动,促使内膜增生。局部血流减少和剪切力增高则增强该过程。附壁血栓成为平滑肌细胞移行和增生的基质。

3.内膜增生

发生于PTCA术后最初3个月内,表现为平滑肌细胞增生和细胞外基质合成,使管腔狭窄。最初为平滑肌细胞被激活,伴附壁血栓形成和生长因子释放。血栓形成时,局部PDGF和凝血酶积聚,前者诱发平滑肌细胞从中层移行至内膜,同时在多种生长因子的作用下发生增生。后者吸引单核细胞和其他炎性细胞。最后,内膜平滑肌增生,细胞基质产生,导致管腔狭窄。

4.动脉几何形态变化

PTCA时,血管壁牵拉引起滋养血管的损伤和血管壁缺氧。中层压迫,导致平滑肌细胞损伤和DNA合成增加。Mintz等发现,介入性治疗后残余斑块的性状是预测再狭窄的重要因素。

(二)影响再狭窄的因素

1.血管损伤程度

某些冠状动脉形态可使PTCA时血管损伤增大,因而再狭窄率增高。如长病变和夹层破裂时,内皮细胞修复延缓。钙化病变行PTCA时,需较高的球囊充盈压力,因而更易产生损伤。冠状动脉开口部位狭窄通常发生钙化,其夹层破裂和弹性回缩发生率较高。对血管弯曲和分叉处狭窄行PTCA时,常常可引起夹层破裂,同时血流剪切力有利于血小板沉积。对明显偏心性狭窄行PTCA时,可在斑块与正常血管壁交界处发生较深的中层撕裂。严重狭窄和完全阻塞性病变PTCA时,会对血管的周壁产生较大的牵拉损伤。

2.PTCA

术后残余狭窄程度 Leimgruber 等发现,PTCA 后冠状动脉内径残余狭窄<30%较残余内径狭窄 30%～50%的再狭窄率低。然而,最近有报道指出,为了使 PTCA 即刻冠状动脉残余狭窄减低,常常需用较大直径的球囊高压、多次和长时间扩张,这样也可使血管损伤加重,导致急性血管闭塞和后期再狭窄。

3.临床因素

心绞痛的类型、大量吸烟、高血压、糖尿病和血脂增高等均是再狭窄的危险因素。

(三)再狭窄的防治进展

1.药物涂层支架

药物涂层支架将抗血管重塑和抗增殖作用集于一体,使用时不需额外的安全性评价,并且这种靶向性的局部药物释放可保证药物在病变局部的高浓度,而系统和循环中的浓度很低,这样保证了药物释放的可控性和低毒性,因而具有广阔的应用前景。

西罗莫司涂层支架是最有应用前景的涂层支架之一。西罗莫司是 Wyeth-Ayerst 发现的一种抗生素,1999 年美国 FDA 批准西罗莫司作为肾移植的免疫抑制剂用于临床。西罗莫司具有抑制细胞增殖的作用,可使细胞停止在 G1 晚期,使细胞循环终止,但西罗莫司不破坏健康的细胞。近年来的研究发现,西罗莫司可选择性抑制血管平滑肌细胞的迁移和增殖;抑制内膜的过度增生;抑制 DNA 合成;抑制支架置入术后的炎症反应;促进血管损伤部位及支架置入部位重新内皮化。Cordis 公司成功地将西罗莫司包被于 Bx Velocity™ 支架上——CYPHER™ 支架,在置入血管后,西罗莫司通过洗脱方式释放于病变局部起到抑制再狭窄的作用。该支架已获得美国 FDA 批准。

目前,有关 CYPHERTM 支架的许多研究正在进行中,所涉及的病变范围更为广泛,如冠状动脉开口处病变、血管分叉处病变、小血管病变及再狭窄病变等。

其他药物涂层支架还有紫杉醇(Paclitaxel)涂层、放线菌素 D(actinomycin-D)涂层支架等,有关这些涂层支架的研究也正在进行,但是迄今为止,药物涂层支架最长的临床观察期只有两年多时间,更长的时间是否有效,复杂病变、再狭窄病变、复杂的临床情况是否都有效,远期的不良反应如何,药物涂层支架的高额费用能否为患者接受等问题,都需要更深入的研究。

2.血管内放射治疗

血管内放射治疗可以有效地抑制介入治疗特别是支架置入术后内膜的过度增殖,防治血管的病理性重塑。近年来业已完成的多中心随机试验已经证实了血管内放射治疗对支架内再狭窄治疗的有效性和安全性。目前在临床上使用的放射源主要为 γ 源(^{192}Ir)和 β 源(^{90}Sr/Y、^{90}Y 和 ^{32}P)。γ 源的穿透能力强,放射剂量均匀,但使用和防护问题大;β 源的穿透力弱,但已有的研究显示 β 源对支架内再狭窄同样具有良好的治疗效果,且使用方便,不易造成放射污染。一般认为,在治疗剂量范围内,γ 放射源和 β 放射源对人体冠状动脉血管壁及治疗支架术后再狭窄的放射剂量无明显差异,γ 放射源并不具有明显的剂量优势。

血管内放射治疗的主要问题是晚期血栓形成(术后 30～180 天),发生率为 5%～10%;第 2 个问题是边缘效应或糖果现象,所谓边缘效应或糖果现象指放射治疗后在病变边缘出现明显的内膜增殖,导致严重狭窄,8%～18%的放射治疗接受者发生这种现象;另外,血管内放射治疗也可导致晚期再狭窄和远期管腔损失。

3.再狭窄的基因治疗

PTCA 术后再狭窄的发生与内皮细胞损伤、血小板的黏附、局部炎症反应、生长因子和细胞因子的作用及癌基因和抗癌基因的异常表达有关。随着基因治疗的发展和应用,在血管内导入基因,促进内皮细胞增生及血栓的溶解,抑制平滑肌细胞的增殖有可能达到防治再狭窄的目的。基因治疗有两个重要的条件:一是治疗性基因的选择,二是基因转移的途径。目前用于防治再狭窄的基因类型有:抗血栓形成的基因,血管活性物质的基因,生长因子和细胞因子的基因,癌基因与抗癌基因,细胞周期调节基因等。

虽然,防治再狭窄的基因类型很多,前途广阔,但再狭窄的基因治疗和其他基因治疗一样,还有安全性、动物模型和临床试验等一系列问题尚待解决。

五、冠心病介入治疗临床试验评价

自 1967 年开展 CABG 和 1977 年创立 PTCA 以来,以 PTCA 为代表的经皮冠状动脉介入治疗(PCI)正被广泛用于急性心肌梗死、不稳定性心绞痛、稳定性心绞痛的再灌注或血运重建治疗。

近年来,有关冠状动脉介入治疗的临床试验极大地改变了冠心病的治疗模式,除部分临床试验采用替代终点指标(如临床症状、血流动力学、影像学和生化指标)外,多数研究采用了预后终点指标(如总死亡率、主要心血管事件等)。

(一)急性心肌梗死(AMI)的介入治疗

AMI 的再灌注治疗主要有两种途径,即溶栓治疗和直接介入治疗。直接介入治疗(特别是支架的应用)具有准确的"罪犯血管"定位、较高的再灌注率及极低的并发症发生率等优点,正日益成为 AMI 再灌注治疗的最有效手段。

1.直接 PTCA

(1)直接 PTCA 不进行溶栓治疗,直接对梗死相关动脉(IRA)进行 PTCA 称为直接 PTCA。自1983 年Hartzler 首次报道 AMI 的直接 PTCA 以来,直接 PTCA 已得到深入研究。大量研究表明,AMI 直接 PTCA 安全有效,并能改善 AMI 的预后,其即刻操作成功率可达 83%～97%。在改善预后的机制中,TIMI Ⅲ级血流是决定存活和左心室功能恢复的最重要决定因素。另外,直接 PTCA 时的急诊造影还可早期明确冠状动脉解剖与病变情况,从而有利于采取个体化治疗和更为有效治疗措施,有助于降低病死率。

多数试验显示,直接 PTCA 的疗效优于溶栓治疗。ZWOLLE 研究、Ribeiro 等和 Zijlstra 等比较了直接 PTCA 和链激酶溶栓的疗效。ZWOLLE 研究结果表明,直接 PTCA 组出院时再梗死、复发心肌缺血和不稳定性心绞痛发生率均明显低于链激酶组,直接 PTCA 组的左心室射血分数和 IRA 开通率也优于链激酶。ZWOLLE 长期随访研究发现,直接 PTCA 组的死亡、再梗死和再次血运重建率均明显低于链激酶组。PAMI、MAYO、GUSTO-Ⅱb、MRMI-2、PAMI-Ⅰ等研究比较了组织纤溶酶原激活物(t-PA)与直接 PTCA 的疗效。多数试验提示,直接 PTCA 的近期与远期(6 月至 2 年)疗效优于 t-PA 溶栓治疗。与溶栓治疗相比,直接 PTCA 后的残余狭窄程度更轻,再狭窄率也更低。在直接 PTCA 水平较高的医院,AMI 直接 PTCA 的效果将优于溶栓治疗。

(2)直接置入支架:AMI 时既可直接置入支架又可在直接 PTCA 并发夹层或急性闭塞时补救性置入。大部分研究表明,直接支架可能优于直接 PTCA。与直接 PTCA 相比,直接支架安全有效,并可以减少住院期间心肌缺血再发和急性闭塞;提高无事件(靶血管重建、再狭窄和急性闭塞)生存率,而死亡率和再梗死率无明显变化。即使在高危病变患者,直接支架仍然存在,其即

刻成功率为 $94\%\sim100\%$,而死亡率低于直接 PTCA($0\sim9\%$)。

FRESCO 试验共入选了 150 名患者,在直接 PTCA 后随机分为选择性置入支架和不再进一步介入治疗两组。结果发现,随机分入支架组的患者全部支架置入成功;支架组主要临床终点和再狭窄率均显著低于单纯 PTCA。继 PAMI Stent Pilot 试验之后,Stent-PAMI 试验将 900 名病变适合置入支架的 AMI 患者随机分入 PTCA ＋支架组($n=452$)和单纯 PTCA 组($n=448$)。主要复合终点指标包括死亡、再梗死、致残性卒中及再次靶血管重建。随访 6 个月后结果显示,支架组的主要复合终点指标低于单纯 PTCA 组(12.6% vs 20.1%,$P<0.01$),支架组的再狭窄率也低于 PTCA 组(20.3% vs 33.5%,$P<0.001$)。

总之,直接支架术由于术后最小冠腔直径更大、早期及晚期缺血复发率更低、再狭窄发生率更低、靶血管再次血运重建率更低,因而其疗效可能优于直接 PTCA 或溶栓治疗。然而,现有资料表明,直接支架并不能降低死亡率,也不能改善 TIMI Ⅲ 级血流和减少再梗死。基于现有资料,直接 PCI 时是否应该常规置入支架尚有争议;尽管支架得到广泛开展,直接 PTCA 仍然是目前公认的 AMI 最佳治疗选项之一。

直接 PTCA 可明显降低 AMI 并发心源性休克的病死率。AMI 并发心源性休克内科治疗的病死率曾高达 $80\%\sim90\%$,静脉溶栓治疗不能显著降低其病死率。GISSI 研究表明,Killip Ⅳ 级的患者给予链激酶静脉溶栓治疗的病死率仍高达 70%,冠状动脉内溶栓的病死率为 67%,而直接 PTCA 可使其病死率将至 50% 以下。

(3)心源性休克的介入治疗:大量文献报道了有关心源性休克的非随机研究结果。多数研究显示,在不是由机械并发症(二尖瓣关闭不全、室间隔或心室游离壁破裂等)引起的心源性休克患者,PCI 可显著改善预后,降低近期和远期病死率。对 AMI 并心源性休克的患者,直接 PTCA 地成功率达 $54\%\sim100\%$,患者生存率 $42\%\sim86\%$,其中 PTCA 成功患者的生存率 $58\%\sim100\%$,未成功患者为 $0\sim29\%$。SHOCK 试验等还发现,年龄<75 岁的患者,在 AMI 起病 36 小时以内或休克发生 18 小时以内接受血运重建治疗都有可能获益。

综上所述,AMI 直接 PTCA 的效果优于溶栓治疗或保守治疗。在 AMI 急性期,一般仅对 IRA 进行扩张。合并血流动力学障碍及心源性休克时,冠状动脉造影及 PTCA 应在主动脉内气囊反搏的支持下进行。与溶栓治疗相似,直接 PCI 也应尽快尽早进行,"时间就是心肌,时间就是生命"。患者年龄、血流动力学状况、Killip 分级、PCI 前 IRA 开通情况及医疗单位的年手术量是预测直接 PCI 的相关因素。

2.溶栓后 PCI

根据习惯,一般将溶栓后 PCI 分为以下几种。①溶栓后立即 PCI:溶栓成功后立即(<3 小时)行 PCI。②挽救性 PCI:对溶栓失败(未能恢复 TIMI Ⅲ 级血流)后仍有持续或再发心肌缺血的患者马上(12~24 小时)PCI。③延迟 PCI:溶栓成功后数小时至数天(48 小时~14 天)再行 PCI。使用减量溶栓剂和 GP Ⅱ b/Ⅲ a 抑制剂后再行 PCI 的所谓药物辅助性 PCI 或称"易化"PCI 也属于溶栓后 PCI 范畴。

(1)溶栓后立即 PCI:在 20 世纪 80 年代,3 个有关的临床试验(Topol 等,Simoons 等和 TIMI Ⅱ)一致证实,溶栓后立即 PTCA 能增加病死率、增加出血并发症、增加急诊 CABG,而且并不能减少再闭塞或增加左心室功能。其不良后果可能与出血性梗死和血管内出血有关。使用全量溶栓剂后立即行 PCI 已经被 ACC/AHA 列为 Ⅲ 类适应证,不宜采用。

(2)挽救性 PCI:溶栓失败后性挽救性 PCI 的目的在于使血管再通、挽救心肌和促进梗死区的愈合。有关挽救性 PCI 的主要研究包括 TAMI-5、RESCUE、CORAMI、GUSTO-Ⅰ、GUSTO-Ⅲ 等。目前一般认为,挽救性 PTCA 成功率低于直接 PTCA,但仍达到 70%～90%;其死亡率与再闭塞率可能高于直接PTCA或溶栓治疗。

部分学者建议,对溶栓后临床判断冠状动脉未再通且仍有缺血症状者,特别是发病时间较早及高危患者应行急诊冠状动脉造影,若 IRA 血流 TIMI 0～Ⅱ级,应尽快行挽救性 PCI。对溶栓治疗后无心肌缺血症状者则不易行 PCI。

(3)延迟 PCI:SWIFT 试验、TIMI ⅡB 试验比较了溶栓治疗后早期保守治疗和溶栓后 18～48 小时PTCA(延迟 PTCA)的疗效,结果死亡、再梗死和 EF 均无改善。在溶栓治疗后,若无自发或可诱发的心肌缺血,常规进行延迟 PCI 缺乏科学依据。

(4)易化 PCI:为避免挽救性 PTCA 的缺点,现已设计出使用减量溶栓剂和 GPⅡb/Ⅲa 抑制剂后再行 PCI 的“易化”PCI。2000 年公布的 SPEED(GUSTO 4 Pilot)试验显示了易化 PCI 的安全性。323 例 AMI 患者在接受 abciximab 和不同剂量瑞替普酶(reteplase)溶栓治疗后平均 63 分钟后行 PCI。结果发现,立即 PCI 的手术操作成功率为 88%,30 天不良心血管事件(死亡、再梗死、再次血运重建)为 5.6%;同时接受 abciximab 和小剂量 reteplase 治疗的患者立即行 PCI 能使 86% 的患者在 90 分钟内恢复 TIMI Ⅲ级血流。该研究结果表明,使用 abciximab 和小剂量 reteplase 与 PCI 联合治疗 AMI 安全有效。

易化 PCI 的优点为:①更优的价格-效应比。如果药物治疗已明显改善再灌注,可减少早期介入治疗之需。②如果早期再灌注成功,则到导管室更稳定。③改善远端血管的可视性,减少不必要的导管操作。④提高 TIMI 血流分级,改善微循环灌注。

(二)稳定性心绞痛和无 ST 段抬高心肌梗死的 PCI

TIMI ⅡB、ISIS-2 和 GISSI-1 等大规模临床试验均证实,静脉溶栓治疗不能改善无 ST 段抬高或束支传导阻滞的 AMI 的预后,不稳定性心绞痛(UA)和无 ST 段抬高的心肌梗死(NSTEMI)不主张溶栓治疗。近年来,由于技术进步、器材革新和 GPⅡb/Ⅲa 抑制剂的应用,PCI 在 UA/NSTEMI 患者中的应用有增加的趋势。多数文献报道的 PCI 治疗 UA/NSTEMI 的成功率较高。TIMI ⅢB 试验中,PCI 治疗UA/NSTEMI的成功率 96%,围术期心梗的发生率为 2.7%,需急诊 CABG 的占1.4%,手术死亡率 0.5%。

根据 UA/NSTEMI 的治疗方向和血运重建治疗的应用情况,一般将 UA/NSTEMI 的治疗策略分为两种:早期侵入性策略和早期保守性策略。早期侵入性策略指早期(多数主张 4～48 小时)完成心导管检查并行血运重建(PCI 或 CABG);早期保守性策略则首先进行药物治疗,同时根据无创检查结果判断有无心肌缺血,再根据检查结果和病情决定是否行血运重建治疗。

FRISC Ⅱ试验和 TACTICS 试验是支架与 GPⅡb/Ⅲa 抑制剂时代比较早期保守治疗和早期侵入性治疗的两大临床试验。试验结果表明,早期侵入性治疗和早期保守治疗相比,其不良心血管事件明显减低。基于这两大试验鼓舞人心的结果,对 UA/NSTEMI 患者采取早期侵入性治疗似乎更合理。

(三)稳定性心绞痛的介入治疗

ACME 试验是第一个比较稳定性心绞痛患者 PTCA 与药物治疗的随机试验。该试验选择了 212 例运动能诱发心肌缺血的 1 支病变稳定性心绞痛患者,随机接受药物治疗或 PTCA。与药物治疗组相比,PTCA 组 6 个月后心绞痛发作次数减少(36% *vs* 54%,$P<0.01$),运动时间、

心肌血流灌注评分及心理状况的改善均优于药物治疗。两组死亡和心肌梗死发生率相近,但PTCA组随访期间CABG更多。

RITA-2试验是第2个比较稳定性心绞痛患者PTCA与药物治疗的随机试验。该试验在英国和爱尔兰共入选了1 018例稳定性心绞痛患者,所有患者均有可用PTCA治疗的严重狭窄(60%为1支病变,80%伴有心绞痛),分别接受PTCA(504例)和药物治疗(514例),平均随访2.7年。结果表明,PTCA组6个月的心绞痛发作减少20%、运动时间延长1分钟,生活质量提高,但死亡与非致死性心肌梗死的发生率却高于药物治疗组,其中PTCA组的非致死性心肌梗死大部分与操作有关。RITA-2的结果显示,PTCA对症状和运动能力的改善是以增加死亡和非致死性心肌梗死作为代价的。

有限的几个比较药物治疗与PCI的试验多选择1支或2支病变的稳定心绞痛患者。初步结果表明,与药物治疗相比,PTCA改善心绞痛症状和提高运动耐量更明显,但PTCA并不能降低心肌梗死与死亡的发生率。

(刘洪俊)

第五节 冠状动脉慢性完全闭塞病变的介入治疗

冠状动脉慢性完全闭塞(chronic total occlusions,CTO)病变在整个人群中的发生率目前尚缺乏准确的统计,Kahn等报道在确诊或怀疑冠心病而进行冠脉造影的患者中约有1/3存在一处及以上CTO病变,但接受经皮冠状动脉介入治疗(percutaneous coronary intervention,PCI)者少于8%,占全部PCI病例的10%～20%。CTO病变接受PCI比例偏低的主要原因是技术上存在难点,文献报道其即刻成功率多在50%～80%,平均仅约65%,远低于其他病变PCI,且其术后再闭塞和再狭窄发生率高。CTO病变PCI成功后可缓解心绞痛症状、改善左心室功能、提高远期生存率,但PCI失败或术后发生再闭塞者长期预后较差。近年来随着CTO专用器械的不断问世、术者经验与技术水平的提高,使CTO病变PCI的成功率大幅提高,在日本等国家的个别中心经验丰富的术者CTO开通率甚至已高达95%。

一、定义

CTO的定义主要包括闭塞时间和闭塞程度两个要素。闭塞时间可由冠状动脉造影证实,如缺乏既往造影资料则常根据可能造成闭塞的临床事件推断,如急性心肌梗死、突发或加重的心绞痛症状且心电图改变与闭塞部位一致等,但部分患者闭塞时间的判断并不十分肯定。以往文献关于CTO闭塞时间的定义差异较大,范围从2周至3个月,由于闭塞时间<3个月的病变PCI成功率较高,因此CTO闭塞时间的定义不统一可影响临床研究结果。2005年在美国《循环》杂志发表的《CTO病变经皮介入治疗共识》建议将闭塞时间>3个月称为"慢性",这是迄今为止第一次在指南或共识文件上对CTO闭塞时间进行定义,可以作为目前临床诊断的标准,亦有利于CTO临床研究结果之间进行对比。根据冠脉造影结果将CTO闭塞程度分为前向血流TIMI 0级的绝对性CTO(真性完全闭塞)和TIMI血流1级的功能性CTO,后者尽管有微量造影剂的前向性充盈,但闭塞管腔的微量灌注血流实际上缺乏供血功能。

二、病理

了解 CTO 的病理学特点对 CTO 介入治疗适应证的合理选择和提高器械应用的水平十分重要。CTO 病变常由血栓闭塞所致,并在其后出现血栓机化和组织退化,从而形成一系列特征性的病理变化。闭塞段的两端或至少近端通常存在致密的纤维帽,常伴钙化,质地较硬,是 PCI 导丝通过失败的重要原因之一。血管腔内的阻塞通常由动脉粥样硬化斑块和陈旧性血栓两种成分构成,典型的 CTO 斑块成分包括细胞内及细胞外脂质、血管平滑肌细胞、细胞外基质(主要成分为胶原)及钙化灶等,各种组成成分的比例及分布不同造成 CTO 病变 PCI 难度的差异。软斑块多由胆固醇沉积、泡沫细胞和疏松的纤维组织构成,可见新生孔道形成,常见于闭塞<1 年的 CTO 病变,导丝较易通过;硬斑块多由致密的纤维组织和大范围的钙化灶构成,较少有新生孔道,常见于闭塞超过 1 年的 CTO 病变,导丝不易通过,且常偏离管腔轴线进入内膜下而造成夹层。

斑块内广泛的微血管新生和孔道形成是 CTO 病变的重要特征,几乎所有的 CTO 病变均存在毛细血管和微孔道,血栓形成和炎症浸润可能是其形成的主要促进因素。CTO 病变内毛细血管密度和血管新生随闭塞时间延长而增加,在<1 年的 CTO,新生毛细血管主要集中在血管外膜,而超过 1 年的 CTO,新生毛细血管较多出现在血管内膜,其中约 60% 为直径>250 μm 的较大的毛细血管。这些新生的毛细血管和微孔道绝大多数起源于血管壁滋养血管,穿过血管壁到达病变内膜并形成网络,同时亦可贯通 CTO 病变的两端。如果新生孔道足够大且导丝能够准确地进入这些孔道则利于导丝通过 CTO 病变,但是潜在的风险是导丝沿着这些微孔道亦容易进入血管内膜下导致夹层,因此在 PCI 过程中要随时调整导丝位置使其沿着贯通 CTO 病变两端的微孔道行进,防止其进入与血管外膜滋养血管相连的微孔道。

三、PCI 依据

绝大多数 CTO 病变都存在同向或逆向的侧支循环,使闭塞段远端保持一定的血供,但是,即使侧支循环建立充分在功能上也仅相当于 90% 狭窄的血管,这些侧支循环维持心肌存活,但在心肌需氧增加时仍产生临床症状,如心绞痛等。因此,开通 CTO 病变有助于改善远端心肌供血,缓解心肌缺血症状,明显提高患者的生活质量。

此外,有临床研究表明,CTO 病变行成功血运重建并保持长期开通可显著提高左心室功能、降低远期病死率并减少外科搭桥(CABG)的需要。美国中部心脏研究所(MAHI)对连续 2 007 例 CTO 病变 PCI 进行分析,结果发现,PCI 成功者住院期间主要不良心脏事件(major adversecardiacevents,MACE)发生率低于 PCI 失败者(3.8% vs 5.4%,$P=0.02$),且其 10 年存活率远高于 PCI 失败者(73.5% vs 65.1%,$P=0.001$)。英国哥伦比亚心脏注册研究,共入选 1 458 例 CTO 行 PCI,成功者 7 年随访死亡风险较失败者降低 56%。前瞻性的 TOAST-GISE 研究对 369 例患者的 390 处 CTO 靶病变行 PCI,1 年随访结果表明,PCI 成功者心源性死亡和心肌梗死发生率(1.1% vs 7.2%,$P=0.005$)及 CABG 的比率(2.5% vs 15.7%,$P<0.000\ 1$)均显著低于 PCI 失败者。一项入选 7 288 例 CTO 患者、平均随访 6 年的荟萃分析结果显示,PCI 成功开通 CTO 的患者与失败的患者相比随访期间病死率和 CABG 的比率明显下降(OR 0.56,95% CI 0.43~0.72;OR 0.22,95% CI 0.17~0.27),但两组心肌梗死和 MACE 的发生率未见差异(OR 0.74,95% CI 0.44~1.25;OR 0.81,95% CI 0.55~1.21)。

综上所述,PCI 开通 CTO 病变可改善患者症状,并提高远期生存率,因此具有较大的临床意义。

四、患者选择与治疗策略

并非所有的 CTO 病例都适合 PCI 治疗。由于 CTO 病变 PCI 的技术难度较大,成功率较低,应结合患者临床及造影特点,如年龄、症状严重程度、合并疾病(糖尿病、肾功能不全等)、全身功能状况、造影所见病变复杂程度、左心室射血分数、是否存在主动脉迂曲和瓣膜性心脏病等因素,充分权衡获益/风险比,选择合适的病例进行 PCI。

CTO 病变 PCI 的主要指征如下:①有心绞痛症状或无创性检查提示存在大面积的心肌缺血;②CTO 病变侧支循环较好;③闭塞血管供血区心肌存活;④术者根据经验、临床及影像特点判断 PCI 成功的可能性较大(60% 以上),且预期严重并发症发生率较低。

对于单支血管 CTO,如存在与之相关的心绞痛症状且影像学提示成功概率较高者可优先考虑行 PCI,如临床存在活动受限,即使影像学提示成功概率不高也可尝试行 PCI。如患者为多支病变且伴有一支或多支血管 CTO,尤其存在左主干、前降支近端 CTO 病变、复杂三支病变伴肾功能不全或糖尿病、多支血管闭塞等预计成功率不高者,应慎重考虑选择 PCI 或 CABG。PCI 术中原则上应先对引起心绞痛或局部心肌运动障碍的 CTO 病变血管行 PCI,如手术时间过长,患者不能耐受,可仅对相关血管或主要供血血管行部分血运重建 PCI,其后对其他病变血管行择期 PCI 达到完全血运重建;经较长时间 PCI 手术仍未成功或预计成功率不高时可转行 CABG。

五、PCI 成功率及其影响因素

受术者经验、器械选择、操作技术、CTO 定义不同及病例选择等因素影响,文献报道 CTO 病变 PCI 的成功率差异较大,为 55%～90%,平均 65% 左右。近 5 年来,随着术者经验、技术水平的不断提高及新器械的研发与应用,CTO 病变 PCI 成功率有增高趋势,尤其一些经验丰富的术者个人成功率可达到 80%～90% 甚至更高,但总体水平仍远低于非闭塞病变 PCI。在所有的失败病例中,导丝不能通过 CTO 病变是最主要的原因,占 80%～89%,其次为球囊不能通过病变,占 9%～15%,球囊无法扩张病变占失败总例数的 2%～5%。

CTO 病变特征与 PCI 成功率密切相关,以往文献报道下列因素是导致 PCI 失败的预测因素:①闭塞时间较长,尤为 >1 年者;②闭塞段长度 >15 mm;③残端呈截断样闭塞;④闭塞段起始处存在分支血管;⑤闭塞段或其近端血管严重迂曲;⑥严重钙化病变;⑦血管开口处病变;⑧远端血管无显影;⑨近端血管严重狭窄;⑩存在桥侧支。国外有学者认为,多层螺旋 CT 冠脉造影(MSCTA)能够显示闭塞段形态结构及组成成分,有助于术前预测 CTO 病变的开通率。

六、并发症

过去通常认为 CTO 病变 PCI 的风险较小,但事实上临床研究报道其住院期间主要不良事件发生率在 4% 左右,与非完全闭塞病变 PCI 相近。

(一)死亡
发生率约 0.2%,可能的原因包括术中侧支循环阻断、损伤近端血管或主要分支血管、血栓形成、心律失常、空气栓塞及穿孔等。

（二）心肌梗死

发生率约为 2%，多为非 Q 波心肌梗死，常由开通的靶血管再次闭塞引起，早年多为血管塌陷引起的急性闭塞，支架时代则多为血栓性闭塞所致。由于 CTO 血管再闭塞较少引起急性心肌缺血，因此后果多不严重。

（三）冠状动脉夹层

多由导丝或球囊进入假腔导致，一旦证实导丝进入假腔，切忌旋转导丝或继续推送导丝以避免穿孔。闭塞段血管的撕裂后果多不严重，如无成功把握可停止手术，如闭塞段已开通则可置入支架。有时也可因导管操作不当或频繁操作导管引起近端血管开口处撕裂，如损伤左主干开口则应及时置入支架或行急诊 CABG。

（四）冠状动脉穿孔或破裂

冠状动脉穿孔或破裂是 CTO 病变 PCI 最常见的并发症之一，发生率为 0.29%～0.93%。可由导丝或球囊走行至血管外，误扩张分支血管，以及损伤了连接滋养血管的新生孔道等多种机制而造成。导丝造成的穿孔临床上最为常见，尤其是在应用较硬的带有亲水涂层的 CTO 专用导丝时。冠脉穿孔是病死率极高的 PCI 严重并发症，早期识别和处理尤为重要。通常冠脉造影即可作出诊断。一旦发现为冠状动脉穿孔，应立即以小球囊于穿孔部位持续低压力扩张以限制血流流向穿孔处假腔，酌情考虑静脉注射鱼精蛋白中和肝素，使活化凝血时间（activated clotting time，ACT）尽快降至 130 秒以下。根据穿孔的解剖部位考虑是否应置入带膜支架，根据临床病情决定是否行心包穿刺引流术及自体血液回输等。穿刺引流后向心包腔内局部注射鱼精蛋白可能比全身应用鱼精蛋白更有效。绝大多数穿孔（尤为 Ellis Ⅰ型与Ⅱ型穿孔），经上述处理后多可成功堵闭。少数情况下患者必须急送至手术室行心包切开引流术及 CABG。

（五）急诊 CABG

发生率<1%，公认的指征是大的边支闭塞、重要血管近端损伤（如左主干）、血管壁穿孔和器械断裂、嵌顿等。器械不能通过闭塞病变或靶血管急性闭塞均不属于急诊 CABG 的指征。

（六）器械打结、嵌顿、断裂

CTO 病变 PCI 过程中频繁交换和重复使用器械、操作不当等可导致各种器械的打结、嵌顿甚至断裂。操作中应避免同一方向旋转导丝超过 180°，发生导丝打结或嵌顿后可小心逆方向旋转导丝，以减少扭转力。经微导管或 OTW 球囊选择性冠脉内注射硝酸酯或钙通道阻滞剂对解除器械嵌顿可能有一定的帮助。器械断裂后可通过扩张球囊将器械固定于指引导管内取出，或采用圈套器装置抓取，如失败则转外科行 CABG 或外周血管手术，以便取出断裂在血管中的器械。

（七）其他

医源性的主动脉夹层发生在 CTO 病变 PCI 中也有报道，尤其是采用逆行技术时。由于 CTO 病变 PCI 造影剂用量通常较大、X 线曝光时间长，因此可能导致造影剂肾病和放射性皮损。应尽量选用非离子型造影剂，轻度肾功能不全（内生肌酐清除率 30～50 mL/min）者造影剂用量应控制在 150 mL 以内。如 PCI 持续 2～3 小时仍无明显成功迹象者，可停止手术以免对患者造成损伤。对多支病变手术耗时较长者，可考虑分次行 PCI，以减少单次造影剂用量和曝光时间。

七、器械选择

（一）指引导管

原则上应选择支撑力较强的指引导管，如 XB、EBU、Voda、Q 弯、Amplaz 等，必要时选用双层套接指引导管(如 5 F 指引导管套在 6 F 或 7 F 指引导管腔内的"子母型"指引导管)。LAD 病变首选 Voda、XB(或 XB-LAD)、EBU,支持力不够时可选 AL(Amplatz left);LCX 病变首选 AL、XB、EBU,主动脉根部扩张或 JL4 顶端指向 LAD 则选 JL5、EBU;RCA 病变首选 XB-RCA、EBU、AL 或 AR 等。指引导管的外径以 6 F 或 7 F 为宜,可防止导丝远端受阻时在较大导管腔内拱起,而且远端较细的导管有利于在必要时深插入冠脉内以便增加主动支撑力。对病变复杂、需要较强支撑或需要在同一指引导管内插入双套球囊或支架导管时,应选用 7～8 F 外径指引导管。

(二)导丝

导丝的选择是影响 CTO 病变 PCI 成败的关键。理想的 CTO 介入治疗导丝应具有一定硬度,在阻塞病变中可被灵活旋转,不易进入内膜下,易穿过 CTO 病变两端的纤维帽,但目前尚无任何一种用于 CTO 完美无缺的导丝。影响导丝性能的主要特征包括硬度、头端形状、涂层性质等,不同材质和结构的导丝在 PCI 术中表现出的扭矩反应、触觉反馈、推进力、支持力、可操控性、尖端塑形和记忆能力也大相径庭。

硬度越大的导丝越容易穿透坚硬病变,但并非所有病变都需选用硬导丝,有些简单 CTO 甚至采用较软导丝即可开通。初学者通常首选中等硬度导丝,失败后可渐次提高导丝硬度,技术熟练者可首选较硬导丝或在中等硬度导丝失败后直接选用硬或超硬导丝,以节省手术时间和减少器材消耗。

亲水涂层导丝的优点在于推进时阻力小、容易循新生毛细血管或微孔道到达远端真腔,尤其适合于摩擦力较大的病变;其缺点是操纵性差,导丝常沿阻力最低的路径前进,易进入 CTO 近端分支或主支血管内膜下,触觉反馈亦较差,即使进入假腔仍能前进较长距离而无明显的阻力感,易于造成更大的假腔,也容易穿入细小分支或滋养血管而造成穿孔。亲水导丝常适用于闭塞段近端无分支开口、病变长度<20 mm、闭塞残端呈鼠尾状及有微孔道的 CTO 病变。闭塞段或其近端血管有严重迂曲的病变可首选亲水导丝。硬的亲水导丝如 Shinobi Plus 等较其他导丝更容易进入内膜下或造成穿孔,不推荐初学者使用。近年来的组织病理学研究显示,多数(>75%)CTO 病变内存在直径为 100～200 μm 的腔内微孔道,并可能成为导丝通过的路径。日本学者 Hasegawa 等的研究显示,在 CTO 病变首选亲水小外径软导丝(Athlete Eel Slender 和 Fielder X-treme)的病变通过率高达 48%,逐渐变细的闭塞病变成功率较高。一般而言,经间隔侧支孔道逆行 PCI 时选择 Fielder FC 即可。值得提出的是,Asahi Fielder X-treme(XT)为亲水导丝,其头端为锥形,其远端的焊接部分比其他导丝短,该特性使得其尖端可塑形为非常短的弯曲(0.3～0.5 mm),从而有利于进入或通过较细且伴有弯曲的微孔道。新近推出的 Asahi Sion 导丝采用双层弹簧设计扭矩反馈更好,头端更耐用,导丝头端 28 cm 亲水涂层,尤其适用于经心外膜孔道逆行 PCI。

非亲水涂层导丝的优点是触觉反馈较好,有利于术者以微细动作精确操纵导丝穿过纤维钙化或存在桥侧支的病变。但其寻径能力不如亲水导丝,需要术者有较强的操控能力。目前常见的非亲水导丝均为头端缠绕型导丝,如 Cross IT 系列、Miracle 系列、Conquest 系列等,均适用于血管残端呈齐头或仅存在较小的鼠尾形态、长度>20 mm 且较坚硬的病变。在具体临床应用时几种非亲水涂层导丝仍有一定差别。

CTO 病变 PCI 常需根据不同的病变特征、手术步骤选用不同的导丝,因此 PCI 过程中可能需要更换几种导丝。大部分病例可首选 Cross-IT 100～200 和 Pilot 50、Whisper。如 CTO 血管扭曲或钙化则宜选用 PT2 MS、PT Graphix Intermediate、Pilot 50、Whisper 或 Crosswire NT 等亲水导丝。普通导丝通过失败后换用更硬的非亲水导丝(如 Cross IT 300～400)或亲水导丝(如 Shinobi 或 Shinobi plus,Pilot 150～200),仍有 30%～60% 通过的概率。硬度更高的非亲水导丝除可选用 Cross IT 300～400 之外,还可选用近年日本 Asahi 公司生产的 CTO 专用导丝 Conquest 9、Conquest pro、Conquest pro 12,以及 Miracle 3～12 等。

(三)球囊

球囊的作用在于帮助导丝通过 CTO 病变(借助球囊快速交换导丝,改变导丝尖端形状、提高导丝硬度及在病变段内的操作能力,便于其跨越病变,并证实导丝在真腔)和扩张病变。常选单标记、整体交换(OTW)、1.25～1.5 mm 直径、外形小的球囊,如 Maverick、Sprinter、Ryujin 等。熟练术者对预计成功率高的病变可直接选用 1.5～2.5 mm 小外形快速交换球囊,如 Maverick 2、Apex(包括 Apex Push 和 Apex Flex)、Sprinter、Ryujin、Voyager 等。

(四)支架

CTO 病变 PCI 均需放置支架,与 PTCA 相比可降低再闭塞和再狭窄率。推荐首选药物洗脱支架(drug eluting stent,DES),支架选择方面应参照血管的解剖,其长度应能足以覆盖病变,不阻塞分支,并能对抗病变处存在的钙化和纤维化。

(五)微导管

微导管可以为导丝提供支持,调整导丝头端的塑形和硬度,从而增加其操控性和通过性;通过管腔可以快速交换导丝,必要时还可以注入造影剂进行高选择性造影。由于 CTO 病变的特殊性,微导管是 CTO 病变 PCI 中常用的重要器械之一。目前较常使用的微导管有 Rapid Transit、Progreat、Exceisior、Finecross、Tornus 和 Corsair 等。其中,Tornus 主要用于辅助病变通过而 Corsair 还兼有孔道扩张作用。其外径从 1.8 F 至 2.6 F 不等,显著小于普通的导引导管。

1.Finecross 微导管

在目前所有微导管中,Finecross 通过病变的能力最强,综合性能最好,尤其在逆向技术中的应用优于其他微导管。其头端逐渐变细,顶端外径仅 1.8 F。管腔内涂有 PTFE,外表面为亲水涂层。杆部为辫状结构,可有效抗扭结;远端柔软部分长 13 cm,遇阻力不易变形。

2.Tornus 导管

Tornus 导管又称螺旋穿透微导管,是一种整体交换型细导管,长度为 135 cm,由 8 根细金属丝铰链制成,外表呈顺时针螺旋状,其外表面和内腔均涂有硅树脂,允许 0.014″导丝通过。其头端部分逐渐变细,使其具有良好的操控性和扭矩力,可沿导丝逆时针方向旋转穿透坚硬致密的病变。该导管有 Tornus(2.1 F)、Tornus 88 Flex(2.6 F)、Tornus Pro(2.1 F)三种型号。新近研制的 TornusPro 由 10 根细金属丝铰链制成,其头端外径更细,具有更好的穿透力和柔顺性。研究显示,在 1.5 mm 直径球囊难以通过时,Tornus 2.1 Fr 辅助球囊通过的有效率在 85% 以上。操作 Tornus 导管前,为防止导丝随导管旋转,应将导丝用旋钮固定。逆时针方向旋转,Tornus 导管前进并通过病变;顺时针方向旋转则可退出导管。如果导管头端固定于病变中无法运动时,2.1 F 导管旋转的上限为 40 转,2.6 F 导管旋转的上限为 20 转。过度旋转 Tornus 导管有导致其扭结甚至折断的风险。

3.Corsair 导管

Corsair 导管是最初设计用于间隔孔道扩张的导管,也可用作微导管或支撑导管。该导管实际上是孔道扩张器、Tornus 导管和微导管的"杂交"产物,其形状、插入与操作方法与普通微导管相同。导管杆采用 Asahi 专用的编织方式(Shinka shaft),其锥形柔软头端由 0.87 mm 渐变为 0.42 mm,头端 60 cm 采用亲水多聚物涂层,其最小兼容指引导管仅为 5 F。Corsair 用作孔道扩张时,其操作与 Tornus 导管相同。将导丝旋钮固定于导丝上并牢牢握住后,持续 X 光透视下逆时针旋转并前送导管。Corsair 导管扩张的孔道与 1.25 mm 球囊扩张的孔道相当。一旦导管通过间隔孔道,Corsair 还可用作微导管或支撑导管,便于交换或操作导丝,并可经导管注射造影剂。Corsair 用于引导侧支孔道具有以下优点:①在侧支内通过性较好;②损伤小,无须扩张孔道;③用于扭曲侧支孔道时支撑力更好;④可用于较细且扭曲的心外膜侧支孔道。日本丰桥心脏中心的一项注册研究显示,Corsair 导管进入与穿越 CTO 病变的成功率分别为 94.4% 和 70.0%。经过匹配后的对照研究显示,与未使用的患者相比,使用 Corsair 后 CTO 的成功率明显提高(98.9% 比 92.5%,$P=0.03$)。

(六)其他新型器械

1.Safe Cross 光学相干反射系统(intraluminal therapeutics)

由 0.014″(″为英寸,1 英寸=2.54 cm)中等硬度导丝与光纤系统结合而成,采用光学相干反射(optical coherence reflectometry,OCR)技术,导丝前端光纤系统发射近红外激光,经过不同组织反射后返回不同强度的信号,并实时显示于监视器上。由于 OCR 技术可识别血管壁组织,因此当导丝接近血管壁 0.4 mm 距离时,系统可通过图像和声音提示术者,避免导丝进入内膜下或导致穿孔。此系统远端可加上射频装置,自近端对斑块进行消融,有助于导丝通过坚硬的纤维闭塞段。对普通导丝难以通过的 CTO 病变,Safe Cross 的通过率可达 50%~60%。

2.Frontrunner 导管系统(LuMend)

头端为钳状结构,直径 0.039″,可由术者控制钳状物的张开、闭合。PCI 术中可在 4.5 F 微导管支持下送入闭塞段,术者通过手柄控制头端张合,从而造成斑块钝性撕裂。Frontrunner 导管通过闭塞段较快,穿孔的发生率约 0.9%,对普通导丝难以通过的 CTO 病变有 50%~60% 的通过率。Frontrunner 导管最适于处理支架内再狭窄引起的 CTO,因有支架限制而不易发生穿孔,但缺点是不适用于小血管病变,对迂曲病变效果不佳且价格较高。

3.CROSSER 导管系统(Flowcardia)

由发生器、传感器、导管和踏板四部分组成。其原理为发生器产生交流电,作用于压电晶体使其反复膨胀、收缩,传感器将此能量放大并传至导管头端,产生每秒 21 000 次的振动,通过机械作用和空腔效应使斑块撕裂、移位,从而使血管再通。导管系统为直径 1.1 mm 的单轨导管,可装载于 0.014″ 导丝上,建议使用此系统时血管直径≥2.5 mm。有学者报道首次 PCI 失败的 CTO 病变采用 CROSSER 系统成功率可达 56%。

4.Venture 导丝控制导管(ST.Jude)

直径 6 F,特点是头端可在术者操纵下灵活转向,最大达 90°,具有良好的扭转力。PCI 术中通过导管头端转向为导丝提供精确定位和强支撑,适用于通过 CTO、致密病变、成角病变等。

5.CiTop ExPander 导丝(Ovalum)

直径 0.014″、长度 140 cm,导丝带有一个特殊设计的可扩张头端,在病变中具有"波浪"样运动的特性,即导丝向前推进的同时头端扩张病变。尤其适用于扭曲的 CTO 病变。

6.CrossBoss 导管(BridgePoint Medical)

长度为 135 cm,由多根金属丝编织而成的管身能够承受快速的旋转,使用时通过快速双向地旋转近端旋钮,可以减少通过病变所需的推送力。由于其头端采用圆形无损伤设计,外径为

3.0 F,因此允许导管先于导丝经真腔或内膜下途径通过病变。最后,通过导管内腔便可送入导丝至病变远端。

7.Stingry 系统(BridgePoint Medical)

被设计用于经内膜下途径精确地定位和重入血管真腔。它由自定位球囊和重入真腔导丝两部分组成。球囊呈独特的扁平状,其上有近、远两个开口方向相反的出口;当低压扩张(4 atm)位于血管内膜下的球囊时,特殊设计的导丝远端便可自动选择指向血管真腔的出口穿刺内膜后进入远端血管真腔。

八、操作技巧

(一)穿刺方法

要求动脉穿刺安全顺利。如病变复杂、手术过程又不需要置入大直径的器械时,通常用 6 F 指引导管。需要双侧冠脉造影时同侧或对侧股动脉或桡动脉可插入 4~5 F 动脉鞘。对髂动脉高度迂曲者可插入长鞘。

(二)术前造影

下述信息对评价 CTO 病变成功率十分必要:CTO 是否位于血管口部或远端;与最近的分支血管的关系;是否存在钙化;阻塞类型(鼠尾状或刀切状);闭塞长度;CTO 病变近端是否存在高度迂曲;是否存在桥侧支等。"放大"功能对分析信息有帮助。某些 CTO 病变行同步双侧冠脉造影是评价病变长度的最好方法。

(三)导丝尖端塑形的方法

可根据病变形态将导丝尖端塑成不同的弯度:①渐细和同心状的断端:做成约 30°角小 J 形弯曲以利于导丝通过 CTO 病变,J 形头部分的长度接近参考血管直径;②渐细和偏心的断端:增大 J 形角度(约 50°)及长度(较参考血管直径长约 1/3),有利于通过 CTO 病变;③刀切状(齐头)的断端:需要 30°小角度和较长的 J 形(较参考血管直径长 1/3~1/4)。

(四)导丝通过 CTO 病变的方法

逐渐递增导丝硬度。可将快速交换球囊、微导管或 OTW 球囊其中之一送至 CTO 近端,以增加导丝支撑力,利于其通过病变近端纤维帽,但球囊辅助下应用硬导丝的技术可增高导丝穿透血管壁的危险,需要术者有丰富经验及很强的控制远端导丝的技术。导丝在 CTO 中段行进时可顺时针和反时针(≤90°)旋转,同时缓慢推送导丝。如果 CTO 病变长、弯曲、超过 3 个月、含有钙化的混合性斑块,并有明显的负性血管重塑,则导丝通过的难度较大。触到动脉壁时可能阻力感减小,此时应将导丝退回至 CTO 近端换成另外的通路推进,或换为另一条导丝重新送入。保证导丝在真腔内行进的前提下,可小心加用球囊辅助以利于通过病变。如无近端纤维帽或闭塞时间较久的 CTO,则可能存在远端纤维帽。此时导丝的选择同近端存在纤维帽的 CTO,有时需要更换导丝。如通过困难,可≤180°旋转导丝,并最好做一次穿刺动作以设法使导丝通过远端纤维帽。

(五)检测远端导丝位置的方法

导丝穿过 CTO 病变全段之后,应当被较易推进且进入远端真腔血管内。需用至少 2 个不同体位投照检测导丝位置并确定导丝不在分支。如不能确定导丝是否在真腔,或球囊不能通过病变而必须用旋磨术,或应用加强型硬导丝(尤其是应用球囊支持)时,则必须应用对侧造影或 OTW 球囊行中心腔造影来检测远端导丝的位置,以确保导丝在真腔内。其他判断导丝位于真腔的方法还包括多体位投照;对侧造影;导丝穿过闭塞段时的突破感;导丝推送顺畅、转向灵活且回撤后仍能按原路径前进(进入心包腔则走行无定路);导丝尖端塑形存在(不变直)且可进入相应分支;球囊易通过病变等。

(六)球囊通过与扩张

如果指引导管的支撑力良好,球囊扩张比较容易。先选择尖端超细的1.25～2.5 mm直径球囊。球囊可被扩张至"命名压"或以上。如CTO长度超过20 mm,则最好应用长球囊。扩张之后原先消失的远端血流可被显示,但常较细小,系因缺乏长期灌流所致的负性血管重塑,需要冠脉内注射较大剂量的硝酸酯类以恢复远端血流。有时需要再次球囊扩张以使新开通后的血管变粗。如球囊通过失败,可试用以下方法:①改善指引导管的支撑力:交换器械时可将第二条0.035″或0.014″导丝置于指引导管内主动脉的部位,以加强指引导管支撑力;②检测导丝远端位置后应用旋磨术,需要送入旋磨专用导丝,选用1.25～1.5 mm直径的旋磨头足以扩大血管腔并改善斑块的顺应性;③采用Tornus导管辅助球囊通过;④多导丝挤压斑块使导丝周围腔隙变大。如球囊通过病变后扩张失败,可尝试用双导丝球囊、切割球囊、乳突球囊或耐高压(30 atm)非顺应性球囊扩张,或采用旋磨术。

(七)支架置入

为防止再闭塞和减少再狭窄发生,CTO病变成功开通后均应置入支架。在充分预扩张及大剂量硝酸酯类冠脉内注射之后置入支架,支架直径与参考血管直径的比例应选择1∶1。最好应用单个支架,已有报道证实置入单个长支架可产生理想的长期效果,多支架的支架间间隙或重叠可能降低裸金属支架(bare metal stent,BMS)的临床效果。简言之,要用合适的支架覆盖CTO病变全长,尽量避免多支架置入。DES近年来广泛应用于CTO病变,尽管迄今为止还缺少大规模随机对照临床研究的证据,但已有数项临床注册和回顾性研究证实,DES可有效降低CTO病变开通后的长期再狭窄率,故推荐使用DES。DES长度应充分覆盖病变或近/远端撕裂,如单个支架不能覆盖病变,则可采用多个支架,支架间应重叠2～3 mm。DES置入后应以较短的球囊在支架内实施后扩张以使支架充分贴壁,在支架重叠处尤应注意充分后扩张,但应避免后扩张球囊在支架范围之外扩张,以免引起再狭窄。

(八)高级技巧

在常规方法失败后可尝试采用下列技巧,有助于提高PCI成功率,但部分技术较常规方法的风险更大,仅适用于操作熟练者。

1.平行导丝(Parallel wire)或导丝互参照(seesaw wire)技术

"平行导丝技术"是指当导丝进入假腔后,保留导丝于假腔中作为路标,另行插入导丝,以假腔中的导丝为标志,尝试从其他方向进入真腔,避免再次进入假腔。"导丝互参照技术"与"平行导丝技术"原理相近,以第1根进入假腔的导丝作为路标,调整第2根导丝方向;如第2根导丝亦进入假腔,则以其为参照,退回第1根导丝重新调整其尖端方向后再旋转推进,如此反复,两根导丝互为参照,直至进入真腔。

2.双导丝轨道(buddy wire或track wire)技术

PCI过程中向CTO病变远端插入两根导丝,为球囊或支架顺利通过病变提供轨道;或向另一非CTO血管插入另一根导丝,与单导丝相比,双导丝能提供更强的支撑力,使指引导管更为稳定。向同一病变血管内插入双导丝可使迂曲或成角的血管变得略直,因而促进支架通过钙化成角病变或近端的支架,在球囊扩张时还可防止球囊滑动以减少损伤。因此

"buddy 导丝技术"适用于成角或迂曲病变、近端已经放置支架的病变、纤维化钙化病变及支架内再狭窄病变。

3.多导丝斑块挤压(multi-wire plaque crushing)技术

多导丝斑块挤压(multi-wire plaque crushing)技术用于导丝成功通过闭塞段而球囊通过失败时。保留原导丝在真腔内,沿原导丝再插入 1～2 根导丝进入真腔使斑块受到挤压,然后撤出其中 1～2 根导丝,使 CTO 病变处缝隙变大,有利于球囊通过病变。多导丝斑块挤压技术的特点是较为安全、效果好(成功率可达 90%以上),且受血管本身条件限制少,对设备要求不高。对于多数 CTO 病变,在开通时使用的导丝数目常已≥2 根,因此使用此方法通常不会明显增加患者的经济负担,是一项安全且效价比高的新技术。

4.逆向导丝(retrograde wire)技术

逆向导丝(retrograde wire)技术适用于正向导丝通过病变困难且逆向侧支良好的病例。在微导管或球囊支持下由对侧冠状动脉插入导丝(多为亲水滑导丝),经逆向侧支循环到达闭塞段远端。此时可将逆向导丝作为路标,操控正向导丝调整其方向从病变近端进入远端真腔,亦可采用逆向导丝穿过病变远端纤维帽到达病变近端,与正向导丝交会。特定条件下应用"逆向导丝技术"可提高 CTO 介入治疗的成功率,如某些 CTO 斑块近端存在不利于 CTO 介入治疗成功的形态学特点,或近端纤维帽较硬使导丝难以通过,而远端斑块可能较松软,导丝易于通过。"逆向导丝技术"的另一优势是,即使逆向导丝进入假腔(内膜下),因正向血流方向与逆向导丝行进的方向相反,故病变开通后血管壁受正向血流压力的影响,假腔容易自然闭合。而正向导丝一旦造成假腔,因冠状动脉血流与导丝行进方向一致,可使假腔不断扩大而致血管真腔闭塞。

5.锚定(anchoring)技术

锚定(anchoring)技术指引导管移位或支撑力不足是球囊不能通过闭塞段的主要原因之一。"锚定技术"是指在靶病变近端的分支血管或另一支非靶血管中扩张球囊并轻轻回拖,以此固定指引导管并增强其同轴性和支撑力,有利于球囊或支架通过病变。"锚定技术"适用于预计球囊或支架通过比较困难的病变,需采用外径 6 F 以上的指引导管。潜在的风险包括导管损伤血管口部、锚定球囊损伤分支血管等,因此回拉球囊前应操纵指引导管使其同轴并处于安全位置,锚定球囊应尽量采用低压扩张。

6.内膜下寻径及重入真腔(subintimal tracking and reentry,STAR)技术

在球囊支持下操纵前向导丝(通常为亲水滑导丝)进入内膜下造成钝性撕裂,导丝在内膜下行进直至进入远端真腔,然后在内膜下空间行球囊扩张并置入支架。"STAR 技术"的优点是在常规技术失败后较快地经内膜下进入远端真腔,可提高成功率,但缺点是容易损伤远端分支、穿孔风险较大、再狭窄发生率高等。"STAR 技术"适用于主要分支远离 CTO 的病变(如 RCA 病变),不适合用于分支较多的 LAD 病变,置入支架应尽量采用药物支架。"STAR 技术"仅作为常规方法失败后的应急措施,初学者慎用。

7.血管内超声指导导丝技术

在有分支的情况下,可用血管内超声(IVUS)确定 CTO 病变的穿刺入口。PCI 术中一旦导丝进入内膜下假腔且尝试进入真腔失败时,可采用 IVUS 定位指导导丝重新进入真腔,但此时需先用 1.5 mm 小球囊扩张假腔,IVUS 导管才能进入内膜下。此方法可导致较长的夹层,可损伤大分支,并有引起穿孔的风险,仅作为常规方法失败后的紧急手段,初学者慎用。

8.控制性正向和逆向内膜下寻径(CART)技术

采用正向和逆向导丝在CTO病变局部人为造成一个局限的血管夹层,便于正向导丝进入远端真腔。具体操作过程如下:首先,将正向导丝从近端血管真腔进入CTO,然后使其进入内膜下,有经验的CTO介入医师可以从导丝头端或导丝前进时阻力减小判断导丝进入内膜下。然后从对侧冠脉在微导管或球囊支持下逆向插入导丝,经侧支循环到达CTO病变远端。将逆向导丝从远端真腔插入CTO,然后进入内膜下,随后用直径1.5~2.0 mm的小球囊沿逆向导丝进入内膜下并扩张球囊。扩张后将球囊撤压并留置于内膜下以维持内膜下通道开放。通过上述步骤,正向和逆向的内膜下空间很容易贯通,正向导丝得以循此通道进入远端真腔。IVUS引导下的CART技术有望进一步提高CTO病变的开通率。"CART技术"操作方法较复杂,与"STAR技术"相比优点在于可使内膜下撕裂仅限于闭塞段内,避免了损伤远端大分支的风险。与STAR及IVUS指导导丝技术一样,此技术也需在闭塞远端的血管内膜下扩张球囊,有造成穿孔的危险,不宜作为常规手段,仅用于常规技术开通比较困难和解剖特点比较适合者的病变。

九、再狭窄与长期预后

CTO病变成功开通后的再闭塞与再狭窄一直是影响长期预后的最重要因素。在PTCA时代,再闭塞和再狭窄的发生率分别高达30%和50%~70%。冠脉内BMS的广泛应用显著降低了CTO介入治疗术后发生急性再闭塞的风险,但长期再狭窄率仍高达30%~40%。近年DES在临床得到广泛应用,由于其强大的抑制内膜增生的能力,已被证实能够降低"真实世界"PCI后的再狭窄率。新近发表的数项临床研究表明,与BMS相比,DES能够显著降低CTO介入治疗后的长期再狭窄率和MACE发生率,初步证实了DES治疗CTO病变的长期疗效和安全性。Colmenarez等发表的一项共计入选4 394例CTO患者的Meta分析结果显示,与BMS相比,DES显著降低MACE发生率(RR 0.45,95%CI 0.34~0.60,$P<0.001$)和靶血管重建率(RR 0.40,95%CI 0.28~0.58,$P<0.001$),同时并不增加死亡(RR 0.87,95%CI 0.66~1.16,$P=0.88$)和心肌梗死(RR 0.89,95%CI 0.54~1.46,$P=0.80$)的发生,而且DES的这种优势在随访3年后仍然存在。虽然上述研究多为注册研究或回顾性分析,不能完全排除因技术进步或支架平台改善造成的疗效差异,但DES作为改善CTO病变PCI后再狭窄和再闭塞的一项有力手段,已经初现曙光。2005年发表的欧洲心脏协会PCI指南建议DES治疗CTO病变为Ⅱa C类适应证,2006年欧洲监管机构亦已批准TAXUS Liberté等新型DES用于CTO病变。随着支架平台和药物涂层技术的不断改进,DES在CTO治疗中的地位必将得到进一步的巩固,但目前还需进行大规模、多中心、前瞻性的随机对照研究来获得更为可靠的临床证据。此外,对一些特殊类型的CTO病变,如桥血管CTO、合并糖尿病的CTO及小血管CTO等,DES的长期效果还有待证实。

(刘洪俊)

第六节　心功能不全患者冠状动脉病变的介入治疗

心功能不全是患者住院和死亡的主要原因之一。随着心血管疾病患者病死率下降和人群老龄化,心功能不全的发病率还在持续上升。药物治疗能有效改善一部分患者的临床症状和预后,但其病死率仍然很高。冠状动脉疾病是心功能不全的主要原因之一,持续的冠状动脉缺血还会进一步加重心功能不全。研究显示,存在大面积心肌缺血的心力衰竭患者,单纯药物治疗的5年病死率高达60%。当心功能不全患者存在导致心肌缺血的冠状动脉病变,如冠状动脉病变适合血运重建(PCI或CABG)治疗,在积极药物治疗的同时,进行血运重建有可能改善这些患者的症状和心室功能,降低病死率。尽管心功能不全患者进行血运重建时,发生围术期不良事件的风险较心功能正常的患者高,但其血运重建的绝对收益也较大。

一、概述

(一)心功能不全对血运重建结果的影响

Momtahen等的研究发现,缺血性心肌病患者心功能不全程度对冠状动脉血运重建结果有一定影响。与左心室射血分数(LVEF)>40%的患者相比,LVEF≤40%的患者血运重建后LVEF的改善更显著。对于无保护的左主干病变患者置入药物洗脱支架,左心室射血分数降低的患者院内和长期随访期间的病死率明显增加。但心功能不全患者并未增加非致命性不良事件和支架血栓的风险。Allman等的一项荟萃分析也证实,左心室功能不全的严重程度与血运重建的收益有直接关系,LVEF越低,病死率降低的绝对值越高。在Wallace等的一项回顾性队列研究中,1998—1999年所有在纽约州行择期PCI的患者,依照术前LVEF进行分组评估LVEF和住院死亡风险的关系。结果发现,与LVEF≥55%的患者相比,LVEF分别为36%~45%(OR 1.56,95%CI 1.06~2.30),26%~35%(OR 2.17,95%CI 1.4~3.31),≤25%(OR 3.85,95%CI 2.46~6.01)的住院期间的死亡风险明显增高。

埃默里大学的一项研究调查了不同程度的心功能不全对血运重建治疗安全性的影响。该研究入选1981—1995年期间在埃默里大学医院进行血运重建治疗的11 830名患者。按照基线LVEF的不同将患者分为4组(第1~4组LVEF分别为<25%、25%~34%、35%~49%和≥50%)。随访结果发现,尽管低LVEF患者进行血运重建治疗的病死率是LVEF正常患者的2倍,但病死率和并发症发生率的绝对值并不高。围术期Q波心肌梗死的发生率也很低,可能是由于IABP的广泛应用减少了围术期心肌缺血。低LVEF患者5年和7年生存率都比较低;LVEF<25%的患者10年生存率仅有23%。

Keelan等根据LVEF将1 158例接受PCI的患者分为3组(第1组LVEF≤40%,n=166;第2组LVEF 41%~49%,n=126;第3组LVEF>50%,n=866),分析PCI对院内和1年结果的影响。结果发现,LVEF≤40%组的院内病死率及死亡/心肌梗死的复合终点发生率最高,低LVEF与高院内病死率独立相关。3组的死亡、死亡/心肌梗死和死亡/心梗/CABG的复合终点有显著的统计学差异,LVEF≤40%组预后最差。

(二)血运重建对心功能不全患者的价值

已有许多研究证实,血运重建对左心室功能不全患者的预后有重要影响,可显著改善心功能不全患者的左心室整体和局部功能,显著提高患者的LVEF和NYHA心功能级别,改善心绞痛症状,改善患者近期和晚期预后。Sciagrà等从SEMINATOR研究中入选77例接受血运重建治疗(球囊成形术或CABG)的慢性缺血性心力衰竭患者,结果发现,术前是否存在心室运动不同步、心肌存活性及血运重建完全程度是血运重建术后心功能恢复的主要决定因素。Carluccio等对26例缺血性心肌病患者研究发现,血运重建治疗不仅改善了患者的左心室收缩功能,而且对于大多数患者的舒张功能也有明显改善。26例患者中,只有3例患者术后仍有左心室舒张期充盈受限（$P=0.016$）。其舒张功能改善除与存活心肌数量有关外，血运重建治疗还可逆转左心室重构。

（三）心肌存活性对心功能不全患者预后的影响

许多研究一致认为，心肌存活性与缺血性心功能不全患者血运重建的预后有显著关系。一项荟萃分析证实，缺血性心肌病心功能不全患者的心肌存活性与血运重建后生存率的改善有显著关系。无创成像技术证实有存活心肌的患者，血运重建治疗后生存率的改善明显好于只进行药物治疗；没有存活心肌时，血运重建对生存率的改善不优于药物治疗。晚近的一项研究探讨了存活心肌面积的大小对缺血性心力衰竭患者血运重建术后心功能改善的影响。结果发现，术前核素心肌灌注显像检查中，如果左心室有＞4 个存活的心肌节段（相当于 24% 的左心室面积），CABG 术后患者的左心室功能、心力衰竭症状和生活质量就会有显著提高。

（四）血运重建改善心功能的机制

心功能不全的药物治疗主要针对心功能不全的代偿机制，而血运重建治疗主要针对的是导致冠心病心功能不全的关键原因——心肌缺血。在发达国家，冠状动脉疾病是大约 2/3 心力衰竭患者的主要病因。冠状动脉疾病时发生的血管内皮功能不全、心肌缺血和梗死还可加重心力衰竭的进展。

存活但是功能障碍的心肌是处于冬眠或顿抑状态。心肌顿抑是心肌急性缺血后出现的心肌功能障碍，缺血改善后，大部分心肌节段的功能可早期恢复（血运重建后 3 个月）。冬眠心肌是长期心肌缺血造成的心肌收缩功能的持续低下，灌注改善后，大部分心肌节段的功能晚期恢复（血运重建后 14 个月）。这两种过程常常共存，不易区分。大约 60% 的缺血性左心室功能不全，是由于存活的心肌出现了功能障碍，因此许多患者的预后是有可能改善的。Rahimtoola 等认为重构的心肌处于冬眠状态，早期血运重建可逆转心肌重构。

心肌冬眠的早期阶段，患者只有室壁运动异常，没有心室重构或重构的心肌很少，可以逆转到正常。因此这个阶段是血运重建的最佳时期。随着左心室重构的进展，血运重建能够带来的益处逐渐减少。如果患者只有单支血管病变，即使已出现左心室重构，也应进行血运重建。心肌梗死后的非存活心肌，会逐渐被瘢痕组织替代，造成左心室形状和大小的改变，使心室收缩功能进一步恶化，血运重建可以逆转这个过程。

二、心功能不全患者介入治疗的临床评价

（一）与药物治疗的比较

一般来说，受危害的心肌越多，血运重建（PCI 或 CABG）较单纯药物治疗的风险就越大，绝对得益也越大。与药物治疗相比，伴有左心室功能不全和 1～2 支血管病变的患者，PTCA 或 CABG 后其总的生存率较高，但无事件生存率则无差异。

Tsuyuki 等的研究入选 4228 例心功能不全的冠心病患者，其中 2 538 例患者进行了血运重建治疗，1 690例患者只采用药物治疗。血运重建患者 1 年的病死率为 11.8%，而未进行血运重建患者的 1 年病死率为 21.6%（HR 0.52，95% CI 0.47～0.58）。风险校正的存活曲线早期分离，血运重建的生存率显著高于单纯药物治疗，在随访的 7 年里生存曲线的分离程度逐渐增大。

（二）与 CABG 的比较

外科血运重建治疗低 LVEF 患者仍是一个难点，一般情况下应在能够提供机械支持的中心开展。在很有经验的中心，外科血运重建治疗心功能不全患者的病死率是 5%～8%。

Tsuyuki 等的研究还对比了 PCI 和 CABG 对心功能不全患者生存率的影响。风险校正前后 7 年生存曲线，比较了 PCI、CABG 和未进行血运重建治疗患者的生存率。从未校正的生存曲线看，PCI 和 CABG 对生存的影响无显著差异。从风险校正的生存曲线看，CABG 在降低病死率方面优于 PCI，PCI 优于药物治疗。不同血运重建策略下患者生存率的差别远低于血运重建和药物治疗的差别。

Toda 等的回顾性研究中，在严重左心室功能不全（15%≤LVEF≤30%）的患者中比较了 CABG 和 PCI 两种策略。尽管 CABG 的完全血运重建率较高、心脏事件和靶血管重建率较低，但 CABG 在改善生存率方面并不优于 PCI。提示尽管 PCI 不能达到完全血运重建，但对挽救心室功能，改善心力衰竭患者预后方面，仍有很大的作用。

REHEAT 研究入选了 141 例 LVEF<40% 且冠状动脉造影确诊为冠状动脉疾病的患者，对比了 PCI 和 CABG 两种策略。结果发现，CABG 组的 30 天主要不良事件发生率较高（40.7% 比 9%，$P=0.000\ 3$）；PCI 组的住院时间较短[（6.8±3.6）天比（9.2±2.1）天，$P=0.000\ 01$]。PCI 与 CABG 改善 LVEF 的程度相当[（6.0%±7.2%）比（4.4%±9.0%），$P=0.12$]。

AWESOME 试验入选 454 例患者，随机对比了 PCI 和 CABG 两种策略。结果发现，两组 3 年生存率相当（69% 比 72%），两组无不稳定型心绞痛或再次血运重建生存率也无差异（PCI 组为 37%，CABG 组为 41%）。AWESOME 登记也得到了相同的结果，但同时发现，PCI 的成本效益更好。REHEAT 登记研究也得到类似的结果。

对于有 CABG 史的患者，再次 CABG 的病死率比首次 CABG 高。AWESOME 是第一个在既往进行过 CABG 的患者中，比较 CABG 和 PCI 疗效的随机试验。在 1995 年到 2000 年的 5 年期间，入选了 16 家医院的 2 431 例药物难治性心肌缺血的患者，患者至少存在一个高危因素（包括严重左心功能不全），同意随机分组的患者随机接受 PCI 或 CABG 治疗，不同意随机分组的患者根据医师的建议或患者自己的选择接受相应的治疗。结果发现，随机治疗分组接受 CABG 和 PCI 的患者 3 年生存率分别是 73% 和 76%。在医师指导下选择治疗方式的患者，36 个月生存率分别是 71% 和 77%。该研究显示，对于多数 CABG 后的患者，再次血运重建时 PCI 是较好的选择。

然而，也有个别临床试验表明，在射血分数<40% 伴二支或三支病变或累及左前降支近端的患者，CABG 优于支架置入术。纽约州的一项调查入选 9 952 例 LVEF<40% 的患者，分别接受 PCI 或 CABG，其结果与 AWESOME 研究几乎相同。在 LVEF 较低的患者，与 CABG 相比，多支血管 PCI 的相对死亡风险增高了 30%～40%。

(三)药物洗脱支架对心功能不全患者预后的影响

对于缺血性心脏病左心室功能严重受损的患者，与裸金属支架（BMS）相比，药物洗脱支架（DES）可能降低病死率和主要不良心脏事件发生率；有研究提示，对于缺血性心脏病严重左心室功能不全的患者，置入 DES 后的长期病死率和主要不良心脏事件发生率与 CABG 相近；Gioia 等在 191 例有严重左心室功能不全（LVEF≤35%）的缺血性心脏病患者中，对比了 DES 和 BMS 的效果。其中 128 例患者置入 DES（西罗莫司或紫杉醇），63 例患者置入 BMS。平均随访期为（420±271）天，两组在年龄、心力衰竭病史、病变血管数目等方面无差异。DES 组和 BMS 组主要不良心脏事件发生率分别为 10% 和 41%（$P=0.003$）；两组的心功能都有所改善（NYHA 分级 DES 组从 2.5±0.8 到 1.7±0.8；BMS 组从 2±0.8 到 1.4±0.7）。与 BMS 相比，置入 DES 可以降低严重左心功能不全患者的主要不良心脏事件发生率。

(四)血运重建策略和指南建议

2005 年 ACC/AHA 心力衰竭指南建议,有心绞痛或有冠状动脉缺血表现的心力衰竭患者应该进行冠状动脉造影,除非患者不做任何形式的冠状动脉血运重建治疗(Ⅰ类,证据级别 B);既往未评价过冠状动脉病变的解剖结构且没有血运重建禁忌证、有胸痛的心力衰竭患者建议进行冠状动脉造影(Ⅱa类,证据级别 C);对于有冠状动脉疾病但无心绞痛的心力衰竭患者,建议进行无创成像评价心肌缺血和存活性,除非患者不做任何形式的血运重建治疗(Ⅱa,证据级别 B);应用无创手段评价心力衰竭或低 LVEF 患者的病因是否是冠状动脉疾病(Ⅱb 类,证据级别 C)。对心力衰竭患者进行冠状动脉造影,不仅有助于决定是否行 PCI,更能指导药物治疗,比如阿司匹林,他汀类药物和 ACEI 类药物的应用。

2007 年 ACC/AHA/SACI 的 PCI 指南中建议,经药物治疗的双支或三支病变的 UA/NSTEMI 的患者,有左心室功能不全,病变适合导管治疗的,应行 PCI 治疗(Ⅱb 类,证据级别 B);对于溶栓失败的心肌梗死患者,若有严重的充血性心力衰竭和/或肺水肿(Killip 3 级),应行 PCI 治疗(Ⅰ类,证据级别 B);溶栓成功和未进行早期再灌注的心梗患者,如 LVEF≤40% 或发生心力衰竭,常规行 PCI 是 Ⅱb 类适应证。2009 年,ACC/AHA 的心力衰竭诊断和治疗指南更新指出,对于同时合并心力衰竭和心绞痛的患者,强烈推荐使用冠脉血运重建治疗,可减轻心肌缺血的症状(Ⅰ类指征,证据级别 A)。CABG 可减轻症状,降低多支病变、LVEF 降低和稳定型心绞痛患者的死亡风险。2004 年,美国冠脉旁路移植术指南推荐存在严重左主干病变及有大面积非梗死心肌、非侵入性检查示灌注不足、收缩减低的患者接受血运重建治疗。

实际工作中,当怀疑患者心力衰竭原因为冠心病时,都应该进行冠状动脉造影,因为这是明确心力衰竭病因的最可靠方式。具有缺血性心力衰竭和心绞痛的患者都应尽可能进行血运重建。尽管循证证据不足,对缺血性心力衰竭但没有心绞痛的患者也应行血运重建。因为在临床实际工作中需要临床医师根据具体患者的具体情况,权衡利弊,如果心肌缺血是患者心力衰竭的主要原因,血运重建就可能是有决定性意义的治疗手段。

血运重建策略的选择:心力衰竭患者血运重建的最终目的是最大限度地保护心肌功能。选择具体策略要根据患者的临床和病变情况。许多试验都证实,PCI 是安全有效的,但是与 CABG 相比,再次血运重建率较高,这可能是由于再狭窄和未处理病变的进展所致。此外,存在下列情况时倾向于 CABG:①一条开放可用的左侧乳内动脉;②左主干或左前降支近端有严重狭窄;③左前降支适合用左侧乳内动脉进行血运重建。如果以上 3 个条件中有 1 项不符合,就倾向于选择 PCI。另外,如果左前降支不适合进行 PCI,但其供应的心肌区域有存活心肌,应选择 CABG。

三、心功能不全患者 PCI 有关技术问题

(一)存活心肌的判断

心肌存活性可采用 SPECT、PET、多巴酚丁胺负荷超声心动图、MRI 等检查进行评估。SPECT 主要是通过检测细胞功能(细胞膜和线粒体的完整性)来判断心肌存活性;PET 主要是通过检测代谢功能(葡萄糖的利用)来判断心肌存活性。与 PET 相比,SPECT 可能会低估心肌的存活性。PET 评价心肌存活性需要结合心肌灌注和心肌糖代谢检查。PET 成像不匹配(灌注减低,代谢正常)是存活心肌最特异性的表现。PET 图像质量高,诊断准确性高,但价格较高,操作复杂,且示踪剂的摄取需要依赖于患者的代谢状态。超声心动图是最常用的评价心肌存活性

的方法。多巴酚丁胺负荷时,如收缩减低的心肌节段功能改善,则提示心肌存活和缺血,预示功能可以恢复。虽然超声心动图应用广泛,技术相对简单,但是诊断准确性不高。MRI 评价心肌存活性的两个主要方法是,应用对比剂评价微循环(延迟增强显像)和应用多巴酚丁胺评价收缩储备。MRI 的主要优点是可同时提供功能、结构和灌注的信息,分辨率很高;缺点是采集图像时需屏气,心率不规则时成像质量差,带有金属装置的患者不能进行检查等。

(二)完全和不完全血运重建

有研究认为,完全血运重建患者术后 LVEF 明显升高,不完全血运重建能影响患者的长期预后。但是,在部分高危患者(如心功能不全的患者)中,不完全血运重建也有可能是较为理想的治疗策略。不完全血运重建的好处在于操作风险低,但是有可能需要再次进行血运重建。通过 PCI 达到完全解剖重建(处理所有直径狭窄≥50%、长度>1.5 mm 的冠状动脉病变节段),往往需要较高的成本,较大剂量的造影剂和 X 线辐射。Valgimigli 等建议,左心室功能不全患者血运重建策略时不一定要达到完全解剖重建;术前应进行准确的功能评价以确定所有存活的心肌节段,术中争取达到完全的功能重建(治疗所有直径狭窄≥50%、支配存活心肌的冠状动脉节段)。

(三)造影剂问题

充血性心力衰竭是 PCI 术后发生造影剂肾病的危险因素之一。造影剂肾病可显著增加 PCI 术后患者的病死率。识别高危患者和恰当的围术期处理可减少造影剂肾病的发生。

(四)循环支持

严重的左心功能不全、心源性休克的患者,PCI 时出现循环崩溃的风险往往较高。是否应用循环支持,应首先权衡其潜在的得益和可能出现并发症的风险。循环支持治疗往往需要用较大的鞘管,因此血管并发症的发生率高于常规 PCI。尽管应用 IABP 出现血管并发症的风险较大,但是主动脉内气囊反搏(IABP)能为 PCI 中的心功能不全患者,提供有效和安全的机械支持,甚至改善预后。心肺支持(CPS)也可用于支持左心功能不全患者的 PCI。CPS 需要应用较大的导管(15~18 F),因此血管并发症发生率较高。需要长时间支持的患者可能会出现全身性炎症状态,包括溶血性贫血、弥散性血管内凝血等。尽管如此,有非随机研究已经证实有选择地应用 CPS 是可行的。Suarez 等评价了 92 例冠状动脉支架血运重建患者中 CPS 的价值,证实经皮 CPS 对高危(包括左心功能不全)患者的 PCI 起到保护作用,在生存者的长期随访中发现多数患者可以持久获益。

对左心室功能不全患者进行血运重建治疗的目的是改善症状和心室功能,并预防缺血或心律失常事件的发生。血运重建策略的选择是复杂的,必须要结合患者的解剖情况、临床情况和本人意愿,并认真评估操作的风险和收益后决定。目前,有关左心室功能不全患者的血运重建策略的建议并不是建立在循证医学基础上的。正在进行中的几个随机临床试验将进一步评价血运重建和心肌存活性检查在这部分患者中的价值。

(张述文)

第七节　肾功能不全患者冠状动脉病变的介入治疗

冠心病与肾功能不全的关系甚为密切。一方面,肾功能不全是冠心病患病率升高的危险因素,即使轻微的肾损害,如极低水平的微球蛋白尿或轻微肾功能不全即可使冠心病发病率升高;

另一方面,肾功能不全增高冠心病患者死亡与心肌梗死等不良事件的发生率。肾功能不全是预测经皮冠状动脉介入治疗(PCI)术后死亡与并发症的独立危险因素。因为多数临床试验都排除了肾功能不全的患者,所以肾功能不全患者冠心病介入治疗的效果不很确定。了解并重视肾功能不全对冠状动脉介入治疗的影响,对于合理选择治疗策略、提高 PCI 的安全性具有重要意义。

一、肾功能不全与冠心病

慢性肾脏疾病(chronic kidney disease,CKD),不论轻重如何,都会增加患者发生心血管事件的危险,而一旦合并心血管事件,其预后比肾功能正常者更为严重;慢性肾功能不全患者常常死于心血管事件,而非慢性肾衰竭,或者说,多数肾功能不全患者在发展到肾衰竭前就已死于心血管疾病。Kaiser Permanente Renal Registry 研究了 112 万余名成人,根据肾小球滤过率(glomerular filtration rate,GFR)分层,在随访的 2.8 年中,经年龄校正后的病死率。目前,全球 CKD 和终末期肾脏疾病(end-stage renal disease,ESRD)的发病率呈逐年上升趋势,1998 年美国需要透析的 CKD 患者数为 32 万,到 2010 年,这一数字增长到 65 万。1998 年轻到中度肾功能不全患者人数为 1 300 万,还有约 590 万合并 CKD 但没有 GFR 降低的患者。到 2010 年,这些数字翻番,可以说 CKD 已经达到流行趋势。据估计,每 9 个美国人中就有一个人合并不同程度的肾脏疾病。CKD 患者冠心病的患病率高,是患者死亡的主要原因。美国心脏病协会发表声明指出,CKD 患者应视为患心血管疾病危险性最高的人群之一,因此应采取强化的预防性措施,预防心血管疾病。

心血管疾病是 CKD 患者的主要死因。经性别、种族和是否合并糖尿病校正后,透析患者的心血管病死率比其他患者高 10～30 倍。在年轻的、非糖尿病的终末期肾病患者中,冠心病的患病率为 25%,而在老年、慢性糖尿病的终末期肾病患者中,冠心病的患病率为 85%。29% 的终末期肾病患者于透析的第一年发生心肌梗死,到第 2 年心肌梗死的累计发生率为 52%。CKD 患者一旦发生心血管事件,预后往往比肾功能正常者差。一项对 3 106 例急性心肌梗死患者的研究报道,院内病死率在肾功能正常者为 2%,轻度 CKD 者为 6%,中度 CKD 者为 14%,严重 CKD 者为 21%,透析患者为 30%。一项荟萃资料显示,血清肌酐水平越高,ST 段抬高心肌梗死患者溶栓治疗后 30 天存活率越低。合并轻到中度 CKD 的非 ST 段抬高急性冠脉综合征患者 30 天和 180 天的病死率高于无慢性肾病的患者。透析患者心肌梗死后 1 年内的病死率高达 59%,肾移植患者心肌梗死后 1 年病死率为 24%。在一项心肌梗死患者的队列研究中,无慢性肾病的患者 1 年的病死率为 24%,合并轻度 CKD 的患者为 46%,合并中度 CKD 的患者为 66%。一组经冠脉造影证实的冠心病患者的长期随访中,GFR<60 mL/min 的患者发生急性心肌梗死和死亡的危险比为 2.3,GFR<30 mL/min 的患者危险比为 5.1。

反过来,冠心病患者中 CKD 也非常常见。Mayo Clinic 研究了 3 106 例急性心肌梗死患者中合并肾功能不全(血清肌酐清除率≤75 mL/min)者占 57.5%;Cooperative Cardiovascular Project 收集全美国 65 岁以上老年急性心肌梗死 136 889 例,合并慢性肾功能不全的患者(血清肌酐≥1.5 mg/dL)占 39.8%。

对于合并慢性肾功能不全的冠心病患者的治疗,目前缺乏充分的循证医学证据,因为在随机试验中,肾功能不全的患者往往被排除在外。美国一项研究报道,CKD 患者接受血小板糖蛋白 Ⅱb/Ⅲa 受体拮抗剂、冠状动脉造影和介入治疗的比例低于肾功能正常的患者,而 CKD 患者多为高危患者,病死率和出血发生率均显著高于其他患者。

肾病患者常合并冠心病的原因是多方面的。糖尿病、高血压等冠心病的危险因素常常也是肾功能不全的原因，所以在 CKD 患者中，冠心病危险因素的致病率是最高的。美国的研究表明，在 1980 年，透析患者肾衰竭的原因 13.1% 是由糖尿病引起的，而到 2002 年，这一比例上升到 59%。高血压是造成肾衰竭的第二大原因，占 28%，多数透析患者都合并高血压。脂质代谢异常也是 CKD 患者最突出的特点之一。但是应用 Framingham 危险因素公式往往会低估 CKD 患者患冠心病的危险性，提示除传统的危险因素外，还有其他因素在 CKD 患者易患冠心病的机制中起作用。最近的研究表明，肾功能下降时体内出现的一系列病理生理改变促发了冠心病的发生。这些因素包括氧化应激增强、血管内皮功能下降、血液高凝状态，同时伴有血清同型半胱氨酸、肾素-血管紧张素-醛固酮系统(RAS)活性升高及贫血、钙磷失衡、炎性标志物水平升高等，这些因素的改变导致了动脉硬化的快速进展。

二、肾功能不全患者冠状动脉病变的特点

肾功能不全患者和其他患者在生理、代谢和解剖上存在很大差别，如存在冠状动脉和主动脉钙化、血管条件差、血小板功能差、自主神经张力异常、慢性贫血等因素。随着肾功能的降低，凝血、纤溶系统异常、血脂代谢、内皮功能异常、贫血、钙磷代谢失衡、容量负荷过重等一系列异常情况都会相继出现。肾功能不全患者中，多数存在合并症，如心功能不全、外周血管疾病、难以控制的高血压和糖尿病。同肾功能正常的冠心病患者相比，合并 CRF 的患者年龄更大，女性比例较多。随着肌酐清除率的降低，冠状动脉多支病变、左主干病变增加，GFR 重度下降者可分别达 50%～60.8% 与 11.0%～23%。

冠状动脉广泛而严重的中膜钙化是 CKD 患者最显著的特征。54%～100%(平均 83%)的透析患者存在不同程度的冠状动脉钙化。即使在年轻的 CKD 患者中，冠状动脉钙化也很常见。Hujairi 等分析了冠状动脉 CT 检查的结果，透析患者冠状动脉钙化指数是同龄的、冠脉造影证实的非 CKD 患者的 2～5 倍。但是由于电子束 CT 不能将冠脉中层钙化从冠状动脉钙化斑块中鉴别出来，所以一般电子束 CT 不宜用于诊断 CKD 患者的冠心病。尸检资料分析，终末期肾病患者与年龄、性别匹配的患者相比，动脉粥样硬化斑块的面积和体积并没有很大差异，但终末期肾病患者的钙化程度明显升高。

糖尿病及终末期肾病患者的无症状心肌缺血及不典型心绞痛发生率较高，这可能与糖尿病和尿毒症造成的神经病变有关。尽管冠心病在终末期肾病患者中的发病率较高，但只有 17% 的患者有心绞痛症状。另一方面，CKD 患者中有典型心绞痛症状者冠脉造影没有冠脉明显狭窄的发生率高达 25%，其心绞痛症状可能归因于微循环病变、合并贫血、难以控制的高血压、合并左心室肥厚等。与非 CKD 患者相比，这些患者发生急性心肌梗死的危险明显升高 (5.2% vs 0.7%)，病死率也显著升高(24.7% vs 3.9%)。

三、慢性肾功能不全患者的血运重建治疗

(一)CKD 患者 PCI 的近期与远期结果

经皮冠状动脉介入治疗(PCI)患者院内病死率与是否合并 CKD 和糖尿病密切相关。无 CKD 无糖尿病患者的院内病死率为 0.7%，有糖尿病而无 CKD 的患者为 1.0%，无糖尿病有 CKD 的患者为 2.3%，同时有糖尿病和 CKD 的患者为 3.7%。早期的横断面研究显示，血清肌酐水平＞1.5 mg/dL 的患者 PCI 术后院内和长期病死率均显著升高，3～4 年后生存率只有 60%。

Rubenstein 等比较了肾功能异常对病死率的影响,血清肌酐水平在 1.6～2.0 mg/dL 与≥2.0 mg/dL 者 2 年病死率分别为 55%及 75%,均显著高于血清肌酐正常者。Best 等分析了不同肌酐清除率对 PCI 患者预后的影响,结果发现,肌酐清除率≥70,50～69,30～49,＜30 mL/min 患者的病死率依次递增。在一项登记了 5 327 例 PCI 术后患者的资料中,术后 1 年病死率在肌酐清除率为 70～90 mL/min 的患者为 1.5%,肌酐清除率在 50～69 mL/min 者为 3.6%,肌酐清除率在 30～49 mL/min者为 7.8%,肌酐清除率＜30 mL/min 者为 18.3%,透析患者为 19.9%。

国内 Zhang 等的一项单中心注册研究结果显示,在接受血运重建的患者中,尽管只有 4.3% 的患者血清肌酐高于正常,但有高达 65.8%的患者血清肌酐清除率低于 90 mL/min,即使是轻微的肾功能不全也与血运重建后不良事件相关。Reinecke H 等也发现,在血清肌酐 ≥1.3 mg/dL(相当于肾功能降低 50%)时,肾功能对病死率的影响就达到了显著水平。

合并 CKD 的患者急性心肌梗死后接受急诊 PCI 的短期和长期病死率也显著高于肾功能正常的患者。合并 CKD 的患者年龄较大,女性和合并高血压、外周血管疾病和心力衰竭者较多,患者 30 天病死率显著高于(7.5% vs 0.8%)肾功能正常者,1 年病死率也显著升高 (12.7% vs 2.4%)。但是,校正其他因素后,CKD 患者 30 天的病死率仍是其他患者的 5.7 倍, 1 年的病死率是其他患者的 2 倍。出血并发症的发生率也升高 2 倍以上,严重再狭窄的比例 (20.6% vs 11.8%)和梗死相关动脉的再闭塞率(14.7% vs 7.3%)都有显著升高。

(二)CKD 患者血运重建策略的比较

目前的多数研究显示,血运重建治疗可以改善患者的预后。Opsahl 等进行了一项回顾性病例对照研究,结果发现,接受血运重建治疗的患者 2 年后的生存率显著高于药物治疗的患者。 Manske 等进行了一项前瞻性对照研究。该研究入选了 26 例伴有糖尿病的终末期肾衰竭患者, 随机分为药物治疗组和血运重建治疗组,后者包括 PTCA 和冠状动脉搭桥(CABG),在随访的 2 年中,血运重建治疗组患者心血管事件显著低于药物治疗组(15% vs 76%)。Kadakia 等分析了 4 620 例肾功能不同程度受损的患者,结果显示,血运重建治疗,不论是经皮介入治疗还是 CABG,对各种程度肾功能受损患者预后改善的作用优于单纯药物治疗。

1.PCI 与 CABG

CKD 患者血运重建策略比较方面的临床研究目前非常少。这方面的报道多数来源于登记研究,难以据此确定哪一种血运重建方法在慢性肾功能不全患者中孰优孰劣。USRDS 的资料显示,透析患者合并冠心病经不同冠脉血运重建方法进行冠脉重建的 2 年生存率,支架组 (n=4 280)及球囊扩张组(n=4 836)均为 48%,CABG 组(n=6 668)为 56%,全因病死率 CABG 组较球囊扩张组低 20%,支架组较 PTCA 组低 6%。尽管院内病死率在冠脉支架及球囊扩张组较 CABG 组低(4.1%,6.4%,8.6%),但生存曲线在 6 个月时就发生交叉。进一步分析显示,CABG 的生存率优势主要来源于应用内乳动脉-前降支旁路,未使用内乳动脉旁路的患者与 PCI 患者比较并无生存优势。该观察结果有两点启示:CABG 的优点取决于患者是否需要行前降支血运重建及有无合适靶血管。APPROACH 研究显示,无论肾功能情况如何,CABG 组病死率都是最低的。

2.ST 段抬高心肌梗死溶栓与直接 PCI

在 STEMI 患者中,肾功能不全是仅次于心源性休克的死亡预测因素,且不依赖于包括 TIMI 危险积分的传统心血管危险因素。对于合并肾功能不全的 STEMI 患者,直接 PCI 是否优于溶栓治疗还有争议。

Dragu 等对 STEMI 合并肾衰竭的 132 例患者进行研究。结果显示 30 天的总病死率在溶栓组、直接 PCI 组和保守治疗组分别为 8.3%、40% 和 29.7%（$P=0.03$）。以溶栓组作为参照，直接 PCI 组和保守治疗组心梗后的 7 天、30 天和 365 天的死亡风险比分别在 3.1～8.1 和 1.5～4.6。因此有学者认为对于合并肾功能不全的 STEMI 患者，溶栓是最佳的治疗策略。但是，有多项研究结果提示，在 STEMI 患者中 PCI 优于溶栓治疗。荟萃分析的结果也提示，PCI 比溶栓治疗能更好地改善预后，降低病死率，并在高危患者中也能观察到 PCI 绝对的获益。入院时的血清肌酐值是鉴别高危急性 STEMI 患者的一项指标，而早期的 PCI 治疗可改善血清肌酐值升高的高危患者预后。因此有学者认为溶栓治疗尽管在合并肾功能不全的 STEMI 患者中也是可行的，但不宜在高危的急性 STEMI 患者中推荐作为优选的再灌注治疗方案或替代早期介入治疗。

（三）药物洗脱支架（DES）在 CKD 患者 PCI 中的应用

DES 被证实能够显著抑制支架内的内膜增生，从而较传统的裸金属支架（BMS）进一步降低了再狭窄的发生率，并进一步降低了再次血运重建的风险。合并肾衰竭的冠心病患者即使在接受成功的 PCI 后，仍有较高的病死率。DES 是否能改善合并 CKD 冠心病患者的预后，有学者对此进行了研究。

Lemos 等对不同肾功能水平的 1 080 例冠心病患者接受 DES 或 BMS 置入后 1 年的再次血运重建率和病死率进行了评估。结果显示，在合并肾功能不全患者中，DES 组的再次血运重建率较 BMS 组明显降低（5.6% vs 19.6%，$P=0.03$），但 DES 组与 BMS 组之间在病死率方面无显著差异（3.2% vs 3.6%，$P=0.8$）。与 BMS 相比，DES 降低了合并肾功能不全冠心病患者的临床再狭窄率，但这一获益并不与该人群的死亡风险降低相平行，从这个角度看来，再狭窄并非合并肾功能不全冠心病患者病死率增加的主要原因。EVENT 注册研究旨在评价 DES 时代在"真实世界"中对慢性肾脏病患者行冠脉介入治疗的近期影响。结果发现，住院期间随肌酐清除率的降低，患者出血并发症逐步增加，病死率和心肌梗死的发生率更高。术后 1 年，由于阿司匹林、氯吡格雷、ACEI、Statin 等药物的应用，患者的肾功能恶化有减轻的趋势。Rishi 等比较了第一代药物洗脱支架对于中重度肾功能不全患者的长期影响，在 4 年的随访期间 PES 组和 SES 组相比，两组在 MACE 发生率及全因病死率方面无明显差异。

另外值得关注的是，合并 CKD 患者由于肾脏疾病的进展，常常需要透析治疗。而置入 DES 后需要长达 12 个月的双联抗血小板治疗，过早停药发生支架血栓的风险增加。且透析患者在行介入治疗时住院期间出血并发症明显增加，因此在这部分患者中需仔细权衡，慎重选择 DES，尤其在近期有可能接受透析治疗的患者中。即便是使用药物洗脱支架的透析治疗的患者，术后再狭窄及不良事件发生率也明显升高。

四、慢性肾功能不全患者的介入治疗特点

合并 ESRD 患者的冠脉病变常为弥漫性钙化病变，造影常明显低估冠脉病变的程度。弥漫性病变和钙化病变对介入操作的影响很大，尤其是钙化斑块对 ESRD 患者的 PCI 术提出了很大的挑战。合并 ESRD 的冠心病患者 PCI 术中可能会出现下列问题：①由于病变的严重钙化，即使应用高压力扩张，球囊也不能完全扩开病变；②高压力球囊扩张可能导致血管夹层或破裂，可伴有或不伴球囊的破裂；③在扭曲和钙化的冠脉，导丝很难到达或通过靶病变；④尽管造影结果满意，由于钙化血管的弹性回缩，支架很难达到准确的定位和完全扩张；⑤严重的斑块夹层和支架扩张不完全是血管闭塞和支架内亚急性血栓形成的强烈预测因素。

钙化常位于斑块的基底部或表面,如果钙化覆盖整个斑块的表面,球囊扩张和支架置入常会导致并发症的发生。血管内超声(IVUS)对钙化的检出和定位价值很大,可对钙化斑块进行评价。对于斑块表面钙化的病变,应用冠状动脉旋磨术(RA)十分有效。但是 RA 是费时、昂贵的技术,操作较为复杂。而切割球囊操作较为简单,处理严重钙化的病变也是很好的选择。切割球囊较普通球囊扩张后狭窄管腔直径即时增加较多、术后晚期管腔直径丢失较少、达到同等获得直径时切割球囊的血管膨胀比率小于普通球囊。支架置入前,可应用 IVUS 对病变钙化的严重程度进行评估。无 IVUS 时,普通球囊预扩张压力超过 10 atm 仍不能完全扩开病变应考虑使用切割球囊。支架置入前,可用切割球囊替代冠状动脉旋磨术对钙化病变进行预处理。

为减少亚急性血栓形成及支架内再狭窄导致的血运重建,应制定理想的支架置入和抗栓策略,包括以下几点:①由于病变钙化严重支架不能完全扩张,因此支架置入前应先行球囊预扩张,充分扩张病变降低支架置入时难度,以期支架置入后达到完全扩张和贴壁;②如果预扩张时球囊扩张不完全,应避免过度高压预扩,防止发生严重的夹层或冠脉穿孔等并发症,而应以冠脉旋磨术或切割球囊对病变进行预处理;③如果狭窄前血管扭曲,支架不能顺利到达靶病变,应用消斑术能使血管表面变得平滑,使支架容易通过;④支架释放后,应用非顺应性球囊进行高压力后扩张,必要时可应用 IVUS 指导支架的置入和后扩张,以达到支架的充分贴壁;⑤由于潜在的出血危险性增加,对于 ESRD 患者进行选择性 PCI 时不主张常规使用 GPⅡb/Ⅲa 受体拮抗剂。

五、对比剂肾病

在使用对比剂之后,血清肌酐水平升高一定程度或相对于基础水平升高一定比例,排除其他原因导致的肾损害后,可诊断为对比剂肾病(CIN)。诊断标准不同,CIN 的发生率也不同,一般将诊断标准定为血清肌酐水平升高>25% 或 0.5 mg/dL。发生 CIN 的患者预后明显差于未发生 CIN 者。特别是当肾功能恶化到需要透析治疗时。Gruberg 等回顾了 439 例肾功能不全患者在造影检查后肾功能恶化患者的短期和长期预后。在术后 48 小时内肾功能进一步恶化者(血清肌酐水平升高≥25%)院内病死率为 14.9%,而肾功能未恶化者院内病死率为 4.9%;31 例患者需要透析治疗,这些患者的院内病死率高达 22.6%,术后肌酐升高程度、是否合并糖尿病是决定患者预后的最重要因素。

几乎所有接受血管内注射对比剂的患者,均会出现轻度一过性肾小球滤过率(GFR)降低,不可逆肾衰竭较少见。但高龄、原有肾脏病患者多不可逆,而呈慢性肾衰竭。肾功能不全患者在接触造影剂后肾功能持续恶化的比例高达 42%。CIN 的发生率与造影前肾功能损害的程度密切相关。Davidson 等发现,血清肌酐>1.2 mg/dL 时,CIN 的危险性开始增加,血清肌酐为 2.0 mg/dL 时,20% 的患者发生 CIN,而不存在任何危险因素的患者 CIN 的发生率平均仅 3%。糖尿病合并肾功能损害较单纯肾功能损害者发生 CIN 的危险性更高,所以肾功能不全患者在介入治疗时应特别注意,选择合适的对比剂,减少对比剂用量,采取必要的措施,预防肾功能进一步受损。

(张述文)

第六章

先天性心脏病的临床治疗

第一节　室间隔缺损

室间隔缺损为最常见的先天性心脏畸形,可单独存在,亦可与其他畸形合并发生。此病在胎儿中的检出率为0.66%,在存活新生儿中的发生率为0.3%,室间隔缺损是儿童最常见的先天性心脏病,约占全部先心病儿童的50%,其中单纯性室间隔缺损约占20%。在上海早年的文献报道的1 085例先心病患者中室缺占15.5%,女性稍多于男性。随着影像设备的进步和对婴儿筛查的重视,室间隔缺损的检出率较以往增加,检出率0.16%~5.3%。在成人中,室间隔缺损是最常见的先天性心脏缺损,占0.3‰,约占成人先天性心血管疾病的10%。在美国成人室间隔缺损的数量为36.9万。在我国成人室间隔缺损患者数量可能超过100万。由于室间隔缺损有比较高的自然闭合率,婴儿期室间隔缺损约有30%可自然闭合,40%相对缩小,其余30%缺损较大,多无变化。自然闭合多在生后7~12个月,大部分在3岁前闭合,少数3岁以后逐渐闭合。随着缺损的缩小与闭合,杂音减弱以致消失,心电图与X线检查恢复正常。

此病的预后与缺损的大小及肺动脉压力有关。缺损小,肺动脉压力不高者预后良好。有肺动脉高压者预后较差。持续性肺动脉高压可引起肺血管闭塞,从而伴发艾森曼格综合征。室间隔缺损的常见并发症是亚急性细菌性心内膜炎。个别病例可伴有先天性房室传导阻滞、脑脓肿、脑栓塞等。大的室间隔缺损病程后期多并发心力衰竭,如选择适当时机介入治疗或外科手术,则预后良好。

一、病因

心管发生,心管卷曲,分隔和体、肺循环形成过程中的任何一点受到影响,均可能出现室间隔发育不全或融合不完全。与心间隔缺损有关的病因可分为3种类型:染色体疾病、单基因病和多基因病。

(一)染色体疾病

先心病患者染色体异常率为5%~8%,表现为染色体的缺失和双倍体,染色体缺失见于22q11缺失(DiGeorge综合征),45X缺失(Turner综合征)。双倍体异常见于唐氏综合征。染色体异常的患者子代有发生室间隔缺损的风险。

(二)单基因病

3%的先心病患者有单基因病。表现为基因的缺失、错义突变和重复突变。遗传规律为常染色体显性遗传、常染色体隐性遗传或 X 连锁的遗传方式。例如，Holt-Oram 综合征患者中，出现房间隔缺损合并传导异常和主动脉瓣上狭窄。Schott 等发现 NKX2.5 基因与房间隔缺损有关，通过对 Holt-Oram 家族的研究发现 TBX5 突变引起房间隔缺损和室间隔缺损。进一步的研究发现，TBX5、GATA4 和 NKX2.5 之间的相互作用，提示转录过程与室间隔缺损的发生有关。基因异常患者的子代发生先心病的危险性较高。

（三）多基因病

多基因病与许多先心病的发生有关，是环境和遗传因素作用的结果。特别在妊娠后第 5～9 周为心血管发育、演变最活跃的时期。母体在此期内感染病毒（如腮腺炎、水痘及柯萨奇病毒等）、营养不良、服用可能致畸的药物、缺氧环境及接受放射治疗等，均有增加发生先天性心血管畸形的危险。母体高龄，特别是接近于更年期者，婴儿患法洛四联症的危险性增加。目前尚无直接的检测方法确定无染色体病或单基因病的室间隔缺损患者下一代是否会发病。但是与正常人群相比，比预计发病率明显增高。父亲患室间隔缺损，子女发病率为 2％，母亲患室间隔缺损，子女发病率为 6％～10％。父母有室间隔缺损的患者其子女患此病的危险性比一般人高 20 倍。

二、室间隔缺损的解剖与分类

室间隔由四部分组成：膜部间隔、流入道间隔、小梁部间隔、流出道间隔或漏斗部间隔。在室间隔缺损各部位均可能出现缺损。在临床上，根据室间隔缺损产生的部位，可将其分 2 类，即膜部室间隔缺损和肌部室间隔缺损。

（一）膜周部室间隔缺损

膜部室间隔位于心室的基底部，在主动脉的右冠瓣和无冠瓣下，肌部间隔的流入道和流出道之间，前后长约 14 mm，上下约 8 mm。其形态多为多边形，其次为圆形或椭圆形。三尖瓣的隔瓣叶将膜部间隔分为房室间隔和室间隔 2 部分。真正的膜部室间隔缺损较少见，大部分为膜部室间隔缺损向肌部间隔延伸，形成膜周部室间隔缺损。

（二）肌部室间隔缺损

肌部室间隔为非平面的结构，可分为流入道部、小梁部和漏斗部。

1.流入道室间隔

流入道室间隔在膜部间隔的下后方，开始于房室瓣水平，终止于心尖部的腱索附着点。流入道室间隔缺损在缺损和房室瓣环之间无肌性的残缘。在流入道处肌部间隔的缺损统称为流入道型室间隔缺损。另一种分类方法是将流入道处的间隔分为房室间隔和流入道间隔。当流入道室间隔缺损合并三尖瓣和二尖瓣的畸形时，称为共同房室通道缺损。

2.小梁部室间隔缺损

小梁部室间隔是室间隔的最大部分。从膜部间隔延伸至心尖，向上延伸至圆锥间隔。小梁部的缺损统称肌部室间隔缺损，缺损边缘为肌组织。小梁部缺损的部位也可分为室间隔前部、中部、后部和心尖部。肌性室间隔的前部缺损是指位于室间隔的前部，中部室间隔缺损是位于室间隔的后部，心尖部室间隔缺损是位于相对于中部的下方。后部缺损在三尖瓣隔瓣的下方。后部缺损位于三尖瓣的隔瓣后。肌部缺损，多为心尖附近肌小梁间的缺损，有时为多发性。由于在收缩期室间隔心肌收缩，使缺损缩小，所以左向右分流较小，对心功能的影响较小，此型较少，仅占 3％。

3.圆锥部室间隔缺损

圆锥部间隔将左右心室的流出道路分开。圆锥间隔的右侧范围较大，圆锥间隔的缺损位于右心室流出道,室上嵴的上方和主、肺动脉瓣的直下,主、肺动脉瓣的纤维组织是缺损的部分边缘。少数合并主、肺动脉瓣关闭不全。此部位的室间隔缺损也称圆锥缺损或流出道,嵴上和肺动脉瓣下或动脉下缺损。据国内资料,此型约占15%。

由于膜部室间隔与肌部室间隔紧密相邻,缺损常常发生在两者的交界区域,即缺损从膜部延伸至肌部。如膜周部室间隔缺损延伸至邻近的肌部间隔,称膜周流入道室间隔缺损,膜周肌部室间隔缺损和膜周流出道室间隔缺损。

室间隔缺损邻近三尖瓣,三尖瓣构成缺损边缘的一部分。在缺损愈合过程中,三尖瓣与缺损的边缘组织融合在一起形成膜部瘤,膜部瘤形成可以部分或完全闭合缺损。圆锥部和膜周部室间隔缺损可伴有不同程度的圆锥间隔与室间隔的其他部分对接不良,可以是向前、向后或旋转,引起半月瓣的骑跨。圆锥部缺损时,可以伴二尖瓣的骑跨。流入道型室间隔缺损可并发心房和心室的连接不良,引起房室瓣中的一个环形骑跨。在一些病例,可以有不同程度的三尖瓣腱索附着点的骑跨。

室间隔缺损的直径多在0.1~3.0 cm。通常膜部缺损较大,而肌部缺损较小。如缺损直径<0.5 cm,左向右的分流量很小。缺损呈圆形或椭圆形。缺损边缘和右心室面向缺损的心内膜可因血流液冲击而增厚,容易引起细菌性心内膜炎。

三、病理生理

影响室间隔缺损血流动力学的因素有室间隔缺损的大小,左右心室间的压力和肺血管的阻力。在出生时,由于左右心室间的压力接近,可以无明显分流。随着出生后左右心室间的压力增加,引起分流增加。分流量的大小取决于室间隔缺损的大小和肺血管阻力。没有肺高压和右心室流出道的梗阻,分流方向是左向右。在肺血管阻力增加或右心室流出道狭窄或肺动脉口狭窄引起右心室梗阻时,右心室压力升高,以致右心室压力与左心室压力接近或超过左心室压力。随着右心室压力的升高,分流量逐渐减少,当超过左心室压力时,出现右向左分流,导致血氧饱和度降低,发绀和继发性红细胞增多,即艾森曼格综合征。此时升高的肺动脉压是不可逆转的。肌部室间隔缺损可以自发性闭合。膜周部室间隔缺损可因三尖瓣膜部瘤形成而出现解剖上的闭合。漏斗部室间隔缺损可因右冠瓣脱垂而闭合。

按室间隔缺损的大小和分流的多少,一般可分为4类:①轻型病例,左至右分流量小,肺动脉压正常。②缺损为0.5~1.0 cm大小,有中等量的左向右分流,右心室及肺动脉压力有一定程度增高。③缺损>1.5 cm,左至右分流量大,肺循环阻力增高,右心室与肺动脉压力明显增高。④巨大缺损伴显著肺动脉高压。肺动脉压等于或高于体循环压,出现双向分流或右向分流,从而引起发绀,形成艾森曼格综合征。

Keith按室间隔缺损的血流动力学变化,分为:①低流低阻;②高流低阻;③高流轻度高阻;④高流高阻;⑤低流高阻;⑥高阻反向流。这些分类对考虑手术与估计预后有一定的意义。

四、临床表现

(一)症状

一般与缺损大小及分流量多少有关。缺损小、分流量少的病例,通常无明显的临床症状。缺损大伴分流量大者可有发育障碍、心悸、气促、乏力、咳嗽,易患呼吸道感染。严重者可发生心力衰竭。显著肺动脉高压发生双向分流或右向左分流者,出现活动后发绀或发绀症状。

（二）体征

室间隔缺损可通过听诊检出，几乎全部病例均伴有震颤，震颤与杂音的最强点一致。典型体征为胸骨左缘第3、4肋间有响亮粗糙的收缩期杂音，并占据整个收缩期。此杂音在心前区广泛传布，在背部及颈部亦可听到。杂音的程度与血流速度有关，杂音的部位依赖于缺损的位置。小的缺损最响，可以伴震颤。肌部缺损杂音在胸骨左缘下部，在整个收缩期随肌肉收缩引起大小变化影响强度。嵴内或干下型室间隔缺损分流接近肺动脉瓣，杂音在胸骨左上缘最响。膜周部室间隔缺损在可闻及三尖瓣膜部瘤的收缩期喀喇音。在肺血管阻力低时，大的室间隔缺损杂音单一，在整个心脏周期中几乎无变化，并且很少伴有震颤。左向右分流量大于肺循环60%的病例，由于伴有二尖瓣血流增加，往往在心尖部可闻及功能性舒张期杂音。心前区触诊有左心室负荷过重的表现。肺动脉压力升高引起P_2增强。引起或合并三尖瓣反流时可以在胸骨左或右下缘闻及收缩期杂音。合并主动脉瓣关闭不全时，患者坐位前倾时，沿胸骨左缘出现舒张期递减性杂音。严重肺动脉高压病例可有肺动脉瓣区关闭振动感，P_2呈金属音性质。艾森曼格综合征患者常有发绀和杵状指，右心室抬举样冲动，肺动脉瓣第二音一般亢进或分裂。由于左向右分裂减少，原来的杂音可以减弱或消失。

（三）合并症

1.主动脉瓣关闭不全

室缺合并主动脉瓣关闭不全的发生率占室间隔缺损病例的4.6%～8.2%。靠近主动脉瓣的室间隔缺损，如肺动脉瓣下型室间隔缺损（VSD）易发生主动脉瓣关闭不全。造成关闭不全的原因主要为主动脉瓣环缺乏支撑，高速的左向右分流对主动脉瓣产生吸引作用，使主动脉瓣叶（后叶或右叶尖）向下脱垂，大部分为右冠瓣。早期表现为瓣叶边缘延长，逐渐产生脱垂。随着年龄增长，脱垂的瓣叶进一步延长，最终导致关闭不全。合并主动脉脱垂的患者，除收缩期杂音外尚可听到向心尖传导的舒张期递减性杂音，测血压可见脉压增宽，并有股动脉"枪击音"等周围血管体征。

2.右心室流出道梗阻

有5%～10%的VSD并发右心室流出道梗阻。多为大室缺合并继发性漏斗部狭窄，常见于儿童。如合并肺动脉瓣狭窄，应与法洛四联症相鉴别。有的患者室间隔缺损较小，全收缩期响亮而粗糙的杂音较响，即使封闭室间隔缺损后杂音也不会明显减轻。

（四）并发症

1.肺部感染

左向右大量分流造成肺部充血，肺动脉压力升高，因而使水分向肺泡间质渗出，肺内水分和血流增加，肺的顺应性降低，而发生呼吸费力、呛咳。当合并心脏功能不全时，造成肺淤血、水肿，在此基础上，轻微的上呼吸道感染就可引起支气管炎或肺炎。如单用抗生素治疗难以见效，需同时控制心力衰竭才能缓解。肺炎与心力衰竭可反复发作，可危及患儿的生命。因此应积极治疗室间隔缺损。

2.心力衰竭

约10%的VSD患儿会发生充血性心力衰竭。主要见于大型室间隔缺损，由于大量左分流，肺循环血量增加，肺充血加剧，左、右心容量负荷加重，导致心力衰竭。表现为心搏增快、呼吸急促、频繁咳嗽、喉鸣音或哮鸣音，肝大，颈静脉曲张和水肿等。

3.肺动脉高压

大型VSD或伴发其他左向右分流的先天性心脏畸形，随着年龄增长，大量左向右分流使肺血流量超过体循环,肺动脉压力逐渐升高,肺小血管壁肌层逐渐肥厚,肺血管阻力增高,最后导致肺血管壁不可逆性病变,即艾森曼格综合征,临床出现发绀。

4.感染性心内膜炎

小型至中等大小的室间隔缺损较大型者好发感染性心内膜炎。主要发病原因是 VSD 产生的高速血流,冲击右心室侧心内膜,造成该处心内膜粗糙。因其他部位的细菌感染,如呼吸道感染、泌尿系统感染、扁桃体炎、牙龈炎等并发菌血症时,细菌在受损的心内膜上停留,繁殖而致病。可出现败血症症状,如持续高热、寒战、贫血、肝、脾大、心功能不全,有时出现栓塞表现,如皮肤出血点、肺栓塞等。常见的致病菌是链球菌、葡萄球菌、肺炎球菌、革兰氏阴性杆菌等。抗生素治疗无效,需手术切除赘生物,清除脓肿,纠正心内畸形或更换病变瓣膜,风险很大,病死率高。

五、实验室检查

(一)X 线检查

缺损小的室间隔缺损,心肺 X 线检查可无明显改变。中度缺损者心影可有不同程度增大,一般以右心室扩大为主,肺动脉圆锥突出,肺野充血,主动脉结缩小。重度缺损时上述征象明显加重,左右心室、肺动脉圆锥及肺门血管明显扩大。待到发生肺动脉高压右向左分流综合征时,由于左向右分流减少,右向左分流增多,周围肺纹理反而减少,肺野反见清晰。

(二)心电图检查

缺损小者心电图在正常范围内。随着分流的增加,可出现左心室负荷过重和肥厚的心电图改变及左心房增大的图形。在肺动脉高压的病例,出现电轴右偏、右心室肥大、右心房肥大的心电图改变。重度缺损时可出现左、右心室肥大,右心室肥大伴劳损或 $V_{5\sim6}$ 导联深 Q 波等改变。

(三)超声检查

超声心动图检查是一项无创的检查方法,可以清晰显示回声中断和心室、心房和肺动脉主干扩大的情况。超声检查常用的切面有心尖或胸骨旁五腔心切面,心底短轴切面和左心室长轴切面。心尖五腔心切面可测量 VSD 边缘距主动脉瓣的距离,心底半月瓣处短轴切面可初步判断膜周部 VSD 的位置和大小。6～9 点位置为隔瓣后型、9～11 点为膜周部;12～13 点为嵴上型室缺;二尖瓣短轴切面可观察肌部室缺的位置,12～13 点钟位置为室间隔前部 VSD,9～12 点为中部 VSD,7～9 点为流入道 VSD。膜周型缺损,间隔中断见于三尖瓣隔瓣后与主动脉瓣环右缘下方区;主动脉瓣下型缺损,间隔中断恰在主动脉后半月瓣尖下方及三尖瓣的上方;肺动脉瓣下型缺损,声波中断见于流出道间隔至肺动脉瓣环,缺损口可见到 1～2 个主动脉瓣尖向右心室流出道突出;流入道处室间隔型缺损,声波中断可从三尖瓣纤维环起伸至肌部间隔,往往整个缺损均在三尖瓣隔瓣下。肌部型室缺有大有小,可为单发性或为多发性,位于室间隔任一部位,二维超声结合彩色多普勒实时显像可提高检出率。高位较大缺损合并主动脉瓣关闭不全者,可见舒张期瓣膜脱垂情况。彩色多普勒检查可见经缺损处血液分流情况和并发主动脉瓣脱垂者舒张期血液反流情况。超声检查尚有助于发现临床漏诊的并发畸形,如左心室流出道狭窄、动脉导管未闭等。并可进行缺损的血流动力学评价,有无肺动脉压升高、右心室流出道梗阻、主动脉瓣关闭不全,瓣膜结构等情况。当经胸超声检查的显像质量差时,可以选择经食管超声检查。近年来发展起来是三维超声检查可以显示缺损的形态和与毗邻结构的关系。

(四)心导管检查

心导管检查可准确测量肺血管阻力,肺血管的反应性和分流量。评价对扩张血管药物的反应性可以指导治疗方法的选择。右心导管检查右心室血氧含量高于右心房0.9％容积以上，或右心室平均血氧饱和度大于右心房4％以上即可认为心室水平有左心室右分流存在。偶尔导管可通过缺损到达左心室。导管尚可测压和测定分流量。如肺动脉压等于或大于体循环压，且周围动脉血氧饱和度低，则提示右向左分流。一般室间隔缺损的分流量较房间隔缺损少。在进行右心导管检查时应特别注意瓣下型缺损，由于左向右分流的血流直接流入肺动脉，致肺动脉水平的血饱和度高于右心室，容易误诊为动脉导管未闭。

(五)心血管造影

彩色多普勒超声诊断单纯性室间隔缺损的敏感性达100％，准确性达98％，故室间隔缺损的诊断一般不需进行造影检查。但如疑及肺动脉狭窄，可行选择性右心室造影。如欲与动脉导管未闭或主、肺动脉隔缺损相鉴别，可做逆行主动脉造影。对特别疑难病例可行选择性左心室造影。心血管造影能够准确判断VSD的部位和其实际大小，且优于超声心动图。膜周部VSD的形态大致可分为囊袋形(膜部瘤型)、漏斗形、窗形和管形4种形态。其中漏斗形、窗形和管形形态与动脉导管未闭的造影影像相似，囊袋形室缺的形态较复杂，常突向右心室，常呈漏斗形，在左心室面较大而右心室面开口较小，右心室面可以有多个出口。嵴上型VSD距离主动脉瓣很近，常需要较膜部VSD造影采用更大角度的左侧投照体位(即左前斜位65°～90°，加头位20°～30°)观察时才较为清楚，造影剂自主动脉右冠窦下方直接喷入肺动脉瓣下区，肺动脉主干迅速显影，由于有主动脉瓣脱垂，造影不能确定缺损的实际大小和缺损的形态。肌部室缺一般缺损较小，造影剂往往呈线状或漏斗型喷入右心室。

(六)磁共振显像

室间隔缺损不需要磁共振显像检查，此项检查仅应用于室间隔缺损合并其他复杂畸形的患者。

六、诊断与鉴别诊断

胸骨左缘第3、4肋间有响亮而粗糙的收缩期杂音，X线与心电图检查有左心室增大等改变，结合无发绀等临床表现首先应当疑及此病。一般二维和彩色多普勒超声可明确诊断。室间隔缺损应与下列疾病相鉴别。

(一)房间隔缺损

杂音性质不同于室缺，容易作出诊断和鉴别。

(二)肺动脉瓣狭窄

杂音最响部位在肺动脉瓣区，呈喷射性，P_2减弱或消失，右心室增大，肺血管影变细等。

(三)特发性肥厚性主动脉瓣下狭窄

为喷射性收缩期杂音，心电图有Q波，超声心动图等检查可协助诊断。

(四)其他

室缺伴主动脉瓣关闭不全需与动脉导管未闭，主、肺动脉隔缺损，主动脉窦瘤破裂等相鉴别。动脉导管未闭一般脉压较大，主动脉结增宽，呈连续性杂音，右心导管检查分流部位位于肺动脉水平可帮助诊断。主、肺动脉隔缺损杂音呈连续性，但位置较低，在肺动脉水平有分流存在，逆行主动脉造影可资区别。主动脉窦瘤破裂有突然发病的病史，杂音以舒张期为主，呈连续性，血管造影可明确诊断。

七、治疗

小的缺损不需要外科治疗或介入治疗。中等或大的室间隔缺损需要不同程度的内科治疗甚至最后选择介入治疗或外科治疗。

(一)内科治疗

需要内科治疗的情况有室间隔缺损并发心力衰竭,心律失常,肺动脉高压和感染性心内膜炎的预防等。

1.患者的评估和临床观察

通过 X 线、心电图、二维多普勒超声或心导管检查来估测患者的右心室和肺动脉压情况。如肺动脉压大于体动脉压的一半或药物治疗难以控制的心力衰竭,宜及早手术矫治室间隔缺损。成人有左心室负荷过重应选介入治疗或外科治疗。已经进行了室间隔缺损修补的患者,需要观察主动脉瓣功能不全。术后残余分流,需要连续监护是否有左心室负荷过重和进行性主动脉瓣功能异常的情况。

2.心力衰竭的治疗

合并充血性心力衰竭者,内科治疗主要是应用强心、利尿和抗生素等药物控制心力衰竭、防止感染或纠正贫血等。近年来心力衰竭指南推荐无症状的左心室收缩功能不全的患者应用 ACEI,ARB 及 β 受体阻滞剂。目前尚无这些药物能预防或延迟心力衰竭发作的证据。对合并无症状的严重瓣膜反流应选择外科治疗而不是药物治疗。对 QRS≥120 毫秒,经过充分的药物治疗心功能仍为 NYHA Ⅲ～Ⅳ级者,应用 CRT 可改善症状、心功能和存活率。

3.心律失常的治疗

手术与非手术的室间隔缺损患者在疾病的一定阶段可并发心律失常,影响患者的预后,也与猝死密切相关。心律失常的病因是多因素的,如心脏扩大、心肌肥厚、纤维化和低氧血症等。介入治疗放置封堵器术后,因封堵器对心室肌及传导系统的直接压迫,也可产生心律失常和传导阻滞。外科手术损伤可直接引起窦房结、房室传导系统损伤,心房和心室的瘢痕可以引起电生理的异常和心律失常。外科手术后和介入治疗术后数月和数年发生房室传导阻滞,故应重视长期随访观察。常见的心律失常有各种类型的心律失常和房室传导阻滞。非持续性室性心律失常的临床意义和预防性应用抗心律失常药物的指征尚不明了。预防性应用抗心律失常药物并不显示对无症状的先心病患者有益处。并发恶性心律失常药物治疗无效及发生过心脏骤停的成人先心病患者,应用 ICD 可挽救患者生命。

4.肺动脉高压的评价与治疗

肺动脉高压是指肺动脉平均压>3.3 kPa(25 mmHg)。肺动脉压是影响先心病患者预后的主要因素。肺动脉高压按肺动脉收缩压与主动脉或周围动脉收缩压的比值,可分为 3 级:轻度肺动脉高压的比值≤0.45;中度肺动脉高压为 0.45～0.75;严重肺动脉高压为>0.75。按肺血管阻力的大小,也可以分为 3 级:轻度<560 dyn·s·cm^{-5}(7 Wood 单位);中度为 560～800 dyn·s·cm^{-5}(8～10 Wood 单位);重度超过 800 dyn·s·cm^{-5}(10 Wood 单位)。通过急性药物试验可鉴别动力型肺动脉与阻力型肺动脉高压,常用的药物有硝酸甘油[5 μg/(kg·min)]、一氧化氮(25 ppm)、前列环素[2 ng/(kg·min)]和腺苷[50 μg/(kg·min)×15 分钟]。应用药物后:①肺动脉平均压下降的绝对值超过 1.3 kPa(10 mmHg)。②肺动脉平均压下降到5.3 kPa(40 mmHg)之内。③心排血量没有变化或者上升,提示是动力型肺动脉高

压。如是前者可以考虑行介入治疗或外科手术,后者则主要是药物治疗。扩血管药物的应用可使部分患者降低肺动脉高压,缓解症状。目前应用的扩血管药物有伊洛前列素和内皮素受体拮抗药波生坦等,有一定的疗效。但是价格较高,大多数患者难以承受长期治疗。严重肺动脉高压,药物治疗无反应者,需要考虑心肺联合移植。

发生艾森曼格患者需要特别关注,常常见到的有关问题包括心律失常、心内膜炎、痛风性关节炎、咯血、肺动脉栓塞、肥大型骨关节病。明显肺动脉高压患者,当考虑行外科治疗或介入治疗时,需要行心导管检查。

5.感染性心内膜炎的预防

外科或非外科治疗的先心病患者均有患感染性心内膜炎的风险,未治疗者或术后存在残余分流者,心内膜炎是终身的危险(每年发病率 18.7/10 000),应进行适当的预防和定期随访。室缺术后 6 个月无残余分流者一般不需要预防性应用抗生素。各种进入人体的操作,包括牙科治疗、妇科和产科检查和治疗、泌尿生殖道和胃肠道介入治疗期间均需要预防性应用抗生素。甚至穿耳朵、文身时均有发生感染性心内膜炎的危险。口腔卫生、皮肤和指甲护理也是重要的环节。心内膜炎的症状可能是轻微的,当患者有全身不适、发热时应注意排除。

6.妊娠

越来越多的复杂先心病患者和术后患者达到生育年龄,需要评价生育对母体和胎儿的风险及子代先心病的发生率。评价的项目包括详细的病史、体检、心电图、X 线胸片、心脏超声和心功能检查及瓣膜损伤、肺动脉压力。如果无创检查可疑肺动脉压力和阻力升高,需要行有创的心导管检查。通常,左向右分流和瓣膜反流无症状的年轻女性,且肺动脉压正常者可耐受妊娠。而右向左分流的患者则不能耐受。存在大的左向右分流时,妊娠可引起和加重心力衰竭。艾森曼格综合征是妊娠的禁忌证。大多数病例应推荐经阴道分娩,慎用止痛药并注意母体的位置。先心病患者在分娩时应预防性应用抗生素。

7.外科术后残余漏

残余漏是室缺外科术后常见的并发症之一。室缺术后小的残余分流对血流动力学无影响者,不需要治疗。对于直径>5 mm 的残余漏,尤其术后残余漏伴心力衰竭者需要及时行第 2 次手术修补或介入治疗。目前介入治疗较容易,可以作为首选。

(二)外科治疗

外科手术和体外循环技术的发展,降低了室间隔缺损外科治疗的死亡率。早期外科治疗的患者应用心导管检查随访,显示 80%的闭合率。258 例中 9 例发生完全性房室传导阻滞,37 例并发一过性的心脏阻滞,168 例并发右束支传导阻滞。9 例发生心内膜炎(每年发病率11.4/10 000)。近年的研究显示残余分流发生率31%,完全心脏阻滞的发生率为3.1%。另一项研究显示外科治疗的患者,需要起搏治疗的发生率为 9.8/10 000 患者每年,心内膜炎的发生率为16.3/10 000患者每年。外科治疗方法的选择依据一是缺损的部位,如圆锥部间隔缺损应选择外科治疗,二是心腔的大小,心腔增大反映分流的程度,也是需要治疗的指征。三是分流量,Qp : Qs≥1.5 : 1;四是肺血管阻力,肺血管阻力增加时是外科治疗的适应证,成年患者手术的上限是肺血管阻力约在 800 dynes 或 10 Wood 单位/m²。

(三)介入治疗

1987 年,Lock 等应用 Rashkind 双面伞装置封堵室间隔缺损。应用此类装置封堵先天性、外科术后和心肌梗死后室间隔穿孔的患者,因封堵装置结构上的缺陷,未能推广应用。2001 年起国产的对称双盘状镍钛合金封堵器和进口的 Amplatzer 室间隔缺损封堵器应用于膜周部室间隔缺损的介入治疗。国内已经治疗了万余例，成功率达到 96％以上。因成功率高且并发症少，很快在国内推广应用。目前在国内一些大医疗中心已经成为室间隔缺损的首选治疗方法。根据目前的经验，临床上需要外科治疗，解剖上也适合行介入治疗的适应证患者，可首选介入治疗。目前介入治疗的适应证如下：①膜周型室缺。年龄通常≥3 岁；缺损上缘距主动脉瓣和三尖瓣≥2 mm。②肌部室缺。直径＞5 mm。③外科手术后的残余分流，病变的适应证与膜周部室间隔缺损相同。但是，介入治疗与外科治疗一样，有一定的并发症，如房室传导阻滞、瓣膜损伤等。因此，术后仍需要长期随访观察，以便客观评价长期的疗效。

（袁星堂）

第二节　房间隔缺损

房间隔缺损(aterial septal defect,ASD)简称房缺，是指原始心房间隔在发生、吸收和融合时出现异常，左、右心房之间仍残留未闭的房间孔。

一、流行病学

房间隔缺损是一种最常见的先天性心脏病，根据 Abbott 1 000 例单纯性先天性心脏病的尸体解剖，房间隔缺损居首位，占 37.4％。在我国的发病率为 0.24％～0.28％。其中男女患病比例约为 1∶2，女性居多，且有家族遗传倾向。成人房缺以继发孔型多见，占 65％～75％，原发孔型占 15％～20％。

二、解剖

根据房间隔发生的部位，分为原发孔房间隔缺损和继发房间隔缺损，见图 6-1。

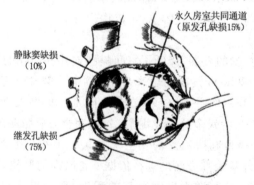

图 6-1　房间隔缺损的解剖位置

（一）原发孔型房间隔缺损

在发育的过程中，原发房间隔停止生长，不与心内膜垫融合而遗留间隙，即成为原发孔(或第 1 孔)缺损。位于心房间隔下部，其下缘缺乏心房间隔组织，而由心室间隔的上部和三尖瓣与二尖瓣组成；常伴有二尖瓣前瓣叶的裂缺，导致二尖瓣关闭不全，少数有三尖瓣隔瓣叶的裂缺。

(二)继发孔型房间隔缺损

继发孔型房间隔缺损是胚胎发育过程中,原始房间隔吸收过多,或继发性房间隔发育障碍,导致左右心房间隔存在通道所致。继发孔型房间隔缺损可分为 4 型:中央型或称卵圆孔型,缺损位于卵圆窝的部位,四周有完整的房间隔结构,约占 76%;下腔型,缺损位置较低,呈椭圆形,下缘缺如和下腔静脉入口相延续,左心房后壁构成缺损的后缘,约占 12%;上腔型,也称静脉窦型缺损,缺损位于卵圆孔上方,上界缺如,和上腔静脉通连,约占3.5%;混合型,此型缺损兼有上述两种以上的缺损,缺损一般较大,约占 8.5%,见图 6-2。

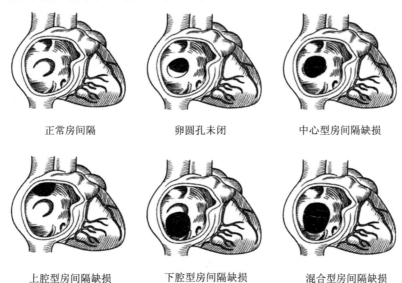

正常房间隔	卵圆孔未闭	中心型房间隔缺损
上腔型房间隔缺损	下腔型房间隔缺损	混合型房间隔缺损

图 6-2　继发孔型房间隔缺损解剖结构分型

15%～20%的继发孔房间隔缺损可合并其他心内畸形,如肺动脉瓣狭窄、部分型肺静脉畸形引流,二尖瓣狭窄等。房间隔缺损一般不包括卵圆孔未闭,后者不存在房水平的左向右分流,而是与逆向栓塞有关。

临床上还有一类房间隔缺损,是在治疗其他疾病后遗留的缺损,为获得性房间隔缺损,如Fonton 手术后为稳定血流动力学而人为留的房间隔窗,二尖瓣球囊扩张术后遗留的房间隔缺损等。此类房间隔缺损一般在卵圆窝位置,其临床意义与继发孔房间隔缺损类似。

三、胚胎学与发病机制

约在胚胎 28 天时,在心房的顶部背侧壁正中处发出第一房间隔,其向心内膜垫方向生长,到达心内膜垫之前的孔道称第一房间孔。在第一房间孔封闭以前,第一房间隔中部变薄形成第二房间孔。在第一房间隔形成后,即胚胎第 5 周末,在其右侧发出第二房间隔,逐渐生长并覆盖第二房间隔孔。与第一房间隔不同的是,第二房间隔并不与心内膜垫发生融合而形成卵圆孔。其可被第一房间隔覆盖,覆盖卵圆孔的第一房间隔称为卵圆孔瓣。此后,胎儿期血液自左向右在房水平分流实现体循环。出生后,左心房压力增大,从而使两个房间隔合二为一,卵圆孔闭锁,成为房间隔上的前庭窗。在原始心房分隔过程中,如果第一房间孔未闭合,或者第一房间孔处缺损,或卵圆孔过大,均可造成 ASD。

四、分子生物学

房间隔缺损发病机制正在研究中,目前对于其分子学发病机制至今并不十分清楚。近年来随着分子生物学的发展,发现越来越多的心房间隔缺损有关的基因。目前研究发现 T-BX5、NKX2.5、GATA4 转录因子与房间隔缺损的发生高度相关。除上述因子外,WNT$_4$、IFRD1、HCK 等基因的表达异常也与房间隔缺损的发生相关。

五、病因

房间隔缺损是由多因素的遗传和环境因素的相互作用,很难用单一原因来解释。很多情况下不能解释病因。母亲在妊娠早期患风疹、服用沙利度胺及长期酗酒都是干扰胚胎正常心血管发育的不良环境刺激。动物试验表明,缺氧、缺少或摄入过多维生素,摄入某些药物,接受离子放射线常是心脏畸形的原因。而对于遗传学,大多数房间隔缺损不是通过简单方式遗传,而是多基因、多因素的共同作用。

六、病理生理

正常情况下,左心房压力比右心房压力高约 $0.667\ kPa$。因此,有房间隔缺损存在时,血液自左向右分流,临床无发绀出现。分流量大小与左右心房间压及房间隔缺损大小成正比,与右心室排血阻力(如合并有肺动脉瓣狭窄、肺动脉高压)高低成反比。由于左向右分流,右心容量增加,发生右心房、右心室扩大,室壁变厚,肺动脉不同程度扩张,肺循环血量增多,肺动脉压升高。

随病情发展,肺小动脉壁发生内膜增生,中膜增厚、管腔变窄,因而肺血管阻力增大,肺动脉高压从动力性的变为阻力型的,右心房、右心室压力亦增高,左向右分流量逐渐减少,病程晚期右心房压力超过左心房,心房水平发生右向左分流,形成艾森曼格综合征,出现临床发绀、心力衰竭。这种病理改变较晚,通常发生在 45 岁以后。

七、临床表现

(一)症状

根据缺损的大小及分流量的多少不同,症状轻重不一。缺损较小者,可长期没有症状,一直潜伏到老年。缺损较大者,症状出现较早,婴儿期发生充血性心力衰竭和反复发作性肺炎。一般房间隔缺损儿童易疲劳,活动后气促,心悸,可有劳力性呼吸困难。患儿容易发育不良,易发生呼吸道感染。在儿童时期,房性心律失常、肺动脉高压、肺血管栓塞和心力衰竭发生极少见。随着右心容量负荷的长期加重,病程的延长,成年后,这些情况则多见。

(二)体格检查

房间隔缺损较小者,发育不受影响。缺损较大者,可有发育迟缓、消瘦等。

心脏听诊胸骨左缘第 2、3 肋间可闻及 2～3 级收缩期吹风样杂音,性质柔和,音调较低,较少扪及收缩期震颤,肺动脉瓣区第 2 心音亢进,呈固定性分裂。该杂音是经肺动脉瓣血流量增加引起收缩中期肺动脉喷射性杂音。在出生后肺血管阻力正常下降后,第二心音宽分裂。由于肺动脉瓣关闭延迟,当肺动脉压力正常和肺血管阻抗降低时,呼吸使第二心音相对固定。肺动脉高压时,第二心音的分裂间隔是由于两心室电机械间隔所决定的。当左心室电机械间隔缩短和/或右心室电机械间隔延长时,则发生第二心音宽分裂。如果分流量大,使通过三尖瓣的血流量增加,可在胸骨左缘下端闻及舒张中期隆隆样杂音。伴随二尖瓣脱垂的患者,可闻及心尖区全收缩期杂音或收缩晚期杂音,向腋下传导。但收缩中期喀喇音常难闻及。此外,由于大多数患者二尖瓣反流较轻,可无左心室心前区活动过度。

随着年龄的增长,肺血管阻力不断增高,使左向右分流减少,体格检查结果改变。肺动脉瓣和三尖瓣杂音强度均减弱。第二心音的肺动脉瓣成分加强。第二心音的两个主要成分融合,肺动脉瓣关闭不全产生舒张期杂音。左向右分流,出现发绀和杵状指。

八、辅助检查

(一)心电图检查

在继发孔缺损患者心电图常示电轴右偏,右心室增大。右胸导联 QRS 间期正常,但是呈 rSR′ 或 rsR′ 型。右心室收缩延迟是由于右心室容量负荷增加还是由于右束支和浦肯野纤维真正的传导延迟尚不清楚。房间隔缺损可见 PR 间期延长。延长结内传导时间可能与心房扩大和由于缺损本身引起结内传导距离增加有关。

(二)胸部 X 线片检查

缺损较小时,分流量少,X 线所见可大致正常或心影轻度增大。缺损较大者,肺野充血,肺纹理增多,肺动脉段突出,在透视下有时可见到肺门舞蹈。主动脉结缩小,心脏扩大,以右心房、右心室明显,一般无左心室扩大。

(三)超声心动图检查

可以清晰显示 ASD 大小、位置、数目、残余房间隔组织的长度及厚度及与毗邻解剖结构的关系,而且还可以全面了解心内结构和血流动力学变化。经胸超声显示右心房、右心室扩大,肺动脉增宽,M 型见左心室后壁与室间隔同向运动,二维可见房间隔连续性中断,彩色多普勒显像可显示左向右分流的部位及分流量。肺动脉压可通过三尖瓣反流束的高峰血流来评估。

(四)心导管检查

一些年轻的患者如果使用非介入方法已确诊缺损存在,无须心导管检查。除此之外,可能需介入的方法来准确定量分流,测量肺血管阻力,排除冠状动脉疾病。右心导管检查重复取血标本测量血氧饱和度,证实从腔静脉到右心房血氧饱和度逐步增加。一般来说,肺动脉血氧饱和度越高分流越大;在对诊断大的分流时,其价值＞90%。肺循环和体循环的比率可通过下列公式计算:$Qp/Qs=SAO_2-MVO_2/PVO_2-PAO_2$。$SAO_2$、$MVO_2$、$PVO_2$、$PAO_2$ 分别代表大动脉、混合静脉、肺静脉、肺动脉的血氧饱和度。肺血管阻力超过体循环阻力的 70% 时,提示严重的肺血管疾病,最好避免外科手术。

九、诊断与鉴别诊断

诊断房间隔缺损,根据临床症状、体征、心电图检查结果、胸部 X 线片及超声心动图检查结果可得出明确诊断。尤其是超声心动图检查结果,可确定缺损类型、肺动脉压力高低及有无合并其他心内畸形等。临床上房间隔缺损还应与以下病种相鉴别。

(一)较大的室间隔缺损

因为左至右的分流量大,心电图表现与此病极为相似,可能造成误诊。但心室间隔缺损心脏听诊杂音位置较低,左心室常有增大。但在小儿患者,不易鉴别时可做右心导管检查确立诊断。

(二)特发性肺动脉高压

其体征、心电图和 X 线检查结果与此病相似,但心导管检查可发现肺动脉压明显增高而无左至右分流证据。

(三)部分肺静脉畸形

其血流动力改变与房间隔缺损极为相似,但临床上常见的是右侧肺静脉畸形引流入右心房与房间隔缺损合并存在,肺部 X 线断层摄片可见畸形肺静脉的阴影。右心导管检查有助于确诊。

(四)瓣膜型单纯肺动脉口狭窄

其体征、X 线和心电图表现与此病有许多相似之处,有时可造成鉴别上的困难。但瓣膜型单纯肺动脉口狭窄时杂音较响,超声心动图见肺动脉瓣异常,右心导管检查可确诊。

十、治疗

到目前为止,房间隔缺损的治疗包括外科开胸和介入治疗 2 种。一般房间隔缺损一经确诊,应尽早开始接受治疗。一般介入治疗房间隔缺损的大小范围为 5～36 mm。对于原发孔型房间隔缺损、静脉窦型房间隔缺损、下腔型房间隔缺损和合并有需外科手术的先天性心脏畸形,目前还不能用经介入方法进行治疗,其中,外科手术是原发孔房间隔缺损治疗的唯一选择。

1976 年,King 和 Miller 首先采用介入方法用双伞状堵塞装置关闭继发孔房间隔缺损取得成功,1985 年,Rashikind 等报道应用单盘带钩闭合器封堵继发孔型房间隔缺损获得成功。我国 1995 年开始引进该技术。1997 年,Amplazer 封堵器治疗继发孔型 ASD 应用于临床,目前是全球应用最广泛的方法。2003 年,国产封堵器材上市后,使得我国接受介入治疗的患者大量增加。随着介入技术和封堵器的进展,越来越多的房缺患者通过介入手术得到了根治。随着介入适应证的扩大,出现心脏压塞、封堵器脱落、房室传导阻滞等一系列并发症。

外科修补继发孔房间隔缺损已有 40 多年的历史。方法是在体外循环下,对较小缺损直接缝合,较大缺损则需补上心包片或人造补片。同时纠正合并的其他先天畸形,术后症状改善,心脏大小恢复正常。手术时机应选在儿童或少年期(5～15 岁),当证实房缺存在,且分流量达肺循环 40％以上时,或有明显症状应早期治疗。40 岁以上患者手术死亡率可达 5％,有显著肺动脉高压,当肺动脉压等于或高于体动脉压发生右-左分流者,不宜手术。原发孔型房缺手术修补可造成希氏束损伤或需同时修复二尖瓣,病死率较高。

十一、预后

尽管未矫治的继发孔型房间隔缺损患者通常可以生存到成年,但生存期并不能达到正常,只有 50％的患者可活到 40 岁。40 岁后每年的病死率约为 6％。小的房间隔缺损(肺血流与体循环血流比率<2：1)可能在若干年后才出现问题,当高血压和冠状动脉疾病引起左心室顺应性降低时可导致左向右分流增加、房性心律失常、潜在的左右心衰竭。另外,没有其他获得性心脏疾病的房间隔缺损患者可发展至左心室舒张功能异常。只有 5％～10％分流量大的患者(>2：1)可在成年时出现严重的肺动脉高压。尽管大多数成年房间隔缺损的患者有轻到中度的肺动脉高压,但到老年发展为严重肺动脉高压的比率很少。妊娠时没有肺动脉高压的房间隔缺损患者通常不会出现并发症。另一个成年房间隔缺损患者的潜在并发症(甚至包括很小的卵圆孔未闭)是逆向栓塞。房间隔缺损患者很少出现心内膜炎,通常并不主张预防性用药,除非存在损伤的高危险因素。

对于房间隔缺损患者进行治疗,无论是介入治疗还是外科治疗,均能改善患者远期预后、改善生存质量,年龄不是治疗的禁忌证。对于那些合并肺动脉高压、心律失常及那些合并缺血性心脏病、瓣膜性心脏病或高血压病的患者进行正确、及时有效的处理才是提高生存率、改善预后的关键所在。

（袁星堂）

第三节 动脉导管未闭

动脉导管是胎儿血液循环沟通肺动脉和降主动脉的血管,位于左肺动脉根部和降主动脉峡部之间,正常状态多于出生后短期内闭合。如未能闭合,称动脉导管未闭（PDA）,见图 6-3。公元初 Gallen 曾经描述,直到 1888 年 Munso 首次在婴儿尸检中发现,1900 年,Gibson 根据听诊得出临床诊断,这种典型杂音,称为 Gibson 杂音,是确定动脉导管未闭诊断的最重要听诊体征。

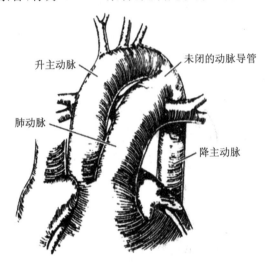

图 6-3 动脉导管未闭的解剖部位

动脉导管未闭是常见先天性心脏病之一,占第 3 位。其发病率在 Abbott 统计分析的先天性心脏病 1 000 例尸检中占 9.2%,在 Wood 统计 900 临床病例中占 15%。据一般估计,每 2 500～5 000 名活婴约有 1 例;早产儿有较高的发病率,体重少于 1 000 g 者可高达 80%,这与导管平滑肌减少、对氧的反应减弱和血液循环中血管舒张性前列腺素水平升高等因素有关。此病女性较男性多见,男女之比约为 1：2。约有 10% 并发心内其他畸形。

一、解剖

绝大多数 PDA 位于降主动脉起始部左锁骨下动脉根部对侧壁和肺总动脉分叉左肺动脉根部之间。少数右位主动脉弓的患者,导管可位于无名动脉根部对侧壁主动脉和右肺动脉之间。其主动脉端开口往往大于肺动脉端开口,形状各异,大致可分为 5 型(见图 6-4)。

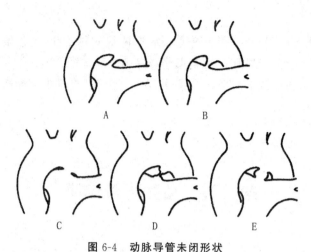

图 6-4 动脉导管未闭形状

A.管状；B.漏斗状；C.窗状；D.哑铃状；E.动脉瘤状

（1）管状：外形如圆管或圆柱，最为常见。

（2）漏斗状：导管的主动脉侧往往粗大，而肺动脉侧则较狭细，因而呈漏斗状，也较多见。

（3）窗状：管腔较粗大但缺乏长度，酷似主肺动脉吻合口，较少见。

（4）哑铃状：导管中段细。主、肺动脉向两侧扩大，外形像哑铃，很少见。

（5）动脉瘤状：导管本身呈瘤状膨大，壁薄而脆，张力高，容易破裂，极少见。

二、胚胎学和发病机制

胎儿的动脉导管从第 6 主动脉鳃弓背部发育而来，构成胎儿血液循环主动脉、肺动脉间的生理性通道。胎儿期肺小泡全部萎陷，不含有空气，且无呼吸活动，因而肺血管阻力很大，故右心室排出的静脉血大都不能进入肺内循环进行氧合。由于肺动脉压力高于主动脉，因此进入肺动脉的大部分血液将经动脉导管流入主动脉再经脐动脉而达胎盘，在胎盘内与母体血液进行代谢交换，然后纳入脐静脉回流入胎儿血液循环。

动脉导管的闭合分为两期。①第一期为生理闭合期。婴儿出生啼哭后第一口吸气，肺泡即膨胀，肺血管阻力随之下降，肺动脉血流开始直接进入肺，建立正常的肺循环，而不流经动脉导管，促进其闭合。动脉导管的组织学结构与两侧的主动脉、肺动脉不同，管壁主要由平滑肌而不是弹性纤维组织组成，中层含黏性物质。足月婴儿出生后血氧张力升高，作用于平滑肌，使之环形收缩，同时管壁黏性物质凝固，内膜垫突入管腔，造成血流阻滞，营养障碍和细胞分解性坏死，因而导管发生生理性闭合。一般在出生后 10～15 小时完成，但在 7～8 天有潜在性再开放的可能。②此后内膜垫弥漫性纤维增生完全封闭管腔，最终形成导管韧带。导管纤维化一般起始于肺动脉侧，向主动脉延伸，但主动脉端可以不完成，因而呈壶腹状。纤维化解剖性闭合，88％的婴儿于 8 周内完成。如闭合过程延迟，称动脉导管延期未闭。出生后 6 个月动脉导管未能闭合，将终身不能闭合，则称持续动脉导管未闭，临床上简称动脉导管未闭。

动脉导管的闭合受到许多血管活性物质，如乙酰胆碱、缓激肽、内源性儿茶酚胺等释放的影响，但主要是血氧张力和前列腺素。后两者作用相反：血氧张力的升高使导管收缩，而前列腺素则使血管舒张，且随不同妊娠期而有所改变。成熟胎儿的导管对血氧张力相当敏感，未成熟婴儿则对前列腺素反应强。这些因素复杂的相互作用是早产婴儿有较多未闭动脉导管的原因。

三、病理生理

持续性未闭动脉导管，在组织学既与两侧的大动脉不同，亦与胎儿期的动脉导管有所不同。其内膜相对较厚，有一未断裂弹力纤维层与中层分隔。在中层黏性物质中，平滑肌呈螺旋形排列，其间尚有不等量弹性物质，形成薄层，因而其管壁接近主动脉化。此外成人的动脉导管，尤其在主动脉端开口附近和近端肺动脉可有粥样硬化病变，甚至钙化斑块。长期的血流冲击，加之腔内压力增高，可使导管扩大，管壁变薄，形成动脉瘤。

如果动脉导管在出生后肺循环阻力下降时不能闭合，导管内血流方向发生逆转，产生左向右分流。非限制性动脉导管未闭患者（大量的左向右分流），常在出生后的第1年内发展到充血性心力衰竭。与室间隔缺损类似，成人未矫治的动脉导管未闭相对不常见。对少部分患者，肺循环阻力升高超过体循环阻力分流逆转。因为动脉导管未闭的位置低于左锁骨下动脉，头颈部血管接受氧合血，但降主动脉接受不饱和氧合血，于是出现分段性发绀，或叫差异性发绀。

当动脉导管未闭独立存在时，由于主动脉压高于肺动脉，无论收缩期或舒张期，血流均由主动脉流向肺动脉，即左向右分流，分流量可达4~19 L，因肺循环过多可出现心力衰竭。分流的血液增加了左心负荷，发生左心扩大，晚期也发生肺动脉高压、右心室增大。合并其他缺损时有可能代替肺循环（如肺血管闭锁、室间隔不完整）或体循环（如主动脉闭锁）的血供，生存可能依赖于动脉导管永久性开放。显著肺动脉高压等于或超过动脉压时可发生右向左分流。

四、临床表现

(一)症状

与分流量有关。轻者无症状，如果10岁以前没有出现充血性心力衰竭，大多数患者成年后可无症状。一小部分患者在20岁或30岁时可发展到充血性心力衰竭，出现劳力性呼吸困难、胸痛、心悸、咳嗽、咯血、乏力等。若发生右向左分流，可引起发绀。

(二)体征

患者几乎无发绀，但当出现发绀和杵状指时，通常不影响上肢。下肢和左手可出现发绀和杵状指，但右手和头部无发绀。脉压增宽，脉搏无力。左心室搏动呈高动力状态，常向外侧移位。无并发症的动脉导管未闭的典型杂音在左锁骨下胸骨左缘第Ⅱ肋间最易闻及，收缩后期杂音达到峰值，杂音为连续性机器样，贯穿第二心音，在舒张期减弱。杂音在舒张晚期或收缩早期可有一停顿，向左上胸、颈及背部传导，绝大多数伴震颤。如果分流量大造成明显的左心室容量负荷过重可出第三心音奔马律和相对性二尖瓣狭窄的舒张期杂音（与大的室间隔缺损类似）。当肺循环阻力增加分流逆转时杂音也出现变化，先是杂音的舒张成分减弱，然后是杂音的收缩成分减弱。最后杂音消失，体格检查与肺动脉高压的表现一致。肺动脉瓣区第二心音亢进但易被杂音掩盖。体循环压下降可产生水冲脉、枪击音等周围血管征。

五、辅助检查

(一)心电图检查

分流量少时心电图正常，分流量大时表现为左心房、左心室肥厚。当出现肺动脉高压、右向左分流占优势时,心电图表现为肺性 P 波,电轴右偏,右心室肥厚。

(二)放射线检查

分流量少时 X 线胸片正常。分流明显时,左心室凸出,心影扩大,肺充血。在出现肺动脉高压时,肺动脉段突出,肺门影扩大可有肺门舞蹈征,周围肺血管出现残根征。年龄较大的成人动脉导管可能出现钙化。左心室、左心房扩大,右心室也可扩大。

(三)超声心动图检查

左心室、左心房扩大,室间隔活动增强,肺总动脉增宽,二维 UCG 可显示未闭的动脉导管,彩色多普勒超声可显示动脉导管及肺动脉干内连续性高速湍流。

(四)心导管检查

肺动脉血氧含量高于右心室 0.5％容积或血氧饱和度＞20％。有时导管可从肺总动脉通过动脉导管进入主动脉。左侧位降主动脉造影时可见未闭导管。

(五)升主动脉造影检查

左侧位造影示升主动脉和主动脉弓部增宽,降主动脉削狭,峡部内缘突出,造影剂经此处分流入肺动脉内,并显示出导管的外形、内径和长度。

六、诊断和鉴别诊断

凡在胸骨左缘第 2、3 肋间听到响亮的连续性机械样杂音伴局限性震颤,向左胸外侧、颈部或锁骨窝传导,心电图示电轴左偏,左心室高压或肥大,X 线胸片示心影向左下轻中度扩大,肺门充血,一般即可得出动脉管未闭的初步诊断,并可由彩色多普勒超声心动图检查加以证实。非侵入性彩色多普勒超声的诊断价值很大,即使在重度肺动脉高压、心杂音不典型甚至消失的患者中都可检查出此病,甚至合并在其他心内畸形中亦可筛选出动脉导管未闭。可是超声心动图诊断尚有少数假阳性或假阴性者,因此对可疑病例需行升主动脉造影和心导管检查。升主动脉造影能进一步明确诊断。导管检查除有助于诊断外,血管阻力的测定尚有助于判别动力性或阻力性肺动脉高压,这对选择手术方法有决定性作用。

有许多从左向右分流心内畸形在胸骨左缘可听到同样的连续性机械样杂音或接近连续的双期心杂音,难以辨识。在建立动脉导管未闭诊断进行治疗前,必须予以鉴别。

(一)高位室间隔缺损合并主动脉瓣脱垂

当高位室间隔缺损较大时往往伴有主动脉瓣脱垂畸形,导致主动脉瓣关闭不全,并引起相应的体征。临床上在胸骨左缘听到双期杂音,不向上传导,但有时与连续性杂音相仿,难以区分。目前,彩色超声心动图已列入心脏病常规检查。在此病可显示主动脉瓣脱垂畸形及主动脉血流反流入左心室,同时通过室间隔缺损由左心室向右心室和肺动脉分流。为进一步明确诊断,可施行逆行升主动脉和左心室造影,前者可示升主动脉造影剂反流入左心室,后者则示左心室造影剂通过室间隔缺损分流入右心室和肺动脉。据此不难得出鉴别诊断。

(二)主动脉窦瘤破裂

临床表现与动脉导管未闭相似,可听到性质相同的连续性心杂音,只是部位和传导方向稍有差异;破入右心室者偏下外,向心尖传导;破入右心房者偏向右侧传导。如彩色多普勒超声心动图显示主动脉窦畸形及其向室腔和肺动脉或房腔分流即可判明。再加上逆行升主动脉造影更可确立诊断。

(三)冠状动脉瘘

这种冠状动脉畸形并不多见,可听到与动脉导管未闭相同的连续性杂音伴震颤,但部位较低,且偏向内侧。多普勒彩超能显示动脉瘘口所在和其沟通的房室腔。逆行升主动脉造影更能显示扩大的病变冠状动脉主支或分支走向和瘘口。

(四)主动脉-肺动脉间隔缺损

非常少见。常与动脉导管未闭同时存在,且有相同的连续性杂音和周围血管特征,但杂音部位偏低偏内侧。仔细的超声心动图检查才能发现其分流部位在升主动脉根部。逆行升主动脉造影更易证实。

(五)冠状动脉开口异位

右冠状动脉起源于肺动脉是比较罕见的先天性心脏病。其心杂音亦为连续性,但较轻,且较表浅。多普勒超声检查有助于鉴别诊断。逆行升主动脉造影显示冠状动脉异常开口和走向及迂回曲张的侧支循环可明确诊断。

七、治疗

存活到成年且有大的未矫治的动脉导管未闭的患者通常在 30 岁左右出现充血性心力衰竭或肺动脉高压(由左向右分流和不同程度的发绀)。大多数成年肺循环阻力正常或轻度升高,<4 U的动脉导管未闭患者可无症状或仅有轻微症状,可通过外科结扎动脉导管或经皮封堵来治疗。肺循环阻力明显升高($>10 \text{ U/m}^2$)的患者,预后差。超过 40 岁的患者大约有 15% 可能存在动脉导管的钙化或瘤样扩张,使外科手术难度增加。外科结扎动脉导管或经皮弹簧圈或器械栓堵的病死率和致残率很低,不论未闭导管大小与分流情况如何均建议进行,因为未经治疗的病例具有心内膜炎的高危险性。以往动脉导管未闭主要采取外科手术治疗,但传统的外科手术结扎方法创伤大,住院时间长,并发症发生率高。人们一直探讨应用非开胸手术方法治疗 PDA,自1967 年 Porstman 等经心导管应用泡沫塑料塞子堵塞 PDA 成功后,通过介入方法治疗 PDA 广泛开展起来。自 20 世纪 80 年代以来,先后有多种方法应用于临床,除了 Porstman 法以外,尚有 Rashkind 双面伞法、Sideris 纽扣式补片法、弹簧圈堵塞法、Amplatzer 蘑菇伞法。前 3 种方法操作复杂,并发症高,临床已不应用。目前主要应用后 2 种方法,尤其是 Amplatzer 蘑菇伞法应用最广。

八、并发症和预后

早产患儿常伴有其他早产问题,如呼吸窘迫综合征、坏死性小肠大肠炎、心室内出血等,加重了病情,故往往发生左心衰竭,内科治疗很难见效,病死率甚高。足月患儿未经治疗第一年也有30% 死于左心衰竭。过了婴儿期,心功能获得代偿,病死率剧减。幼儿期可无症状,分流量大者会有生长发育迟缓。Key 等报道,活至 17 岁的患者,将再有 18 年的平均寿命。过了 30 岁每年病死率为 1%,40 岁为1.8%,以后升至 4%。在未使用抗生素的年代,40% 死于心内膜炎,其余死于心力衰竭。据 20 世纪 80 年代Campbell 的推算,42% 未治疗的患者在 45 岁前死亡。能存活至成人者将发生充血性心力衰竭、肺动脉高压,严重者可有 Eisenmenger 综合征。

(袁星堂)

第四节　法洛四联症

在青紫型先天性心脏病中,法洛四联症最多见。发病率约占先天性心脏病的10％,占发绀型先心病的50％。由于法洛四联症的解剖变化很大,可以极其严重伴有肺动脉闭锁和大量的侧支血管,也可仅为室间隔缺损伴流出道或肺动脉瓣轻度狭窄,因此其手术疗效和结果有较大差异。目前一般法洛四联症的手术治疗死亡率已降至5％以下,如不伴有肺动脉瓣缺如或完全性房室通道等,其死亡率低于2％。

一、病理解剖

法洛四联症意味其心脏有4种畸形,包括室间隔缺损、主动脉骑跨、右心室流出道梗阻和右心室肥厚。这些畸形的基此病理改变是由于漏斗部的圆锥隔向前和向左移位引起的(图6-5)。

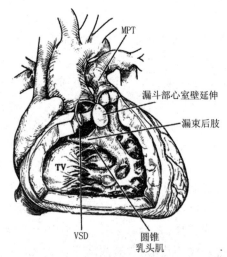

图6-5　法洛四联症病理解剖

(一)室间隔缺损

非限制性的缺损,由漏斗隔及隔束左移对位不良引起,因此可称为连接不良型室间隔缺损。室间隔缺损上缘为移位的漏斗隔的前部;室间隔缺损的后缘与三尖瓣隔前瓣叶相邻;其下缘为隔束的后肢,而前缘为隔束的前肢。传导束穿行于缺损的后下缘。虽然室间隔缺损通常位于主动脉下,但当漏斗隔缺如或发育不完善时,缺损可向肺动脉部位延伸,或形成肺动脉瓣下缺损。

(二)主动脉骑跨

主动脉根部向右移位,使主动脉起源于左、右心室之间。主动脉与二尖瓣纤维连接总是存在,即使在极度骑跨的病例也是如此。当主动脉进一步骑跨,瓣下形成圆锥时被认为右心室双出口。法洛四联症的主动脉骑跨程度不同,但对手术的意义不是很大。

(三)右心室流出道梗阻

由于漏斗隔发育不良,漏斗部向前、向左移位引起右心室流出道梗阻。从漏斗隔向右心室游离壁延伸的异常肌束亦可造成梗阻。肺动脉瓣环一般小于正常,肺动脉瓣叶常增厚且与肺动脉壁粘连,二瓣畸形多见,仅有少量病例肺动脉瓣狭窄成为流出道最窄部位。梗阻也可发生在肺动脉左、右分支的任何水平,有时可见一侧分支发育不良。左肺动脉可以缺如,而起源于动脉导管。也有局限性左右肺动脉开口狭窄。

(四)右心室肥厚

随着年龄增长,右心室肥厚进行性加重,包括调节束和心室内异常肌束的肥厚。增粗进一步加剧右心室梗阻,使右心室压力增高,甚至超过左心室压力,患者发绀加剧,出现缺氧发作。右心室肥厚晚期使心肌纤维化,影响右心室舒张功能。

并发畸形包括:①肺动脉瓣缺如,大约5%法洛四联症病例伴肺动脉瓣缺如。右心室流出道梗阻位于狭窄的肺动脉瓣环,常有严重肺动脉瓣反流。瘤样扩张的肺动脉干和左、右肺动脉分支可压迫支气管分支。②冠状动脉畸形:5%病例伴冠状动脉畸形,最多见为左前降支起源于右冠状动脉,横跨右心室流出道,右心室流出道切口易造成其损伤。其次为双左前降支,室间隔的下半由右冠状动脉供应,上半由左冠状动脉供应,且存在粗大右心室圆锥支。右冠状动脉起源于左主冠状动脉横跨右心室流出道较少见。临床上还见过冠状动脉行走于心肌层内,如粗大圆锥支行走在右心室流出道肌层内,流出道切口时,往往损伤冠状动脉。

法洛四联症主要伴随畸形最多见的为房间隔缺损、动脉导管未闭、完全房室间隔缺损和多发室间隔缺损。其他少见的还有左上腔静脉残存、左前冠状动脉异常起源和左、右肺动脉异常起源等。

二、病理生理

法洛四联症的发绀程度取决于右心室流出道的梗阻。出生时发绀不明显,随年龄增长,由于右心室漏斗部肥厚的进展,到6~12个月时,发绀才趋向明显。这时漏斗部水平的梗阻较为突出,由于肺循环血流的极度减少和心室水平右向左分流增加使低含氧血大量流入主动脉,导致体循环血氧饱和度降低,临床就出现发绀,这些病例可发生缺氧发作。缺氧发作的病理生理为右心室流出道继发性痉挛。在法洛四联症伴肺动脉狭窄时外周肺动脉可发育不良,但通常肺动脉分支大小尚可。肺动脉分支外观显小主要因为肺循环内压力和流量的降低。这些病例持续发绀是由于肺血流的梗阻较恒定。

三、临床表现

(一)症状

发绀为法洛四联症病例的主要症状,常表现在唇、指(趾)甲、耳垂、鼻尖、口腔黏膜等毛细血管丰富的部位。出生时发绀多不明显,生后3~6个月(有的在1岁后)渐明显,并随年龄增长及肺动脉狭窄加重而发绀越重。20%~70%患婴有缺氧发作病史,发作频繁时期多是生后6~18个月,发作一般与发绀的严重程度无关,即发绀严重者也可不发作,发绀轻者也可出现频繁的发作。发作时表现为起病突然,阵发性呼吸加深加快,伴发绀明显加重,杂音减弱或消失,重者最后发生昏厥、痉挛或脑血管意外。缺氧发作的机制是激动刺激右心室流出道的心肌使之发生痉挛与收缩,从而使右心室流出道完全堵塞所致。蹲踞在1~2岁患儿下地行走时开始出现,至8~10岁自知控制后不再蹲踞,蹲踞现象在其他畸形中也少见,发绀伴蹲踞者多可诊断为法洛四联症。

(二)体征

心前区略饱满,心尖冲动一般不移位,胸骨左缘可扪及右心室肥厚的右心抬举感。收缩期杂音来源于流出道梗阻,室缺多不发出杂音,杂音越响、越长,说明狭窄越轻,右心室到肺动脉血流量也越多,发绀也越轻;反之杂音越短促与柔和,说明狭窄越重,右向左分流也越多,肺动脉的血流量也越少,发绀也重。缺氧发作时杂音消失。第一心音正常。由于主动脉关闭音掩盖了原本轻柔的肺动脉关闭音,因此,第二心音往往单一。在有较大侧支血管供血时,患儿背部和两侧肺野可闻及连续性杂音。肺动脉瓣缺如病例常伴呼吸窘迫症状,且可闻及肺动脉反流的舒张期杂音。较年长患儿可见杵状指(趾)。

四、辅助检查

(一)心电图检查

心电图检查表现为右心室肥厚。与新生儿期的正常右心室肥厚一致,在3~4个月龄前不能清楚地反映出任何畸形。电轴右偏同样存在,而左心室肥厚仅见于由分流或侧支血管引起的肺血流过多病例。其他异常心电图少见。

(二)胸片检查

右心室肥厚引起心尖上翘和肺动脉干狭窄使心脏左上缘凹陷形成靴型心。心脏大、小基本正常,肺动脉段相对凹陷。当侧支血管较多时,外周肺纹理常紊乱和不规整。肺血流不对称多见于左、右肺动脉狭窄或左、右肺动脉无汇合。25%病例示右位主动脉弓。

(三)多普勒超声心动图检查

超声心动图检查能很好地显示对位不良型室间隔缺损,主动脉骑跨和右心室流出道梗阻。冠状动脉开口和大的分支有时也能显示。外周肺动脉显示需要心脏导管检查。目前国内大部分医院根据超声心动图检查直接手术。

(四)心导管和心血管造影检查

心血管造影检查可较好显示右心室流出道狭窄的范围,左、右肺动脉分支狭窄程度和有无汇合。主动脉造影可显示主肺动脉侧支血管。与横膈水平降主动脉的比较可估测肺动脉瓣环和肺动脉干及其分支的大小,以决定手术方案。左心室功能通常正常,但在长期缺氧或存在由手术建立的体肺分流、明显主动脉侧支血管、主动脉瓣反流等造成的慢性容量负荷过度时,左心室功能可能受到影响。长期发绀或肺血流过多病例,需行肺血管阻力和肺动脉压力测定以估测是否存在肺动脉高压。导管通过右流出道的刺激会促成缺氧发作,因此在导管检查中不要轻易尝试,因为血流动力学参数并不重要,右心室压力总与左心室相等且肺动脉压力肯定较低。

五、诊断

法洛四联症的诊断:在临床上一般出生后6个月逐渐出现发绀、气促,当开始走步后出现蹲踞。体格检查胸骨左缘第2~4肋间可有喷射性收缩期杂音伴肺动脉第二音减弱。心电图示电轴右偏,右心室肥厚,X线肺野缺血,肺动脉段凹陷,心影不大或呈靴形,通过超声及心血管造影可以确诊。

六、鉴别诊断

(一)完全性大动脉错位

出生后即严重发绀,呼吸急促,生后1~2周可发生充血性心力衰竭,X线示肺充血,心影增大有时呈蛋形,一般无右位主动脉弓,上纵隔阴影较狭窄。法洛四联症除严重型或肺动脉闭锁者外,一般发绀生后数月始出现,不发生心力衰竭,X线示肺缺血,心影不大,可有右位主动脉弓,上纵隔阴影多增宽。

(二)肺动脉瓣狭窄伴心房水平有右向左分流

此病较少出现蹲踞现象,听诊左第2肋间有粗糙喷射性收缩期杂音及收缩期喀喇音伴震颤。心影可大,肺动脉总干有狭窄后扩张,心电图示右心室严重肥厚伴劳损的ST-T段压低现象,超声心动图可以确诊。

(三)右心室双出口伴肺动脉瓣狭窄

临床症状与法洛四联症极相似,此病较少蹲踞,喷射性收缩期杂音较法洛四联症更粗长些,X线显示大心脏,超声心动图与心血管造影才能确诊。

(四)完全性房室间隔缺损伴肺动脉瓣狭窄

此型常伴二尖瓣和三尖瓣畸形,临床上可出现二尖瓣关闭不全的反流性杂音并传至腋下部。心影扩大,右心房亦大,心电图多示电轴左偏伴P-R延长及右心室肥厚。左心室造影可见二尖瓣向前及向下移位,伴左心室流出道狭窄伸长的鹅颈征。此病亦可称法洛四联症伴房室隔缺损。

七、治疗

早期由于法洛四联症的手术死亡率较高,一般主张1岁左右行根治手术。如严重缺氧可以行姑息性手术,如体、肺动脉分流术或右心室流出道补片扩大术。随着婴幼儿心脏外科的飞速发展,手术操作技术,体外循环转流方法和术后监护水平的不断提高,手术年龄趋向小年龄化。早期手术的优越性在于减少右心室继发性肥厚,否则右心室在长期高阻力下心肌纤维化和心室顺应性降低,甚至到晚期左心室功能也受到影响。同时法洛四联症的肺血流减少,使肺血管发育受到影响,导致肺内气体交换的毛细血管床和肺泡的比例减少。在出生最初几年肺组织继续发育,但如手术年龄超过此阶段,将导致肺组织气体交换的面积减少。

波士顿儿童医院提出4~6周内手术,除以上理由外,认为法洛四联症出生后大部分患儿的动脉导管存在,而动脉导管组织随着出生后逐渐收缩关闭,引起左肺动脉狭窄或闭锁,因此在此前手术可以保证左侧肺血流不影响其今后的发育,虽然大部分患儿需要右心室流出道跨瓣补片扩大,但与大年龄组比较无统计上差异。

目前主张在6个月时手术,如无明显缺氧和发绀,生长发育不受影响,也可在1岁左右手术。这样既不影响肺血管床发育,防止右心室肥厚心肌纤维化,也可提高婴幼儿手术耐受性,提高手术成功率。

(一)根治手术

1.切口

胸部正中切口,常规建立体外循环。

2.术中探查

充分游离主肺动脉及左、右肺动脉,探查左、右肺动脉大小。

3.经心室途径修复法洛四联症的方法

大多数病例采用心室途径修复法洛四联症。与经心房途径相比,它可不过多切除肌肉的情况下扩大漏斗部,过分切除肌肉可能导致广泛的心内膜瘢痕形成。在没有过分牵拉三尖瓣环的情况下良好暴露VSD,避免了三尖瓣的牵拉损伤及传导束的损伤(图6-6)。

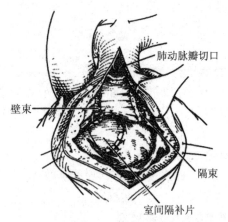

肺动脉瓣切口

壁束

隔束

室间隔补片

图 6-6　经心室途径修复法洛四联症的方法

在体外循环降温期间。游离肺动脉分支区域，包括左肺动脉起始部和主肺动脉。通常有动脉韧带存在，如果存在动脉导管未闭，应当在体外循环开始后立即结扎。测量主肺动脉和肺动脉瓣环的直径，肺动脉瓣环和主肺动脉小于正常的 2～3 个标准差是跨环补片的适应证。

在降温期间确定右心室流出道切口位置，切口应尽量远离大的冠状动脉分支。保存向心脏顶端延伸的右冠状动脉的主要分支是极其重要的。如果切口要跨过瓣环，切口应当沿着主肺动脉向上弯曲，要远离右肺动脉起始部。如果左肺动脉起始部有超过轻微的狭窄，切口应当向这一狭窄区域延伸至少 3 mm 或 4 mm。

限制漏斗部心室切口的长度很重要，切口的长度由圆锥隔的长度决定，法洛四联症患者的圆锥隔长度变化相当大。如果圆锥隔发育不良或缺如，切口的长度应当限制在 5～6 mm 范围之内。切口不该超过调节束和右心室游离壁连接处，即三尖瓣前乳头肌起源处。

离断壁束和隔束在圆锥隔的融合，一般只需要切断圆锥隔的壁束。切口尽量离开上述融合点，保留 VSD 的心内膜缝合面，因为缝线缝在切断的肌肉上时很容易撕脱。心内膜为 VSD 的缝线提供支持，关闭 VSD 时缝线缝合部位的心内膜都不能破坏，否则易产生术后残余分流。

保留调节束尤其重要。它连接前游离壁到后室间隔，是右心室的中流砥柱作用。儿童的调节束或许十分肥大，能造成右心室流出道阻塞。这种情况下调节束应当部分但不是完全切除。在较大儿童，连接隔束的室间隔表面可能有异常的肌肉束，也应当切除。新生儿和小婴儿很少有肌束需要切除。单纯肌束的切除是很有效的。

室间隔缺损可以选择间断缝合或连续缝合技术。间断缝合应用 5/0 双头针带垫片缝线，每一针间断缝合后进行牵拉可以暴露下一针缝合的位置。当圆锥乳头肌沿顺时针方向行走时，缝线应位于 VSD 下缘下大约 2 mm 的位置。虽然传导束没有像膜部 VSD 和流入道 VSD 暴露良好，但它的位置靠近 VSD 的后下缘。缝合 VSD 后下角时仍应当小心。利用三尖瓣和主动脉瓣之间存在纤维连接，通过三尖瓣隔瓣的右心房面放置缝线，垫片位于右心房侧。三尖瓣腱索相当纤细，尽量避免挂住腱索影响术后三尖瓣功能。

连续缝合采用 5/0 Prolene 双头针带垫片缝线，第 1 针缝合的位置大约在 3 点处，穿过室缺补片后，将补片推入室缺位置后打结，然后先顺时针方向缝合，在室缺后下缘传导束部位，沿室缺边缘右心室面进针，较浅不要穿到左心室面，因为传导束走在室间隔的左心室面。到三尖瓣隔瓣时穿出至右心房侧，然后缝合另一头，向上沿室缺上缘至主动脉瓣环，到三尖瓣隔瓣后穿出打结。

流出遭切口补片扩大或跨瓣补片扩大,补片的前端要剪成椭圆形,而不是三角形,这非常重要,否则将导致补片远端狭窄。用补片的远端扩大左肺动脉,用补片的末端扩大心室切开后下端。应用 6/0 或 5/0 的 Prolene 线连续缝合。一般从切开肺动脉的左侧、距顶端1 cm 处开始缝合。补片应当有足够的宽度,当有血液充盈时肺动脉有正常的外观。为了检查补片是否有足够的宽度,放置一个有相同于扩大直径的 Hegar 扩张器以防止缝合缩小,在瓣环水平尤其重要。在心室切开的顶端,缝线应在补片上有足够的宽度,这样补片与心室的缝合处鼓起防止心室切口处残余梗阻。

开放主动脉阻断钳后,通过右上肺静脉置入左心房测压管,置心外膜临时起搏导线,通过在右心室漏斗部放置肺动脉测压管,连续缝合右心房切口。术后第 1 天拔出肺动脉测压管,在拔出导管时,持续观察肺动脉压力,从肺动脉拉回至右心室,可以测量残余的右心室流出道压力阶差。

在撤离体外循环前,多巴胺 5 μg/(kg·min) 通常是有益的。如果患儿不能撤离体外循环,几乎总是有一定程度的残余解剖问题。复温结束后按常规脱离体外循环并评估血流动力学,测定 RV/LV 收缩压比值,是否存在严重流出道梗阻。如 RV/LV 收缩压比值大于 0.7 而未置跨瓣补片,则重新开始体外循环置入跨瓣补片;如已置跨瓣补片,需排除肺动脉分支狭窄、外周肺动脉发育不良、残余室缺或残留漏斗部梗阻等原因。排除这些情况存在时,一般右心室高压耐受性较好,可预计 24～48 小时后压力会渐渐消退。右心室压力的上升常因动力性右心室流出道梗阻,特别是在三尖瓣径路未行流出道补片病例。

4.经右心房途径修复法洛四联症的方法

完全通过右心房径路时,先处理流出道梗阻,注意室缺前缘和主动脉瓣位置并仔细辨认漏斗隔的壁束范围,示指抵于心外右心室游离壁处有助显露。一般只要离断壁束,不需要处理隔束,仅切开肥厚梗阻的异常肌束即可。流出道通畅后可经三尖瓣行肺动脉瓣膜交界切开,如显露不佳,可行肺动脉干直切口完成肺动脉瓣膜交界切开(图 6-7)。

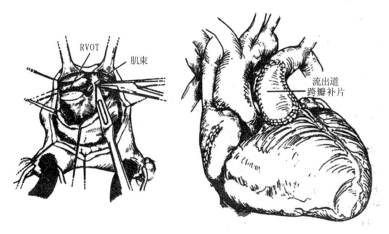

图 6-7 经右心房途径修复法洛四联症的方法

室间隔缺损采用连续或间断缝合,方法和经心室途径修复法洛四联症的方法相同。

(二)姑息手术

1.体－肺动脉分流术

目前应用最多的是改良 Blalock-Taussig 分流术。改良 Blalock-Taussig 分流建在主动脉弓的对侧（无名动脉的同侧），使锁骨下动脉较易达到肺动脉而不造成扭结。由于新生儿锁骨下动脉细小，多数医师在新生儿期行改良 B-T 分流时，在无名动脉和肺动脉间置入聚四氟乙烯人造血管。管道直径一般 4 mm，太大易造成充血性心力衰竭。

改良 B-T 分流的一大优点是可在任何一侧进行而不用考虑主动脉弓部血管有无异常，由于根治时拆除方便，常选右侧径路。近年来采用胸骨正中切口进路，必要时在体外循环下进行，使手术的成功率进一步提高。

2.右心室流出道补片扩大术

肺动脉重度发育不良病例可保留室间隔缺损行右心室流出道补片扩大术。此手术可保持对称的肺动脉血流，同时避免了体-肺动脉分流时可能造成的肺动脉扭曲。然而，多数法洛四联症伴肺动脉狭窄病例，肺动脉发育不良是由本身缺乏肺动脉血流引起，对增加肺血流术式的反应迅速，因此，保留室缺时肺血流突然增多可造成严重的充血性心力衰竭和肺水肿。无肺动脉汇合病例，需行一期肺动脉汇合手术，可同时行右心室流出道补片扩大术。

（三）术后处理

术后常规使用呼吸机辅助呼吸，充分给氧。法洛四联症根治术后应强调补充血容量的重要性，特别是对年龄稍大的患者，由于术前红细胞增多，血细胞比容高，血浆成分少，侧支循环丰富，术后血容量尤其是血浆容量会明显不足，胶体渗透压低而出现组织水肿，不利于微循环的改善。低心排综合征是术后主要并发症和死亡原因之一，应在充分补充血容量的基础上给予强心利尿治疗，可酌情选用多巴胺、多巴酚丁胺、肾上腺素等药物，洋地黄类药物和利尿剂能明显改善心功能，应常规使用。术后可能出现室上性心动过速、室性心律失常，多和血容量不足或心功能不全有关，应针对病因治疗，洋地黄类药物常常有效。室性期前收缩也可能和低血钾有关，除积极补钾外，可加用利多卡因等对症处理。

术前慢性缺氧、肾功能减退及术中或术后肾脏缺血性损害，特别是术后发生低心排综合征，常常并发肾衰竭，应严密观察尿量、电解质、血尿素氮（BUN）、肌酐等变化，高度重视心功能的维护和补充足够的血容量。要保持血压平稳和良好的组织灌注，必要时应按肾功能减退予以处理。

（袁星堂）

第七章

高血压的临床治疗

第一节　原发性高血压

原发性高血压是以体循环动脉血压升高为主要临床表现,引起心、脑、肾、血管等器官结构、功能异常并导致心脑血管事件或死亡的心血管综合征,占高血压的绝大多数,通常简称为"高血压"。

一、流行病学

高血压是最常见的慢性病,就全球范围来看,高血压患病率和发病率在不同国家、地区或种族之间有差别;发达国家较发展中国家高;无论男女,随着年龄增长,高血压患病率日益上升;男女之间患病率差别不大,青年期男性稍高于女性,中年后女性稍高于男性。

根据 2002 年调查数据,我国 18 岁以上成人高血压患病率为 18.8%,估计目前我国约有 2 亿多高血压患者,每年新增高血压患者约 1 000 万人。高血压患病率北方高于南方,华北及东北属于高发地区;沿海高于内地;城市高于农村;高原少数民族地区患病率较高。近年来,经过全社会的共同努力,高血压知晓率、治疗率及控制率有所提高,但仍很低。

二、病因

(一)遗传因素

60% 的高血压患者有阳性家族史,患病率在具有亲缘关系的个体中较非亲缘关系的个体高,同卵双生子较异卵双生子高,而在同一家庭环境下具有血缘关系的兄妹较无血缘关系的兄妹高;大部分研究提示,遗传因素占高血压发病机制 35%～50%;已有研究报道过多种罕见的单基因型高血压。可能存在主要基因显性遗传和多基因关联遗传两种方式;高血压多数是多基因功能异常,其中每个基因对血压都有一小部分作用(微效基因),这些微效基因的综合作用最终导致了血压的升高。动物试验研究已成功地建立了遗传性高血压大鼠模型,繁殖几代后几乎 100% 发生高血压。不同个体的血压在高盐膳食和低盐膳食中也表现出一定的差异性,这也提示可能有遗传因素的影响。

(二)非遗传因素

近年来,非遗传因素的作用越来越受到重视,在大多数原发性高血压患者中,很容易发现环境(行为)对血压的影响。重要的非遗传因素如下。

1.膳食因素

日常饮食习惯明显影响高血压患病风险。高钠、低钾膳食是大多数高血压患者发病最主要的危险因素。人群中,钠盐摄入量与血压水平和高血压患病率呈正相关,而钾盐摄入量与血压水平呈负相关。我国人群研究表明,膳食钠盐摄入量平均每天增加 2 g,收缩压和舒张压分别增高 0.3 kPa(2 mmHg)和 0.1 kPa(1.2 mmHg)。进食较少新鲜蔬菜水果会增加高血压患病风险,可能与钾盐及柠檬酸的低摄入量有关。重度饮酒人群中高血压风险升高;咖啡因可引起瞬时血压升高。

2.超重和肥胖

体重指数(BMI)及腰围是反映超重及肥胖的常用临床指标。人群中体重指数与血压水平呈正相关:体重指数每增加 3 kg/m^2,高血压风险在男性增加 50%,女性增加 57%。身体脂肪的分布与高血压发生也相关:腰围男性≥90 cm 或女性≥85 cm,发生高血压的风险是腰围正常者的 4 倍以上。目前认为超过 50%的高血压患者可能是肥胖所致。

3.其他

长期精神过度紧张、缺乏体育运动、睡眠呼吸暂停及服用避孕药物等也是高血压发病的重要危险因素。

三、发病机制

遗传因素与非遗传因素通过什么途径和环节升高血压,尚不完全清楚。已知影响动脉血压形成的因素包括心脏射血功能、循环系统内的血液充盈及外周动脉血管阻力。目前主要从以下几个方面阐述高血压的机制。

(一)交感神经系统活性亢进

各种因素使大脑皮质下神经中枢功能发生变化,各种神经递质浓度异常,最终导致交感神经系统活性亢进,血浆儿茶酚胺浓度升高。交感神经系统活性亢进可能通过多种途径升高血压,如儿茶酚胺单独的作用与儿茶酚胺对肾素释放刺激的协同作用,最终导致心排血量增加或改变正常的肾脏压力-容积关系。另外,交感神经系统分布异常在高血压发病机制方面也有重要作用,这些现象在年轻患者中更明显,越来越多的证据表明,交感神经系统亢进与心脑血管病发病率和病死率呈正相关。它可能导致了高血压患者在晨间的血压增高,引起了晨间心血管病事件的升高。

(二)肾素-血管紧张素-醛固酮系统

肾素-血管紧张素-醛固酮系统(RAAS)在调节血管张力、水电解质平衡和心血管重塑等方面都起着重要的作用。经典的 RAAS 肾小球入球动脉的球旁细胞分泌肾素,激活从肝脏产生的血管紧张素原,生成血管紧张Ⅰ(AngⅠ),然后经过血管紧张素转换酶(ACE)生成血管紧张素Ⅱ(AngⅡ)。AngⅡ是 RAAS 的主要效应物质,可以作用于血管紧张素Ⅱ受体,使小动脉收缩;并可刺激醛固酮的分泌,而醛固酮分泌增加可导致水钠潴留。另外,还可以通过交感神经末梢突触前膜的正反馈使去甲肾上腺素分泌增加。这些作用均可导致血压升高,从而参与了高血压的发病及维持。目前,针对该系统研制的降压药在高血压的治疗中发挥着重要作用。此外,该系统除上述作用外,还可能与动脉粥样硬化、心肌肥厚、血管中层硬化、细胞凋亡及心力衰竭等密切相关。

(三)肾脏钠潴留

相当多的详细证据支持钠盐在高血压发生中的作用。目前研究表明,血压随年龄升高直接与钠盐摄入水平的增加有关。给某些人短期内大量钠负荷,血管阻力和血压会上升,而限钠至100 mmol/d,多数人血压会下降,而利尿剂的降压作用需要一个初始的排钠过程。在大多数高血压患者中,血管组织和血细胞内钠浓度升高;对有遗传倾向的动物给予钠负荷,会出现高血压。

过多的钠盐必须在肾脏被重吸收后才能引起高血压,因此肾脏在调节钠盐方面起着重要作用,研究表明老年高血压患者中盐敏感性增加,推测可能与肾小球滤钠作用下降及肾小管重吸收钠异常增高有关。另外,其他一些原因也可干扰肾单位对过多钠盐的代偿能力,进而可导致血压升高,如获得性钠泵抑制剂或其他影响钠盐转运物质的失调;一部分人群由于各种原因导致入球小动脉收缩或腔内固有狭窄而导致肾单位缺血,这些肾单位分泌的肾素明显增多,增多的肾素干扰了正常肾单位对过多钠盐的代偿能力,从而扰乱了整个血压的自身稳定性。

(四)高胰岛素血症和/或胰岛素抵抗

高血压与高胰岛素血症之间的关系已被认识了很多年,高血压患者中约有一半存在不同程度的胰岛素抵抗(IR),尤其是伴有肥胖者。近年来的一些观点认为胰岛素抵抗是2型糖尿病和高血压发生的共同病理生理基础。大多观点认为血压的升高继发于高胰岛素血症。高胰岛素血症导致的升压效应机制:一方面导致交感神经活性的增加、血管壁增厚和肾脏钠盐重吸收增加等;另一方面高胰岛素血症也可导致一氧化氮扩血管作用的缺陷,从而升高血压。

(五)其他可能的机制

(1)内皮细胞功能失调:血管内皮细胞可以产生多种调节血管收缩舒张的递质,如一氧化氮、前列环素、内皮素-1及内皮依赖性收缩因子等。当这些介质分泌失调时,可能导致血管的收缩舒张功能异常,如高血压患者对不同刺激引起的一氧化氮释放减少而导致的舒血管反应减弱;内皮素-1,可引起强烈而持久的血管收缩,阻滞其受体后则引起血管舒张,但内皮素在高血压中的作用仍然需要更多研究。

(2)细胞间离子转运失调及多种血管降压激素缺陷等也可能影响血压。

四、病理

高血压的主要病理改变是小动脉的病变和靶器官损害。长期高血压引起全身小动脉病变,主要表现为小动脉中层平滑肌细胞增生和纤维化,管壁增厚和管腔狭窄,导致心、脑、肾等重要靶器官缺血,以及相关的结构和功能改变。长期高血压可促进大、中动脉粥样硬化的发生和发展。

(一)心脏

左心室肥厚是高血压所致心脏特征性的改变。长期压力超负荷和神经内分泌异常,可导致心肌细胞肥大、心肌结构异常、间质增生、左心室体积和重量增加。早期左心室以向心性肥厚为主,长期病变时心肌出现退行性改变,心肌细胞萎缩伴间质纤维化,心室壁可由厚变薄,左心室腔扩大。左心室肥厚将引起一系列功能失调,包括冠状动脉血管舒张储备功能降低、左心室壁机械力减弱及左心室舒张充盈方式异常等;随着血流动力学变化,早期可出现舒张功能变化,晚期可演变为舒张或收缩功能障碍,发展为不同类型的充血性心力衰竭。高血压在导致心脏肥厚或扩大的同时,常可合并冠状动脉粥样硬化和微血管病变,最终可导致心力衰竭或严重心律失常,甚至猝死。

（二）肾

长期持续性高血压可导致肾动脉硬化及肾小球囊内压升高,造成肾实质缺血、肾小球纤维化及肾小管萎缩,并有间质纤维化;相对正常的肾单位可代偿性肥大。早期患者肾脏外观无改变,病变进展到一定程度时肾表面呈颗粒状,肾体积可随病情的发展逐渐萎缩变小,最终导致肾衰竭。

（三）脑

高血压可造成脑血管从痉挛到硬化的一系列改变,但脑血管结构较薄弱,发生硬化后更为脆弱,加之长期高血压时脑小动脉易形成微动脉瘤,易在血管痉挛、血管腔内压力波动时破裂出血;高血压易促使脑动脉粥样硬化、粥样斑块破裂可并发脑血栓形成。高血压的脑血管病变特别容易发生在大脑中动脉的豆纹动脉、基底动脉的旁正中动脉和小脑齿状核动脉,这些血管直接来自压力较高的大动脉,血管细长而且垂直穿透,容易形成微动脉瘤或闭塞性病变。此外,颅内外动脉粥样硬化的粥样斑块脱落可造成脑栓塞。

（四）视网膜

视网膜小动脉在本病初期发生痉挛,以后逐渐出现硬化,严重时发生视网膜出血和渗出及视盘水肿。高血压视网膜病变分为4期(图7-1):Ⅰ期和Ⅱ期是视网膜病变早期,Ⅲ和Ⅳ期是严重高血压视网膜病变,对心血管病死率有很高的预测价值。

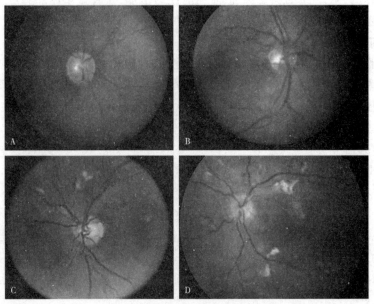

图 7-1　高血压视网膜病变分期

A.Ⅰ期(小动脉局灶性或普遍性狭窄);B.Ⅱ期(动静脉缩窄);C.Ⅲ期(出血、严重渗出);D.Ⅳ期(视盘水肿)

五、临床表现

（一）症状

高血压被称作沉默杀手,大多数高血压患者起病隐匿、缓慢,缺乏特殊的临床表现。有的仅在健康体检或因其他疾病就医或在发生明显的心、脑、肾等靶器官损害时才被发现。临床常见症状有头痛、头昏、头胀、失眠、健忘、注意力不集中、易怒及颈项僵直等,症状与血压升高程度可不一致,上述症状在血压控制后可减轻或消失。疾病后期,患者出现高血压相关靶器官损害或并发症时,可出现相应的症状,如胸闷、气短、口渴、多尿、视野缺损、短暂性脑缺血发作等。

(二)体征

高血压体征较少,除血压升高外,体格检查听诊可有主动脉瓣区第二心音亢进、收缩期杂音或收缩早期喀喇音等。有些体征常提示继发性高血压可能:若触诊肾脏增大,同时有家族史,提示多囊肾可能;腹部听诊收缩性杂音,向腹两侧传导,提示肾动脉狭窄;心律失常、严重低钾及肌无力的患者,常考虑原发性醛固酮增多症。

(三)并发症

1.心力衰竭

长期持续性高血压使左心室超负荷,发生左心室肥厚。早期心功能改变是舒张功能降低,压力负荷增大,可演变为收缩和/或舒张功能障碍,出现不同类型的心力衰竭。同时高血压可加速动脉粥样硬化的发展,增大了心肌缺血的可能性,使高血压患者心肌梗死、猝死及心律失常发生率较高。

2.脑血管疾病

脑血管并发症是我国高血压患者最常见的并发症,也是最主要死因;主要包括短暂性脑缺血发作(TIA)、脑血栓形成、高血压脑病、脑出血及脑梗死等。高血压占脑卒中病因的 50% 以上,是导致脑卒中和痴呆的主要危险因素。在中老年高血压患者中,磁共振成像(MRI)上无症状脑白质病变(白质高密度)提示脑萎缩和血管性痴呆。

3.大血管疾病

高血压患者可合并主动脉夹层(远端多于近端)、腹主动脉瘤和外周血管疾病等;其中,大多数腹主动脉瘤起源肾动脉分支以下。

4.慢性肾脏疾病

高血压可引起肾功能下降和/或尿清蛋白排泄增加。血清肌酐浓度升高或估算的肾小球滤过率(eGFR)降低表明肾脏功能减退。尿清蛋白和尿清蛋白排泄率增加则意味着肾小球滤过屏障的紊乱。高血压合并肾脏损害大大增加了心血管事件的风险。大多数高血压相关性慢性肾脏病患者在肾脏功能全面恶化需要透析前,常死于心脏病发作或者脑卒中。

六、诊断与鉴别诊断

高血压患者的诊断:①确定高血压的诊断;②排除继发性高血压的原因;③根据患者心血管危险因素、靶器官损害和伴随的临床情况评估患者的心血管风险。需要正确测量血压、仔细询问病史(包括家族史)及体格检查,安排必要的实验室检查。

(1)目前高血压的定义:在未使用降压药物的情况下,非同日 3 次测量血压,收缩压(SBP)≥18.7 kPa(140 mmHg)和/或舒张压(DBP)≥12.0 kPa(90 mmHg)(SBP≥18.7 kPa(140 mmHg)和 DBP<12.0 kPa(90 mmHg)为单纯性收缩期高血压);患者既往有高血压,目前正在使用降压药物,血压虽然低于18.7/12.0 kPa(140/90 mmHg),也应诊断为高血压。根据血压升高水平,又进一步将高血压分为 1 级、2 级和 3 级(表 7-1)。

(2)心血管疾病风险分层的指标:血压水平、心血管疾病危险因素、靶器官损害、临床并发症和糖尿病,根据这些指标,可以将患者进一步分为低危、中危、高危和很高危 4 个层次,它有助于确定启动降压治疗的时机,确立合适的血压控制目标,采用适宜的降压治疗方案,实施危险因素的综合管理等。表7-2为高血压患者心血管疾病风险分层标准。

表 7-1 血压水平分类和分级

分类	收缩压(mmHg)	舒张压(mmHg)
正常血压	<120	<80
正常高值血压	120～139	80～89
高血压	≥140	≥90
1级高血压	140～159	90～99
2级高血压	160～179	100～109
3级高血压	≥180	≥110
单纯收缩期高血压	≥140	<90

注:当收缩压和舒张压分属于不同级别时,以较高的分级为准

表 7-2 高血压患者心血管疾病风险分层

其他危险因素和病史	高血压		
	1级	2级	3级
无	低危	中危	高危
1～2个其他危险因素	中危	中危	很高危
≥3个其他危险因素,或靶器官损伤	高危	高危	很高危
临床并发症或合并糖尿病	很高危	很高危	很高危

七、实验室检查

(一)血压测量

1.诊室血压测量

诊室血压是指由医护人员在标准状态下测量得到的血压,是目前诊断、治疗、评估高血压常用的标准方法,准确性好。正确的诊室血压测量规范如下:测定前患者应坐位休息3～5分钟;至少测定2次,间隔1～2分钟,如果2次测量数值相差很大,应增加测量次数;合并心律失常,尤其是心房颤动的患者,应重复测量以改善精确度;使用标准气囊(宽12～13 cm,长35 cm),上臂围>32 cm应使用大号袖带,上臂较瘦的应使用小号的袖带;无论患者体位如何,袖带应与心脏同水平;采用听诊法时,使用柯氏第Ⅰ音和第Ⅴ音(消失音)分别作为收缩压和舒张压。第1次应测量双侧上臂血压以发现不同,以后测量血压较高一侧;在老年人、合并糖尿病或其他可能易发生直立性低血压者第1次测量血压时,应测定站立后1分钟和3分钟的血压。

2.诊室外血压测量

诊室外血压通常指动态血压监测或家庭自测血压。诊室外血压是传统诊室血压的重要补充,最大的优势在于提供大量医疗环境以外的血压值,较诊室血压代表更真实的血压。

(1)家庭自测血压:可监测常态下白天血压,获得短期和长期血压信息,用于评估血压变化和降压疗效。适用于老年人、妊娠妇女、糖尿病、可疑白大衣性高血压、隐蔽性高血压和难治性高血压等;有助于提高患者治疗的依从性。

测量方法:目前推荐国际标准认证的上臂式电子血压计,一般不推荐指式、手腕式电子血压计,肥胖患者或寒冷地区可用手腕式电子血压计。测量方法为每天早晨和晚上检测血压,测量后马上将结果记录在标准的日记上,至少连续3~4天,最好连续监测7天,在医师的指导下,剔除第1天监测的血压值后,取其他读数的平均值解读结果。

(2)24小时动态血压:可监测日常生活状态下全天血压,获得多个血压参数,不仅可用于评估血压升高程度、血压晨峰、短时血压变异和昼夜节律,还有助于评估降压疗效鉴别白大衣性高血压和隐蔽性高血压,识别真性或假性顽固性高血压等。患者可通过佩戴动态血压计进行动态血压监测,通常佩戴在非优势臂上,持续24~25小时,以获得白天活动时和夜间睡眠时的血压值。医师指导患者动态血压测量方法及注意事项,设置定时测量,日间一般每15~30分钟测1次,夜间睡眠时30~60分钟测1次。袖带充气时,患者尽量保持安静,尤其佩带袖带的上肢。嘱咐患者提供日常活动的日记,除了服药时间,还包括饮食及夜间睡眠的时间和质量。表7-3为不同血压测量方法对于高血压的参考定义。

表7-3 不同血压测量方法对于高血压的定义

分类	收缩压(mmHg)	舒张压(mmHg)
诊室血压	≥140	≥90
动态血压		
白昼血压	≥135	≥85
夜间血压	≥120	≥70
全天血压	≥130	≥80
家测血压	≥135	≥85

(二)心电图(ECG)

可诊断高血压患者是否合并左心室肥厚、左心房负荷过重及心律失常等。心电图诊断左心室肥厚的敏感性不如超声心动图,但对评估预后有帮助。心电图提示有左心室肥厚的患者病死率较对照组增高2倍以上;左心室肥厚并伴有复极异常图形者心血管病死率和病残率更高。心电图上出现左心房负荷过重亦提示左心受累,还可作为左心室舒张顺应性降低的间接证据。

(三)X线胸片

心胸比率>0.5提示心脏受累,多由于左心室肥厚和扩大,胸片上可显示为靴型心。主动脉夹层、胸主动脉及腹主动脉缩窄亦可从X线胸片中找到线索。

(四)超声心动图

超声心动图(UCG)能评估左右房室结构及心脏收缩舒张功能。更为可靠地诊断左心室肥厚,其敏感性较心电图高。测定计算所得的左心室质量指数(LVMI),是一项反映左心室肥厚及其程度的较为准确的指标,与病理解剖的符合率和相关性好。如疑有颈动脉、股动脉、其他外周动脉和主动脉病变,应做血管超声检查;疑有肾脏疾病者,应做肾脏超声。

(五)脉搏波传导速度

大动脉变硬及波反射现象已被确认为是单纯收缩性高血压和老龄化脉压增加的最重要病理生理影响因素。颈动脉-股动脉脉搏波传导速度(PWV)是检查主动脉僵硬度的"金标准",主动脉僵硬对高血压患者中的致死性和非致死性心血管事件具有独立预测价值。

(六)踝肱指数

踝肱指数(ABI)可采用自动化设备或连续波多普勒超声和血压测量计测量。踝肱指数低(即≤0.9)可提示外周动脉疾病,是影响高血压患者心血管预后的重要因素。

八、治疗

(一)治疗目的

大量的临床研究证据表明,抗高血压治疗可降低高血压患者心脑血管事件,尤其在高危患者中获益更大。高血压患者发生心脑血管并发症往往与血压严重程度有密切关系,因此降压治疗应该确立控制的血压目标值,同时高血压患者合并的多种危险因素也需要给予综合干预措施降低心血管风险。高血压治疗的最终目的是降低高血压患者心、脑血管事件的发生率和病死率。

(二)治疗原则

(1)治疗前应全面评估患者的总体心血管风险,并在风险分层的基础上作出治疗决策。①低危患者:对患者进行数月的治疗性生活方式改变观察,测量血压不能达标者,决定是否开始药物治疗。②中危患者:进行数周治疗性生活方式的改变观察,然后决定是否开始药物治疗。③高危、很高危患者:立即开始对高血压及并存的危险因素和临床情况进行药物治疗。

(2)降压治疗应该确立控制的血压目标值,通常在<60岁的一般人群中,包括糖尿病或慢性肾脏病合并高血压患者,血压控制目标值<18.7/12.0 kPa(140/90 mmHg);≥60岁人群中血压控制目标水平<20.0/12.0 kPa(150/90 mmHg),80岁以下老年人如果能够耐受血压可进一步降至18.7/12.0 kPa(140/90 mmHg)以下。

(3)大多数患者需长期、甚至终身坚持治疗。所有的高血压患者都需要非药物治疗,在非药物治疗基础上若血压未达标可进一步药物治疗,大多数患者需要药物治疗才能达标。

(三)高血压治疗方法

1.非药物治疗

非药物治疗主要指治疗性生活方式干预,即去除不利于身体和心理健康的行为和习惯。它不仅可以预防或延迟高血压的发生,而且还可以降低血压,提高降压药物的疗效及患者依从性,从而降低心血管风险。

(1)限盐:钠盐可显著升高血压及高血压的发病风险,所有高血压患者应尽可能减少钠盐的摄入量,建议摄盐<6 g/d。主要措施:尽可能减少烹调用盐;减少味精、酱油等含钠盐的调味品用量;少食或不食含钠盐量较高的各类加工食品。

(2)增加钙和钾盐的摄入:多食用蔬菜、低乳制品和可溶性纤维、全谷类剂植物源性蛋白(减少饱和脂肪酸和胆固醇),同时也推荐摄入水果,因为其中含有大量钙及钾盐。

(3)控制体重:超重和肥胖是导致血压升高的重要原因之一。最有效的减重措施是控制能量摄入和增加体力活动:在饮食方面要遵循平衡膳食的原则,控制高热量食物的摄入,适当控制主食用量;在运动方面,规律的、中等强度的有氧运动是控制体重的有效方法。

(4)戒烟:吸烟可引起血压和心率的骤升,血浆儿茶酚胺和血压同步改变,以及压力感受器受损都与吸烟有关。长期吸烟还可导致血管内皮损害,显著增加高血压患者发生动脉粥样硬化性疾病的风险。因此,除了对血压值的影响外,吸烟还是一个动脉粥样硬化性心血管疾病重要危险因素,戒烟是预防心脑血管疾病(包括卒中、心肌梗死和外周血管疾病)有效措施;戒烟的益处十分肯定,而且任何年龄戒烟均能获益。

(5)限制饮酒:饮酒、血压水平和高血压患病率之间呈线性相关。长期大量饮酒可导致血压升高,限制饮酒量则可显著降低高血压的发病风险。每天酒精摄入量男性不应超过 25 g;女性不应超过 15 g。不提倡高血压患者饮酒,饮酒则应少量:白酒、葡萄酒(或米酒)与啤酒的量分别少于 50 mL、100 mL、300 mL。

(6)体育锻炼:定期的体育锻炼可产生重要的治疗作用,可降低血压及改善糖代谢等。因此,建议进行规律的体育锻炼,即每周多于 4 天且每天至少 30 分钟的中等强度有氧锻炼,如步行、慢跑、骑车、游泳、做健美操、跳舞和非比赛性划船等。

2.药物治疗

(1)常用降压药物的种类和作用特点:常用降压药物包括钙通道阻滞剂(CCB)、血管紧张素转换酶抑制剂(ACEI)、血管紧张素Ⅱ受体阻滞剂(ARB)、β受体阻滞剂及利尿剂 5 类,以及由上述药物组成的固定配比复方制剂。5 类降压药物及其固定复方制剂均可作为降压治疗的初始用药或长期维持用药。

钙通道阻滞剂(CCB):主要包括二氢吡啶类及非二氢吡啶类,临床上常用于降压的 CCB 主要是二氢吡啶类。二氢吡啶类钙通道阻滞剂有明显的周围血管舒张作用,而对心脏自律性、传导或收缩性几乎没有影响。根据药物作用持续时间,该类药物又可分为短效和长效。长效包括长半衰期药物,如氨氯地平、左旋氨氯地平;脂溶性膜控型药物,例如拉西地平和乐卡地平;缓释或控释制剂,如非洛地平缓释片、硝苯地平控释片。已发现该类药物对老年高血压患者卒中的预防特别有效,在延缓颈动脉粥样硬化和降低左心室肥厚方面优于 β 受体阻滞剂,但心动过速与心力衰竭患者应慎用。常见不良反应包括血管扩张导致头疼、面部潮红及脚踝部水肿等。非二氢吡啶类钙通道阻滞剂主要有维拉帕米和地尔硫䓬,主要影响心肌收缩和传导功能,不宜在心力衰竭、窦房结传导功能低下或心脏传导阻滞患者中使用,同样是有效的抗高血压药物,它们很少引起与血管扩张有关的不良反应,如潮红和踝部水肿。

血管紧张素转化酶抑制剂(ACEI):作用机制是抑制血管紧张素转化酶从而阻断肾素血管紧张素系统发挥降压作用。尤其适用于伴慢性心力衰竭、冠状动脉缺血、糖尿病或非糖尿病肾病、蛋白尿或微量清蛋白尿患者。干咳是其中一个主要不良反应,可在中断 ACEI 数周后仍存在,可用 ARB 取代;皮疹、味觉异常和白细胞减少等罕见。肾功能不全或服用钾或保钾制剂的患者有可能发生高钾血症。禁忌证为双侧肾动脉狭窄、高钾血症及妊娠妇女等。

血管紧张素Ⅱ受体抑制剂(ARB):作用机制是阻断血管紧张素Ⅱ(1 型)受体与血管紧张素受体(T_1)结合,发挥降压作用。尤其适用于应该接受 ACEI,但通常因为干咳不能耐受的患者。禁忌证同 ACEI。

β受体阻滞剂:该类药物可抑制过度激活的交感活性,尤其适用于伴快速性心律失常、冠心病(尤其是心肌梗死后)、慢性心力衰竭、交感神经活性增高及高动力状态的高血压患者。常见的不良反应是疲乏,可能增加糖尿病发病率并常伴有脂代谢紊乱。β受体阻滞剂预防卒中的效果略差,可能归因于其降低中心收缩压和脉压能力较小。老年、慢性阻塞型肺疾病、运动员、周围血管病或糖耐量异常者慎用;高度心脏传导阻滞、哮喘为禁忌证,长期应用者突然停药可发生反跳现象。$β_1$ 受体阻滞剂具有高心脏选择性,且脂类和糖类代谢紊乱较小及患者治疗依从性较好。

利尿剂:主要有噻嗪类利尿剂、袢利尿剂和保钾利尿剂等。起始降压均通过增加尿钠的排泄,并通过降低血浆容量、细胞外液容量和心排血量而发挥降压作用。低剂量的噻嗪类利尿剂对于大多数高血压患者应是药物治疗的初始选择之一。噻嗪类利尿剂常和保钾利尿剂联用,保钾利尿剂中醛固酮受体拮抗剂是比较理想的选择,后者主要用于原发性醛固酮增多症、难治性高血压。襻利尿剂用于肾功能不全或难治性高血压患者,其不良反应与剂量密切相关,故通常应采用小剂量。此外,噻嗪类利尿剂可引起尿酸升高,痛风及高尿酸血症患者慎用。

其他类型降压药物:包括交感神经抑制剂,如利血平、可乐定;直接血管扩张剂,如肼屈嗪;α_1 受体阻滞剂,如哌唑嗪、特拉唑嗪;中药制剂等。这些药物一般情况下不作为降压治疗的首选,但在某些复方制剂或特殊情况下可以使用。

(2)降压药物选择:应根据药物作用机制及适应证,并结合患者具体情况选药。推荐参照以下原则对降压药物进行优先考虑。①一般人群(包括糖尿病患者):初始降压治疗可选择噻嗪类利尿剂、CCB、ACEI 或 ARB。②一般黑人(包括糖尿病患者):初始降压治疗包括噻嗪类利尿剂或 CCB。③≥18 岁的慢性肾脏疾病患者(无论其人种及是否伴糖尿病):初始(或增加)降压治疗应包括 ACEI 或 ARB,以改善肾脏预后。④高血压合并稳定性心绞痛患者:首选 β 受体阻滞剂,也可选用长效 CCB;急性冠脉综合征的患者,应优先使用 β 受体阻滞剂和 ACEI;陈旧性心肌梗死患者,推荐使用 ACEI、β 受体阻滞剂和醛固酮拮抗剂。⑤无症状但有心功能不全的患者:建议使用 ACEI 和 β 受体阻滞剂。

(3)药物滴定方法及联合用药推荐:药物滴定方法。以下 3 种药物治疗策略均可考虑:①在初始治疗高血压时,先选用一种降压药物,逐渐增加至最大剂量,如果血压仍不能达标则加用第二种药物。②在初始治疗高血压时,先选用一种降压药物,血压不达标时不增加该种降压药物的剂量,而是联合应用第 2 种降压药物。③若基线血压≥13.3/21.3 kPa(160/100 mmHg),或患者血压超过目标 1.3/2.7 kPa(20/10 mmHg),可直接启用两种药物联合治疗(自由处方联合或单片固定剂量复方制剂)。

若经上述治疗血压未能达标,应指导患者继续强化生活方式改善,同时视患者情况尝试增加药物剂量或种类(仅限于噻嗪类利尿剂、ACEI、ARB 和 CCB 4 种药物,但不建议 ACEI 与 ARB 联合应用)。经上述调整血压仍不达标时,可考虑增加其他药物(如 β 受体阻滞剂、醛固酮受体拮抗剂等)。

联合用药的意义:采用单一药物的明显优点是能够将疗效和不良反应都归因于哪种药物。但任何两类高血压药物的联用可增加血压的降低幅度,并远大于增加一种药物剂量所降压的幅度。初始联合疗法的优点是,对血压值较高的患者实现目标血压的可能性更大,以及因多种治疗改变而影响患者依从性的可能性较低,其他优点包括不同种类的药物间具有生理学和药理学的协同作用,不仅有较大的血压降幅,还可能不良反应更少,并且可能提供大于单一药物所提供的益处。

利尿剂加 ACEI 或 ARB:长期使用利尿剂会可能导致交感神经系统及 RAAS 激活,联合使用 ACEI 或 ARB 后可抵消这种不良反应,增强降压效果。此外,ACEI 和 ARB 由于可使血钾水平稍上升,从而能防止利尿剂长期应用所致的电解质紊乱,尤其低血钾等不良反应。

CCB 加 ACEI 或 ARB:前者具有直接扩张动脉的作用,后者通过阻断 RAAS 和降低交感活性,既扩张动脉,又扩张静脉,故两药在扩张血管上有协调降压作用;二氢吡啶类 CCB 常见产生的踝部水肿可被 ACEI 或 ARB 消除;两药在心肾和血管保护,在抗增殖和减少蛋白尿上亦有协同作用。此外,ACEI 或 ARB 可阻断 CCB 所致反射性交感神经张力增加和心率加快的不良反应。

CCB 加 β 受体阻滞剂:前者具有扩张血管和轻度增加心排血量作用,正好抵消 β 受体阻滞剂的缩血管及降低心排血量作用;两药对心率的相反作用可使患者心率不受影响。不推荐两种 RAAS 拮抗剂的联合使用。

(王　玮)

第二节 继发性高血压

继发性高血压是病因明确的高血压,当查出病因并有效去除或控制病因后,作为继发症状的高血压可被治愈或明显缓解。其在高血压人群中占 5%～10%。临床常见病因为肾性、内分泌性、主动脉缩窄、阻塞性睡眠呼吸暂停低通气综合征及药物性等,由于精神心理问题而引发的高血压也时常可以见到。提高对继发性高血压的认识,及时明确病因并积极针对病因治疗将会大大降低因高血压及并发症造成的高致死及致残率。

一、肾性高血压

(一)肾实质性

肾实质性疾病是继发性高血压常见的病因,占 2%～5%。由于慢性肾小球肾炎已不太常见,高血压性肾硬化和糖尿病肾病已成为慢性肾病中最常见的原因。病因为原发或继发性肾脏实质病变,是最常见的继发性高血压之一。常见的肾脏实质性疾病包括急慢性肾小球肾炎、多囊肾、慢性肾小管间质病变、痛风性肾病、糖尿病肾病及狼疮性肾炎等;也少见于遗传性肾脏疾病(Liddle 综合征)、肾脏肿瘤等。

临床有时鉴别肾实质性高血压与高血压引起的肾脏损害较为困难。一般情况下,前者肾脏病变的发生常先于高血压或与其同时出现,血压水平较高且较难控制,易进展为恶性高血压,蛋白尿/血尿发生早、程度重、肾脏功能受损明显。常用的实验室检查:血尿常规、血电解质、肌酐、尿酸、血糖、血脂的测定,24 小时尿蛋白定量或尿清蛋白/肌酐比值、12 小时尿沉渣检查,肾脏 B 超:了解肾脏大小、形态及有无肿瘤,如发现肾脏体积及形态异常,或发现肿物,则需进一步做肾脏计算机断层/磁共振以确诊并查病因;必要时应在有条件的医院行肾脏穿刺及病理学检查,这是诊断肾实质性疾病的"金标准"。

肾实质性高血压应低盐饮食(<6 g/d);大量蛋白尿及肾功能不全者,宜选择摄入高生物效价蛋白;在针对原发病进行有效的治疗同时,积极控制血压在 <18.7/12.0 kPa(140/90 mmHg),有蛋白尿的患者应首选 ACEI 或 ARB 作为降压药物,必要时联合其他药物。透析及肾移植用于终末期肾病。

(二)肾血管性

肾血管性高血压是继发性高血压最常见的病因。引起肾动脉狭窄的主要原因包括动脉粥样硬化(90%),主要是出现了其他系统性动脉硬化相关临床症状的老年患者;肌纤维发育不良(不到 10%)(图 7-2),主要是健康状况较好的年轻女性,常有吸烟史;还有比较少见的多发性大动脉炎。单侧肾动脉狭窄时,患侧肾分泌肾素,激活 RAAS,导致水钠潴留。另外,健侧肾高灌注,产生压力性利尿,进一步导致 RAAS 激活,形成肾素依赖性高血压的恶性循环。双侧肾动脉狭窄时,同样存在 RAAS 激活,但无压力性利尿,因而血容量扩张使得肾素分泌抑制,因此产生容量依赖性高血压。当血容量减少时,容量依赖性高血压可再转变为肾素依赖性高血压,比如使用利尿剂治疗后容量减少,肾素再次分泌增多,可导致利尿剂抵抗性高血压。

189

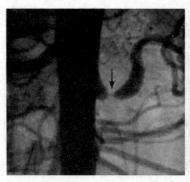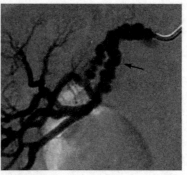

图 7-2　肾血管狭窄

左侧为动脉粥样硬化(箭头所示);右侧为肌纤维发育不良(箭头所示)

以下临床证据有助于肾血管性高血压的诊断:所有需要住院治疗的急性高血压;反复发作的"瞬时"肺水肿;腹部或肋脊角处闻及血管杂音;血压长期控制良好的高血压患者病情在近期加重;年轻患者或 50 岁以后出现的恶性高血压;不明原因低钾血症;使用 ACEI 或 ARB 类药物后产生的急进性肾衰竭;左右肾脏大小不等;全身性动脉粥样硬化疾病。

彩色多普勒超声检查是一种无创检查,为诊断肾动脉狭窄的首选方法。造影剂增强性计算机断层 X 线照相术(CTA)及磁共振血管造影(MRA)亦常用于肾动脉狭窄的检查。肌纤维发育异常产生的肾动脉狭窄往往会在肾动脉中部形成一个"串珠样"改变;而动脉硬化导致的肾动脉狭窄其病变一般在动脉近端,且不连续。侵入性肾血管造影是肾动脉狭窄诊断的金标准。

治疗方法包括药物治疗、介入治疗和手术治疗,应根据病因来选择。肌纤维发育不良性肾动脉狭窄常选用球囊血管成形术(PTCA),总体来说预后较好。对于动脉硬化性肾动脉狭窄来说,控制血压及相关动脉硬化危险因素是首选治疗手段,推荐 AECI/ARB 作为首选,但双侧肾动脉狭窄,肾功能已受损或非狭窄侧肾功能较差者禁用,此外 CCB、β 受体阻滞剂及噻嗪类利尿剂等也能用于治疗。目前,进行球囊血管成形术的指征仅包括真性药物抵抗性高血压及进行性肾衰竭(缺血性肾病)。大多数动脉硬化造成的肾血管损伤并不会导致高血压或进行性肾衰竭,而肾脏血运重建(球囊血管成形术或支架术)对于多数患者来说并无益处,反而存在一些潜在的并发症风险。

二、内分泌性高血压

内分泌组织增生或肿瘤所致的多种内分泌疾病,由于其相应激素如醛固酮、儿茶酚胺及皮质醇等分泌过度增多,导致机体血流动力学改变而使血压升高。这种由内分泌激素分泌增多而致的高血压称为内分泌性高血压,也是较常见的继发性高血压,如能切除肿瘤,去除病因,高血压可被治愈或缓解。临床常见继发性高血压如下(表 7-4)。

表 7-4　常见内分泌性高血压鉴别

病因	病史	查体	实验室检查	筛查	确诊试验
库欣综合征	快速的体重增加,多尿、多饮、心理障碍	典型的身体特征:向心性肥胖、满月脸、水牛背、多毛症、紫纹	高胆固醇血症、高血糖	24 小时尿游离皮质醇	小剂量地塞米松抑制试验

续表

病因	病史	查体	实验室检查	筛查	确诊试验
嗜铬细胞瘤	阵发性高血压或持续性高血压，头痛、出汗、心悸和面色苍白，嗜铬细胞瘤的阳性家族史	多发性纤维瘤可出现皮肤红斑	偶然发现肾上腺肿块	尿分离测量肾上腺素类物质或血浆游离肾上腺素类物质	腹、盆部 CT 和 MRI、123 I 标记的间碘苄胍，突变基因筛查
原发性醛固酮增多症	肌无力，有早发性高血压和早发脑血管事件（<40 岁）的家族史	心律失常（严重低钾血症时发生）	低钾血症（自发或利尿剂引起），偶然发现的肾上腺肿块	醛固酮/肾素比（纠正低钾血症、停用影像 RAA 系统的药物）	定性试验（盐负荷试验、地塞米松抑制试验）肾上腺 CT，肾上腺静脉取血

（一）原发性醛固酮增多症

原发性醛固酮增多症（PHA），通常简称原醛症，是由于肾上腺自主分泌过多醛固酮，而导致水钠潴留、高血压、低血钾和血浆肾素活性受抑制的临床综合征，常见原因是肾上腺腺瘤、单侧或双侧肾上腺增生，少见原因为腺癌和糖皮质激素可调节性醛固酮增多症。近年的报道显示该病在高血压中占 5%～15%，在难治性高血压中接近 20%。

诊断原发性醛固酮增多症的步骤分 3 步：筛查、盐负荷试验及肾上腺静脉取血（图 7-3）。筛查包括测量血浆肾素和醛固酮水平。尽管用醛固酮/肾素比率测定法来筛选所有高血压患者的前景乐观，但这种方法的应用还是有很多局限性，比率升高完全可能仅由低肾素引起。阳性结果应该基于血浆醛固酮水平升高（>15 ng/dL）和被抑制的低肾素水平。因此，筛查仅被推荐用于以下高度可能患有原发性醛固酮增多症的高血压患者：①没有原因的难以解释的低血钾；②由利尿剂引发的严重的低钾血症，但对保钾药有抵抗；③有原发性醛固酮增多症的家族史；④对合适的治疗有抵抗，而这种抵抗又难以解释；⑤高血压患者中偶然发现的肾上腺腺瘤。

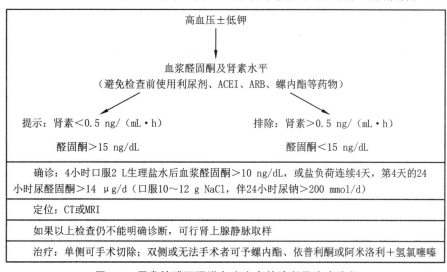

图 7-3 原发性醛固酮增多症患者的诊断及治疗流程

如果需检测血浆醛固酮和肾素水平的话,无论是口服还是静脉都应进行盐抑制试验以明确自主性醛固酮增多症。如果存在,则应行肾上腺静脉取样,区分单侧性的腺瘤和双侧增生,并确定需经腹腔镜手术切除的腺体。CT或MRI影像学可以帮助鉴别肾上腺腺瘤和双侧肾上腺增生症(图7-4)。

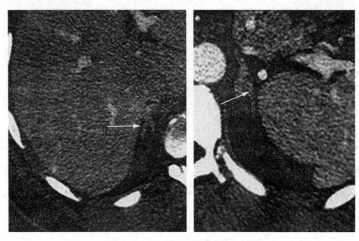

图7-4　CT提示的肾上腺肿块

CT显示的左肾上腺肿块(右侧图片箭头处)与右侧肾上腺对比(左侧图片箭头处)

一旦诊断原发性醛固酮增多症并确立病理类型,治疗方法的选择就相当明确:单发腺瘤应通过腹腔镜行肿瘤切除术;双侧肾上腺增生的患者可予以醛固酮受体拮抗剂治疗,螺内酯或依普利酮,必要时还可给予噻嗪类利尿剂和其他降压药。腺瘤切除后,约有半数患者血压会恢复正常,而另一些尽管有所改善但仍是高血压状态,这可能与原来就存在的原发性高血压或长期继发性高血压损害引起的肾脏有关。

(二)库欣综合征

库欣综合征又称皮质醇增多症,是由于多种病因引起肾上腺皮质长期分泌过量皮质醇所产生的一组综合征(表7-5)。80%的库欣综合征患者均有高血压,如不治疗,可引起左心室肥厚和充血性心力衰竭等,其存在时间越长,即使病因去除后血压恢复正常的可能性也越小。

表7-5　库欣综合征的病因分类及相对患病率

病因分类	患病率
一、内源性库欣综合征	
1.ACTH依赖性库欣综合征	
垂体性库欣综合征(库欣病)	60%～70%
异位ACTH综合征	15%～20%
异位CRH综合征	罕见
2.ACTH非依赖性库欣综合征	
肾上腺皮质腺瘤	10%～20%
肾上腺皮质腺癌	2%～3%
ACTH非依赖性大结节增生	2%～3%
原发性色素结节性肾上腺病	罕见

病因分类	患病率
二、外源性库欣综合征	
1.假库欣综合征	
大量饮酒	
抑郁症	
肥胖症	
2.药物源性库欣综合征	

ACTH:促肾上腺皮质激素;CRH:促皮质素释放激素

推荐对以下人群进行库欣综合征的筛查:①年轻患者出现骨质疏松、高血压等与年龄不相称的临床表现;②具有库欣综合征的临床表现,且进行性加重,特别是有典型的症状如肌病、多血质、紫纹、瘀斑和皮肤变薄的患者;③体重增加而身高百分位下降,生长停滞的肥胖儿童;④肾上腺意外瘤患者。如果临床特点符合,则通过测定 24 小时尿游离皮质醇或血清皮质醇昼夜节律检测进行筛查。当初步检测结果异常时,则应行小剂量地塞米松抑制试验进行确诊。当存在有异常筛查结果时,多数学者建议行另一项额外的大剂量地塞米松抑制试验,即每 6 小时口服 2 mg 地塞米松共服 2 天,然后测定尿液中游离皮质醇和血浆皮质醇水平。如果库欣综合征是由垂体 ACTH 过度分泌所致双侧肾上腺增生,那么尿游离皮质醇与对照组 2 mg 剂量相对比将被抑制到 50% 以下,而异位 ACTH 综合征对此负反馈机制不敏感。血浆 ACTH 测定有助于区分 ACTH 依赖性和 ACTH 非依赖性库欣综合征。肾上腺影像学包括 B 超、CT、MRI 检查。推荐首选双侧肾上腺 CT 薄层(2～3 mm)增强扫描。对促皮质激素释放激素的反应及下颚骨岩下窦取样可用来确定库欣综合征的垂体病因。治疗主要采用手术、放射治疗及药物方法治疗基础疾病,降压治疗可采用利尿剂或与其他降压药物联用。

(三)嗜铬细胞瘤

嗜铬细胞瘤是一种少见的由肾上腺嗜铬细胞组成的分泌儿茶酚胺的肿瘤,副神经节瘤是更加罕见的发生于交感神经和迷走神经神经节细胞的一种肾上腺外肿瘤。在临床上,嗜铬细胞瘤泛指分泌儿茶酚胺的肿瘤,包括了肾上腺嗜铬细胞瘤和功能性的肾上腺外的副神经节瘤。嗜铬细胞瘤大部分是良性肿瘤。嗜铬细胞瘤可发生在所有年龄段,主要沿交感神经链分布,较少发生在迷走区域。约 15% 的嗜铬细胞瘤是肾上腺外的,即副神经节瘤。

剧烈的血压波动及发作性的临床症状,常提示嗜铬细胞瘤的可能。然而在 50% 的患者中,高血压可能是持续性的。高血压可能合并头痛、出汗、心悸等症状。在以分泌肾上腺素为主的嗜铬细胞瘤患者中,由于血容量的下降和交感反射减弱易发生直立性低血压。如果在弯腰、运动、腹部触诊、吸烟或深吸气时引起血压反复骤升并在数分钟内骤降,应高度怀疑嗜铬细胞瘤。在发作期间可测定血或尿儿茶酚胺或血、尿间羟肾上腺素类似物,主要包括血浆甲氧基肾上腺素、血浆甲氧基去甲肾上腺素和尿甲氧基肾上腺素、尿甲氧基去甲肾上腺素。应用 CT 或 MRI 进行肿瘤定位。

嗜铬细胞瘤多数为良性肿瘤,约 10% 的嗜铬细胞瘤为恶性。手术切除效果较好,手术前应使用 α 受体阻滞剂,手术后血压多能恢复正常。手术前或恶性病变已多处转移无法手术者,可选用 α 和 β 受体阻滞剂联合治疗。

三、主动脉缩窄

主动脉缩窄多数为先天性,少数由多发性大动脉炎所致。先天性主动脉缩窄可发生在胸主动脉或腹主动脉,常起源于左锁骨下动脉起始段远端或动脉导管韧带的远端。主动脉缩窄的典型特征有上臂高血压、股动脉搏动微弱或消失、背部有响亮杂音。二维超声可检测到病变,诊断需依靠主动脉造影(图 7-5)。治疗主要为介入扩张支架置入或血管手术。病变纠正后患者可能仍然有高血压,应该仔细监测并治疗。

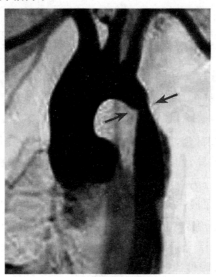

图 7-5　主动脉造影提示降主动脉缩窄

降主动脉缩窄(箭头示)

四、妊娠期高血压

妊娠合并高血压的患病率占孕妇的 5%～10%,妊娠合并高血压分为慢性高血压、妊娠期高血压和先兆子痫/子痫 3 类。慢性高血压指的是妊娠前即证实存在或在妊娠的前 20 周即出现的高血压;妊娠期高血压为妊娠 20 周以后发生的高血压,不伴有明显蛋白尿,妊娠结束后血压可以恢复正常;先兆子痫定义为发生在妊娠 20 周后首次出现高血压和蛋白尿,常伴有水肿与高尿酸血症,可分为轻、重度,如出现抽搐可诊断为子痫。对于妊娠高血压,非药物措施(限盐、富钾饮食、适当活动、情绪放松)是安全有效的,应作为药物治疗的基础。由于所有降压药物对胎儿的安全性均缺乏严格的临床验证,而且动物试验中发现一些药物具有致畸作用,因此,药物选择和应用受到限制。妊娠期间的降压用药不宜过于积极,治疗的主要目的是保证母子安全和妊娠的顺利进行。必要时谨慎使用降压药,常用的静脉降压药物有甲基多巴、拉贝洛尔和硫酸镁等;口服药物包括 β 受体阻滞剂或钙通道阻滞剂。妊娠期间禁用 ACEI 或 ARB。

五、神经源性高血压

神经系统与血压调控密切相关。多种中枢和周围神经系统病变可以导致高血压。其机制主要与颅内压增高使血管舒缩中心的交感神经系统冲动增加及自主神经功能障碍有关。当今世界,社会压力大,精神心理疾病患病率大大提高,而精神心理异常可通过多种渠道导致血压升高,成为双心医学探讨的主要内容。

(一)颅内压增高与高血压

正常成人颅腔是由颅底骨和颅盖骨组成的腔体,有容纳和保护其内容物的作用。除了出入颅腔的血管系统(特别是颈静脉)及颅底孔(特别是枕骨大孔)与颅外相通外,可以把颅腔看作一个完全密闭的容器,而且由于组成颅腔的颅骨坚硬而不能扩张,所以每个人的颅腔容积是恒定的。

1.病因

(1)脑血管疾病:包括脑出血、蛛网膜下腔出血、大面积脑血栓形成、脑栓塞和颅内静脉窦血栓形成等。

(2)颅内感染性疾病:如病毒、细菌、结核、真菌等引起的脑膜炎、脑炎、脑脓肿等。

(3)颅脑损伤:如脑挫裂伤、颅内血肿、手术创伤、广泛性颅骨骨折、颅脑火器伤、外伤性蛛网膜下腔出血等。

(4)颅内占位性病变:包括各种肿瘤、脓肿、血肿、肉芽肿、囊肿、脑寄生虫等。

(5)各种原因引起的交通性和非交通性脑积水。

(6)各种原因引起的缺血缺氧代谢性脑病:如呼吸道梗阻、窒息、心搏骤停、肝性脑病、酸中毒、一氧化碳中毒、铅中毒、急性水中毒和低血糖等。

(7)未得到有效控制的癫痫持续状态。

(8)良性颅内压增高。

(9)先天性异常:如导水管的发育畸形、颅底凹陷和先天性小脑扁桃体下疝畸形等,可以造成脑脊液回流受阻,从而继发脑积水和颅内压增高狭颅症,由于颅腔狭小,限制了脑的正常发育,也常发生颅内压增高。

2.临床表现

(1)头痛:是因为颅内有痛觉的组织(如脑膜、血管和神经)受到压力的牵张所引起。颅内压增高引起的头痛的特点:头痛常是持续性的,伴有阵发性的加剧,常因咳嗽或打喷嚏等用力动作而加重。头痛的部位以额、颞、枕部明显;头痛的性质呈胀痛或搏动性疼痛;急性颅内压增高的患者,头痛常非常剧烈,伴烦躁不安,并常进入昏迷状态。儿童及老年人的头痛相对较成年人为少。

(2)呕吐:呕吐是头痛的伴发症状,典型表现为喷射性呕吐,一般与饮食无关,但较易发生于进食后,因此患者常常拒食,可导致失水和体重锐减。也可见非喷射性呕吐。恶心、呕吐可因肿瘤直接压迫迷走神经核或第四脑室底部而引起。有人认为是因为迷走神经核团或其神经根受到刺激所引起。脑干肿瘤起源于迷走神经核团附近者,呕吐有时是其早期唯一的症状,可造成诊断上的困难,有时可误诊为"功能性呕吐"。

(3)视盘水肿:视盘水肿是颅内压增高的特征性体征之一。它是因颅内压增高使眼底静脉回流受阻所致。与颅内压增高发生发展的时间、速度和程度有关。颅内压增高早期或急性颅内压增高时,视盘水肿可不明显,对视力影响不大。而慢性颅内压增高的患者,70%以上均有视盘水肿,如视盘边界模糊,生理凹陷不清,静脉充盈、迂曲,视盘周围火焰状出血等。此时,视力减退。随着视盘水肿的加重,可继发视神经萎缩,常伴不可逆视力减退甚至失明。

(4)意识障碍:意识障碍的病理解剖学基础是颅内压增高导致的全脑严重缺血缺氧和脑干网状结构功能受累。患者可呈谵妄、呆木、昏沉甚至昏迷。

(5)库欣反应:是指在严重颅内压增高时出现的血压上升、心率缓慢和呼吸减慢等现象。其结果是确保一定的脑灌注压,使肺泡 O_2 和 CO_2 充分交换,增加脑供氧,是机体总动员和积极代偿的表现。

(6)复视:因展神经在颅底走行较长,极易受到颅内压增高的损伤,出现单侧或双侧展神经麻痹,早期表现为复视。颅内压增高持续较久的病例,眼球外展受限,甚至使眼球完全内斜。

(7)抽搐及去大脑强直:抽搐及去大脑强直多系脑干受压所致,表现为突然意识丧失、四肢强直、颈和背部后屈,呈角弓反张状。

(8)视野缺损:系后颅窝病变引起的脑室积水,第三脑室扩大压迫视交叉后部并引起蝶鞍的扩大所致。常可误诊为垂体瘤。

(9)脑疝的表现:颅内压升高到一定程度,部分脑组织发生移位,挤入硬脑膜的裂隙或枕骨大孔,压迫附近的神经、血管和脑干,产生一系列症状和体征。幕上的脑组织(颞叶的海马回、钩回)通过小脑幕切迹被挤向幕下,称为小脑幕切迹疝或颞叶钩回疝或海马钩回疝。幕下的小脑扁桃体及延髓经枕骨大孔被挤向椎管内,称为枕骨大孔疝或小脑扁桃体疝。一侧大脑半球的扣带回经镰下孔被挤入对侧分腔,称为大脑镰下疝或扣带回疝。

小脑幕切迹疝(颞叶钩回疝):同侧动眼神经麻痹,表现为眼睑下垂,瞳孔扩大,对光反射迟钝或消失,不同程度的意识障碍,生命体征变化,对侧肢体瘫痪和出现病理反射。小脑幕切迹疝的临床表现:①颅内压增高:表现为头痛加重,呕吐频繁,躁动不安,提示病情加重。②意识障碍:患者逐渐出现意识障碍,由嗜睡、朦胧到浅昏迷、昏迷,对外界的刺激反应迟钝或消失,系脑干网状结构上行激活系统受累的结果。③瞳孔变化:最初可有时间短暂的患侧瞳孔缩小,但多不易被发现。以后该侧瞳孔逐渐散大,对光发射迟钝、消失,说明动眼神经背侧部的副交感神经纤维已受损。晚期则双侧瞳孔散大,对光反射消失,眼球固定不动。④锥体束征:由于患侧大脑脚受压,出现对侧肢体力弱或瘫痪,肌张力增高,腱反射亢进,病理反射阳性。有时由于脑干被推向对侧,使对侧大脑脚与小脑幕游离缘相挤,造成脑疝同侧的锥体束征,需注意分析,以免导致病变定侧的错误。⑤生命体征改变:表现为血压升高,脉缓有力,呼吸深慢,体温上升。到晚期,生命中枢逐渐衰竭,出现潮式或叹息样呼吸,脉频弱,血压和体温下降;最后呼吸停止,继而心跳亦停止。

枕骨大孔疝(小脑扁桃体疝):①枕下疼痛、项强或强迫头位:疝出组织压迫颈上部神经根,或因枕骨大孔区脑膜或血管壁的敏感神经末梢受牵拉,可引起枕下疼痛。为避免延髓受压加重,机体发生保护性或反射性颈肌痉挛,患者头部维持在适当位置。②颅内压增高:表现为头痛剧烈,呕吐频繁,慢性脑疝患者多有视盘水肿。③后组脑神经受累:由于脑干下移,后组脑神经受牵拉,或因脑干受压,出现眩晕、听力减退等症状。④生命体征改变:慢性疝出者生命体征变化不明显;急性疝出者生命体征改变显著,迅速发生呼吸和循环障碍,先呼吸减慢,脉搏细速,血压下降,很快出现潮式呼吸和呼吸停止,如不采取措施,不久心跳也停止。与小脑幕切迹疝相比枕骨大孔疝的特点:生命体征变化出现较早,瞳孔改变和意识障碍出现较晚。

大脑镰下疝:引起病侧大脑半球内侧面受压部的脑组织软化坏死,出现对侧下肢轻瘫、排尿障碍等症状。一般活体不易诊断。

(10)与颅内原发病变相关的症状体征:主要是与病变部位相关的神经功能刺激症状或局灶体征,如癫痫、失语、智能障碍、运动障碍、感觉障碍和自主神经功能障碍等。

(11)心血管舒缩中枢障碍症状体征:可表现为血压忽高忽低,最高可在 29.3/18.7 kPa(220/140 mmHg)以上,最低在 12.0/8.0 kPa(90/60 mmHg)以下;伴心动过速、心动过缓或心律不齐。心率或心律、血压具有波动幅度大、不稳定及对药物干预敏感等特点。

（12）与血压增高相关的症状体征：头痛、头晕、心悸、气短、耳鸣、乏力等，甚至出现高血压所致的心、脑、肾、眼等靶器官损害的表现。

3.治疗

颅内原发疾病的治疗是解除颅内压增高所致高血压的根本，而降低颅压治疗是降低血压的直接手段，如手术清除颅内血肿、脓肿、肉芽肿、肿瘤等颅内占位病变；脑室穿刺引流或脑脊液分流，改善脑脊液循环；脑静脉血栓局部溶栓，促进脑静脉回流等。多数情况下，随着颅内压的下降，血压恢复或接近正常。所以对血压的调控应持谨慎的态度，不能盲目地予以降压药物干预。降颅内压治疗应当是一个平衡的、逐步的过程。从简单的措施开始，降颅内压治疗需同步监测颅内压和血压，以维持脑灌注压＞9.3 kPa(70 mmHg)。具体措施如下。

（1）抬高头位：床头抬高 30°，可减少脑血流容积，增加颈静脉回流，降低脑静脉压和颅内压，且安全有效。理想的头位角度应依据患者 ICP 监测的个体反应而定，枕部过高或颈部过紧可导致 ICP 增加，应予以避免。

（2）止痛和镇静：当颅内压顺应性降低时，躁动、对抗束缚、行气管插管或其他侵入性操作等均可使胸腔内压和颈静脉压增高，颅内压增高；另焦虑或恐惧使交感神经系统功能亢进，导致心动过速，血压增高，脑代谢率增高，脑血流增加，颅内压增高。因此，积极进行镇静治疗尤为重要。胃肠外镇静剂有呼吸抑制和血压降低的危险，所以必须先行气管插管和动脉血压监测，然后再用药。异丙酚是一种理想的静脉注射镇静药，其半衰期很短，且不影响患者的神经系统临床评估，还有抗癫痫及清除自由基作用，通常剂量为 0.3～4 mg/(kg·h)。应避免使用麻痹性神经肌肉阻滞剂，因其影响神经系统功能的正确评估。

（3）补液：颅内压增高患者只能输注等渗液，如 0.9% 生理盐水，禁用低渗液如 5% 右旋糖酐或 0.45% 盐水。应积极纠正机体低渗状态（＜280 mOsm/L），轻度高渗状态（＞300 mOsm/L）对病情是有利的。CPP 降低可使 ICP 反射性增加，可输注等渗液纠正低血容量。不应使用 5% 或 10% 葡萄糖溶液，禁忌使用 50% 高渗葡萄糖溶液。因为会增加脑组织内乳酸堆积，加重脑水肿和神经元损害。当然，临床医师应根据患者血糖和血浆电解质含量动态监测及时调整补液种类和补液量。

（4）降颅压。①渗透性利尿剂：如甘露醇、甘油、高渗盐水等；②人血清蛋白：应用人血清蛋白可明显地增加血浆胶体渗透压，使组织间水分向血管中转移，从而减轻脑水肿，降低颅内压，尤其适用于血容量不足、低蛋白血症的颅内高压、脑水肿患者；③髓袢利尿剂：主要为呋塞米，作用于髓袢升支髓质部腔面的细胞膜，抑制 Na^+ 和 Cl^- 重吸收；④糖皮质激素：主要是利用糖皮质激素具有稳定膜结构的作用减少了因自由基引发的脂质过氧化反应，从而降低脑血管通透性、恢复血管屏障功能、增加损伤区血流量及改善 Na^+-K^+-ATP 酶的功能，使脑水肿得到改善。

（5）巴比妥类药物：巴比妥类药物具有收缩脑血管、降低脑代谢率、抑制脑脊液分泌、减低脑耗氧量和脑血流量及抑制自由基介导的脂质过氧化作用。大剂量巴比妥可使颅内压降低。临床试验证实，输入戊巴比妥负荷剂量 5～20 mg/kg，维持量 1～4 mg/(kg·h)，可改善难治性颅内压增高。美国和欧洲脑卒中治疗指南推荐可用大剂量巴比妥类药物治疗顽固性高颅压，但心血管疾病患者不宜使用。

（6）过度通气：过度换气可使肺泡和血中的二氧化碳分压降低，导致低碳酸血症，低碳酸血症使脑阻力血管收缩和脑血流减少，从而缩小脑容积和降低颅内压。也有认为是增加呼吸的负压使中心静脉压下降，脑静脉血易于回流至心脏。因而使脑血容量减少。但当 $PaCO_2$ 低于

4.0 kPa(30 mmHg)时,会引起脑血管痉挛,导致脑缺血缺氧,加重颅内高压。以往认为采用短时程(<24 小时)轻度过度通气(PaCO_2 4.0~4.7 kPa(30~35 mmHg)),这样不但可以降低颅内压,而且不会导致和加重脑缺血。近年来随着脑组织氧含量直接测定技术的问世,研究发现短时程轻度过度通气亦不能提高脑组织氧含量,相反会降低脑组织氧含量。所以,国内外学者已不主张采用任何形式过度通气治疗颅内高压,而采用正常辅助呼吸,维持动脉血 $PaCO_2$ 在正常范围为宜。

(7)亚低温治疗:动物试验证实,温度升高使脑的氧代谢率增加,脑血流量增加,颅内压增高,尤其是缺血缺氧性损伤恶化。通常每降低 1 ℃,脑耗氧量与血流量即下降 6.7%,有资料表明当体温降至 30 ℃时,脑耗氧量为正常时的 50%~55%,脑脊液压力较降温前低 56%。因此,首先应对体温增高的患者进行降温治疗(应用对乙酰氨基酚、降温毯、吲哚美辛等)。近年来,随着现代重症监护技术的发展,亚低温降颅压治疗的研究发展很快。无论是一般性颅内压增高还是难治性颅内压增高,亚低温治疗都是有效的,且全身降温比孤立的头部降温更有效。降温深度依病情而定,以 32~34 ℃为宜,过高达不到降温目的,过低有发生心室纤颤的危险。降温过程中切忌发生寒战、冻伤及水电解质失调,一般持续 3~5 天即可停止物理降温,使患者自然复温,逐渐减少用药乃至停药。在欧洲、美国、日本等国家已推广使用。但由于亚低温治疗需要使用肌肉松弛药和持续使用呼吸机,目前国内中小医院尚难以开展此项技术。

(8)减少脑脊液:以迅速降低颅内压,缓解病情。也是常用的颅脑手术前的辅助性抢救措施之一。①脑脊液外引流:是抢救脑疝危象患者的重要措施。控制性持续性闭式脑室引流,既可使脑脊液缓慢流出以将颅内压控制在正常范围,从而避免突然压力下降而导致脑室塌陷、小脑上疝、脑充血、脑水肿加重或颅内压动力学平衡的紊乱,而且有利于保持引流的通畅。关闭式引流有利于预防感染。②脑脊液分流术:不论何种原因引起的阻塞性或交通性脑积水,凡不能除去病因者均可行脑脊液分流术。根据阻塞的不同部位,可使脑脊液绕过阻塞处到达大脑表面,再经过蛛网膜颗粒吸收,以达到降低颅内压的目的。或将脑脊液引流到右心房或腹腔等部位而被吸收。若分流术成功,效果是比较肯定的。常用的脑脊液分流方法有侧脑室-枕大池分流术、侧脑室-右心房分流术、侧脑室-腹腔引流术、腰椎蛛网膜下腔-腹腔分流术。目前临床最常用的是侧脑室-腹腔引流术。③乙酰唑胺:一种碳酸酐酶抑制剂,它能使脑脊液产生减少 50%,从而降低颅内压。常用剂量是每次 0.25 g,每天 3 次。

(9)颅内占位病变:如肿瘤、脑脓肿等颅内占位性病变应手术切除,若不能切除可考虑脑室引流或行颅骨切开去骨瓣减压,可迅速降低颅内压。有学者认为,通过各种降颅压措施,如脱水、过度换气、巴比妥昏迷、亚低温等治疗不能控制的颅内高压,应考虑标准大骨瓣开颅术。

(10)去大骨瓣减压术:能使脑组织向减压窗方向膨出,以减轻颅内高压对重要脑结构的压迫,尤其是脑干和下丘脑,以挽救患者生命。但越来越多的临床实践证明去大骨瓣减压术不但没有降低重型颅脑伤患者死残率,而且可能会增加重型颅脑伤患者残死率。原因:①去大骨瓣减压术会导致膨出的脑组织在减压窗处嵌顿、嵌出的脑组织静脉回流受阻、脑组织缺血水肿坏死,久之形成脑穿通畸形;②去大骨瓣减压术不缝合硬脑膜会增加术后癫痫发作;③去大骨瓣减压术会导致脑室脑脊液向减压窗方向流动,形成间质性脑水肿;④去骨瓣减压术不缝合硬脑膜,使手术创面渗血进入脑池和脑室系统,容易引起脑积水;⑤去大骨瓣减压术不缝合硬脑膜会导致脑在颅腔内不稳定,会引起再损伤;⑥去大骨瓣减压术不缝合硬脑膜会增加颅内感染、切口裂开机会等。

(11)预防性抗癫痫治疗:越来越多的临床研究表明使用预防性抗癫痫药不但不会降低颅

损伤后癫痫发生率,而且会加重脑损害和引起严重毒副作用。严重脑挫裂伤脑内血肿清除术后是否常规服用预防性抗癫痫治疗仍有争议,也无任何大规模临床研究证据。国外学者不提倡预防性抗癫痫治疗。但若颅脑损伤患者一旦发生癫痫,则应该正规使用抗癫痫药。

(12)高压氧治疗:当动脉二氧化碳分压正常而氧分压增高时,也可使脑血管收缩,脑体积缩小,从而达到降颅内压的目的。在两个大气压下吸氧,可使动脉氧分压增加到 133.3 kPa(100 mmHg)以上,使增高的颅内压下降 30%,然而这种治疗作用只是在氧分压维持时才存在。如血管已处于麻痹状态,高压氧则不能起作用。有文献报道高压氧吸入后因肺泡与肺静脉氧分压差的增大,血氧弥散量可增加近 20 倍,从而大大提高组织氧含量,可中断因为脑缺血缺氧导致的脑水肿,可促进昏迷患者的觉醒,减少住院天数,能显著改善脑损伤患者的认知功能障碍,有利于机体功能的恢复,对抢救生命和提高生存质量有较好的疗效。绝对禁忌证:未经处理的气胸、纵隔气肿,肺大疱,活动性内出血及出血性疾病,结核性空洞形成并咯血,心脏二度以上房室传导阻滞。相对禁忌证:重症上呼吸道感染,重症肺气肿,支气管扩张症,重度鼻窦炎,血压高于 13.3/21.3 kPa(160/100 mmHg),心动过缓<50 次/分,未做处理的恶性肿瘤,视网膜脱离,早期妊娠(3 个月内)。

(13)调控血压:调控血压时应考虑系统动脉血压与颅内压和脑灌注压的关系。尤其是脑卒中急性期的血压管理,脑卒中急性期降压治疗目前仍无定论。由于病灶周边脑组织的充分血液供应对挽救缺血半暗带区濒危脑细胞至关重要,而这时 CBF 自我调节机制受损,CPP 严重依赖 MAP,但血压过高也会引起血-脑屏障破坏及其他相关脏器功能损伤。大量研究结果表明,75%以上的脑卒中患者急性期血压升高,尤其是那些既往有高血压病史的患者。在脑卒中发生后的 1 周内、血压有自行下降的趋势、有些患者数小时内即可看到血压明显降低。因此,对脑卒中急性期的血压,要持慎重的态度,而非简单的降低血压。

(二)自主神经功能障碍与高血压

自主神经主要分布于内脏、心血管和腺体。由于内脏反射通常是不能随意控制,故名自主神经。自主神经系统的功能在于调节心肌、平滑肌和腺体的活动,交感和副交感神经对内脏的调节具有对立统一作用。血管运动中枢位于脑干,它通过胸腰段交感神经元及第Ⅸ、Ⅹ对脑神经(副交感神经)对主动脉弓、窦房结、颈动脉压力感受器的控制,调节和维持交感神经和副交感神经的相对平衡,保持心血管系统的稳定性。因此,凡累及自主神经系统的病变大多可引起血压的变化。

1.脊髓损伤后自主神经反射不良

自主神经反射不良(AD)或称自主神经反射亢进,是指脊髓 T_6 或以上平面的脊髓损伤(SCI)而引发的以血压阵发性骤然升高为特征的一组临床综合征。常见的 SCI 的病因有外伤、肿痛、感染等。

2.致死性家族性失眠症

致死性家族性失眠症(FFI)是罕见的家族性人类朊蛋白(PrP)疾病,是常染色体显性遗传性疾病,也是近年来备受关注的人类可传播性海绵样脑病(TSH)之一。1986 年,意大利 Bologna 大学医学院 Lugaresi 等首先报道并详细描述了本病的第一个病例,以进行性睡眠障碍和自主神经功能失调为主要表现,尸检证实丘脑神经细胞大量脱失,命名为致死性家族性失眠症。随着基因监测技术的发展和对朊蛋白疾病认识的深入,全世界 FFI 散发病例及家系报道逐渐增多。因 FFI 是罕见病,目前为止尚无流行病学资料。FFI 由于自主神经功能失调可表现出高血压征象;同时可因严重睡眠障碍导致血压昼夜节律异常。

3.吉兰-巴雷综合征与高血压

吉兰-巴雷综合征(GBS)是一类免疫介导的急性炎性周围神经病。临床特征为急性起病,症状多在2周左右达到高峰,主要表现为多发神经根及周围神经损害,常有脑脊液蛋白-细胞分离现象,多呈单时相自限性病程,静脉注射免疫球蛋白和血浆置换治疗有效。该病还包括急性炎性脱髓鞘性多发神经根神经病(AIDP)、急性运动轴索性神经病(AMAN)、急性运动感觉轴索性神经病(AMSAN)、Miller Fisher综合征(MFS)、急性感觉神经病(ASN)等亚型。其中AIDP和ASN常损害自主神经,引起包括血压波动在内的诸多自主神经功能障碍的症状体征。国外报道GBS自主神经损害发生率65%,国内杨清成报道54%,鹿寒冰等报道39.4%,略低于国外。因自主神经的损害与GBS预后直接相关,临床上应引起足够的重视。

4.自主神经性癫痫

自主神经性癫痫又称间脑癫痫、内脏性癫痫等。间脑位于中脑之上,尾状核和内囊的内侧,可分为五个部分,即丘脑、丘脑上部、丘脑底部、丘脑后部、丘脑下部,后者是自主神经中枢。间脑癫痫是指这个部位病变引起的发作性症状,实际上病变并非累及整个间脑。但由于这一名称应用已久,所以至今仍被临床上沿用。1925年Heko报道首例间脑癫痫,至1929年Penfield提出间脑性癫痫的概念。这是一种不同病因引起的下丘脑病变导致的周期性发作性自主神经功能紊乱综合征。同其他自主神经病变一样,此类癫痫可致阵发性血压的升高,临床表现复杂多样,且缺乏特异性,易误诊。

(王　玮)

第三节　难治性高血压

在改善生活方式基础上,应用了足够剂量且合理的3种降压药物(包括噻嗪类利尿剂)后,血压仍在目标水平之上,或至少需要4种药物才能使血压达标时,称为难治性高血压(或顽固性高血压),占高血压患者的5%～10%。难治性高血压的病因及病理生理学机制是多方面的。高盐摄入、肥胖及颈动脉窦压力反射功能减退等是高血压患者血压难以控制的重要原因;在此基础上,可能有多种原因参与了难治性高血压的发生发展,如循环和组织中的交感神经、RAAS的活性增强及持续存在醛固酮分泌增加等。

一、难治性高血压原因的筛查

(1)判断是否为假性难治性高血压:常见为测压方法不当及白大衣高血压等。

(2)寻找影响血压升高的原因和并存的疾病因素,如患者顺从性差、降压药物选择使用不当、仍在应用拮抗降压的药物等,患者可能存在1种以上可纠正或难以纠正的原因。

(3)排除上述因素后,应启动继发性高血压的筛查。

二、处理原则

(1)此类患者最好转高血压专科治疗。

(2)在药物控制血压的同时,需坚持限盐、有氧运动、戒烟及以降低体重为主的强化生活方式性治疗。

（3）采用优化的药物联合方案（通常需要 3 种药物联合，其中包括一种噻嗪类利尿剂）及最佳的、可耐受的治疗剂量，在此基础上如血压仍不能控制在靶目标水平，可根据患者的个体情况加用醛固酮受体拮抗剂或 β 受体阻滞剂、α 受体阻滞剂及中枢神经系统拮抗药物。

（4）确定为药物控制不良的难治性高血压，或不能耐受 4 种以上药物治疗且存在心血管高风险的难治性高血压患者，在患者充分知情同意的基础上可考虑严格按照肾动脉交感神经消融术（RDN）入选标准进行 RDN 治疗，但鉴于 RDN 还处于研究阶段，以及缺乏长期随访的结果，因此需谨慎、严格遵循操作规程，有序地开展 RDN 治疗。

（王　玮）

第四节　特殊类型高血压

一、老年高血压

欧美国家一般以＞65 岁为老年的界限。中华医学会老年医学会于 1982 年根据世界卫生组织西太平洋地区会议所定而提出的老年界限为＞60 岁。由于老年人的绝对人数和占人口的构成比正在不断增长；在影响老年人健康长寿和生命质量的主要疾病（如脑血管病、心力衰竭、心肌梗死等）中，高血压是一个重要的危险因素；老年高血压在发病机制、临床表现、治疗与预后等方面具有某些特殊性。因此，老年高血压的问题日益成为医学界甚至全社会关注的焦点。老年高血压是指年龄 60 岁以上，血压值持续或非同日 3 次以上升高，即收缩压（SBP）达到或超过 18.7 kPa（140 mmHg）和/或舒张压（DBP）达到或超过 12.0 kPa（90 mmHg）。若收缩压达到或超过 18.7 kPa（140 mmHg）而舒张压低于 12.0 kPa（90 mmHg），称为老年单纯收缩期高血压。

（一）流行病学

全国高血压抽样调查结果，年龄 55～64 岁、65～74 岁与≥75 岁的高血压患病率分别为 29.4％、41.9％和 51.2％；60 岁以后各年龄组女性的高血压患病率均高于男性；60 岁以上单纯收缩期高血压的患病率为 7.13％，女性高于男性，南方高于北方。在大多数人群中，SBP 和 DBP 随年龄而上升。在 50～60 岁以后，SBP 继续上升直至 70～80 岁，但 DBP 稍有下降。老年高血压患者中，一部分患者是由老年期前的各种高血压延续而来；而另一些患者随着年龄的增加伴有血脂异常、糖尿病，在此基础上大动脉发生粥样硬化，其大动脉的顺应性减低及弹性变弱，使血管壁的纤维增生，从而使血压增高。

（二）发病机制

老年高血压的发病机制和病理生理特点除了与中青年人有相同之处外，其心血管等系统的老龄化与高血压发病也有密切关系。老年高血压发病率高的原因可能有以下几点。

1.大动脉顺应性减退

老年人动脉壁发生许多变化，包括粥样硬化与纤维性硬化。前者分布呈局灶性，例如冠状动脉、腹主动脉、股动脉、颈动脉，病变主要在内膜层，引起管腔狭窄，影响血流传输导致组织缺血或梗死；后者分布呈弥漫性，病变累及动脉壁全层，以中层为主，引起管腔扩张，影响缓冲功能。大动脉纤维性硬化导致大动脉弹性减退,管壁扩张性降低,管腔舒张顺应性下降,使压力波传导速度加快,压力反射波的叠加从舒张期提前至收缩期,最终导致心脏射血阻力增加、收缩压增高;舒张期顺应性降低、舒张压下降;脉压增大。在老年高血压患者可见收缩期压力波经常有一个突然跃升的增强阶段,而舒张期压力波形的切迹则消失,这个增强阶段就是提前到达的压力反射波叠加所致。因此,无论心排血量正常或降低,随着年龄增长,收缩压逐步升高,脉压增大。动脉内皮功能异常及局部组织肾素-血管紧张素系统激活也是大动脉顺应性减退的原因。血压升高本身可降低大动脉顺应性,随着血压升高,动脉壁上压力负荷的主要承担部分由弹性纤维向非弹性胶原转移。影响大动脉顺应性减退的其他因素有身材较矮、糖尿病、血脂异常、高盐摄入等。近年还发现血管紧张素Ⅱ受体 AT_1 的基因多态性与大动脉顺应性有关。

2.周围血管阻力升高

老年人随着年龄增长,由于小动脉壁的透明样变性和结构重塑,小动脉管壁增厚,壁/腔比值增加,管腔变小,血流阻力增大,小动脉对血管活性物质的收缩反应性也增强,收缩压也随之增高。因此,老年高血压以收缩压升高为主要特征,血流动力学特点是低心排血量和系统血管阻力明显增高,而心排血量比血压水平相同的年轻高血压患者约低 25%。

3.肾脏排钠能力减退

随着年龄增长,肾脏皮质变薄,有效的肾单位减少,肾小球滤过率降低,肾曲小管的浓缩能力减弱。尽管尿量未减少甚至夜尿反而增多,但肾脏的排钠能力却下降。钠盐摄入量增加即可导致水钠潴留,致使血压增高。因此,老年人盐敏感性高血压的发病率也有随增龄而增高的趋势。此外,肾脏血液灌注减少这种增龄性改变在老年高血压患者中更为显著。

4.交感神经系统 α 受体功能亢进

老年人灭活和清除去甲肾上腺素的能力减弱,血浆去甲肾上腺素浓度上升。同时,血管平滑肌细胞上的 β 受体数目随年龄增长而减少,而 α 受体数目不变或相对增多。这样导致 α 受体功能亢进,血管收缩力加强,尤其在体力活动和外界环境条件(如气温等)改变时。

5.血小板功能增强

血小板释放功能也随年龄增长而增强,储存于血小板内的血管活性物质,如血栓素 B_2(TXB_2)、血栓球蛋白(β-TG)、血小板第 4 因子(PF_4)、5-羟色胺(5-HT)等较多的释放入血浆。已经证实,在老年高血压患者血浆中 TXB_2、β-TG、PF_4、5-HT 等物质的浓度升高。5-HT 是一个较弱的缩血管活性物质,但对有粥样硬化的血管则有较强的缩血管作用。另外,伴随血流动力学改变,血流速度缓慢及纤维蛋白原含量增加或立体构型改变,可使血液黏滞度增大,进一步增加血管阻力。

近年来发现,老年高血压患者有动脉内皮功能改变,抗黏附性减退促使血小板聚集释放;内皮细胞合成释放一氧化氮(NO)与前列环素减少又进一步加强血小板聚集释放。

6.压力感受器缓冲血压能力减退与失衡

随着年龄增长,位于主动脉弓和颈动脉窦的压力感受器敏感性降低,影响对体循环血压波动的缓冲能力。然而,位于心肺循环的低压压力感受器功能则仍然正常。因此,老年人对体循环血压的调节能力明显减退。

(三)临床特点

1.单纯收缩期高血压多见

老年高血压的临床特点是单纯收缩期高血压多见,即收缩压和舒张压有分离现象。根据

WHO/ISH 的定义,单纯收缩期高血压的概念:SBP≥18.7 kPa(140 mmHg)和 DBP<12.0 kPa (90 mmHg)。由于收缩压增高、舒张压下降,因此脉压常增大(>6.7 kPa(50 mmHg))。

据统计,老年单纯收缩期高血压占半数以上,而且随着年龄的增加逐渐增多。Framingham 研究对年龄在 65~89 岁的老年人进行了统计,男性单纯收缩压增高占 57.4%,单纯舒张压增高仅占 12.4%;女性单纯收缩压增高占 65.1%,单纯舒张压增高仅占 7.1%;老年人群中单纯收缩期高血压约占 60%。

我国统计资料显示,60 岁及 60 岁以上的人群中,单纯收缩期高血压患病率为 21.5%,占老年高血压总人数的 53.2%,因此,单纯收缩期高血压是老年高血压最常见的类型,也是老年高血压最重要的特征。收缩期高血压的患病率随着年龄的增长而升高,老年女性比老年男性更为常见,农村老年人单纯收缩期高血压的患病率高于城市。

老年人主动脉弹性下降是导致单纯收缩压增高的主要原因。有试验证实,年轻人要大容量心室输出才能使主动脉的压力达到 26.7 kPa(200 mmHg),而老年人相当小的心排血量即可使主动脉压力超过 26.7 kPa(200 mmHg)。主动脉收缩压升高的主要机制是每次心脏收缩产生压力波,由主动脉将压力波传向远端动脉分支,当压力波遇到阻力后即产生反射波折回主动脉,此时主动脉的压力为压力波和反射波的叠加。正常情况下,大动脉压力波的传导速度比较慢,反射点主要在小的阻力血管,因此反射波返回主动脉的时间是在心脏的舒张期,这种状态可以保持较好的平均血压水平,以及心脏和血管之间的良好耦联。老年人增龄和高血压导致大动脉粥样硬化时,大动脉僵硬度增高,顺应性下降,使大动脉压力波的传导速度明显加速,反射点在靠近心脏的大动脉,反射波的折回时间提前至收缩期,因此主动脉血压出现收缩晚期高峰,同时导致了舒张压降低,脉压增大。因此,老年人单纯收缩期高血压发病率增加,主动脉粥样硬化、主动脉弹性下降是主要原因。

收缩期高血压及脉压的增大,增加了左心室后负荷,导致左心室肥厚,增加了心肌的耗氧量,改变冠状动脉的灌注及血流分布,降低了冠状动脉血流储备,加重了血管内皮功能紊乱及动脉壁的损害。因此单纯收缩期高血压对心血管损害很大。

2.血压波动大

老年高血压患者对情绪、体力活动或晨间清醒时的血压生理反应较中青年患者表现出较大的波动性。老年高血压无论 SBP 或者 DBP 均比中青年患者有较大的波动,尤其 SBP,这主要是因为老年患者主动脉弓压力感受器敏感性降低,血压调节功能减退,加上大动脉弹性减退,在心排血量变化时可出现较大的血压改变。因此,老年人血压波动范围明显大于中青年人。老年人一天内血压波动常在 5.3/2.7 kPa(40/20 mmHg)以上,个别可达 12.0/18.7 kPa (90/140 mmHg)。尤其是老年女性,24 小时收缩压的变化很大。此外,很多老年高血压患者(尤其是 80 岁以上的高龄患者)的血压特点是昼夜节律变化消失,夜间血压常升高。老年人收缩压在一年之中的变化范围也很大,大多表现为夏季较低、冬季较高。

3.假性高血压较多见

老年人中假性高血压表现也较多。由于临床上多以水银柱式血压计或电子血压计袖带法测定血压,这种无创性方法测定的血压并不能完全代表中心动脉血压。假性高血压产生的原因在于有严重动脉硬化的患者在使用仪器间接测量血压时,气袖压力常难于压迫住僵硬的肱动脉,以致出现测量值过高,产生"假性高血压"。间接法测量血压常获得较高的读数,甚至比直接法高 4.0 kPa(30 mmHg)以上。老年人动脉硬化发病率明显高于中青年人,也是老年患者中假性高血压较多,或实际中心动脉血压明显低于无创性血压测量值的原因。所以,如果发现患者有持续较高的血压,但无靶器官受累,而周围脉搏触诊缺乏弹性或上臂 X 线检查有血管钙化影,这时应高度怀疑假性高血压。由于假性高血压的血压测量值并非代表真正的中心动脉压,这些老年患者常不易耐受降压药物治疗,在服用降压药后可出现严重症状或并发症。因此,对于高龄或有明显主动脉硬化表现的老年患者,在首次应用降压药时应特别注意观察服药后的症状及表现。在评估老年人主动脉粥样硬化程度时,既往心血管等病史、X 线胸片、胸部 CT 及脉搏波速(PWV)测量等有一定的参考价值。

4.高血压并发症的发病率高

老年高血压的发病基础之一是动脉硬化,而收缩压的增加又会加重和加速动脉硬化。老年高血压患者靶器官损害和心脑血管并发症较中青年高血压患者多而重。有时可发生高血压性肥厚型心肌病,表现为左心室严重肥厚、左心室腔径狭小、舒张功能减退、收缩功能增强。由于老年人高血压多以收缩压增高为主,大动脉顺应性明显减退,加重了左心室后负荷与心脏做功,导致左心室肥厚,加以胶原纤维增多和淀粉样变,导致心脏舒张与收缩功能受损明显,容易发生心力衰竭。有资料统计,老年高血压患者心力衰竭发生率是非老年患者的 2 倍,冠心病发病率可以高 3 倍,冠心病患者中,有高血压病史者其病死率比无高血压病史者高 2.3～5.0 倍,特别是单纯收缩期高血压发生心脑血管疾病的风险更大。多危险因子干扰试验研究(MRFIT)显示,单纯收缩期高血压患者冠心病病死率较一般高血压患者更高,发生脑卒中和冠心病的危险分别增加 4 倍和 5 倍。

5.代谢综合征患病率高

1988 年,Reaven 首先提出胰岛素抵抗和胰岛素抵抗综合征。胰岛素抵抗是指胰岛素生理功能反应受损现象。代谢综合征是由于胰岛素抵抗所致糖脂代谢失调和高血压,并伴有纤溶酶原激活抑制物(PAI-1)升高、内皮细胞功能紊乱、动脉粥样硬化的炎性反应及微量蛋白尿等。以高血压为主要临床表现的代谢综合征,老年人发病率较高,它与心血管疾病密切相关,是老年患者的常见病和致残、致死的重要原因。

代谢综合征的老年患者多与体重超重和腹型肥胖有关。有资料显示,50 岁以上人群代谢综合征的患病率是年轻人的 2～3 倍,60 岁以上老年人中,患代谢综合征者可达 20％以上,且患病率随年龄的增长而上升。因此,老年人是代谢综合征的高危人群。老年人糖尿病或糖耐量下降并发的代谢性高胰岛素血症是导致血压水平升高的常见原因。

6.直立性低血压发生率高

直立性低血压在老年高血压中较多见,尤其常见于降压治疗过程中。测定患者平卧 10 分钟时和被动站立 1 分钟及 5 分钟时的血压值,发现约 1/3 患者发生直立性低血压,并伴随头晕等症状。这些患者恢复到基础立位血压所需的时间也延长,而心率则无相应的改变,仅个别人表现为立位比卧位时的血压升高。老年人直立性低血压的发生可能与老年人血压调节机制障碍有关。老年人肾素活性偏低,肾素-血管紧张素-醛固酮系统水平随年龄增高而下调;老年人由于缺血或老年退行性改变,导致自主神经反应性血管收缩调节作用消退;老年人主动脉压力感受器敏感性减弱;以及老年人窦房结功能下降,在血压降低时心率反应性增速功能消退,使体位变化时心排血量代偿作用丧失等,均可能是老年人直立性低血压发生率较高的原因。它对于选择适宜的降压药和确定降压治疗时的血压目标值具有指导意义。α受体阻滞剂、交感神经抑制剂等降压药加重直立性低血压,尤其在合并使用利尿剂时。由于压力感受器难以迅速调整或建立新的工作阈值,老年人不能承受急剧迅速的降压,故应避免短时间内大幅度降压。临床上必须强调经常测量立位血压。

7.盐敏感性高血压的发病率高

血压的盐敏感性系指在某些人群中,钠盐摄入量增加可明显导致血压增高。有资料提示,血压的盐敏感性与种族有明显相关性,同时盐敏感性高血压的发病率随年龄的增长而增加,在老年高血压患者特别是老年女性中更为明显,且有遗传倾向。

8.诊所高血压发现率高

诊所高血压又称"白大衣性高血压",即有些患者在医院诊室检查时显示高血压,而在诊室外测血压正常,24小时血压动态监测(ABPM)的平均血压也为正常[白昼血压＜17.3/11.3 kPa(130/85 mmHg)]。据有关资料统计,老年人诊所高血压表现者可高达40%。诊所高血压虽多不引起心脏结构和功能的改变,但对靶器官的损害仍高于正常人,特别是男性病死率增高较明显。目前认为,诊所高血压可能与动脉硬化、胰岛素抵抗、左心室舒张功能不全及血管阻力变化等因素有关,治疗需要从改变生活方式、危险因子控制等方面进行干预。对于可能考虑为诊所高血压患者,ABPM显然较诊所检测血压更为准确,因此应当推荐使用。此外,ABPM还能观察24小时血压动态变化,为临床提供正确治疗的依据。最近,国外有临床资料显示,在家自测血压的患者比诊所测血压者具有更高的准确性和治疗依从性,高血压治疗效果也更明显。因此,提倡老年患者在医师指导下在家庭自测血压,可以避免诊所高血压,识别隐蔽性高血压,从而客观反映患者长期、真实的血压水平,有较积极的临床意义。

隐蔽性高血压是指在医院诊室内测血压正常,而在诊室外测血压高于正常的现象,ABPM也高于正常[24小时平均血压≥17.3/11.3 kPa(130/85 mmHg)]。此情况多见于吸烟、饮酒的老年男性,以及患有糖尿病、血清肌酐值偏高、体重指数(BMI)过高的老年人。这些患者易发展为单纯收缩期高血压,以后心血管事件及脑卒中的发生率也较高,因此,必须进行积极的抗高血压治疗。对血压的观察也应采用ABPM结合定期自测血压的方法。

9.体液成分改变常见

周围血浆肾素活性(PRA)随增龄而降低,约半数老年高血压是低肾素型。老年人血浆醛固酮水平常比中年人有显著降低,细胞外容量和血容量也显著减少。血浆儿茶酚胺常随增龄稍有增加,但β受体反应性随增龄与血压的升高反而减弱,因此老年高血压在运动时心率增快及β受体阻滞剂治疗中心率减慢等效应均减弱。然而,在有些应激情况下,如握力、冷加压时,老年高血压患者出现异常高的升压反应。

(四)诊断与鉴别诊断

对老年高血压的诊断评价主要包括以下三方面:确定是否有高血压存在,血压水平或严重程度;检查靶器官受损程度及与心脑血管病有关的危险因素;测定某些有助于制订治疗方案的指标。

对于首次就诊的老年患者应确定其基础血压状况。在老年人中测量血压的方法与在年轻人中相同,但由于血压变异随年龄的增长而增加,因此对于血压测量应注意:①应至少测非同日血压(每次测量3遍)3次才能确诊(血压很高、靶器官损伤很重而需紧急治疗者例外)。②怀疑有体位血压改变者,除测坐位血压外,还应测卧位、立位血压,当第一次就诊发现立位低血压时应在以后降压治疗过程中加测立位血压,用以确定治疗前血压和治疗终点血压,避免产生药物性立位低血压,准确合理选用降压药物、剂量和服药方式。③对已进行降压药物治疗,或需了解昼夜血压变化的老年患者可做24小时动态血压监测。④高血压患者在柯氏音第Ⅰ时相与第Ⅲ时相起始间可产生静止间歇,称"听诊间歇"。在听诊间歇前先扪及桡动脉大致确定 SBP 水平,然后充气皮囊至此水平以上约 2.7 kPa(20 mmHg),以避免误以第Ⅲ时相起始点为 SBP。听诊间歇在老年高血压患者中发生率较高。⑤如发现患者有较高血压读数,无靶器官受累,或诉低血压症状,但测左右臂血压仍很高的,应高度怀疑假性高血压。可采用简易的 Osler 试验辅助诊断,即袖带充气加压较患者收缩压高 2.7~4.0 kPa(20~30 mmHg),如果这时仍可明显触摸到僵硬的桡动脉,表示 Osler 试验阳性。不过,现在发现 Osler 试验的个体内和个体间变异性很大,难以准确鉴别是否存在假性高血压。肯定的诊断需要做直接动脉内测压。这类患者不易耐受降压治疗,服用降压药可出现严重症状或并发症。⑥左右上臂 DBP 相差 1.3 kPa(10 mmHg)以上,需考虑存在动脉粥样硬化或血栓形成、外周动脉(锁骨下动脉、上肢动脉等)闭塞或狭窄改变。

为评估患者靶器官损害及心血管疾病情况,应做常规 12 导联心电图、Holter、心脏超声及相关实验室检查。对于老年高血压患者,还需要根据其血压值,靶器官损害程度,存在的心血管疾病危险因素(如吸烟、肥胖、血脂异常和心血管病家族史等),并存的心、脑、肾、血管疾病及糖尿病等情况进行危险性评估,以制订治疗计划和判断患者的预后。

老年高血压的诊断需要排除继发性高血压,老年人继发性高血压发病率较年轻人低,主要为肾血管性高血压,而老年人肾动脉狭窄多为动脉粥样硬化所致。有些内分泌疾病如原发性醛固酮增多症、嗜铬细胞瘤、甲状腺功能亢进等也是老年人继发性高血压的病因。不少老年患者夜尿增加,容易失水、失钾,低血钾和夜尿并非一定是原发性醛固酮增多症的表现。如为经典性高血压,但近期有明显 DBP 上升,就要考虑是否因动脉粥样硬化病变引起肾动脉狭窄,但多数不宜手术治疗。老年人中如出现严重或顽固性高血压、原来控制良好的高血压突然恶化、高血压为突然发病表现及合并有周围血管病者,应高度怀疑继发性高血压的可能。

(五)治疗

1.治疗的益处

现有的大规模临床试验资料均已证明,在老年人中,无论是收缩压和舒张压均增高,或单纯收缩期高血压者,通过降压治疗对减少心血管疾病的发病和死亡均有益。例如 EWPHE、SHEP、MRC、STOP 证实老年人高血压采用利尿剂和 β 受体阻滞剂降压治疗有益,可以显著减少心、脑血管病的发生率与病死率。而且,在老年高血压患者中降压治疗获得的绝对益处甚至超过中青年患者。1995 年以后,STONE、Syst-Eur、Syst-China 临床试验相继发表,报道了二氢吡啶类钙通道阻滞剂长期治疗老年高血压和老年单纯收缩期高血压的结果,证实该疗法也能显著降低心、脑血管病的发生率,尤其是脑卒中。

2.适应证

根据我国和欧美各国目前的高血压治疗指南,对于符合高血压诊断的老年人,均应进行降压治疗。

3.治疗原则

与中青年人高血压治疗原则基本相同,但应根据老年人病理生理特点和个体差异制订治疗方案。

(1)遵循高血压总的治疗原则:应充分注意效益-危险比,将不良反应降至最小而获得最佳降压疗效,以达到防止靶器官损害的目的。

(2)积极控制血压:力求达到血压的目标值。

(3)个体化原则:老年高血压初始治疗宜从小剂量开始,逐渐加量。2、3 级高血压也可以使用标准剂量的多药联合,直至血压得到控制。

高血压治疗的主要目的是最大限度降低心血管病死亡和病残的总危险,在治疗高血压的同时,还应干预所有可逆性危险因素和处理同时存在的各种临床情况。

(4)治疗目标:根据 ESC/ESH 高血压指南、BHS Ⅳ 指南及 2005 年中国高血压防治指南中提出的降压治疗目标,提出老年人与中青年人相同,应将血压降至 < 18.7/12.0 kPa(140/90 mmHg)。对糖尿病和肾病患者,收缩压应降至 17.3 kPa(130 mmHg)以下,舒张压应降至 10.7 kPa(80 mmHg)以下。对老年人收缩压降至 18.7 kPa(140 mmHg)以下有困难者,可先控制在 20.0 kPa(150 mmHg)以下,但仍然应强调严格控制血压,如能耐受,还可进一步降低。

合并有冠心病的老年人,舒张压不宜过低,以免加重心肌缺血。有脑血管疾病的老年人,在脑血管疾病稳定或好转以前,可将血压控制在 13.3/21.3 kPa(160/100 mmHg)左右。在脑卒中急性期,为了维持脑梗死区域血流灌注压,对原有高血压的老年人,收缩压可维持在 29.3 kPa(220 mmHg)以下,舒张压可维持在 16.0 kPa(120 mmHg)以下。在收缩压 < 24.0 kPa(180 mmHg),舒张压 < 14.0 kPa(105 mmHg)时可不急于降压。

在英国有学者提出,治疗后舒张压在 12.7~13.3 kPa(95~100 mmHg)或较低[11.3 kPa(85 mmHg)]时,患者心肌梗死的发病率和病死率较高。而舒张压为 11.3~12.0 kPa(85~90 mmHg),则冠心病病死率较低,其解释为机体通过自动调节,在一定范围的灌注压下,维持重要器官供血。

(5)非药物治疗:非药物治疗是安全、有效的降压治疗,也是药物治疗的基础。

生活方式的优化与调整应首先考虑,包括降低超重(>标准重 10%)、适当限制盐过多摄入、减少饱和脂肪酸和胆固醇摄入、戒烟酒、足够的钾钙镁摄入。坚持适量体力活动,可进行步行等轻中强度体育活动。经上海市高血压研究所 30 多年的观察,证明长期气功锻炼不但能稳定降压疗效,且可使脑卒中发生率降低 50% 左右,特别在老年患者依从性尤好,值得推广。

TONE 试验对 60~80 岁 1 级高血压患者给予减轻体重和限钠摄入干预,随访 15~36 个月,结果发现干预组血压下降与对照组相比有显著性差异。

心理因素是影响老年高血压的重要因素,精神抑郁状态可增高血浆儿茶酚胺水平及交感神经活性,影响降压药物的疗效,因此,应对可能影响降压疗效的心理因素进行干预。

(6)药物治疗:国内外大量随机临床研究的资料已经显示,利尿剂、钙通道阻滞剂、血管紧张素转换酶抑制剂、血管紧张素 Ⅱ 受体阻滞剂、β 受体阻滞剂等 WHO 推荐的一线药物对老年高血压患者均有效。由于老年高血压的病理基础是低肾素、低交感神经张力和高容量负荷,根据此特点,长效钙通道阻滞剂等扩血管药及利尿剂应为较好的选择。以往有些老的降压药,如利血平等,可诱发老年患者忧郁症和消化性溃疡,并可能加重帕金森症症状;神经节阻断剂如胍乙啶等可导致或加重老年人直立性低血压,故均不宜用于老年高血压患者;α 受体阻滞剂也有引起直立性低血压的不良反应,对已有或可能发生该并发症的老年人也应慎用或禁用。老年人降压治疗时,应注意降压不宜过快、过猛,治疗应选择有更高安全性和耐受性的药物,逐步降压,尤其是在体质较弱和高龄老年患者中。许多老年高血压患者存在其他危险因素及靶器官损害等情况,这类患者治疗药物的选择要十分慎重。老年高血压患者在药物治疗期间,应注意体位血压变化情况,需同时测量立位血压,以排除直立性低血压,并评估降压治疗的体位效应。

1)钙通道阻滞剂(CCB):CCB 可作为治疗老年高血压的一线药物。CCB 治疗高血压的主要特点是对老年患者有较好降压疗效,高钠摄入时不影响降压疗效,与非甾体抗炎药物合用时不干扰降压作用,对嗜酒患者仍有显著降压作用。它能降低外周血管阻力,有抗血小板凝集、防止动脉粥样硬化的形成、保护血管内膜、改善心肌供氧的作用。

Syst-China 和 Syst-Eur 研究的观察对象均为老年单纯性收缩期高血压患者,同样使用二氢吡啶类钙通道阻滞剂硝苯地平为初始治疗,并与安慰剂做对照。结果显示,两个治疗组脑卒中危险性和所有心血管危险同对照组相比均有明显降低,试验提前结束。根据以上临床试验结果,ESH/ESC 指南提出,老年收缩期高血压治疗的一线用药应选择二氢吡啶类 CCB 的长效制剂。CCB 可以延缓或减轻动脉粥样硬化,使大动脉的顺应性改善,适合老年高血压和合并多种心血管危险因素的患者。

NORDIL 研究是试用非二氢吡啶类 CCB 地尔硫䓬,观察治疗药物对减少致死性和非致死性脑卒中、致死性和非致死性心肌梗死,以及对其他心血管病死亡事件的作用。研究结果显示,地尔硫䓬能显著减少脑卒中的发生。由于非二氢吡啶类 CCB 除了有降低血压的作用外,还有降低心肌收缩力、降低心率及抗心肌缺血的作用,并能减少心房颤动的发生,对肾脏则有增加肾血流的作用。长期应用在逆转左心室肥厚方面可能优于二氢吡啶类 CCB。

应该注意的是,非二氢吡啶类 CCB 与 β 受体阻滞剂合用时,仍要小心。因为到目前为止,依然有学者坚持 CCB 的负性肌力作用将诱发或加重心力衰竭。

2)利尿剂:迄今为止,利尿剂始终被列为一线抗高血压药物,多年来一直用于轻型高血压的治疗。由于年龄增加,钠水的处理能力降低,用噻嗪类药物可有助于缓解水钠潴留,但长期服用此类药物可造成多种代谢障碍,如低血钾、高血糖、高尿酸、脂代谢紊乱。故在应用时需密切注意代谢变化。

老年单纯收缩期高血压试用利尿剂的第一大型临床试验是 SHEP 研究,结果显示,收缩压下降了 1.6 kPa(12 mmHg),脑卒中和脑卒中病死率减少了 36%。ALLHAT 研究是观察比较利尿剂与氨氯地平和赖诺普利降压疗效的大型临床试验,结果显示,氯噻酮降低收缩压作用较其他两种降压药物更好。氯噻酮与氨氯地平或赖诺普利比较,在减少致命性冠心病或非致命性心肌梗死危险性方面效果相同。氯噻酮与赖诺普利相比,更有效减少脑卒中。与氨氯地平相比,能更有效减少充血性心力衰竭。

噻嗪类利尿剂长期使用可通过降压作用和减慢脉搏波的作用改善动脉的扩张性。吲达帕胺则兼有利尿及血管扩张作用,也可作为老年人常用的利尿剂类型。

3)血管紧张素转换酶抑制剂(ACEI):近年来,ACEI 类药物发展迅速。发现 ACEI 除了抑制 AngⅡ生成外,还能增加组织内缓激肽(BK)和血管紧张素(1～7)的水平。血管紧张素Ⅱ(AngⅡ)有引起血管收缩、平滑肌增殖、纤溶减弱及氧化应激作用,由此导致高血压及靶器官的损害。缓激肽和血管紧张素(1～7)的作用与 AngⅡ的作用完全相反,它们分别作用于特异性的 BK 受体与 AT(1～7)受体,引起血管扩张、血压下降及抗增殖等作用,协同拮抗 AngⅡ的不良反应,从而对心脏起到保护作用。

ANBP2 是比较 ACEI 与利尿剂对老年高血压效果的前瞻、开放性研究,对象为 65～84 岁高血压患者,随访 4.1 年。与利尿剂组相比,依那普利组首发心肌梗死的发生率降低了 32%,致死性心肌梗死与非致死性心肌梗死分别降低了 9% 和 32%。

ACEI 作为高血压治疗的一线用药,有较强的血管扩张作用,可有效降低血压,无直立性低血压及反射性心率加快的不良反应,很适用于老年患者。尤其是对于高肾素活性和糖尿病患者,以及联合治疗时血压控制效果不理想的患者,该类药物有抗重塑效应,可逆转心室肥厚,改变心室结构,在逆转左心室肥厚方面作用明显优于其他降压药物。大量临床和试验证明,ACEI不仅能降低血压,还能降低血糖和改善糖耐量,有明确的改善胰岛素抵抗的作用,因此有明显的心、脑、肾保护作用。ACEI增加胰岛素敏感性的主要机制是通过扩张外周血管,增加骨骼肌的血流量,提高骨骼肌对葡萄糖的摄取和利用,降低血糖和改善了糖耐量,从而改善胰岛素抵抗。因此,对高血压合并胰岛素抵抗的老年糖尿病患者是较好的降压药物。

4)血管紧张素受体阻滞剂(ARB):血管紧张素Ⅱ受体亚型有2种,即AT_1和AT_2。血管紧张素Ⅱ与AT_1受体结合产生的作用为血管收缩、醛固酮释放、交感张力增高和氧化应激反应。血管紧张素Ⅱ与AT_2受体结合则产生血管舒张、抗增殖等作用。ARB可在血管紧张素受体水平阻断AngⅡ与AT_1受体结合的不良反应,如血管收缩、醛固酮分泌、交感张力增高等,从而起到降低血压和靶器官保护作用。同时ARB还能发挥AT_2受体的有益作用,即扩张血管、抗增殖、调控凋亡等。ARB通过激活AT_2受体,增加缓激肽、一氧化氮和环磷酸鸟苷这3种有益扩血管物质的释放,同时抗细胞增生,有利于保护心血管系统。

已有很多临床和试验研究显示,ARB可以减少血管紧张素Ⅱ刺激产生的许多类型胶原纤维及生长因子,有调节动脉粥样硬化作用,因此也可以作为老年单纯收缩期高血压的较好治疗药物,适于较长期应用。此外,ARB对改善心功能、降低蛋白尿有较明显的效果,临床应用不良反应少见,极少发生咳嗽。

5)β受体阻滞剂:高血压是慢性心力衰竭最常见的危险因子,高血压患者存在慢性β肾上腺素能刺激,神经内分泌因子促进了心脏的重塑,最终导致心功能减退。而左心室重构则是心力衰竭进展和恶化的主要机制。β受体阻滞剂可以通过抑制交感神经活性,防止心力衰竭进展或恶化。

然而,β受体阻滞剂可能出现不良反应,如收缩血管、增加心脏后负荷、减少肾脏血流灌注、中枢神经不良反应,如嗜睡、乏力等,而且β受体阻滞剂撤药时可能出现反跳,停药还必须逐步进行。β受体阻滞剂禁用于一度以上的房室传导阻滞、病态窦房结综合征和血流动力学不稳定的心力衰竭患者。伴有肥胖、血脂异常、糖耐量异常、代谢综合征的老年高血压患者长期应用β受体阻滞剂会导致胰岛素抵抗及糖耐量下降、血清总胆固醇和甘油三酯升高,并可能增加新发糖尿病。

因此β受体阻滞剂用于治疗高血压一直存在争议。英国成人高血压管理指南建议,除了合并心绞痛或心肌梗死外,不推荐β受体阻滞剂作为初始治疗高血压的一线药物,特别是55岁以上的高血压患者。

此外,很多基础及临床研究显示,β受体阻滞剂对中心动脉压和血管弹性的改善效果逊于钙通道阻滞剂和ACEI,因此对于没有特殊强适应指征的老年高血压患者,对于预防高血压的主要并发症——脑卒中,选用其他降压药物如长效钙通道阻滞剂或ACEI似更为合理。

然而,有资料认为,新型抗高血压药物卡维地洛具有α受体和β受体双重阻断作用,并有抗氧化、减少细胞因子不利作用,降低凋亡。其降压效果主要基于其α受体阻断介导的血管扩张、降低外周血管阻力,但又不影响心排血量和肾功能,因此有别于单纯β受体阻滞剂,不会导致传统β受体阻滞剂出现的代谢紊乱。因此,卡维地洛适用于老年高血压患者,以及伴有肾功能不全、外周动脉疾病、血脂异常、脑卒中后和合并糖尿病的患者,并有防治心力衰竭进展或恶化的作用。

6)其他:有研究发现,口服硝酸酯类药物可选择性地降低收缩压,对舒张压则降低不明显。

可能是硝酸酯在体内形成 NO，能直接舒张大动脉平滑肌，使大动脉的扩张性和顺应性增加，改善了大动脉弹性的结果。

近年来有临床试验显示，他汀类药物（阿托伐他汀）强化降低胆固醇治疗，能够缓解大动脉僵硬度及降低收缩压，可能与其影响内皮功能、调节肾素-血管紧张素系统、改善大动脉血管弹性有关。最近的 ASCOT-LLA 研究也表明，他汀类药物既可以减少高血压患者又可以减少非高血压患者的心血管病发病率及病死率。

胰岛素增敏剂治疗高血压的临床研究也取得一定效果，可能为今后高血压的治疗开辟新途径。

（7）降压药的联合应用：老年高血压降压药联合应用，可选择固定复合制剂或单药的联合使用。目前固定复合制剂多为 ARB 与利尿剂的复方剂型。两种单药联合近年来有大型临床试验研究结果的报道，ASCOT-BPLA 研究显示，ACEI 与 CCB 的联合明显优于 β 受体阻滞剂和利尿剂的联合。因此，临床对老年高血压联合用药多推荐 CCB 加 ACEI 或 ARB。此外，利尿剂加 ARB 或 ACEI 也是较好选择。需要 3 种药物联合应用时，可在 CCB、利尿剂基础上加用 ACEI 或 ARB。当选择 4 种药物联合应用时，可考虑在以上 3 种药物联合应用中增加 β 受体阻滞剂或选择性 α 受体阻滞剂。

（8）注意事项。①平稳降压：老年人全身动脉硬化，急剧降压可能影响重要脏器的血流灌注，因此需要缓慢降压，在几周甚至更长时间逐渐将血压降至目标水平，为此应选用起效平稳的长效或缓释型降压药。为防止血压骤降，服药应从小剂量（成人常用剂量的半量）开始，根据血压的变化情况逐步增加剂量或联合用药。有条件应做动态血压监测，根据血压昼夜变化规律决定患者何时服药与调整剂量，使血压保持平稳下降。②重视药物不良反应：在老年人，药物的代谢动力学参数发生了许多变化，例如生物利用度、分布、代谢与排泄。一般而言，老年人体内水分减少而脂肪含量相对增加，药物在体内的分布就有改变；老年人血浆清蛋白有所降低，药物与清蛋白结合减少，具有活性的游离药物浓度增加；老年人肝脏血流量减少，肝细胞药物代谢酶的合成能力降低，影响药物灭活；随着年龄增长，肾血流量相应降低，肾小球滤过功能也减弱，使老年人肾脏排泄药物的能力降低。上述改变导致同剂量的药物在老年人中往往血药浓度偏高，不良反应发生率可高于年轻人 2～3 倍。③注意降压药物不良反应及有选择地使用降压药：对合并慢性阻塞性肺疾病及二度以上心脏传导阻滞的老年患者，应避免使用非选择性 β 受体阻滞剂。对合并痛风、明显低钠或低钾血症者需慎用利尿剂。老年糖尿病患者不要首选利尿剂。ACEI 或 ARB 不宜应用于有血管神经性水肿病史者。此外，对合并前列腺肥大致排尿困难而无直立性低血压的老年高血压患者，可选择利尿剂或与其他药物联合应用。④降压药物的停药问题：当血压达到了目标值并控制稳定后，应当坚持按时服药，不能随意停药，也不宜任意改变服药时间和剂量，以免血压发生大的波动。因为血压波动过大可导致靶器官的损害，对于已有动脉硬化的老年患者危害更大。如服药后血压下降幅度过大，或产生低血压的相关症状，则应逐渐减少药物的种类和剂量，直至完全停药。⑤老年患者在应用国内外高血压指南推荐的降压药物时，只要血压控制理想，没有明显不良反应，则不论已用药物时间多长，可不必更换其他降压药物，因为这些药物长期应用均有保护靶器官的作用。但如使用降压药物后出现了不应产生的有关症状，并且与血压下降程度无关时，应考虑药物不良反应、患者可能为假性高血压或已有某些靶器官严重损害的可能，应及时停药并寻找原因，做出适当的处理。

二、儿童及青少年高血压

在中国,14周岁以下称为儿童,14～18周岁称为青少年。一般认为,成人高血压比儿童和青少年高血压常见,但近年研究表明,儿童高血压的发病率并不低,为1％～6.9％,不同地区、民族儿童流行病学调查各异。随着世界各地儿童肥胖率的增加和对儿童高血压的重视程度的提高,发病率有上升趋势。

由于高血压曾被认为是成年人才会得的病症,医师没有测量儿童血压的习惯,使其发现率令人担忧。据美国进行的一项研究估计,至少有3/4的儿童高血压病例未能被诊断。现在对于3岁以上儿童,儿科医师在每一次门诊时都要求测量血压,并根据年龄、性别、身高和体重来评估结果。

20世纪70年代以来,流行病研究证实,成人原发性高血压多起源于儿童青少年时期。儿童的血压发育有轨迹现象,即某些儿童在成长过程中其血压的百分位数不变。这就表明,高百分位数儿童到成年可能发展成高血压患者。儿童及青少年的血压超过该年龄的第90百分位,比在50百分位儿童多75％可能性发展成为成人高血压。

(一)病因及发病机制

儿童高血压大多为继发性高血压。年龄越小,原发性高血压越少见。据统计,原发性高血压仅占学龄期儿童高血压的15％,而占青少年高血压的85％～95％。继发因素中以肾脏、肾血管及肾上腺病变最为常见,其中肾脏病变占到60％～70％,也可继发于心血管、内分泌及中枢神经系统疾病。

儿童原发性高血压的病因不明,但与遗传因素、肥胖有关已达成共识,同时还有很多影响因素存在争议。

1.遗传因素

国内外已有多项流行病学调查证实本病有家族遗传倾向。遗传因素起作用可能的机制有遗传性钙离子和钠离子转运障碍、遗传性交感神经功能亢进、遗传性肾素-血管紧张素系统平衡失调、遗传性高胰岛素血症及胰岛素抵抗。同时原发性高血压患者子女在应激或情绪紧张时心率增快、血压增高均明显高于无家族史者。

2.肥胖

BMI(体重指数)是血压偏高的独立危险因素。肥胖患儿较正常体型儿童更易患高血压,但机制还不十分清楚。有人提出与肥胖儿童的高胰岛素血症和胰岛素抵抗有关。高胰岛素血症在增加肾脏水排泄的同时具有钠潴留作用,胰岛素抵抗还能增加交感神经系统的活性和刺激血管平滑肌增生。

3.其他因素

高盐饮食、高同型半胱氨酸血症均为本病的危险因素。除神经、体液及内分泌因素外,还与血流动力学改变有关。有研究显示白细胞总数和中性粒细胞百分比等血液学指标对儿童的SBP有影响。此外,长期精神紧张、交感神经兴奋性过高、睡眠不足、吸烟等也会导致高血压。

(二)临床特点

儿童及青少年高血压多隐匿起病,常无明显症状,随血压增高程度、速率、有无原发病及其严重程度可出现头晕、头痛、乏力、颜面潮红、恶心、呕吐、后颈部疼痛、后枕部或者颞部搏动感等症状。慢性高血压出现心、脑、肾等靶器官损害或者并发症时,可有相应临床表现。若血压快速急剧升高时可出现眩晕、视力障碍、惊厥、偏瘫、失语等高血压脑病症状。随着病情进展,可进一步出现心、肾、眼、脑等靶器官损害并导致相应器官功能衰竭。

根据眼底所见可将儿童高血压分为4度。Ⅰ度:正常眼底;Ⅱ度:有局灶性小动脉收缩;Ⅲ度:有渗出伴或不伴出血;Ⅳ度:视盘水肿。Ⅲ度或Ⅳ度眼底改变提示恶性高血压,并有迅速进展为高血压脑病的可能,应积极降压治疗。

由于小儿高血压大多为继发性高血压,因此可见许多原发病的症状和体征。急、慢性肾小球肾炎可有血尿、蛋白尿、水肿等。肾盂肾炎可有腰痛、发热、尿频、尿急、尿痛等。嗜铬细胞瘤可有出汗、心悸、心动过速、体重减轻等。皮质醇增多症可有软弱、肥胖、多毛、瘀斑、生长缓慢等。原发性醛固酮增多症可有周期性瘫痪、低血钾、手足抽搐、多尿、烦渴等。

(三)儿童血压测量

一般使用水银柱式血压计测量儿童血压。根据被测儿童手臂选择合适的袖带,袖带的气囊环绕上臂周长的80%～100%,宽度为上臂周长的40%。测量时手臂和心脏保持同一水平。儿童常取坐位,婴幼儿取仰卧位。在测量血压前一般建议卧位或坐位保持3分钟,站位则保持1分钟。不论采取何种姿势,测量血压时手臂必须得到支撑,尤其是肘部,否则收缩压可因等长运动而升高10%左右。同时测量两侧手臂。若初次测量超过了正常水平,应至少重复测量2次,以评估患者血压水平。

近年来动态血压监测(ABPM)得到广泛应用,该装置可在日常生活环境中客观地连续记录某一时段复杂多样的血压变化,具有早期识别血压异常的优点,为早期、客观的血压评估提供了可能。主要用于排除儿童白大衣性高血压(诊所高血压)的诊断。

(四)诊断

国际上尚无统一的诊断标准,当前多采用百分位数法。美国国家高血压教育项目儿童青少年工作组将儿童血压分为3类:正常血压、高血压前期和高血压。正常血压应低于该年龄、性别及身高组的收缩压、舒张压90百分位值;高血压前期指介于该年龄、性别及身高组的收缩压或舒张压90～95百分位值;若3次或3次以上平均收缩压或舒张压超过该性别、年龄和身高组的收缩压、舒张压95百分位值则为高血压。高血压又分为高血压1期和高血压2期。血压持续大于或等于99百分位值则为高血压2期。

国内通常采用的高血压诊断标准:新生儿血压>12.0/8.0 kPa(90/60 mmHg),婴幼儿血压>13.3/8.0 kPa(100/60 mmHg),学龄前儿童血压>16.0/10.7 kPa(120/80 mmHg),学龄儿童血压>16.0/10.7 kPa(120/80 mmHg),超过13岁青少年血压>18.7/12.0 kPa(140/90 mmHg)即为高血压。任何年龄组血压超过20.0/13.3 kPa(150/100 mmHg)为重症高血压。

对于儿童及青少年高血压需谨慎下诊断。应注意:①是否为高血压,儿童首次测量血压时常处于紧张状态,影响测量值,故必须于数周内反复测定,至少3次以上超过正常值才能诊断为高血压。②是否为继发性高血压,儿童高血压多为继发因素引起,而青少年高血压多为原发性高血压。原发性高血压依患儿的年龄、体重、血压增高程度、有无阳性家族史及有无高血压症状和体征,在排除其他继发性因素后方可作出诊断。建议可按图7-6所示程序处理。

(五)治疗

儿童及青少年继发性高血压一旦明确病因,应积极治疗原发病,消除病因。对于原发性或无法去除病因的继发性高血压,应施以非药物治疗和药物治疗等综合治疗。

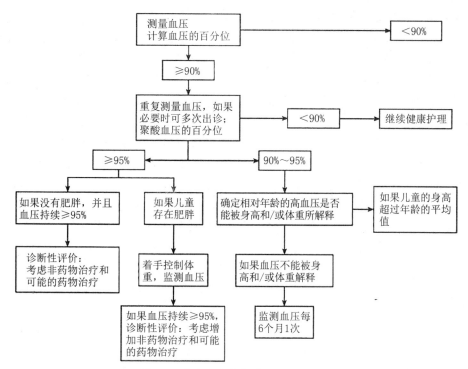

图 7-6 儿童和青少年高血压诊断路线

1.降压目标

无并发症和靶器官损害的原发性高血压儿童,目标是血压降低到该性别、年龄和身高儿童组血压 95 百分位值以下。有肾脏疾病、糖尿病或者高血压靶器官损害儿童,目标是血压降低到该性别、年龄和身高组儿童血压的 90 百分位值以下。血压水平在 99 百分位值以上,有严重高血压症状的常常是患肾脏疾病的儿童,需紧急治疗。

2.非药物治疗

原发性高血压患者首先应考虑试用非药物治疗,包括有氧运动(减肥、跑步、骑车、健身操等),消除各种精神紧张因素,保证充足的睡眠,加强饮食指导,限制盐摄入量(2～2.5 g/d),给予高钾、高钙和高镁饮食,多吃蔬菜、水果和鱼类食物。

3.药物治疗

适应证包括症状性高血压、继发性高血压、高血压合并靶器官损害、1 型和 2 型糖尿病合并高血压及非药物治疗降压效果不理想的高血压等。降压药物的选择原则是对轻中度高血压开始用单一药物,从小剂量开始,逐渐增加剂量,疗效不满意时再加用第二种药。

WHO 推荐的一线药物的选择顺序为利尿剂、β 受体阻滞剂、ACEI 或 ARB、钙通道阻滞剂、α 受体阻滞剂。美国 JNC7 推荐的一线药物的选择顺序为利尿剂、β 受体阻滞剂、钙通道阻滞剂、ACEI 或 ARB、α 受体阻滞剂。国内将钙通道阻滞剂和 ACEI 作为儿童高血压的首选药物,对于青少年患者或无 ACEI 应用指征的患儿则首选利尿剂和 β 受体阻滞剂。

(1)利尿剂:通过促进排钠、降低血容量起降压作用。适用于轻中度高血压,严重高血压时与其他药物联用能增强药物降压作用。常用药物有氢氯噻嗪、氯噻酮、螺内酯、氨苯蝶啶、阿米洛利。注意事项:使用时主要注意水、电解质平衡,同时利尿剂也会对糖脂代谢产生影响,所以必要时可监测电解质、血糖、血脂情况。

（2）肾上腺素受体拮抗药：本类药物通过阻断 α 肾上腺素能受体和/或 β 肾上腺素能受体起到降血压作用。临床常用口服用药：①哌唑嗪：为选择性 $α_1$ 受体阻滞剂，每天初始 $0.05\sim$ 0.1 mg/kg，分 3 次口服，最大剂量为每天 0.5 mg/kg。②美托洛尔：初始每天 $1\sim2$ mg/kg，分 2 次口服，最大剂量为 2 mg/kg，每天不得超过 200 mg。③拉贝洛尔：为 α 受体阻滞剂和 β 受体阻滞剂，初始用量为每天 $1\sim3$ mg/kg，每天口服 2 次，最大可用至 $10\sim12$ mg/kg。其他还有阿替洛尔、普萘洛尔、比索洛尔等。α 受体阻滞剂使用时注意首剂效应；β 受体阻滞剂对有哮喘病史、严重心力衰竭、心率过慢的患者禁忌使用。④酚妥拉明：为 α 受体阻滞剂，用于嗜铬细胞瘤术前准备阶段，尤其当患儿有高血压危象时可静脉缓慢推注，每次 $0.1\sim0.5$ mg/kg 或静脉滴注每分钟$1\sim4$ μg/kg，同时密切观察血压，不良反应有心动过速等。

（3）钙通道阻滞剂：通过松弛血管平滑肌、扩张外周血管达到降压目的，降压效果较好。常用口服用药：①氨氯地平：每天 $2.5\sim5$ mg/kg，每天 1 次口服；②非洛地平：每天 $2.5\sim10$ mg/kg，每天 1 次口服；③硝苯地平缓释或控释剂型：每天 $0.25\sim3$ mg/kg，每天分 $1\sim2$ 次口服；④伊拉地平：每天 $0.15\sim0.8$ mg/kg，分 $3\sim4$ 次口服。常见不良反应有踝部水肿、便秘、头晕、面部潮红、头痛、心悸或心动过速、皮疹等。

（4）血管紧张素转换酶抑制剂（ACEI）：本类药物通过抑制血管紧张素转换酶，减少血管紧张素 Ⅱ 生成，从而达到降压效果。常用口服用药：①贝那普利：初始每天 0.2 mg/kg，每天 1 次口服，渐增加至 10 mg/d，最高剂量不超过 40 mg/d；②卡托普利：初始每次 $0.3\sim6$ mg/kg，每天 3 次口服，最高剂量不超过每天 6 mg/kg。其他还有依那普利、福辛普利、喹那普利、赖诺普利等。注意事项：6 岁以下儿童及肌酐清除率＜30 mL/(min·1.73 m²)者慎用。经常使用应定期检测血清钾及血肌酐水平，警惕高钾血症和氮质血症的出现。部分患者可有咳嗽、水肿、味觉异常、皮疹等不良反应。

（5）血管紧张素 Ⅱ 受体拮抗剂（ARB）：这类药物通过选择性阻断血管紧张素 Ⅱ 的 Ⅰ 型受体而起作用，尤其适合高血压伴轻度肾功能不全、蛋白尿的患儿。常用口服用药：①厄贝沙坦：使用剂量为 $6\sim12$ 岁儿童每天 $75\sim150$ mg；≥13 岁青少年每天 $150\sim300$ mg，均为每天 1 次口服；②氯沙坦：剂量为每天 $0.7\sim1.4$ mg/kg，最多每天 100 mg；③坎地沙坦。注意事项：应定期检查血清钾和血肌酐，6 岁以下儿童应慎用。

（六）儿童高血压危象

儿童高血压危象是指重症高血压并发中枢神经系统、心脏、肾脏等靶器官明显损伤和严重功能障碍，国内有学者提出任何年龄儿童血压＞13.3/21.3 kPa(160/100 mmHg)即可考虑为重症高血压。临床上儿童高血压危象根据以下情况可考虑诊断：①血压急剧增高的重症高血压患儿；②出现高血压脑病的临床表现（包括眼底检查所见）；③经积极降压治疗后病情迅速、显著好转。

治疗主要采取降压、降低颅内压、抗惊厥等综合治疗。无论应用何种降压药物，都应注意降压速度不宜过快，即逐渐降压。一般来说，最好在治疗开始后 6 小时内，降低计划降压的 1/3，12 小时内降低计划降压的 2/3，并于 $48\sim72$ 小时将血压降至接近正常。如降压速度过快，可引发心、肾、脑等重要脏器血流灌注不足，尤其可加重高血压脑病患儿的缺血性脑损伤。待病情平稳后改用口服降压药维持，具体用药有如下推荐。

1.硝普钠

静脉注射降压迅速，达有效剂量后 $2\sim5$ 分钟血压下降，降压持续时间短，停止注射 $1\sim3$ 分钟作用消失,血压开始上升,通过调整静脉滴注速度可控制血压下降速度,故应用较为安全。先按 $0.5\sim1.0\ \mu g/(kg\cdot min)$ 速度滴注,以后每隔 5 分钟逐渐增量 $0.1\sim0.2\ \mu g/(kg\cdot min)$,通常剂量为 $3\sim5\ \mu g/(kg\cdot min)$,最大剂量不超过 $7\sim8\ \mu g/(kg\cdot min)$,可根据血压等调速。滴瓶、滴管应予避光。若长时间(>72 小时)、大剂量[$>200\ \mu g/(kg\cdot min)$]滴注还应注意监测血清硫氰酸盐,$>100\ mg/L$ 为中毒水平。同时也需注意观察其他毒副作用,有个别病例即使剂量不大也不能耐受而终止用药。

2.二氮嗪

二氮嗪为非利尿的噻嗪类衍生物,通过刺激前列环素合成扩张小动脉、降低周围血管阻力,降压作用迅速,适用于不宜应用硝普钠的高血压脑病患儿。剂量为 $1\sim5\ mg/kg$,静脉快速注入($15\sim30$ 秒),$1\sim3$ 分钟后显效,降压作用持续 $6\sim24$ 小时(平均 $12\sim18$ 小时)。如效果不佳,于 $5\sim10$ 分钟后可重复静脉注射。必要时静脉滴注,初始速度为每分钟 $0.25\ \mu g/kg$,最大剂量为每分钟 $5\ \mu g/kg$,持续滴注 20 分钟。

3.拉贝洛尔

初始 $0.25\ mg/kg$,缓慢静脉注射,并以 $0.25\sim3.0\ mg/(kg\cdot h)$ 静脉维持,但总剂量应 $\leqslant 4\ mg/kg$。静脉注射后数分钟起效,作用平稳。

4.尼卡地平

尼卡地平为钙通道阻滞剂。推荐剂量:$1\sim3\ \mu g/(kg\cdot min)$,静脉注射。不良反应有反射性心动过速。

(王 玮)

第八章

冠心病的临床治疗

第一节 稳定型心绞痛

一、概述

心绞痛是由于暂时性心肌缺血引起的以胸痛为主要特征的临床综合征,是冠状动脉粥样硬化性心脏病(冠心病)的最常见表现。通常见于冠状动脉至少一支主要分支管腔直径狭窄在50%以上的患者,当应激时,冠状动脉血流不能满足心肌代谢的需要,导致心肌缺血,而引起心绞痛发作,休息或含服硝酸甘油可缓解。

稳定型心绞痛(stable angina pectoris,SAP)是指心绞痛发作的程度、频度、性质及诱发因素在数周内无显著变化的患者。心绞痛也可发生在瓣膜病(尤其是主动脉瓣病变)、肥厚型心肌病和未控制的高血压及甲状腺功能亢进、严重贫血等患者。冠状动脉"正常"者也可由于冠状动脉痉挛或内皮功能障碍等原因发生心绞痛。某些非心脏性疾病如食道、胸壁或肺部疾病也可引起类似心绞痛的症状,临床上需注意鉴别。

二、流行病学

心绞痛是基于病史的主观诊断,因此它的发病率和患病率很难进行评估,而且评估结果也会因为依据的标准不同产生差异。

一项基于欧洲社区心绞痛患病率的调查研究显示:45~54 岁年龄段女性患病率为 0.1%~1%,男性为 2%~5%;而 65~74 岁年龄段女性高达 10%~15%,男性高达 10%~20%。由此可见,每百万个欧洲人中有 2 万~4 万人罹患心绞痛。

最近的一项调查,其标准为静息或运动时胸痛发作伴有动脉造影、运动试验或心电图异常证据,研究结果证实了心绞痛的地域差异性,且其与已知的全球冠心病死亡率的分布平行。例如,心绞痛作为初始冠脉病变的发病率,贝尔法斯特是法国的 2 倍。

稳定型心绞痛患者有发生急性冠脉综合征的危险,如不稳定型心绞痛、非 ST 段抬高型心肌梗死或 ST 段抬高型心肌梗死。Framingham 研究结果显示,稳定型心绞痛的患者,两年内发生非致死性心肌梗死和充血性心脏病的概率,男性为 14.3%和 5.5%,女性为 6.2%和 3.8%。稳定型心绞痛的患者的预后取决于临床、功能和解剖因素,个体差别很大。

左心室功能是慢性稳定性冠脉疾病存活率最有力的预测因子。其次是冠脉狭窄的部位和严重程度。左冠状动脉主干病变最为严重，据国外统计，年病死率可高达30％左右。此后依次为3支、2支与1支病变。左前降支病变一般较其他两大支严重。

三、病因和发病机制

稳定型心绞痛是一种以胸、下颌、肩、背或臂的不适感为特征的临床综合征，其典型表现为劳累、情绪波动或应激后发作，休息或服用硝酸甘油后可缓解。有些不典型的稳定型心绞痛以上腹部不适感为临床表现。William Heberden 在 1772 年首次提出"心绞痛的概念"，并将之描述为与运动有关的胸区压抑感和焦虑，不过那时还不清楚它的病因和病理机制。现在我们知道它由心肌缺血引起。心肌缺血最常见的原因是粥样硬化性冠状动脉疾病，其他原因还包括肥厚型或扩张型心肌病、动脉硬化及其他较少见的心脏疾病。

心肌供氧和需氧的不平衡产生了心肌缺血。心肌氧供取决于动脉血氧饱和度、心肌氧扩散度和冠脉血流，而冠脉血流又取决于冠脉管腔横断面积和冠脉微血管的调节。管腔横断面积和微血管都受到管壁内粥样硬化斑块的影响，从而因运动时心率增快、心肌收缩增强及管壁紧张度增加导致心肌需氧增加，最终引起氧的供需不平衡。心肌缺血引起交感神经激活，产生心肌耗氧增加、冠状动脉收缩等一系列效应从而进一步加重缺血。缺血持续加重，导致心脏代谢紊乱、血流重分配、区域性以致整体性舒张和收缩功能障碍，心电图改变，最终引起心绞痛。缺血心肌释放的腺苷能激活心脏神经末梢的 A1 受体，是导致心绞痛（胸痛）的主要中介。

心肌缺血也可以无症状。无痛性心肌缺血可能因为缺血时间短或不甚严重，或因为心脏传入神经受损，或缺血性疼痛在脊的和脊上的部位受到抑制。患者显示出无痛性缺血表现、气短及心悸都提示心绞痛存在。

对大多数患者来说，稳定型心绞痛的病理因素是动脉粥样硬化、冠脉狭窄。正常血管床能自我调节，例如在运动时冠脉血流增加为平时的 5～6 倍。动脉粥样化斑块减少了血管腔横断面积，使得运动时冠脉血管床自我调节的能力下降，从而产生不同严重程度的缺血。若管腔径减少＞50％，当运动或应激时，冠脉血流不能满足心脏代谢需要从而导致心肌缺血。内皮功能受损也是心绞痛的病因之一。心肌桥是心绞痛的罕见病因。

用血管内超声（IVUS）观察稳定型心绞痛患者的冠状动脉斑块。发现 1/3 的患者至少有1 个斑块破裂，6％的患者有多个斑块破裂。合并糖尿病的患者更易发生斑块破裂。临床上应重视稳定型心绞痛患者的治疗，防止其发展为急性冠脉综合征（ACS）。

四、诊断

胸痛患者应根据年龄、性别、心血管危险因素、疼痛的特点来估计冠心病的可能性，并依据病史、体格检查、相关的无创检查及有创检查结果作出诊断及分层危险的评价。

（一）病史及体格检查

1.病史

详尽的病史是诊断心绞痛的基石。在大多数病例中，可以通过病史就能得出心绞痛的诊断。

（1）部位：典型的心绞痛部位是在胸骨后或左前胸，范围常不局限，可以放射到颈部、咽部、颌部、上腹部、肩背部、左臂及左手指侧，也可以放射至其他部位，心绞痛还可以发生在胸部以外如上腹部、咽部、颈部等。每次心绞痛发作部位往往是相似的。

(2)性质:常呈紧缩感、绞榨感、压迫感、烧灼感、胸憋、胸闷或有窒息感、沉重感,有的患者只述为胸部不适,主观感觉个体差异较大,但一般不会是针刺样疼痛,有的表现为乏力、气短。

(3)持续时间:呈阵发性发作,持续数分钟,一般不会超过10分钟,也不会转瞬即逝或持续数小时。

(4)诱发因素及缓解方式:慢性稳定性心绞痛的发作与劳力或情绪激动有关,如走快路、爬坡时诱发,停下休息即可缓解,多发生在劳力当时而不是之后。舌下含服硝酸甘油可在2～5分钟内迅速缓解症状。

非心绞痛的胸痛通常无上述特征,疼痛通常局限于左胸的某个部位,持续数个小时甚至数天;不能被硝酸甘油缓解甚至因触诊加重。胸痛的临床分类见表8-1,加拿大心血管学会分级法见表8-2所示。

表 8-1　胸痛的临床分类

典型心绞痛	符合下述 3 个特征
	胸骨下疼痛伴特殊性质和持续时间
	运动及情绪激动诱发
	休息或硝酸甘油缓解
非典型心绞痛	符合上述两个特征
非心性胸痛	符合上述 1 个特征或完全不符合

表 8-2　加拿大心血管学会分级法

级别	症状程度
Ⅰ级	一般体力活动不引起心绞痛,例如行走和上楼,但紧张、快速或持续用力可引起心绞痛的发作
Ⅱ级	日常体力活动稍受限制,快步行走或上楼、登高、饭后行走或上楼、寒冷或风中行走、情绪激动可发作心绞痛或仅在睡醒后数小时内发作。在正常情况下以一般速度平地步行 200 m 以上或登一层以上的楼梯受限
Ⅲ级	日常体力活动明显受限,在正常情况下以一般速度平地步行 100～200 m 或登一层楼梯时可发作心绞痛
Ⅳ级	轻微活动或休息时即可以出现心绞痛症状

2.体格检查

稳定型心绞痛体检常无明显异常,心绞痛发作时可有心率增快、血压升高、焦虑、出汗,有时可闻及第四心音、第三心音或奔马律,或出现心尖部收缩期杂音,第二心音逆分裂,偶闻双肺底啰音。体检尚能发现其他相关情况,如心脏瓣膜病、心肌病等非冠状动脉粥样硬化性疾病,也可发现高血压、脂质代谢障碍所致的黄色瘤等危险因素,颈动脉杂音或周围血管病变有助于动脉粥样硬化的诊断。体检尚需注意肥胖(体重指数及腰围),有助于了解有无代谢综合征。

(二)基本实验室检查

(1)了解冠心病危险因素,空腹血糖、血脂检查,包括血总胆固醇(TC)、高密度脂蛋白胆固醇(HDL-C)、低密度脂蛋白胆固醇(LDL-C)及甘油三酯(TG)。必要时做糖耐量试验。

(2)了解有无贫血(可能诱发心绞痛),检查血红蛋白是否减少。

(3)甲状腺,必要时检查甲状腺功能。

(4)行尿常规、肝肾功能、电解质、肝炎相关抗原、人类免疫缺陷病毒(HIV)检查及梅毒血清试验,需在冠状动脉造影前进行。

(5)胸痛较明显患者,需查血心肌肌钙蛋白(CTnT 或 CtnI)、肌酸激酶(CK)及同工酶(CK-MB),以与急性冠状动脉综合征(acute coronary syndrome,ACS)相鉴别。

(三)胸部 X 线检查

胸部 X 线检查常用于可疑心脏病患者的检查,然而,对于稳定型心绞痛患者,该检查并不能提供有效特异的信息。

(四)心电图检查

1.静息心电图检查

所有可疑心绞痛患者均应常规行静息 12 导心电图。怀疑血管痉挛的患者于疼痛发作时行心电图尤其有意义。心电图同时可以发现诸如左心室肥厚、左束支阻滞、预激、心律失常及传导障碍等情况,这些信息可发现胸痛的可能机制,并能指导治疗措施。静息心电图对危险分层也有意义。但不主张重复此项检查除非当时胸痛发作或功能分级有改变。

2.心绞痛发作时心电图检查

在胸痛发作时争取心电图检查,缓解后立即复查。静息心电图正常不能排除冠心病心绞痛的诊断,但如果有 ST-T 改变符合心肌缺血时,特别是在疼痛发作时检出,则支持心绞痛的诊断。心电图显示陈旧性心肌梗死时,则心绞痛可能性增加。静息心电图有 ST 段压低或 T 波倒置但胸痛发作时呈"假性正常化",也有利于冠心病心绞痛的诊断。24 小时动态心电图表现如有与症状一致 ST-T 变化,则对诊断有参考价值。

(五)核素心室造影

1.^{201}Tc 心肌显像

铊随冠脉血流被正常心肌细胞摄取,休息时铊显像所示主要见于心肌梗死后瘢痕部位。在冠状动脉供血不足部位的心肌,则明显的灌注缺损仅见于运动后缺血区。变异型心绞痛发作时心肌急性缺血区常显示特别明显的灌注缺损。

2.放射性核素心腔造影

红细胞被标记上放射性核素,得到心腔内血池显影,可测定左心室射血分数及显示室壁局部运动障碍。

3.正电子发射断层心肌显像(PET)

除可判断心肌血流灌注外,还可了解心肌代谢状况,准确评估心肌活力。

(六)负荷试验

1.心电图运动试验

(1)适应证:①有心绞痛症状怀疑冠心病,可进行运动,静息心电图无明显异常的患者,为达到诊断目的。②确定稳定型冠心病的患者心绞痛症状明显改变者。③确诊的稳定型冠心病患者用于危险分层。

(2)禁忌证:急性心肌梗死早期、未经治疗稳定的急性冠状动脉综合征、未控制的严重心律失常或高度房室传导阻滞、未控制的心力衰竭、急性肺动脉栓塞或肺梗死、主动脉夹层、已知左冠状动脉主干狭窄、重度主动脉瓣狭窄、肥厚型梗阻性心肌病、严重高血压、活动性心肌炎、心包炎、电解质异常等。

(3)方案(Burce 方案):运动试验的阳性标准为运动中出现典型心绞痛,运动中或运动后出现 ST 段水平或下斜型下降≥1 mm(J 点后 60～80 毫秒),或运动中出现血压下降者。

(4)需终止运动试验的情况,包括:①出现明显症状(如胸痛、乏力、气短、跛行);症状伴有意义的 ST 段变化。②ST 段明显压低(压低>2 mm 为终止运动相对指征;≥4 mm 为终止运动绝对指征)。③ST 段抬高≥1 mm。④出现有意义的心律失常;收缩压持续降低 1.3 kPa(10 mmHg)或血压明显升高［收缩压>33.3 kPa(250 mmHg)或舒张压>15.3 kPa(115 mmHg)］。⑤已达目标心率者。有上述情况一项者需终止运动试验。

2.核素负荷试验(心肌负荷显像)

(1)核素负荷试验的适应证:①静息心电图异常、LBBB、ST 段下降>1 mm、起搏心律、预激综合征等心电图运动试验难以精确评估者。②心电图运动试验不能下结论,而冠状动脉疾病可能性较大者。

(2)药物负荷试验:包括双嘧达莫、腺苷或多巴酚丁胺药物负荷试验,用于不能运动的患者。

(七)多层 CT 或电子束 CT 扫描

多层 CT 或电子束 CT 平扫可检出冠状动脉钙化并进行积分。人群研究显示钙化与冠状动脉病变的高危人群相联系,但钙化程度与冠状动脉狭窄程度却并不相关,因此,不推荐将钙化积分常规用于心绞痛患者的诊断评价。

CT 造影为显示冠状动脉病变及形态的无创检查方法。有较高阴性预测价值,若 CT 冠状动脉造影未见狭窄病变,一般可不进行有创检查。但 CT 冠状动脉造影对狭窄病变及程度的判断仍有一定限度,特别当钙化存在时会显著影响狭窄程度的判断,而钙化在冠心病患者中相当普遍,因此,仅能作为参考。

(八)有创性检查

1.冠状动脉造影

冠状动脉造影至今仍是临床上评价冠状动脉粥样硬化和相对较为少见的非冠状动脉粥样硬化性疾病所引起的心绞痛的最精确的检查方法。对糖尿病、年龄>65 岁老年患者、年龄>55 岁女性的胸痛患者冠状动脉造影更有价值。

(1)适应证:①严重稳定型心绞痛(CCS 分级 3 级或以上者),特别是药物治疗不能很好缓解症状者。②无创方法评价为高危的患者,不论心绞痛严重程度如何。③心脏停搏存活者。④患者有严重的室性心律失常。⑤血管重建(PCI,CABG)的患者有早期中等或严重的心绞痛复发。⑥伴有慢性心力衰竭或左心室射血分数(LVEF)明显减低的心绞痛患者。⑦无创评价属中、高危的心绞痛患者需考虑大的非心脏手术,尤其是血管手术(如主动脉瘤修复,颈动脉内膜剥脱术,股动脉搭桥术等)。

(2)不推荐行冠状动脉造影:严重肾功能不全、造影剂过敏、精神异常不能合作者或合并其他严重疾病,血管造影的得益低于风险者。

2.冠状动脉内超声显像

血管内超声检查可较为精确地了解冠状动脉腔径,血管腔内及血管壁粥样硬化病变情况,指导介入治疗操作并评价介入治疗效果,但不是一线的检查方法,只在特殊的临床情况及为科研目的而进行。

五、治疗

(一)治疗目标

1.防止心肌梗死和死亡,改善预后

防止心肌梗死和死亡,主要是减少急性血栓形成的发生率,阻止心室功能障碍的发展。上述目标需通过生活方式的改善和药物干预来实现:①减少斑块形成。②稳定斑块,减轻炎症反应,保护内皮功能。③对于已有内皮功能受损和斑块破裂,需阻止血栓形成。

2.减轻或消除症状

改善生活方式、药物干预和血管再通术均是减轻和消除症状的手段,根据患者的个体情况选择合适的治疗方法。

(二)一般治疗

1.戒烟

大量数据表明对于许多患者而言,吸烟是冠心病起源的最重要的可逆性危险因子,因此,强调戒烟是非常必要的。

2.限制饮食和酒精摄入

对确诊的冠心病患者,限制饮食是有效的干预方式。推荐食用水果、蔬菜、谷类、谷物制品、脱脂奶制品、鱼、瘦肉等,也就是所谓的"地中海饮食"。具体食用量需根据患者总胆固醇及低密度脂蛋白胆固醇来制定。超重患者应减轻体重。

适量饮酒是有益的,但大量饮酒肯定有害,尤其对于有高血压和心力衰竭的患者。很难定义适量饮酒的酒精量,因此提倡限酒。稳定的冠心病患者可饮少量(<50 g/d)低度酒(如葡萄酒)。

3.ω-3 不饱和脂肪酸

鱼油中富含的 ω-3 不饱和脂肪酸能降低血中甘油三酯,被证实能降低近期心肌梗死患者的猝死率,同时它也有抗心律失常作用,能降低高危患者的死亡率和危险因素,可用作此类患者的二级预防。但该脂肪酸的治疗只用于高危人群,如近期心梗患者,对于稳定性心绞痛伴高危因素患者较少应用。目前只提倡患者每星期至少吃一次鱼以保证该脂肪酸的正常摄入。

4.维生素和抗氧化剂

目前尚无研究证实维生素的摄入能减少冠心病患者的心血管危险因素,同样,许多大型试验也没有发现抗氧化剂能给患者带来益处。

5.积极治疗高血压,糖尿病及其他疾病

稳定型心绞痛患者也应积极治疗高血压、糖尿病、代谢综合征等疾病,因这些疾病本身有促进冠脉疾病发展的危险性。

确诊冠心病的患者血压应降至 17.3/11.3 kPa(130/85 mmHg);如合并糖尿病或肾脏疾病,血压还应降至 17.3/10.7 kPa(130/80 mmHg)。糖尿病是心血管并发症的危险因子,需多方干预。研究显示:心血管病伴 2 型糖尿病患者在应用降糖药的基础上加用吡格列酮,其非致死性心肌梗死、脑卒中(中风)和病死率减少了 16%。

6.运动

鼓励患者在可耐受范围内进行运动,运动能提高患者运动耐量、减轻症状,对减轻体重、降低血脂和血压、增加糖耐量和胰岛素敏感性都有明显效益。

7.缓解精神压力

精神压力是心绞痛发作的重要促发因素,而心绞痛的诊断又给患者带来更大的精神压力。缓解紧张情绪,适当放松可以减少药物的摄入和手术的必要。

8.开车

稳定型心绞痛患者可以允许开车,但是要限定车载重和避免商业运输。高度紧张的开车是应该避免的。

(三)急性发作时治疗

发作时应立即休息，至少应迅速停止诱发心绞痛的活动。随即舌下含服硝酸甘油以缓解症状。对初次服用硝酸甘油的患者应嘱其坐下或平卧，以防发生低血压，还有诸如头晕、头胀痛、面红等不良反应。

应告知患者，若心绞痛发作＞20分钟，休息和舌下含服硝酸甘油不能缓解，应警惕发生心肌梗死并应及时就医。

(四)药物治疗

1.对症治疗，改善缺血

(1)短效硝酸酯制剂：硝酸酯类药为内皮依赖性血管扩张剂，能减少心肌需氧和改善心肌灌注，从而缓解心绞痛症状。快速起效的硝酸甘油能使发作的心绞痛迅速缓解。口服该药因肝脏首过效应，在肝内被有机硝酸酯还原酶降解，生物利用度极低。舌下给药吸收迅速完全，生物利用度高。硝酸甘油片剂暴露在空气中会变质，因而宜在开盖后3月内使用。

硝酸甘油引起剂量依赖性血管舒张不良反应，如头痛、面红等。过大剂量会导致低血压和反射性交感神经兴奋引起心动过速。对硝酸甘油无效的心绞痛患者应怀疑心肌梗死的可能。

(2)长效硝酸酯制剂：长效硝酸酯制剂能降低心绞痛发作的频率和严重程度，并能增加运动耐量。长效制剂只是对症治疗，并无研究显示它能改善预后。血管舒张不良反应如头痛、面红与短效制剂类似。其代表药有硝酸异山梨酯、单硝酸异山梨酯。

当机体内硝酸酯类浓度达到并超过阈值，其对心绞痛的治疗作用减弱，缓解疼痛的作用大打折扣，即发生硝酸酯类耐药。因此，患者服用长效硝酸酯制剂时应有足够长的间歇期以保证治疗的高效。

(3)β受体阻滞剂：β受体阻滞剂能抑制心脏β肾上腺素能受体，从而减慢心率、减弱心肌收缩力、降低血压，以减少心肌耗氧量，可以减少心绞痛发作和增加运动耐量。用药后要求静息心率降至55～60次/分，严重心绞痛患者如无心动过缓症状，可降至50次/分。

只要无禁忌证，β受体阻滞剂应作为稳定型心绞痛的初始治疗药物。β受体阻滞剂能降低心肌梗死后稳定性心绞痛患者死亡和再梗死的风险。目前可用于治疗心绞痛的β受体阻滞剂有很多种，当给予足够剂量时，均能有效预防心绞痛发作。更倾向于使用选择性 $β_1$ 受体阻滞剂，如美托洛尔、阿替洛尔及比索洛尔。同时具有 α 和 β 受体阻滞的药物，在慢性稳定性心绞痛的治疗中也有效。

在有严重心动过缓和高度房室传导阻滞、窦房结功能紊乱、明显的支气管痉挛或支气管哮喘的患者，禁用β受体阻滞剂。外周血管疾病及严重抑郁是应用β受体阻滞剂的相对禁忌证。慢性肺心病的患者可小心使用高度选择性 $β_1$ 受体阻滞剂。没有固定狭窄的冠状动脉痉挛造成的缺血，如变异性心绞痛，不宜使用β受体阻滞剂，这时钙通道阻滞剂是首选药物。

推荐使用无内在拟交感活性的β受体阻滞剂。β受体阻滞剂的使用剂量应个体化，从较小剂量开始。

(4)钙通道阻滞剂：钙通道阻滞剂通过改善冠状动脉血流和减少心肌耗氧起缓解心绞痛作用，对变异性心绞痛或以冠状动脉痉挛为主的心绞痛，钙通道阻滞剂是一线药物。地尔硫䓬和维拉帕米能减慢房室传导，常用于伴有心房颤动或心房扑动的心绞痛患者，而不应用于已有严重心动过缓、高度房室传导阻滞和病态窦房结综合征的患者。

长效钙通道阻滞剂能减少心绞痛的发作。ACTION 试验结果显示，硝苯地平控释片没有显著降低一级疗效终点(全因死亡、急性心肌梗死、顽固性心绞痛、新发心力衰竭、致残性脑卒中及外周血管成形术的联合终点)的相对危险,但对于一级疗效终点中的多个单项终点而言,硝苯地平控释片组降低达到统计学差异或有降低趋势。值得注意的是,亚组分析显示,占52%的合并高血压的冠心病患者中,一级终点相对危险下降13%。CAMELOT试验结果显示,氨氯地平组主要终点事件(心血管性死亡、非致死性心肌梗死、冠状血管重建、由于心绞痛而入院治疗、慢性心力衰竭入院、致死或非致死性卒中及新诊断的周围血管疾病)与安慰剂组比较相对危险降低达31%,差异有统计学意义。长期应用长效钙通道阻滞剂的安全性在ACTION及大规模降压试验ALLHAT及ASCOT中都得到了证实。

外周水肿、便秘、心悸、面部潮红是所有钙通道阻滞剂常见的不良反应,低血压也时有发生,其他不良反应还包括头痛、头晕、虚弱无力等。

当稳定型心绞痛合并心力衰竭而血压高且难于控制者必须应用长效钙通道阻滞剂时,可选择氨氯地平、硝苯地平控释片或非洛地平。

(5)钾通道开放剂:钾通道开放剂的代表药物为尼可地尔,除了抗心绞痛外,该药还有心脏保护作用。一项针对尼可地尔的试验证实稳定型心绞痛患者服用该药能显著减少主要冠脉事件的发生。但是,尚没有降低治疗后死亡率和非致死性心肌梗死发生率的研究,因此,该药的临床效益还有争议。

(6)联合用药:β受体阻滞剂和长效钙通道阻滞剂联合用药比单用一种药物更有效。此外,两药联用时,β受体阻滞剂还可减轻二氢吡啶类钙通道阻滞剂引起的反射性心动过速不良反应。非二氢吡啶类钙通道阻滞剂地尔硫䓬或维拉帕米可作为对β受体阻滞剂有禁忌的患者的替代治疗。但非二氢吡啶类钙通道阻滞剂和β受体阻滞剂的联合用药能使传导阻滞和心肌收缩力的减弱更明显,要特别警惕。老年人、已有心动过缓或左心室功能不良的患者应尽量避免合用。

2.改善预后的药物治疗

与稳定型心绞痛并发的疾病如糖尿病和高血压应予以积极治疗,同时还应纠正高脂血症。HMG-CoA还原酶抑制剂(他汀类药物)和血管紧张素转换酶抑制剂(ACEI)除各自的降脂和降压作用外,还能改善患者预后。对缺血性心脏病患者,还需加用抗血小板药物。

阿司匹林通过抑制血小板内环氧化酶使血栓素 A_2 合成减少,达到抑制血小板聚集的作用。其应用剂量为每天 $75\sim150$ mg。CURE研究发现每天阿司匹林剂量若>200 mg或<100 mg反而增加心血管事件发生的风险。

所有患者如无禁忌证(活动性胃肠道出血、阿司匹林过敏或既往有阿司匹林不耐受的病史),给予阿司匹林 $75\sim100$ mg/d。不能服用阿司匹林者,则可应用氯吡格雷作为替代。

所有冠心病患者应用他汀类药物。他汀类降脂治疗减少动脉粥样硬化性心脏病并发症,可同时应用于患者的一级和二级预防。他汀类除了降脂作用外,还有抗炎作用和防血栓形成,能降低心血管危险性。血脂控制目标为:总胆固醇(TC)<4.5 mmol/L,低密度脂蛋白胆固醇(LDL-C)应<2.59 mmol/L;建议逐步调整他汀类药物剂量以达到上述目标。

ACEI可防止左心室重塑,减少心力衰竭发生的危险,降低病死率,如无禁忌可常规使用。在稳定型心绞痛患者中,合并糖尿病、心力衰竭或左心室收缩功能不全的高危患者应该使用ACEI。所有冠心病患者均能从ACEI治疗中获益,但低危患者获益可能较小。

(五)非药物治疗(血运重建)

血运重建的主要指征:有冠脉造影指征及冠脉严重狭窄;药物治疗失败,不能满意控制症状;无创检查显示有大量的危险心肌;成功的可能性很大,死亡及并发症危险可接受;患者倾向于介入治疗,并且对这种疗法的危险充分知情。

1.冠状动脉旁路移植手术

近年来,CABG 逐渐成了治疗冠心病的最普通的手术,CABG 对冠心病的治疗的价值已进行了较深入的研究。对于低危患者(年病死率<1%)CABG 并不比药物治疗给患者更多的预后获益。在比较 CABG 和药物治疗的临床试验的荟萃分析中,CABG 可改善中危至高危患者的预后。对观察性研究及随机对照试验数据的分析表明,某些特定的冠状动脉病变解剖类型手术预后优于药物治疗,这些情况包括:①左主干的明显狭窄。②3 支主要冠状动脉近端的明显狭窄。③2 支主要冠状动脉的明显狭窄,其中包括左前降支(LAD)近端的高度狭窄。

根据研究人群不同,CABG 总的手术死亡率为 1%~4%,目前已建立了很好的评估患者个体风险的危险分层工具。尽管左胸廓内动脉的远期通畅率很高,大隐静脉桥发生阻塞的概率仍较高。血栓阻塞可在术后早期发生,大约 10% 在术后 1 年发生,5 年以后静脉桥自身会发生粥样硬化改变。静脉桥 10 年通畅率为 50%~60%。

CABG 指征:①心绞痛伴左主干病变(Ⅰ A)。②心绞痛伴三支血管病变,大面积缺血或心室功能差(Ⅰ A)。③心绞痛伴双支或 3 支血管病变,包括左前降支(LAD)近端严重病变(Ⅰ A)。④CCS Ⅰ~Ⅳ,多支血管病变、糖尿病(症状治疗Ⅱ a B)(改善预后Ⅰ B)。⑤CCS Ⅰ~Ⅳ,多支血管病变、非糖尿病(Ⅰ A)。⑥药物治疗后心绞痛分级 CCS Ⅰ~Ⅳ,单支血管病变,包括 LAD 近端严重病变(Ⅰ B)。⑦心绞痛经药物治疗分级 CCS Ⅰ~Ⅳ,单支血管病变,不包括 LAD 近端严重病变(Ⅱ a B)。⑧心绞痛经药物治疗症状轻微(CCS Ⅰ),单支、双支、3 支血管病变,但有大面积缺血的客观证据(Ⅱ b C)。

2.经皮冠状动脉介入治疗

30 多年来,PCI 日益普遍应用于临床,由于创伤小、恢复快、危险性相对较低,易于被医师和患者所接受。PCI 的方法包括单纯球囊扩张、冠状动脉支架术、冠状动脉旋磨术、冠状动脉定向旋切术等。随着经验的积累、器械的进步、特别是支架极为普遍的应用和辅助用药的发展,这一治疗技术的应用范围得到了极大的拓展。近年来,冠心病的药物治疗也获较大发展,对于稳定型心绞痛并且冠状动脉解剖适合行 PCI 患者的成功率提高,手术相关的死亡风险为 0.3%~1.0%。对于低危的稳定性心绞痛患者,包括强化降脂治疗在内的药物治疗在减少缺血事件方面与 PCI 一样有效。对于相对高危险患者及多支血管病变的稳定性心绞痛患者,PCI 缓解症状更为显著,生存率获益尚不明确。

经皮冠脉血运重建的指征:①药物治疗后心绞痛 CCS 分级Ⅰ~Ⅳ,单支血管病变(Ⅰ A)。②药物治疗后心绞痛 CCS 分级Ⅰ~Ⅳ,多支血管病变,非糖尿病(Ⅰ A)。③稳定型心绞痛,经药物治疗症状轻微(CCS 分级Ⅰ),为单支、双支或 3 支血管病变,但有大面积缺血的客观证据(Ⅱ b C)。

成功的 PCI 使狭窄的管腔狭窄程度减少至 50% 以下,血流达到 TIMI Ⅲ 级,心绞痛消除或显著减轻,心电图变化改善;但半年后再狭窄率达 20%~30%。如不成功,需急症行主动脉-冠脉旁路移植手术。

(刘 涛)

第二节　ST 段抬高型心肌梗死

　　ST 段抬高型心肌梗死(ST segment elevation myocardial infarction,STEMI)是指在冠状动脉病变的基础上,冠状动脉血流中断,使相应的心肌出现严重而持久的急性缺血,最终导致心肌的缺血性坏死。在临床上常有持久的胸骨后压榨性疼痛、发热、白细胞计数增高、血清心肌损伤标志物升高,以及特征性心电图动态演变,并可出现多种心律失常、心源性休克或心力衰竭。STEMI 是动脉粥样硬化患者的主要死亡原因之一。

一、病因和发病机制

　　冠状动脉内阻塞性血栓形成的最初事件是动脉粥样硬化斑块的破裂或溃疡形成。斑块破裂导致斑块中的致栓物质暴露于循环中的血小板,如胶原纤维蛋白、血管病性血友病因子、玻璃体结合蛋白、纤维蛋白原、纤维连接蛋白等。血小板黏附在溃疡表面,随之引起血小板激活与聚集,导致血栓形成,纤维蛋白原转变成纤维蛋白,继而激活血小板及引起血管收缩,这其中部分也是由于血小板源性血管收缩物质所致。这种血栓前的外环境促进了一个活动血栓(包括血小板、纤维蛋白、凝血酶及红细胞)的形成和建立,引起梗死相关动脉的阻塞,心肌缺血坏死。

　　由于心外膜冠状动脉前向血流的中断,相应血管供应的心肌缺血,立即失去了正常的收缩功能,异常的心肌收缩方式包括运动不协调、运动减弱、运动消失和运动障碍,其严重程度主要取决于梗死部位、梗死程度及范围。缺血区心肌功能失调可通过增强功能正常的心肌运动来弥补,这主要通过急性代偿机制(包括交感神经系统活性增强)及 Frank-Starling 机制(即增加心脏前负荷,使回心血量增多,心室舒张末容积增加,从而增加心排血量及提高心脏做功)来实现。急性心肌梗死引起的心力衰竭也称泵衰竭,按 Killip 分级可分为 4 级,见表 8-3。

表 8-3　急性心肌梗死 Killip 分级

Killip 分级	定义
Ⅰ级	尚无明显心力衰竭
Ⅱ级	有左心衰竭,肺部啰音<50％肺野
Ⅲ级	有急性肺水肿,全肺大、小、干、湿啰音
Ⅳ级	心源性休克

二、临床表现

(一)前驱症状

　　患者发病前几天或几周内会出现典型前驱症状。其中以新发心绞痛和原有心绞痛加重最为突出。心绞痛发作较前频繁、程度加重、持续时间延长、硝酸甘油效果差等较常见。

(二)症状

1.疼痛

　　胸痛是 STEMI 患者最早出现、最为突出的症状,但患者疼痛程度不一,通常都较为严重,在某些情况下是患者无法忍受的,疼痛持续时间较长,通常超过 30 分钟,甚至可持续达数小时。这种不适可描述为:紧缩感、烧灼感、压迫感或压缩感。常位于胸骨后或心前区,可向左肩、左臂及左手尺侧及后背部放射,引起左手臂、手指及后背部不适感。在部分 STEMI 患者中,疼痛最初发生于上腹部,引起腹部的一系列症状而被误认为消化道疾病。某些患者可出现疼痛向肩背部、上肢颈部、下颚甚至肩胛区放射。STEMI 引起的胸痛通常持续时间长,多在 30 分钟以上,甚至可达数小时,休息或含服硝酸甘油后不能缓解,患者常有濒死感。但有 8%~10% 的 STEMI 患者为无痛性的,尤其多见于老年患者,一般有较高的心力衰竭发生率。

2.全身症状

常有大汗、发热、心动过速及白细胞计数增高等表现。发热常出现在发病后 1~2 天,主要是由于心肌坏死物吸收引起,通常为低热,在 38 ℃左右,很少>39 ℃,持续约 1 周。

3.消化道症状

50% 以上的 STEMI 患者有恶心、呕吐,可能由于迷走神经反射或与左心室内的机械刺激感受器有关。下壁 STEMI 患者比前壁 STEMI 患者这些症状更为多见。

4.心律失常

心律失常见于绝大多数 STEMI 患者,分为快速性心律失常和缓慢性心律失常,多发生于发病后 1~2 天。前壁 STEMI 多数易引起快速性心律失常(如室性期前收缩、室性心动过速、心房扑动、心房纤颤等),以室性期前收缩最为常见,如室性期前收缩连续出现短阵室速,甚至出现R-on-T现象,为室颤发生的先兆。部分患者入院前死亡的主要原因为室颤。下壁 STEMI 易引起缓慢性心律失常(如窦性心动过缓、房室传导阻滞、束支传导阻滞、窦性停搏等),主要与右冠闭塞引起窦房结或房室结血供减少有关。

5.急性左心衰竭或心源性休克

在部分患者,尤其是老年人,STEMI 的临床表现通常不是疼痛而是表现为更严重的急性左心衰竭和/或心源性休克,这些症状可能同时伴有出汗、呼吸困难、恶心和呕吐、意识不清等。

(三)体征

心脏听诊常有心动过速、心动过缓、各种心律失常。第一心音、第二心音减弱及第四心音也较常见,提示心脏收缩力和左心室顺应性降低。在 STEMI 及二尖瓣功能失调(乳头肌功能不全,二尖瓣关闭不全)引起的二尖瓣反流患者可闻及收缩期杂音。第三心音通常反映为左心室充盈压力增加,左心室功能严重失调。右心室 STEMI 患者常表现出明显的颈静脉曲张和 V 波,以及三尖瓣反流。大面积心肌缺血患者及既往有心肌梗死患者常在心肌梗死早期就存在左心功能不全表现,如呼吸困难、咳嗽、发绀、肺部啰音等。

三、诊断和鉴别诊断

(一)诊断

1.病史及体格检查

(1)病史:STEMI 患者临床表现多变,有些患者症状较轻,未能引起患者重视,而有些患者发病急骤,病情严重,以急性左心衰竭、心源性休克甚至猝死为主要表现。但大多数有诱发因素,最常见有情绪变化(紧张、激动、焦虑等)和过度体力活动,其他的如血压升高、休克、脱水、出血、外科手术、严重心律失常等。这些诱发因素能促发不稳定的粥样斑块发生破裂,形成血栓,从而导致 STEMI 的发生。对于典型的心肌梗死引起的胸痛诊断难度不大,但对于不典型胸痛(如上腹痛、呼吸困难、恶心、呕吐等）、无痛性心肌梗死及其他不典型症状均应引起高度重视,特别多见于女性、老年患者、糖尿病患者,因为这些症状常不易让医师联想到与心脏疾病有关,从而延误诊治。STEMI常见非典型表现有:①新发生或恶化的心力衰竭;②典型心绞痛,但性质不严重,无较长持续时间;③疼痛部位不典型的心绞痛;④中枢神经系统症状;⑤过度焦虑,突发狂躁等;⑥晕厥;⑦休克;⑧急性消化道症状。

(2)体格检查:所有STEMI患者应密切注意生命体征,并观察患者有无外周循环衰竭的表现,如面色苍白、皮肤湿冷等。血压除早期升高外,绝大多数患者血压下降,有高血压的患者,血压常在未服药的情况下降至正常。前壁STEMI多表现为交感神经兴奋引起的心率增快及快速性心律失常,而下壁STEMI多表现为副交感神经兴奋引起的心率减慢及缓慢性心律失常。心脏听诊可出现第一心音、第二心音减弱及第四心音。

2.心电图

(1)心电图的特征:心电图不仅是诊断STEMI的重要手段之一,而且还可以起到定位、定时的作用。ST段弓背向上抬高,尤其是伴随T波改变及相对应导联的ST段压低("镜像改变")及病理性Q波,并伴有持续超过20分钟的胸痛,强烈支持STEMI的诊断。2012年第3版《心肌梗死全球统一定义》推荐STEMI的心电图诊断标准为:两个相邻导联新出现J点抬高;在 V_2、V_3 导联,男性（>40 岁）≥0.2 mV,男性（<40 岁）≥0.25 mV,女性≥0.15 mV;在其他导联≥0.1 mV。

(2)动态演变:ST段的动态演变及 T波改变伴随病理性Q波出现对STEMI的诊断具有高度特异性。主要分为超急性期、急性期、亚急性期和陈旧期。

(3)定位诊断:根据心电图特征性改变的导联可对急性心肌梗死进行定位诊断。但是许多因素限制了心电图对于STEMI的诊断和定位:心肌损伤的范围、梗死的时间、梗死的部位(如12导联心电图对于左心室后外侧区敏感程度较差)、传导异常、既往梗死或急性心包炎、电解质浓度的改变及心血管活性药物的使用。心电图诊断前壁及下壁STEMI意见统一,对侧壁及后壁STEMI无统一依据。另外,在部分STEMI患者中,由于梗死位置的因素,心电图并不能出现典型的 ST段改变。因此,即使缺乏STEMI的典型心电图改变,也需要立即开始针对心肌缺血进行必要的治疗,并尽可能完善相关检查排除STEMI,避免恶性心律失常的发生。

所有疑似STEMI的患者入院后10分钟内必须完成一份12导联心电图。如为下壁心肌梗死,需加做后壁及右胸导联。如早期心电图不能确诊,需 5～10 分钟后重复行心电图检查,并注意动态观察。

3.心脏生化标志物

心肌损伤标志物呈动态升高改变是STEMI诊断的标准之一。敏感的心脏标志物测定可发现尚无心电图改变的小灶性梗死,对于疑似STEMI的患者,建议于入院即刻、2～4 小时、6～9 小时、12～24 小时行心肌损伤标志物测定,以进行诊断并评估预后。

(1)心肌肌钙蛋白(cTn):是诊断心肌坏死特异性和敏感性最高的心肌损伤标志物,主要有cTnI 和cTnT,STEMI患者症状发生后 2～4 小时开始升高,10～24 小时达到峰值,cTnI 持续5～10 天,cTnT 持续 5～14 天,但 cTnI/cTnT 不能对超过 2 周的心肌梗死患者进行诊断。需要注意的是,cTn 的灵敏度相当高,但在某些情况(如肾衰竭、充血性心力衰竭、心脏创伤、电复律后、射频消融后、病毒感染等)下 cTn 也同样可以升高,出现假阳性情况。因此,不能单凭cTnI/cTnT升高而诊断急性心肌梗死,还应结合心电图、患者临床情况等进行全面分析。

（2）肌酸激酶同工酶：对判断心肌坏死的临床特异性较高，STEMI后6小时即升高，24小时达到高峰，持续3～4天。由于首次STEMI后cTn将持续升高一段时间（7～14天），肌酸激酶同工酶更适于诊断再发心肌梗死。连续测定肌酸激酶同工酶还可作为判断溶栓治疗效果的指标之一，血管再通时肌酸激酶同工酶峰值前移（14小时以内）。

（3）其他：天门冬氨酸氨基转移酶、乳酸脱氢酶对诊断STEMI特异性差，已不再推荐用于诊断STEMI。肌红蛋白测定有助于早期诊断，敏感性较高，但特异性差，并且检测的时间窗较短。STEMI后1～2小时即升高，4～8小时达到高峰，持续12～24小时。

4.影像学检查

超声心动图可作为早期诊断急性心肌梗死的辅助检查之一，可发现节段性室壁运动异常和室壁反常运动，收缩时室壁运动变薄是心肌缺血的典型表现。同时，超声心动图能检测STEMI患者的心功能情况，对其预后进行评估。在STEMI患者出现心源性休克时，超声心动图可用于检测导致低心排血量的机械性因素（如新出现的室间隔穿孔或乳头肌功能失调），并将之与左心室收缩功能障碍相互鉴别。超声心动图可作为STEMI患者常用的影像学检查，但注意急性心肌梗死早期患者必须行床旁超声心动图检查。X线检查能够早期发现心力衰竭和心脏扩大的迹象，以及急性左心衰竭引起肺水肿时的改变，即肺血管周围的渗出液可使纹理模糊、肺门阴影不清楚，相互融合呈不规则片状模糊影，弥漫分布或局限于一侧或一叶，或见于肺门两侧，由内向外逐渐变淡，形成所谓"蝶形肺门"，同时小叶间隔中的积液可使间隔增宽，形成小叶间隔线，即Kerley A线和B线等。放射性核素心肌显像可评判心肌灌注情况，同时可评价患者的心功能情况。STEMI强调早期再灌注治疗，因此影像学检查在急性STEMI的应用受到了很大的限制。必须指出，不应该因等待患者血清心脏生化标志物测定和影像学检查结果而延迟再灌注治疗。

（二）鉴别诊断

STEMI的持续性胸痛应与以下疾病相鉴别，特别是危重疾病。

1.主动脉夹层

胸痛呈撕裂样、剧烈且很快达到高峰，常放射至肩背部及下肢，心率增快、血压升高，心脏彩超、主动脉增强CT有助于鉴别。

2.肺动脉栓塞

常表现为突发呼吸困难、胸痛、咯血、晕厥等，肺动脉瓣第二心音亢进，心肌损伤标志物常不高，血气分析、D-二聚体、肺动脉CT有助于鉴别。

3.急性心包炎

胸痛常伴发热，深呼吸时加重，早期可闻及心包摩擦音，心电图有ST段弓背向下型抬高，心肌损伤标志物常不高。

4.不稳定型心绞痛

胸痛时间较短，一般少于20分钟，心电图常呈ST段下移，T波倒置，但变异型心绞痛有ST抬高，但无病理性Q波，心肌损伤标志物常不高。

5.急腹症

如食管反流伴痉挛、消化道穿孔、急性胰腺炎、急性胆囊炎等急腹症常与STEMI混淆，但一般无心电图改变和心肌损伤标志物增高。

四、治疗和预后

(一)初始处理

1.持续心电、血压和血氧饱和度监测

所有 STEMI 患者到院后应立即予以心电、血压和血氧饱和度监测,并建立静脉通路,必要时开通大静脉。

2.吸氧

所有 STEMI 患者到院后应立即予以鼻导管吸氧,急性左心衰竭、肺水肿或有机械并发症的患者常伴有严重低氧血症,需面罩加压给氧或气管插管并机械通气。

3.绝对卧床休息

所有 STEMI 患者入院后应绝对卧床休息,可以降低心肌耗氧量。一般患者卧床休息 1～3 天,如有血流动力学不稳定、心力衰竭、心肌梗死后并发症的患者应延长卧床时间。

4.镇痛

STEMI 患者常伴剧烈胸痛,引起交感神经过度兴奋,产生心动过速、血压升高,从而增加心肌耗氧量,并易诱发快速室性心律失常。因此,应迅速给予有效镇痛剂,可静脉注射吗啡 3 mg,必要时 5 分钟重复 1 次,总量不宜超过 15 mg。吗啡不仅可以起到镇痛作用,还能扩张血管,降低左心室前后负荷,减少心肌耗氧量。吗啡的不良反应有恶心、呕吐、低血压和呼吸抑制,一旦出现呼吸抑制,可每隔 3 分钟静脉注射纳洛酮 0.4 mg(最多 3 次)拮抗。

5.饮食和排便

STEMI 患者需禁食至胸痛消失,然后给予流质、半流质饮食,逐步过渡到普通饮食。必要时使用缓泻剂,以防止便秘产生,排便用力,导致心律失常或心力衰竭,甚至心脏破裂。

(二)再灌注治疗

STEMI 通常是在冠状动脉粥样硬化的基础上突发斑块破裂、血栓形成,引起冠状动脉急性闭塞,从而导致血供中断,心肌出现缺血性坏死。在冠状动脉急性闭塞后的 20 分钟,心肌开始由内膜向外膜坏死,这一过程需 4～6 小时。心肌再灌注治疗开始越早,心肌坏死面积越小,预后相对越好。但单纯的心外膜血管开通不等于有效的再灌注,组织水平的再灌注才是任何再灌注治疗的终极目标。因此,早期、迅速、完全、持续和有效的再灌注治疗是 STEMI 最有效的治疗。再灌注治疗的方法主要有溶栓治疗、PCI 和 CABG。

1.溶栓治疗

在纤溶酶原激活物的作用下,纤溶酶原可转变成纤溶酶,降解血栓上的不溶性纤维蛋白,从而使血栓溶解,梗死血管再通。早期大规模临床研究结果表明,溶栓治疗可显著降低 STEMI 患者的病死率。在 PCI 成为标准治疗之前,溶栓治疗是再灌注治疗的优先选择。在没有介入治疗的社区医院或者转诊到可开展介入治疗的医院需要很长时间的情况下,溶栓治疗是 STEMI 的首选。尽管溶栓治疗后 90 分钟内 80％以上患者的梗死相关动脉可以再通,但是 40％～70％的患者梗死相关动脉不能达到正常冠状动脉血流(TIMI3 级),而且即使是成功的再灌注后,至少 20％的患者会发生再闭塞,再梗死率达到 19％。因此,使用溶栓治疗的患者大约只有 25％可以达到理想且稳定的血流。

(1)溶栓治疗有严格的适应证,指南推荐:①发病 12 小时以内到不具备急诊 PCI 治疗条件的医院就诊、不能迅速转运、无溶栓禁忌证的 STEMI 患者均应进行溶栓治疗;②患者就诊早(发病≤3 小时)而不能及时进行 PCI 介入治疗者,或虽具备急诊 PCI 治疗条件,但就诊至球囊扩张时间与就诊至溶栓开始时间相差＞60 分钟,且就诊至球囊扩张时间＞90 分钟者应优先考虑溶栓治疗;③对再梗死患者,如果不能立即(症状发作后 60 分钟内)进行冠状动脉造影和 PCI,可给予溶栓治疗;④对发病 12～24 小时仍有进行性缺血性疼痛和至少 2 个胸导联或肢体导联 ST 段抬高＞0.1 mV 的患者,若无急诊 PCI 条件,在经过选择的患者也可溶栓治疗;⑤STEMI 患者症状发生 24 小时,症状已缓解,不应采取溶栓治疗。

(2)溶栓治疗的禁忌证。

绝对禁忌证:①既往任何时间出血性脑卒中病史;②已知的脑血管结构异常(如动静脉畸形);③3 个月内有缺血性脑卒中发作(除外 4.5 小时内急性缺血性脑卒中);④已知的颅内恶性肿瘤(原发或转移);⑤未排除的主动脉夹层;⑥活动性出血或者凝血功能障碍者;⑦3 个月内严重头部闭合性创伤或面部创伤;⑧2 个月内颅内或者脊柱外科手术。

相对禁忌证:①慢性的、严重的、没有得到良好控制的高血压史或者目前血压增高;②缺血性脑卒中病史超过 3 个月;③痴呆;④外伤或持续＞10 分钟的心肺复苏;⑤3 周内大手术史,2～4 周内的内出血;⑥已知的颅内病理学改变(不包括在绝对禁忌证内);⑦不能压迫止血部位的大血管穿刺;⑧妊娠;⑨活动性的消化道溃疡;⑩目前正在应用抗凝剂。另外,根据综合临床判断,患者的风险/效益比不利于溶栓治疗,尤其是有出血倾向者,包括严重肝肾疾病、恶病质、终末期肿瘤等。由于流行病学调查显示中国人群的出血性脑卒中发病率高,因此,年龄≥75 岁的STEMI 患者应首选 PCI,选择溶栓治疗时应慎重,酌情减少溶栓药物剂量。

(3)溶栓药物的选择、剂量及用法:溶栓药物目前有三代,可分为非特异性纤溶酶原激活物和特异性纤溶酶原激活物,前者有链激酶和尿激酶,后者包括人重组组织型纤溶酶原激活物、替奈普酶、阿替普酶和瑞替普酶。应严格掌握溶栓药物的用法及剂量,通常优先选择特异性纤溶酶原激活物。主要溶栓药物用法及剂量见表 8-4。

表 8-4 主要溶栓药物剂量及用法

溶栓剂	用法及剂量	抗原性	血管开通率 *
特异性纤溶酶原激活物			
替奈普酶	一般为 30～50 mg 溶于 10 mL 生理盐水静脉推注。根据体重调整剂量:如体重＜60 kg,剂量为 30 mg;体重每增加 10 kg,剂量增加 5 mg,最大剂量为 50 mg(尚缺乏国人的研究资料)	否	85%
阿替普酶	①全量 90 分钟加速给药法:首先静脉推注 15 mg,随后 0.75 mg/kg 在 30 分钟内持续静脉滴注(最大剂量不超过 50 mg),继之 0.5 mg/kg 60 分钟持续静脉滴注(最大剂量不超过 35 mg)②半量给药法:50 mg 溶于 50 mL 专用溶剂,首先静脉推注 8 mg,之后 42 mg 于 90 分钟内滴完	否	84%
瑞替普酶	10U 溶于 5～10 mL 注射用水,静脉推注＞2 分钟,30 分钟后重复上述剂量	否	73%～84%
非特异性纤溶酶原激活物			

溶栓剂	用法及剂量	抗原性	血管开通率*
链激酶	150万U,60分钟内静脉滴注	是	60%~68%

注:*指90分钟TIMI2~3级

(4)疗效评估:GUSTO-Ⅰ研究表明,TIMI 3级血流者的预后明显好于TIMI 2级者。TIMI 3级血流对预测STEMI患者近期和远期的死亡率非常重要。因此,早期溶栓的目的就是迅速达到并维持TIMI 3级血流。溶栓开始后60~180分钟内应监测临床症状、心电图ST段抬高和心律/心率的变化。梗死相关动脉再通的间接判定指标包括:①60~90分钟内抬高的ST段至少回落50%;②cTn峰值提前至发病12小时内,肌酸激酶同工酶酶峰提前到14小时内;③2小时内胸痛症状明显缓解;④治疗后的2~3小时内出现再灌注性心律失常,如加速性室性自主心律、房室传导阻滞或束支传导阻滞,之后突然改善或消失;或者下壁STEMI患者出现一过性窦性心动过缓、窦房传导阻滞伴或不伴低血压。上述4项中,心电图变化和心肌损伤标志物峰值前移最重要。冠状动脉造影判断标准:TIMI 2或3级血流表示梗死相关动脉再通,TIMI 3级为完全性再通,溶栓失败则梗死相关动脉持续闭塞(TIMI 0~1级)。TIMI血流分级见表8-5。

表8-5 TIMI血流分级

分级	冠状动脉造影结果
0级	血管闭塞远端无前向血流
1级	造影剂部分通过闭塞部位,但不能充盈远端血管床
2级	造影剂可完全充盈梗死相关动脉远端血管床,但造影剂充盈及排空的速度较正常冠状动脉延缓
3级	造影剂可完全充盈梗死相关动脉远端血管床,且充盈及排空的速度正常

2.PCI治疗

近年来已经证实急诊PCI在STEMI患者中比溶栓治疗更有益处,因为PCI比溶栓治疗能获得更高的梗死相关动脉再通率及TIMI 3级血流。长期随访结果显示,急诊PCI患者较溶栓治疗,其死亡率、再梗死率及再缺血发生率低。心肌梗死后早期冠状动脉造影检查还可以带来额外的获益,可对发生再梗死或者心血管并发症的患者进行早期危险分层及鉴别。对于STEMI患者在急诊PCI同时行支架植入,特别是药物涂层支架,可使患者进一步获益。急诊PCI优于溶栓治疗,即便是转移到专科医院需要较长时间,同样优先选择急诊PCI治疗。研究表明,如果STEMI患者可在2小时内转运至可行PCI的临床中心,即使延误了开始的治疗,行PCI的患者较之溶栓治疗的患者也会有较好的预后。

(1)直接PCI:指STEMI患者不进行溶栓治疗,而直接对梗死相关动脉进行球囊扩张和支架植入。指南对直接PCI推荐如下。

Ⅰ类推荐:①如果即刻可行,且能及时进行(就诊-球囊扩张时间<90分钟),对症状发病12小时内的STEMI(包括正后壁心肌梗死)或伴有新出现或可能新出现左束支传导阻滞的患者应行直接PCI。急诊PCI应当由有经验的医师(每年至少独立完成50例PCI),并在具备条件的导管室(每年至少完成100例PCI)进行。②年龄<75岁,在发病36小时内出现心源性休克,病变适合血管重建,并能在休克发生18小时内完成者,应行直接PCI,除非患者拒绝、有禁忌证和/或不适合行有创治疗。③症状发作<12小时,伴有严重心功能不全和/或肺水肿(KillipⅢ

级)的患者应行直接 PCI。④常规支架植入。

Ⅱa 类推荐:①有选择的年龄≥75 岁、在发病 36 小时内发生心源性休克、适于血管重建并可在休克发生 18 小时内进行者,如果患者既往心功能状态较好、适于血管重建并同意介入治疗,可考虑行直接 PCI;②如果患者在发病 12~24 小时内具备以下 1 个或多个条件时可行直接 PCI 治疗:严重心力衰竭、血流动力学或心电不稳定、持续缺血的证据。

Ⅲ 类推荐:①无血流动力学障碍患者,在直接 PCI 时不应该对非梗死相关血管进行 PCI 治疗;②发病>12 小时,无症状,血流动力学和心电稳定的患者不宜行直接 PCI 治疗。

(2)转运 PCI:高危 STEMI 患者就诊于无直接 PCI 条件的医院,尤其是有溶栓禁忌证或虽无溶栓禁忌证但已发病>3 小时的患者,可在抗栓(抗血小板或抗凝)治疗的同时,尽快转运至可行 PCI 的医院。根据我国国情,也可尽快请有资质的医师到有 PCI 硬件条件的医院行直接 PCI。STEMI 患者如溶栓失败或有溶栓禁忌证时,应迅速转院行 PCI,尽快开通梗死相关动脉。

(3)溶栓后紧急 PCI。

Ⅰ 类推荐:接受溶栓治疗的患者具备以下任何一项,推荐其接受冠状动脉造影及 PCI 治疗:①年龄<75 岁、发病 36 小时内的心源性休克,适合接受再血管化治疗;②发病 12 小时内的严重心力衰竭和/或肺水肿(Killip Ⅲ级);③有血流动力学障碍的严重心律失常。

Ⅱa 类推荐:①年龄≥75 岁、发病 36 小时内已接受溶栓治疗的心源性休克、适合进行血运重建的患者,进行冠状动脉造影及 PCI;②溶栓治疗后血流动力学或心电不稳定和/或有持续缺血表现者;③溶栓 45~60 分钟后仍有持续心肌缺血表现的高危患者,包括中等或大面积心肌处于危险状态(前壁心肌梗死,累及右心室下壁的心肌梗死或胸前导联 ST 段下移)的患者急诊 PCI 是合理的。

Ⅱb 类推荐:对于不具备上述 Ⅰ 类和 Ⅱa 类适应证的中高危患者,溶栓后进行冠状动脉造影和 PCI 治疗的策略也许是合理的,但其益处和风险尚待进一步确定。

Ⅲ 类推荐:对于已经接受溶栓治疗的患者,如果不适宜 PCI 或不同意接受进一步有创治疗,不推荐进行冠状动脉造影和 PCI 治疗。

(4)早期溶栓成功或未溶栓患者(>24 小时)PCI。在对此类患者进行详细临床评估后,择期 PCI 的推荐指征为:①病变适宜 PCI 且有再发心肌梗死表现;病变适宜 PCI 且有自发或诱发心肌缺血表现;②病变适宜 PCI 且有心源性休克或血流动力学不稳定;③左心室射血分数(左心室射血分数)<0.40、心力衰竭、严重室性心律失常,常规行 PCI;④急性发作时有临床心力衰竭的证据,尽管发作后左心室功能尚可(LVFF>0.40),也应考虑行 PCI 治疗;⑤对无自发或诱发心肌缺血的梗死相关动脉的严重狭窄于发病 24 小时后行 PCI;⑥对梗死相关动脉完全闭塞、无症状的 1~2 支血管病变,无心肌缺血表现,血流动力学和心电稳定患者,不推荐发病 24 小时后常规行 PCI。

3.CABG

对治疗急性期的 STEMI 有一定的限制,对下列情况可行急诊 CABG:①STEMI 患者行 PCI 失败,如合并持续性或反复心肌缺血、心源性休克、严重心力衰竭或者有高危特征者;②对于有机械性并发症(如心室游离壁破裂、乳头肌断裂、室间隔穿孔)的 STEMI 者;③左主干狭窄>50%或三支病变,且存在危及生命的室性心律失常者;④年龄<75 岁,严重左主干病变或者三支病变,STEMI 后 36 小时发生心源性休克,并能在休克发生 18 小时内行 CABG 者;⑤STEMI 患者血流动力学不稳定和需要紧急 CABG 时机械循环支持是合理的。

抗血小板及抗凝药物在行 CABG 前应调整,指南推荐:①急诊 CABG 前阿司匹林不应用;②紧急辅助泵 CABG 前氯吡格雷或替格瑞洛应至少停用 24 小时;③急诊 CABG 前 2~4 小时应停用 GPⅡb/Ⅲa 受体拮抗剂。

在临床上,如果患者出现 STEMI 的临床症状,心电图表现符合 STEMI 诊断标准,应该立即开始治疗。在这种情况下,等待血清心脏标志物检查结果是错误的,因为患者在出现症状后立即查血清标志物可能结果并不高。直接 PCI 和溶栓治疗是急诊再灌注的方法,应根据具体情况选择。

(三)药物治疗

正确选择治疗方案可以降低急性 STEMI 的死亡率。包括早期再灌注治疗(PCI 或溶栓治疗)和阿司匹林的使用和/或其他抗血小板药物、β 受体阻滞剂、血管紧张素转换酶抑制剂/血管紧张素受体拮抗剂和他汀类药物。

1.抗血小板治疗

冠状动脉内斑块破裂诱发局部血栓形成,是导致 STEMI 的主要原因。在急性血栓形成中血小板活化起着十分重要的作用,抗血小板治疗已成为急性 STEMI 的常规治疗,溶栓前即应使用。常用的抗血小板药物有:阿司匹林、P2Y12 受体抑制剂、血小板糖蛋白Ⅱb/Ⅲa 受体拮抗剂等。

(1)阿司匹林:通过抑制血小板环氧化酶使血栓素 A_2 合成减少,达到抑制血小板聚集的作用。虽然目前阿司匹林的最佳剂量仍未确定,各国指南推荐也不一样,但 STEMI 急性期所有患者只要无禁忌证,均应立即口服水溶性阿司匹林或嚼服肠溶阿司匹林,我国指南推荐负荷量300 mg,继以每天 100 mg 长期维持。2013 年美国心脏学院/美国心脏协会指南推荐负荷量162~325 mg,继以 81~325 mg 维持,推荐 81 mg 维持。

(2)P2Y12 受体抑制剂:主要包括氯吡格雷、普拉格雷、替格瑞洛,主要抑制 ADP 诱导的血小板聚集,口服后起效快。CLARITY 研究和 COMMIT/CCS-2 研究均证实阿司匹林联合氯吡格雷优于单用阿司匹林。指南对溶栓治疗、直接 PCI 和溶栓后 PCI 使用 P2Y12 受体抑制剂的推荐见表 8-6~表 8-8。若服用 P2Y12 受体抑制剂治疗时,出血风险大于预期疗效导致病死率增高时,则应提前停药。对阿司匹林禁忌者,可长期服用氯吡格雷。

表 8-6　指南对溶栓治疗使用氯吡格雷的推荐

溶栓治疗	推荐,证据
年龄<75 岁,负荷量 300 mg,维持量 75 mg	Ⅰ,A
持续 14 天至 1 年	Ⅰ,A(14 天) Ⅰ,C(1 年)
年龄≥75 岁,无负荷量,直接 75 mg,维持量 75 mg	Ⅰ,A
持续 14 天至 1 年	Ⅰ,A(14 天) Ⅰ,C(1 年)

表 8-7　指南对直接 PCI 使用 P2Y12 受体抑制剂的推荐

直接 PCI	推荐,证据
氯吡格雷:负荷量 600 mg,维持量 75 mg 每天 1 次	Ⅰ,B
普拉格雷:负荷量 60 mg,维持量 10 mg 每天 1 次	Ⅰ,B
禁用于有卒中或者 TIA 病史者	Ⅲ,B

直接 PCI	推荐,证据
替格瑞洛:负荷量 180 mg,维持量 90 mg 每天 2 次	Ⅰ,B
接受支架(BMS 或 DES)植入者,要用 1 年的 P2Y12 受体抑制剂	Ⅰ,B
未植入支架患者,应使用氯吡格雷 75 mg 每天 1 次,至少 28 天,条件允许者也可用至 1 年	Ⅱa,C

表 8-8　指南对溶栓后 PCI 使用 P2Y12 受体抑制剂的推荐

溶栓后 PCI	推荐,证据
氯吡格雷:溶栓时已负荷,继续 75 mg 维持 DES 至少 1 年,BMS 30 天至 1 年 未接受负荷量,溶栓后 24 小时内 PCI 者,负荷量 300 mg 溶栓后 24 小时后 PCI 者,负荷量 600 mg	Ⅰ,C
普拉格雷:非特异性纤溶酶原激活物溶栓 24 小时后,特异性纤溶酶原激活物 溶栓 48 小时后,负荷量 60 mg,维持量 10 mg 禁用于卒中和 TIA 史者 DES 至少 1 年,BMS 30 天至 1 年	Ⅱa,B Ⅲ,B Ⅱa,B

(3)GPⅡb/Ⅲa 受体拮抗剂:是目前最强的抗血小板药物,主要有阿昔单抗、依替巴肽和替罗非班。一般用于急诊 PCI 中,一方面可以减少支架植入后的支架内血栓形成,另一方面可以减少梗死相关动脉的无复流,改善心肌供血。Meta 分析显示,急性心肌梗死 PCI 术中使用 GPⅡb/Ⅲa 受体拮抗剂可减少死亡率。指南对拟行直接 PCI 的 STEMI 患者使用 GPⅡb/Ⅲa 受体拮抗剂的推荐见表 8-9。在当前双重抗血小板治疗及有效抗凝治疗的情况下,GPⅡb/Ⅲa 受体拮抗剂不推荐常规应用,可选择性用于血栓负荷重的患者和噻吩并吡啶类药物未给予适当负荷量的患者。静脉溶栓联合 GPⅡb/Ⅲa 受体拮抗剂可提高疗效,但出血并发症增加,使用时应权衡利弊。

表 8-9　指南对直接 PCI 使用 GPⅡb/Ⅲa 受体拮抗剂的推荐

直接 PCI	推荐,证据
阿昔单抗:负荷量 0.25 mg/kg,维持量每分钟 0.125 μg/kg,最大每分钟 10 μg,维持 12 小时	Ⅱa,A
依替巴肽:负荷量 180 μg/kg×2 次,间隔 10 分钟,维持量每分钟 2 μg/kg,维持 18 小时;肌酐清除率每分钟<50 mL 者减半,禁用于透析者	Ⅱa,B
替罗非班:负荷量 25 μg/kg,维持量每分钟 0.15 μg/kg,维持 12~18 小时;肌酐清除率每分钟<30 mL 者减半	Ⅱa,B
导管室之前应用	Ⅱb,B

2.抗心肌缺血及其他药物

(1)硝酸酯类:可通过扩张血管及冠状动脉,降低心脏前负荷,增加冠状动脉血流,降低心肌耗氧量,改善心肌缺血,并可预防和解除冠状动脉痉挛。常用的硝酸酯类药物包括硝酸甘油、硝酸异山梨酯和 5-单硝酸异山梨酯。静脉滴注硝酸甘油应从低剂量(每分钟 5~10 μg)开始,酌情逐渐增加剂量(每 5~10 分钟增加 5~10 μg,最大剂量每分钟 100 μg),直至症状控制、收缩压降低 1.3 kPa(10 mmHg)(血压正常者)或 4.0 kPa(30 mmHg)(高血压患者)的有效治疗剂量。在静脉滴注硝酸甘油过程中应密切监测血压(尤其大剂量应用时),如果出现心率明显加快或收缩压<12 kPa(90 mmHg),应减量或停药。最初 24 小时静脉滴注硝酸甘油一般不会产生耐药性,若 24 小时后疗效减弱或消失,可酌情增加滴注剂量。硝酸酯类药物的不良反应有头痛、反射性心动过速和低血压等。当该类药物造成血压下降而限制 β 受体阻滞剂的应用时,则不应使用硝酸酯类药物。此外,硝酸酯类药物会引起青光眼患者眼压升高。

(2)β 受体阻滞剂:通过抑制交感神经系统、减慢心率、降低体循环血压和减弱心肌收缩力,以减少心肌耗氧量和改善缺血区的氧供需失衡,缩小心肌梗死面积,减少复发性心肌缺血、再梗死、室颤及其他恶性心律失常,可改善 STEMI 患者的预后。常用的 β 受体阻滞剂有阿替洛尔、美托洛尔、比索洛尔、卡维地洛等,用药期间应严格观察患者的心率及血压情况,做到个体化用药,若患者耐受良好,可转换为相应剂量的长效控释制剂。急性心肌梗死患者使用 β 受体阻滞剂的禁忌证有:①心力衰竭的体征,或未稳定的左心衰竭;②低血压;③心率<60 次/分;④其他相对禁忌证(PR 间期>0.24 秒、二度或三度房室传导阻滞、急性哮喘或反应性气道疾病、末梢循环灌注不良)。

(3)ACEI 和 ARB:ACEI 主要通过影响心室重构、减轻心室过度扩张,从而减少充血性心力衰竭的发生,降低病死率。几项大规模临床随机试验(如 ISIS-4、GISSI-3、CCS-1 和 SMILE)已明确 STEMI 早期使用 ACEI 能降低病死率(尤其是前 6 周的病死率降低最显著),高危患者应用 ACEI 临床获益明显,前壁 STEMI 伴有左心功能不全的患者获益最大。STEMI 早期 ACEI 应从低剂量开始,逐渐加量。另外,不推荐常规联合应用 ACEI 和 ARB;对能耐受 ACEI 的患者,不推荐常规用 ARB 替代 ACEI。

(4)醛固酮受体拮抗剂:通常在 ACEI 治疗的基础上使用。对于左心室射血分数≤0.40、有症状的心力衰竭或有糖尿病的 STEMI 患者,醛固酮拮抗剂应给予已接受 β 受体阻滞剂和 ACEI 的患者。ACEI 和螺内酯联合应用较 ACEI 和 ARB 联合应用有更好的价效比,一般不建议三者联合应用。

(5)钙通道阻滞剂:主要通过降低血压、减慢心率和减弱心肌收缩力来减少心肌氧耗,但同时会反射性引起交感神经活性增高。临床研究表明,在急性心肌梗死早期或者晚期使用钙通道阻滞剂均不能降低患者的死亡率,对部分患者甚至不利。因此,指南不推荐钙通道阻滞剂作为 STEMI 的一线用药。

(6)他汀类药物:除调脂作用外,他汀类药物还具有抗炎、改善内皮功能、减少炎症反应、稳定斑块、改善糖耐量、抑制血小板聚集、逆转左心室肥厚等作用。因此,指南推荐:①所有无禁忌证的 STEMI 患者入院后应尽早开始强化他汀类药物治疗;②24 小时内明确 STEMI 患者血脂情况是合理的;③所有 STEMI 患者均应使用他汀类药物使低密度脂蛋白胆固醇目标值达到<2.6 mmol/L(100 mg/dL)。调脂治疗不仅对血脂异常的 STEMI 患者有益,对血脂正常,甚至基线低密度脂蛋白胆固醇<1.8 mmol/L(70 mg/dL)的患者仍有益。低密度脂蛋白胆固醇达标后,长期维持治疗有利于冠心病的二级预防。

(四)干细胞移植

目前干细胞移植治疗大多采用骨髓间充质干细胞或骨骼肌成纤维细胞。Meta 分析表明干细胞移植治疗 STEMI 可轻度提高患者左心室射血分数。但由于样本量较小,不同临床试验结果存在较大差异,大部分临床终点(如死亡、靶血管血运重建、因心力衰竭再次住院率等)均无显著改善,因此,安全性和有效性尚需多中心、大样本随机双盲对照研究证实,目前不宜作为常规治疗选择。尽管目前干细胞在心肌再生的动物和临床试验中取得了令人鼓舞的结果,但是干细胞治疗心肌梗死目前仍处于起步阶段,仍有许多问题亟待解决。

(五)并发症及处理

1.心力衰竭和心源性休克

(1)心力衰竭:多见于大面积心肌梗死的患者,如广泛前壁心肌梗死。左心室舒张功能不全可导致肺静脉高压及肺淤血,收缩功能不全可导致心排血量明显降低与心源性休克。急性左心衰竭时患者常表现为烦躁、呼吸困难、端坐呼吸、面色发绀、咳粉红色泡沫痰,血压增高、心率增快,听诊两肺满布湿啰音及哮鸣音,第一心音减弱、肺动脉瓣第二心音亢进及奔马律。如病情进一步发展,血压可持续性下降,直至心源性休克甚至死亡。

(2)心源性休克:是急性心肌梗死后泵衰竭最严重的并发症。绝大多数是由于梗死后心肌坏死所致,但也有部分是机械性因素引起,如游离壁破裂、假性动脉瘤破裂、室间隔穿孔或乳头肌断裂等。患者呈严重的低血压及低灌注状态,表现为意识不清、四肢厥冷、少尿等。心源性休克患者死亡率极高,预后极差。

综上,急性左心衰竭和心源性休克是 STEMI 的严重并发症,是致命性的,必须立即进行有效处理。

2.心律失常

由于心肌严重缺血,导致心肌细胞电不稳定性,STEMI 患者可发生室性期前收缩、室性心动过速、心室颤动或加速自主心律等;窦性心动过缓,有时伴有房室传导阻滞与低血压,可能与迷走神经活动性增强有关;交感神经兴奋可引起窦性心动过速、房性期前收缩、心房纤颤等;缺血性损伤可发生房室传导阻滞或室内传导阻滞。应及时消除心律失常,以免演变为严重的恶性心律失常甚至猝死。首先应排除患者是否存在再发心肌梗死、严重电解质紊乱和代谢异常等诱因。发生心室颤动或持续多形性室性心动过速时,应尽快非同步直流电除颤;持续单形性室性心动过速可先予以药物治疗,如胺碘酮 150 mg 静脉推注,然后每分钟 1 mg,6 小时后每分钟 0.5 mg 维持,或者利多卡因 50~100 mg 静脉推注,必要时重复;频发室性期前收缩、非持续性室速也可使用利多卡因;对窦性心动过缓者可给予阿托品 0.5~1.0 mg 静脉推注,3~5 分钟可重复,最大量 2~3 mg;高度房室传导阻滞或严重的束支传导阻滞可行临时起搏。

3.其他

STEMI 后其他并发症,包括再发胸部不适、缺血及再梗死、机械并发症(如左心室游离壁破裂、室间隔穿孔、乳头肌功能不全或断裂等)等。此外,心包积液、心肌炎及 Dressler 综合征也可能发生。STEMI 患者(尤其是前壁 STEMI)5%~10% 发生左心室室壁瘤,心电图可出现 ST 段持续抬高,应及时行超声心动图明确。

(六)二级预防

所有 STEMI 患者出院前应接受健康教育,包括生活方式改变和药物治疗。STEMI 患者的家属应监督患者进行生活方式的改变,STEMI 患者及家属同时还应学会识别常见心脏病(如心绞痛、心肌梗死)的症状及院前处理措施。STEMI 患者出院后,应继续进行科学合理的二级预防,以降低心肌梗死复发、心力衰竭及心源性死亡等主要不良心血管事件的危险性,并改善患者的生活质量。STEMI 患者的二级预防措施包括生活方式改善、药物治疗及心血管危险因素的综合防控。

1.生活方式改变

(1)戒烟:吸烟是一项主要的危险因素。在 STEMI 患者住院期间,烟草依赖者常常能主动或被动的暂时停止吸烟,而出院后能否永久戒烟并避免被动吸烟是戒烟能否成功的关键。医务人员应在出院前对 STEMI 患者及家属进行宣教,指导并制订正规的戒烟计划,督促其戒烟,必要时可给予适当的药物治疗(尼古丁替代品等)。

(2)运动:适量的运动对 STEMI 患者是有益的,指南推荐 STEMI 患者以运动锻炼为主的心脏康复训练。STEMI 患者出院前应做运动耐量评估,并制订个体化运动方案。对病情稳定的患者建议每天进行 30～60 分钟中等强度的有氧运动(如快步行走等),每周至少坚持 5 天,应循序渐进,避免过度运动。

(3)控制体重:肥胖是一项重要的危险因素。出院前及出院后随诊时应监测体重,并建议其通过合理饮食与运动将体重指数控制在 24 kg/m² 以下。

2.药物治疗

(1)抗血小板治疗:若无禁忌证,所有 STEMI 患者出院后均应长期服用阿司匹林(每天 75～150 mg)治疗。

(2)ACEI 和 ARB:若无禁忌证,所有伴有心力衰竭(左心室射血分数＜0.40)、高血压、糖尿病或慢性肾脏疾病的 STEMI 患者均应长期服用 ACEI 治疗。

(3)β 受体阻滞剂:在 STEMI 患者二级预防中的价值已经被广泛证实。若无禁忌证,所有 STEMI 患者均应长期服用 β 受体阻滞剂治疗,并根据患者耐受情况确定个体化的治疗剂量。

(4)醛固酮拮抗剂:无明显肾功能损害和高血钾的 STEMI 患者,经过有效剂量的 ACEI 与 β 受体阻滞剂治疗后其左心室射血分数＜0.40,可考虑应用醛固酮拮抗剂治疗,但须密切观察相关不良反应(特别是高钾血症)的发生。

3.控制心血管危险因素

(1)控制血压:STEMI 患者出院后应继续进行有效的血压管理。对于一般患者,应将其血压控制于＜18.7/12.0 kPa(18.7/12.0 kPa(140/90 mmHg)),合并慢性肾病者应将血压控制于＜17.3/10.7 kPa(130/80 mmHg)。近来有证据显示,冠心病患者血压水平与不良事件发生率之间可能存在 J 形曲线关系,即血压水平过高或过低均可对其预后产生不利影响,因此在保证血压(特别是收缩压)达标的前提下,需避免患者舒张压＜9.3 kPa(70 mmHg)。

(2)调脂治疗:STEMI 患者出院后应坚持使用他汀类药物,将低密度脂蛋白胆固醇控制在＜2.60 mmol/L(100 mg/dL),并可考虑达到更低的目标值[低密度脂蛋白胆固醇＜2.08 mmol/L(80 mg/dL)]。对于合并糖尿病者,应将低密度脂蛋白胆固醇控制在＜2.08 mmol/L(80 mg/dL)以下。达标后需要进行随访来调整剂量,不可盲目停药或减小剂量。

(3)血糖管理:对所有 STEMI 患者均应询问其有无糖尿病病史,并常规检测空腹血糖,对糖尿病患者应严格控制血糖。

(4)植入式心脏除颤器的应用:对于心脏性猝死复苏成功者,植入式心脏除颤器可以显著降低其心脏性死亡发生率及总病死率。研究显示,以下两类患者使用植入式心脏除颤器可以显著获益:①左心室射血分数＜0.40,且伴有自发非持续性室速和/或电程序刺激可诱发出单形持续性室速者;②STEMI 至少 40 天后患者仍存在心力衰竭症状(NYHA 心功能Ⅱ～Ⅳ级),且左心室射血分数＜0.30 者。STEMI 后虽经最佳药物治疗仍存在轻度心力衰竭症状且左心室射血分数＜0.35 者也可考虑植入式心脏除颤器。为保证患者心功能有充分的时间恢复,应在 STEMI 患者接受血运重建至少 3 个月后方需评估其是否需要植入式心脏除颤器。

（刘　涛）

第三节　非 ST 段抬高型心肌梗死

一、病因和发病机制

非 ST 段抬高型心肌梗死患者共同的病理生理机制主要包括以下两种。①斑块破裂:导致急性、非闭塞性的血栓形成;②斑块腐蚀:以血栓黏附于斑块表面而无斑块破裂为特征,尸检发现这种斑块腐蚀在非 ST 段抬高型心肌梗死中占 25%～40%,女性多于男性。

(一)斑块破裂

动脉粥样硬化病变存在于全身所有主要的血管,主要包括脂核和纤维帽。与稳定斑块相比,具有破裂危险的易损斑块形态学特征有:①大而富含脂质的核心(≥40%斑块体积);②胶原和平滑肌细胞缺少的薄纤维帽,血管外层扩张伴正向重塑;③纤维帽、脂质核心周围炎性细胞浸润(单核-巨噬细胞、T 细胞、树突状细胞、脱颗粒的肥大细胞等);④斑块内新生血管增加及斑块内出血。斑块破裂的主要机制包括:单核巨噬细胞或肥大细胞分泌的蛋白酶(如胶原酶、凝胶酶、基质溶解酶等)消化纤维帽;斑块内 T 细胞通过合成 γ-干扰素抑制平滑肌细胞分泌间质胶原,使斑块纤维帽变薄;动脉壁压力、斑块位置和大小、血流对斑块表面的冲击;冠状动脉内压力升高、血管痉挛、心动过速时心室过度收缩和扩张所产生的剪切力,以及斑块滋养血管破裂,诱发与正常管壁交界处的斑块破裂。斑块的大小、管腔的狭窄程度与斑块破裂的危险程度无关,回顾性分析发现,近 2/3 的斑块破裂发生在管腔狭窄＜50%的部位,几乎所有破裂发生在管腔狭窄＜70%的部位。同时,冠状动脉造影发现,具有相同斑块数目及冠状动脉狭窄程度的患者,有些患者可长期无症状,而有些患者能发生严重的心脏事件。非 ST 段抬高型心肌梗死患者通常存在多部位斑块破裂,因此多种炎症、血栓形成及凝血系统激活的标志物增高。

(二)斑块腐蚀

通常指血栓黏附于斑块表面(无斑块破裂),但斑块与血栓连接处内皮缺失。这些斑块通常被认为相对容易形成血栓,但实际上,血栓发生的诱因常位于斑块外部,而并非斑块本身。多见于女性、糖尿病和高血压患者,易发生于轻度狭窄和右冠状动脉病变处。

继发性非 ST 段抬高型心肌梗死患者常有稳定型冠心病病史,冠状动脉外疾病导致心肌氧需与氧供不平衡,剧烈活动、发热、心动过速(如室上性心动过速、房颤伴快速心室率)、甲状腺功能亢进、高肾上腺素能状态、精神压力、睡眠不足、过饱进食、左心室后负荷增高(高血压、主动脉瓣狭窄)等均可增加心肌需氧量;而低血压、严重贫血、正铁血红蛋白血症及低氧血症等减少心肌氧供。另外,少数非 ST 段抬高型心肌梗死由非动脉硬化性疾病所致(如动脉炎、外伤、夹层、血栓栓塞、先天异常、滥用可卡因或心脏介入治疗并发症等)。

二、临床表现

(一)症状

绝大多数非 ST 段抬高型心肌梗死患者有典型的缺血性心绞痛表现,通常表现为深部的、定位不明确的、逐渐加重的发作性胸骨后或者左胸部闷痛,紧缩感,可放射至左侧颈肩部、手臂及下颌部等,呈间断性或持续性,通常因体力活动和情绪激动等诱发,常伴有出汗、恶心、呼吸困难、窒息甚至晕厥,一般可持续数分钟至 20 分钟,休息后可缓解。以加拿大心血管病学会的心绞痛分级为判断标准,不稳定型心绞痛患者的临床特点包括:①静息时心绞痛发作>20 分钟(不服用硝酸甘油的情况下);②初发心绞痛:严重、明显及新发心绞痛(就诊前 1 个月内),表现为自发性心绞痛或劳力型心绞痛;③恶化型心绞痛:原来的稳定型心绞痛最近 1 个月内症状加重,时间延长及频率增加。表现为不稳定型心绞痛的患者,如心肌损伤标志物(如肌酸激酶同工酶、cTn)阳性,则应考虑非 ST 段抬高型心肌梗死。

心绞痛发作时伴低血压或心功能不全,常提示预后不良。贫血、感染、炎症、发热和内分泌紊乱(特别是甲状腺功能亢进)易促进疾病恶化与进展。非 ST 段抬高型心肌梗死的不典型临床表现有:右胸或者肩胛部疼痛、胸背部疼痛、牙痛、咽痛、上腹隐痛、消化不良、胸部针刺样痛或仅有呼吸困难等(图 8-1),这些常见于老年、女性、糖尿病、慢性肾功能不全或痴呆症患者,应注意鉴别。临床缺乏典型胸痛,特别是当心电图正常或临界病变时,常易被忽略和延误治疗,应注意连续观察。

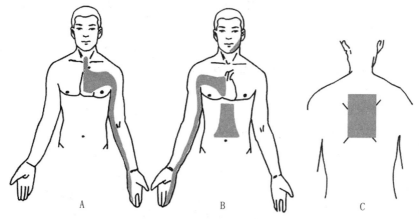

图 8-1 常见心绞痛部位及不典型心绞痛部位

(二)体征

绝大多数非 ST 段抬高型心肌梗死患者无明显的体征。但常有出汗、焦虑,甚至坐立不安、期前收缩增多、心率加快等情况。患者血压通常正常,但如果患者疼痛和/或焦虑严重,血压会由于肾上腺素释放而增高。不稳定型心绞痛患者体温通常不高,但心肌梗死患者(包括 STEMI 和非 ST 段抬高型心肌梗死)通常在心肌梗死 4~8 小时后出现低热,持续 4~5 天。心脏听诊常无阳性体征,但如出现第一心音减弱,则要注意有无急性左心功能不全或者房室传导阻滞的存在;第四心音常在胸骨旁能听到,表明左心室顺应性降低;如出现全收缩期杂音,应考虑有无二尖瓣反流。高危患者心肌缺血引起心功能不全时,可有新出现的肺部啰音或啰音增加、第三心音。

三、诊断和鉴别诊断

(一)诊断

1.病史及体格检查

(1)病史：对病史认真的询问是明确胸痛患者诊断的重要部分，大约80%的非ST段抬高型心肌梗死患者有冠状动脉疾病史，且本次胸痛发作常有诱因，如过量运动、情绪激动等，但是许多非ST段抬高型心肌梗死症状不典型，因此单纯的依赖病史是不够的。尽管典型心绞痛的胸部不适常被描述为胸闷或压迫感，但研究发现缺血相关胸痛的患者中有1/4表现为锐痛或刺痛。所有非ST段抬高型心肌梗死患者中13%表现为胸膜炎样疼痛，7%触诊时可产生疼痛。

(2)体格检查：绝大多数是正常的，包括胸部检查、听诊、心率及血压测定。体格检查的目的是发现外部诱因和排除非心源性胸痛表现(如主动脉夹层、急性肺动脉栓塞、气胸、肺炎、胸膜炎、心包炎、心瓣膜疾病)，焦虑惊恐症状等。

2.心电图

静息12导联心电图是对疑诊非ST段抬高型心肌梗死患者进行筛查和评估的重要首选方法。ST-T动态变化是非ST段抬高型心肌梗死最有诊断价值的心电图表现：症状发作时可记录到一过性ST段改变(常表现为2个或2个以上相邻导联ST下移≥0.1 mV)，症状缓解后ST段缺血性改变改善，或者发作时倒置T波呈"伪正常化"，发作后恢复至原倒置状态更具有诊断意义，并提示有急性心肌缺血或严重冠状动脉疾病。陈旧性束支传导阻滞提示患者有潜在的冠状动脉疾病，但新出现的或可能为新出现的束支传导阻滞是高危患者的标志。有无症状时均应记录心电图，症状发作时的12导联心电图非常有价值。必要时应将不同时间的心电图做前后比较，如果有动态ST-T变化，应考虑可能存在非ST段抬高型心肌梗死。但有胸痛症状的患者即使心电图正常也不能除外非ST段抬高型心肌梗死。研究发现，60%的非ST段抬高型心肌梗死患者心电图无变化。

发作时心电图显示胸前导联T波对称性深倒置并呈动态改变，多提示左前降支严重狭窄。有冠心病病史的患者如出现胸前导联和/或aVL导联的ST段改变时应加做后壁导联心电图，以明确是否存在后壁心肌梗死。变异型心绞痛常呈一过性ST段抬高。胸痛明显发作时心电图完全正常，还需考虑非心源性胸痛。非ST段抬高型心肌梗死的心电图ST段压低和T波倒置比不稳定型心绞痛更加明显和持久，并可有一系列演变过程(如T波倒置逐渐加深，再逐渐变浅，部分还出现异常Q波)。约25%的非ST段抬高型心肌梗死可演变为Q波心肌梗死，其余75%则为非Q波心肌梗死。反复胸痛的患者需进行连续多导联心电图监测，才能发现ST-T波变化及无症状性心肌缺血。

心电图不仅对非ST段抬高型心肌梗死的诊断非常关键，其类型及变化幅度也能为预后提供重要参考信息。ST段压低的患者在未来6个月内死亡风险最大；仅有单纯的T波变化的患者相比心电图正常的患者，长期风险并不增加；ST段压低的患者，随着压低的程度及ST段最低水平点的数目增加，其死亡风险或再发心肌梗死的概率也将增加。

3.心肌损伤标志物

心肌细胞损伤后坏死，细胞膜完整性破坏，导致这些细胞内大分子释放入循环血液，从而能够被检测到。主要的心肌坏死标志物包括肌红蛋白、肌酸激酶、肌酸激酶同工酶、心肌肌钙蛋白(cTnT、cTnI)，在非ST段抬高型心肌梗死患者的诊断和预后判断中十分重要。

（1）肌酸激酶、肌酸激酶同工酶：迄今为止，肌酸激酶、肌酸激酶同工酶仍是评估胸痛患者的重要生化指标。但由于它们在正常患者血中也有一定低水平的浓度；除心脏外还存在于其他组织中，特别是骨骼肌；这些特点限制了它们的预测价值。

（2）cTnT、cTnI：与传统的心肌酶（如肌酸激酶、肌酸激酶同工酶）相比，cTn 具有更高的特异性和敏感性，是理想的心肌坏死标志物。cTn 在正常人体的血液中含量极少，因此具有高度的特异性。cTn 的检测使我们能够发现 1/3 的肌酸激酶同工酶正常的不稳定型心绞痛患者的心肌坏死，目前已成为非 ST 段抬高型心肌梗死患者诊断和危险分层的必备条件，也为非 ST 段抬高型心肌梗死的早期诊断和预后提供了新的评估内容。高敏肌钙蛋白敏感性为 cTn 的 10～100 倍，胸痛发作 3 小时后即可检测到，因此，2011 年指南首次推荐高敏肌钙蛋白对非 ST 段抬高型心肌梗死患者进行快速诊断筛查。

床旁生化标志物能快速提供非 ST 段抬高型心肌梗死的早期诊断及治疗指导。如果症状发作后 3～4 小时内 cTn 测定结果为阴性，应该在症状出现后 6～9/12～24 小时再次监测。但是 cTn 升高也可见于以胸痛为表现的主动脉夹层和急性肺动脉栓塞、非冠状动脉性心肌损伤（如慢性和急性肾功能不全、严重心动过速和过缓、严重心力衰竭、心肌炎、脑卒中、骨骼肌损伤及甲状腺功能减退等疾病），应注意鉴别。

4.影像学检查

冠状动脉 CTA 推荐用于没有明确冠心病病史，肾功能正常者检查，应考虑 CT 检查的辐射及造影剂对患者的影响。超声心动图能发现严重心肌缺血引起的左心室射血分数（左心室射血分数）降低和室壁节段性运动异常。利用影像学技术（如 MRI、PET 等）能进行心肌核素显像，评价心肌灌注、心肌细胞活力及心功能。

（二）鉴别诊断

主动脉夹层是首先要鉴别的疾病，当夹层累及冠状动脉开口时可伴发急性冠状动脉综合征，心脏彩超、主动脉增强 CT 有助于鉴别。肺动脉栓塞常表现为突发呼吸困难、胸痛、咯血、晕厥等，血气分析、D-二聚体、肺动脉 CT 有助于鉴别。还应与以下疾病相鉴别。①其他心脏疾病：如心包炎、肥厚型心肌病伴发的非典型心绞痛；②骨骼肌肉疾病：颈椎、肩部、肋、胸骨等骨骼肌损伤，可表现为非特异性胸部不适，类似心绞痛的症状，但通常为局部疼痛；③病毒感染，如带状疱疹；④消化道疾病：如食管反流伴痉挛、消化道溃疡、胆囊炎等，常与心绞痛混淆；⑤胸腔内疾病：如肺炎、胸膜炎、气胸等都可导致胸部不适；⑥神经精神相关疾病：可表现为惊恐发作及过度通气，也可被误认为非 ST 段抬高型心肌梗死。

四、治疗和预后

非 ST 段抬高型心肌梗死冠状动脉病变为未完全闭塞的富含血小板的白血栓，纤维蛋白溶解剂可进一步激活血小板和凝血酶，促进血栓再形成，从而使原来未完全闭塞冠状动脉病变完全闭塞，使非 ST 段抬高型心肌梗死恶化为 STEMI，甚至发生死亡。因此，非 ST 段抬高型心肌梗死不宜溶栓治疗，而是进一步评估发展为心肌梗死和死亡的潜在危险程度，并根据危险度分层采取不同的治疗策略。

（一）危险分层

对非 ST 段抬高型心肌梗死患者进行危险分层有助于早期干预策略的选定，同时也能早期发现高危患者并给予积极药物或早期介入治疗，降低不良心血管事件的发生率，节约后期治疗的投入。因此,早期危险分层已成为非 ST 段抬高型心肌梗死处理策略的首要任务。一般来讲,危险分为血栓事件所导致的急性期危险,与基于动脉粥样硬化程度的远期危险。风险评估应根据具体情况个体化进行,并分为早期风险评估和出院前风险评估,前者目的是明确诊断并识别高危患者,以采取不同的治疗策略(保守或血运重建),并初步评估早期预后;后者则着眼于中远期严重心血管事件的复发,以选择合适的二级预防。

1.早期风险评估

评估患者的风险,包括冠状动脉疾病发生危险因素在内的年龄、性别、冠状动脉疾病家族史、吸烟史、血脂异常、高血压、糖尿病、肾功能障碍、既往冠状动脉疾病病史和吸毒史。12 导联心电图、心肌损伤标志物及炎性标志物(C 反应蛋白、纤维蛋白原、IL-6)都是进行危险分层的重要辅助检查手段。指南要求对疑似非 ST 段抬高型心肌梗死的患者,应据病史、症状、体格检查、心电图和生物标志物结果进行诊断及短期缺血/出血危险分层。患者早期死亡及心血管事件的风险评估是一个复杂的过程,并非一成不变。大量研究结果显示,cTn 浓度升高有重要的判断意义,而且治疗获益与 cTn 水平有持续的相关性。对 cTn 阴性的非 ST 段抬高型心肌梗死患者,高敏 C 反应蛋白升高程度可预测其 6 个月至 4 年的死亡风险。研究表明 N-末端 B 型利钠肽原水平与非 ST 段抬高型心肌梗死患者死亡率密切相关,连续测量 N-末端 B 型利钠肽原水平与单次测量相比显著增加其预测价值。脑利尿钠肽和/或 N-末端 B 型利钠肽原与其他风险评分系统(TIMI 积分系统)联合使用,则可提高评估非 ST 段抬高型心肌梗死患者预后的价值。对低危患者可考虑负荷试验,中低危患者可考虑冠状动脉 CTA 检查。

(1)缺血评估:非 ST 段抬高型心肌梗死风险评估涉及多个因素,可采用多种方法进行危险分层,目前多采用 TIMI 积分系统。Antman 等开发的 TIMI 风险评分是一种简单的工具,由就诊时 7个方面的分数总和决定,有下述情况者分别计 1 分:年龄≥65 岁、至少 3 个冠心病危险因素、既往冠状动脉狭窄≥50%、心电图有 ST 段变化、24 小时内至少有 2 次心绞痛发作、7 天内曾使用过阿司匹林、心肌坏死标志物水平升高。随着 TIMI 风险得分的增加,联合终点(14 天全因死亡率、新发或复发心肌梗死或复发心肌缺血需要行血运重建治疗)的发生率也相应增加(表 8-10)。

表 8-10 TIMI 危险积分及心血管事件风险

危险因素: (有下述情况者各计 1 分)	心血管事件风险 *	
	危险因素分值	发生率(%)
年龄≥65 岁	0～1	4.7
≥3 个冠心病危险因素	2	8.3
既往冠状动脉狭窄≥50%	3	13.2
24 小时内≥2 次心绞痛发作		
既往 7 天内使用阿司匹林	4	19.9
ST 段改变	5	26.2
心肌坏死标志物阳性	6	41

注:*,心肌梗死、心源性死亡、持续缺血;低危:0～2 分;中危:3～4 分;高危:5～7 分

(2)出血评估:非 ST 段抬高型心肌梗死既存在缺血导致的心血管风险,同时也存在使用抗凝、抗血小板药物导致的出血风险(如消化道出血、脑出血等)。

2.出院前风险评估

出院前危险分层主要着眼于中远期再发严重冠状动脉事件的风险评估。应就临床病程的复

杂性、左心室功能、冠状动脉病变严重程度、血运重建状况及残余缺血程度进行仔细评估,以选择适当的二级预防(具体见"二级预防"),减少再住院率,提高患者的生存率及生活质量。

(二)药物治疗

药物治疗是非 ST 段抬高型心肌梗死患者抗心肌缺血的基础措施和最重要的内容之一,不仅可缓解缺血症状,更重要的是改善预后,提高远期生存率。

1.抗缺血和抗心绞痛药物治疗

(1)硝酸酯类药物:主要通过介导一氧化氮的产生,刺激鸟苷酸环化酶增加循环环鸟苷酸水平,减少缩血管物质,扩张静脉血管,降低心脏前负荷,减少心肌氧需量。同时扩张冠状动脉血管,增加冠状动脉血流。所有血流动力学稳定的胸痛患者应在进行心电图检查后给予舌下含服硝酸甘油片剂。早期的心电图检查对于观察是否存在动态演变及右心室梗死是非常重要的。如果存在右心室梗死,硝酸酯类应禁用。硝酸酯类主要的不良反应为低血压及反射性心动过速,从而增加心肌耗氧量。如患者症状缓解不满意需应用其他治疗,如β受体阻滞剂和静脉硝酸酯类药物,硝酸酯类药物与β受体阻滞剂联合应用可以增强抗心肌缺血作用,并相互抵消药物的不良反应(例如心动过速)。磷酸二酯酶抑制剂能明显加强和延长硝酸甘油介导的血管扩张,可导致严重的低血压、心肌梗死甚至死亡。急性期持续给予硝酸酯类药物可能会由于巯基消耗而出现耐药,因此,应维持每天至少 8 小时的无药期。硝酸酯类药物可以减轻症状和心肌缺血程度,但并不能降低死亡率。硝酸酯类对非 ST 段抬高型心肌梗死患者远期临床终点事件的影响尚缺乏随机双盲实验证实。

(2)β受体阻滞剂:通过减慢心率、降低体循环血压和减低心肌收缩力从而降低心肌耗氧量,改善缺血区氧供;同时,通过延长心肌有效不应期,提高心室颤动阈值,可减低恶性心律失常发生率。β受体阻滞剂在缓解心绞痛症状的同时,还能降低急性期患者的死亡率。因此,非 ST 段抬高型心肌梗死患者排除禁忌后应早期(24 小时内)给予口服的β受体阻滞剂,并将其作为常规治疗,从小剂量开始,逐渐加量,注意观察患者的心率及血压。口服药治疗要将静息心率降至 50～60 次/分。首选具有心脏选择性的β受体阻滞剂,有阿替洛尔、美托洛尔、比索洛尔、卡维地洛等。如患者不能耐受β受体阻滞剂,可考虑应用非二氢吡啶类钙通道阻滞剂。非 ST 段抬高型心肌梗死患者使用β受体阻滞剂的禁忌证:①心力衰竭的体征,或未稳定的左心衰竭;②低心排状态;③发生心源性休克的危险性高;④其他相对禁忌证(PR 间期＞0.24 秒,二度或三度房室传导阻滞,急性哮喘或反应性气道疾病)。

(3)肾素-血管紧张素-醛固酮系统抑制剂:主要作用机制是通过影响心肌重构、减轻心室过度扩张而减少充血性心力衰竭的发生。大量临床试验证实,血管紧张素转换酶抑制剂可以对非 ST 段抬高型心肌梗死患者发挥心肌保护作用,并降低左心室收缩功能障碍者、糖尿病伴左心功能不全者和包括左心室功能正常的高危患者的死亡率。随访显示在心肌梗死伴心功能不全患者中使用 ACEI,死亡率和住院率的长期受益可维持 10～12 年。研究证实血管紧张素受体阻滞剂对于心肌梗死后高危患者与 ACEI 同样有效,对于不能耐受 ACEI 的患者可使用 ARB 替代,但联合使用 ACEI 和 ARB 可增加不良事件。EPHESUS 研究显示选择性醛固酮受体阻滞剂可降低心肌梗死合并心功能不全或糖尿病患者的致残率和死亡率。在无禁忌证的情况下,抗凝、抗血小板治疗后血压稳定即可开始使用,剂量和时限根据患者情况而定,一般从小剂量开始,逐渐增加,长期应用。

(4)钙通道阻滞剂:主要通过减轻心脏后负荷、降低心肌收缩力、减慢心率,从而缓解心绞痛症状和/或控制血压,但目前尚无证据显示钙通道阻滞剂可以改善非 ST 段抬高型心肌梗死患者的长期预后。主要不良反应为头痛、脸红、低血压、反射性心动过速及周围血管扩张导致的心肌耗氧量增加。因短效钙通道阻滞剂能引起血压波动及交感兴奋,故禁用于非 ST 段抬高型心肌梗死患者。指南推荐:①在应用 β 受体阻滞剂和硝酸酯类药物后患者仍然存在心绞痛症状或难以控制的高血压,可加用长效的二氢吡啶类钙通道阻滞剂;②如患者不能耐受 β 受体阻滞剂,应将非二氢吡啶类钙通道阻滞剂与硝酸酯类合用;③非二氢吡啶类钙通道阻滞剂不宜用于左心室收缩功能不良的非 ST 段抬高型心肌梗死患者,并尽量避免与 β 受体阻滞剂合用。

(5)吗啡:对于硝酸酯类药物不能控制胸痛的非 ST 段抬高型心肌梗死患者,如无禁忌证可予静脉应用吗啡控制缺血症状。虽然吗啡也在血流动力学方面带来益处,其最主要的益处仍然是缓解疼痛和抗焦虑,从而使患者平静,减少儿茶酚胺的释放,对非 ST 段抬高型心肌梗死患者有潜在的益处。但镇痛的作用可能掩盖持续心肌缺血的表现。因此,对于应用吗啡后症状缓解的患者,应密切观察是否存在持续心肌缺血的证据,以免延误治疗。

2.抗凝治疗

非 ST 段抬高型心肌梗死患者的初始治疗给予阿司匹林及足量的静脉肝素,能使心肌梗死及死亡的发生危险降低 30%~40%。有证据显示,在抗血小板基础上联合抗凝治疗较单一用药更为有效。抗凝和双联抗血小板治疗被推荐为非 ST 段抬高型心肌梗死初始阶段的一线用药。因此,所有非 ST 段抬高型心肌梗死患者如无禁忌证,均应接受抗凝治疗。

(1)低分子肝素:肝素和低分子肝素间接抑制凝血酶的形成和活性,从而减少血栓的形成和促进血栓的溶解。与普通肝素相比,低分子肝素有更高的抗 Xa/Ⅱa 活性比。低分子肝素的优势在于无须监测,可皮下注射给药。各种低分子肝素之间是有差别的,它们的抗 Xa/Ⅱa 活性不同。这种差别是否意味着治疗获益的差别目前尚不清楚,但在非 ST 段抬高型心肌梗死患者的治疗中依诺肝素是唯一有证据优于普通肝素的低分子肝素。

(2)磺达肝癸钠:是目前临床使用的唯一选择性 Xa 因子抑制剂,为人工合成戊糖,通过抗凝血酶介导选择性抑制 Xa 因子,对凝血酶本身无抑制作用。在 OASIS 5 研究中,磺达肝癸钠较依诺肝素在 30 天和 6 个月的严重出血发生率都有显著降低,6 个月联合终点事件发生率也显著降低,但磺达肝癸钠组 PCI 术中导管内血栓发生率高于依诺肝素组,因此,对于 PCI 术前使用磺达肝癸钠治疗的患者,术中应在此基础上加用标准剂量普通肝素或 GPⅡb/Ⅲa 受体拮抗剂。

(3)直接凝血酶抑制剂:比伐卢定是一种人工合成的拟水蛭素,能够可逆性地结合凝血酶,从而抑制血栓的形成。ACUITY 研究比较了比伐卢定和肝素合并糖蛋白Ⅱb/Ⅲa(GPⅡb/Ⅲa)受体拮抗剂的疗效。在术前接受氯吡格雷负荷组的患者中,单独使用比伐卢定的缺血发生率低于联合使用肝素和 GPⅡb/Ⅲa 受体拮抗剂,且严重出血事件的发生率降低。但在术前未接受氯吡格雷负荷治疗的患者中,单独使用比伐卢定的联合缺血终点事件发生率高于肝素合并GPⅡb/Ⅲa 受体拮抗剂治疗组。因此,比伐卢定推荐用于非 ST 段抬高型心肌梗死患者需急诊或择期 PCI 术的抗凝替代治疗。

(4)华法林:一些临床试验将长期口服华法林抗凝加用或不加用阿司匹林及单独应用阿司匹林进行了比较,目前的研究结果并不能明确说明非 ST 段抬高型心肌梗死患者在阿司匹林的基础上加用华法林长期抗凝能够带来获益。目前非 ST 段抬高型心肌梗死的治疗中并不推荐服用华法林,但对有明确使用华法林指征的非 ST 段抬高型心肌梗死患者(中高危心房颤动、人工机械瓣或静脉血栓栓塞者),可与阿司匹林和/或氯吡格雷合用,但需严密监测,建议将国际标准化比值控制在 2.0~2.5。

3.抗血小板治疗

(1)阿司匹林:通过不可逆的抑制血小板环氧化酶减少血栓素 A_2 的生成,从而抑制血小板的活化。在所有阿司匹林的临床研究中,针对非 ST 段抬高型心肌梗死的治疗作用最为突出。所有入院的非 ST 段抬高型心肌梗死患者,如无禁忌,立即给予阿司匹林。对于植入支架的患者,则建议使用较大剂量的阿司匹林维持,依据支架获准的临床试验,并根据出血风险和研究资料的更新,建议初始剂量为每天 150~300 mg,金属裸支架植入术后维持 1 个月,药物洗脱支架植入术后维持 3 个月。阿司匹林的治疗不仅能够在急性期带来获益,长期治疗还可以带来长期益处。因此,阿司匹林是非 ST 段抬高型心肌梗死患者抗血栓治疗的基石。

(2)P2Y12 受体拮抗剂:噻氯吡啶和氯吡格雷均为 ADP 受体拮抗剂,通过特异性抑制 P2Y12-ADP 受体而阻断 ADP 诱导的血小板激活途径,从而抑制血小板的活化和聚集。噻氯吡啶的不良反应(血小板减少、骨髓衰竭等)限制了其使用,氯吡格雷成为应用最广泛的 P2Y12 受体拮抗剂。由于达到完全的抗血小板作用需要一段时间,现有的研究表明给予 1 次负荷剂量氯吡格雷可缩短达到有效抗血小板效果的时间。随着负荷剂量的增加,对血小板抑制的程度增加、发挥作用所需的时间缩短,但最佳的负荷剂量尚未确定。氯吡格雷不可逆的抑制血小板 P2Y12-ADP 受体,从而抑制血小板活性。CAPRIEC 研究结果显示氯吡格雷的疗效等于或大于阿司匹林。作为合理的二级抗血小板药物,当患者存在阿司匹林禁忌时,优先选用氯吡格雷。

氯吡格雷和阿司匹林通过不同的机制抑制血小板活性,因此两者合用其抗血小板的效应相加。两者合用所带来的临床获益在 CURE 研究中得到了证实,在用药早期即可出现,并且平均随访 9 个月,可以观察到获益的持续增加。因此,无论选择介入治疗还是保守治疗,排除禁忌后,均应使用阿司匹林+氯吡格雷(负荷量+维持量)。

美国心脏学院/美国心脏协会基于 TRITON-TIMI 38 研究和 PLATO 研究结果在 2012 年的不稳定型心绞痛/USTEMI 治疗指南更新增加了普拉格雷和替格瑞洛用于非 ST 段抬高型心肌梗死的抗血小板治疗,2011 年 ESC 指南也强烈推荐普拉格雷和替格瑞洛两种 P2Y12 受体拮抗剂,推荐力度甚至高于氯吡格雷。我国 2012 年指南也推荐普拉格雷和替格瑞洛用于非 ST 段抬高型心肌梗死。另一种可静脉应用的、选择性的、可逆的 P2Y12 受体拮抗剂坎格雷洛目前正在进行 II 期临床试验。

(3)GPIIb/IIIa 受体拮抗剂:与血小板激活机制无关,血小板的聚集依赖于血小板之间通过血小板表面的 GPIIb/IIIa 受体及纤维蛋白原的相互作用。GPIIb/IIIa 受体拮抗剂通过阻止血小板表面 GPIIb/IIIa 受体与纤维蛋白原的结合,从而抑制血小板聚集。CAP-TURE 研究和 ISAR-REACT-2 研究证实,非 ST 段抬高型心肌梗死患者给予阿昔单抗治疗后,PCI 术后 30 天死亡和心肌梗死的发生率均明显降低。ESPRIT 研究证实依替巴肽可显著降低 PCI 术后 48 小时死亡、心肌梗死和需紧急血运重建的发生率,上述获益可维持 30 天甚至 6 个月。RESTORET 研究证实替罗非班降低非 ST 段抬高型心肌梗死患者 48 小时及 7 天的缺血事件的发生风险。因此,当非 ST 段抬高型心肌梗死患者行 PCI 治疗前,在应用其他抗凝药物的基础上 GPIIb/IIIa 受体拮抗剂(阿昔单抗、替罗非班、依替巴肽)可作为一线药物使用。

对于 GPⅡb/Ⅲa 受体拮抗剂使用时间，EARLY ACS 研究和 ACUITY 研究结果均表明早期使用 GPⅡb/Ⅲa 受体拮抗剂和 PCI 术中使用在主要终点上无显著差异，但 EARLY ACS 研究还表明早期使用组患者 TIMI 大出血风险显著增加。因此，新指南推荐在已经使用双联抗血小板的基础上，GPⅡb/Ⅲa 受体拮抗剂可在 PCI 术中选择性应用，特别在处理高度血栓负荷的急性病变时。

4.他汀类药物

目前所有指南均把低密度脂蛋白胆固醇作为首要干预的靶点，而未把高密度脂质白作为干预靶点。如无禁忌证，无论基线低密度脂蛋白胆醇水平如何，所有非 ST 段抬高型心肌梗死患者（包括 PCI 术后）均应尽早给予他汀类药物治疗。我国 2007 年《血脂异常管理指南》建议患者低密度脂蛋白胆固醇目标值达到<2.07 mmol/L(80 mg/dL)或原基线上下降 40%，2011 年 ESC 血脂异常管理指南建议低密度脂蛋白胆固醇目标值更低，达到<1.8 mmol/L(70 mg/dL)或原基线上下降 50%。低密度脂蛋白胆固醇达标后，长期维持治疗，有利于冠心病二级预防。他汀类药物所带来的临床获益与低密度脂蛋白胆固醇降低程度有关，与他汀种类无关，因此他汀类药物选择依赖于低密度脂蛋白胆固醇降低程度。

（三）血运重建治疗

心肌血运重建使非 ST 段抬高型心肌梗死患者缓解症状、缩短住院时间和改善预后。其指征和最佳时间及优化采用的方法（PCI 或 CABG）取决于临床情况、危险分层、并发症和冠状动脉病变的程度和严重性。但目前非 ST 段抬高型心肌梗死患者行血运重建的时机与预后关系的研究尚较少，其最佳时机目前仍存在争论。

1.侵入性策略（冠状动脉造影/PCI）

早期的 TIMIⅢB 研究和 VANQWISH 研究将介入治疗与传统治疗相比，未见更多获益，甚至提示可能有害。近期 FRISCⅡ研究和 TACTICS-TIMI18 研究得到了一致的结论，肯定了介入治疗的获益，对于高危的，尤其是 cTn 升高的患者，介入治疗获益明显。循证医学证据表明，对危险度高的患者，早期介入治疗策略显示出了明显的优势。应在危险分层的基础上明确这些患者 PCI 治疗的指征。如前所述，危险分层的方法常用有 TIMI 危险积分和 GRACE 预测积分，这些危险分层的指标都是将患者的症状、体征、心电图、心肌坏死标志物及其他辅助检查指标进行分析，权重后总结得出。其中胸痛持续时间过长、有心力衰竭表现、血流动力学不稳定、心肌坏死标志物显著升高和心电图提示 ST 段显著压低等方面更为重要（表 8-11）。对于低危和早期未行 PCI 的非 ST 段抬高型心肌梗死患者，出院前应进行必要的评估，根据心功能、心肌缺血情况和再发心血管事件的危险采取相应的治疗。对中、高危以上的非 ST 段抬高型心肌梗死患者行 PCI 应遵循首先进行危险分层，合理规范的术前、术中用药和恰当的 PCI 策略，危险度越高的患者越应尽早行 PCI，术前、术中的用药如抗血小板治疗、抗凝治疗等也随着危险度的增加应适当加强（表 8-12）。

2.CABG

约 10% 的非 ST 段抬高型心肌梗死患者在病情稳定后需要行 CABG，非 ST 段抬高型心肌梗死选择血运重建的原则与 STEMI 相同。①左主干病变、三支病变的患者（尤其是合并糖尿病），优先选择 CABG；②前降支病变累及前降支近端且伴 LVEF<50% 或无创性检查提示心肌缺血的患者宜 CABG 或 PCI；③强化药物治疗下不适宜行 PCI 的可考虑 CABG。为防止出血等并发症，CABG 前应进行抗凝及抗血小板药物调整，具体要求见表 8-13。

表 8-11　非 ST 段抬高型心肌梗死患者分层

分级	符合以下一项或多项
极高危	1.严重胸痛持续时间长、无明显间歇或＞30 分钟,濒临心肌梗死表现 2.心肌坏死标志物显著升高和/或心电图 ST 段显著压低(≥0.2 mV)持续不恢复或范围扩大 3.有明显血流动力学变化:严重低血压、心力衰竭或心源性休克表现 4.严重恶性心律失常:室性心动过速、心室颤动
中、高危	1.心肌损伤标志物升高 2.心电图有 ST 段压低(＜0.2 mV) 3.强化抗缺血治疗 24 小时内反复发作胸痛 4.有心肌梗死病史 5.冠状动脉造影显示冠状动脉狭窄病史 6.PCI 后或 CABG 后 7.左心室射血分数＜40% 8.糖尿病 9.肾功能不全(肾小球滤过率每分钟＜60 mL)

表 8-12　非 ST 段抬高型心肌梗死患者 PCI 指征推荐

指征	推荐,证据
对极高危患者行紧急 PCI(2 小时内)	Ⅱa,B
对中高危患者行早期 PCI(72 小时)	Ⅰ,A
对低危患者不推荐常规 PCI	Ⅲ,C
对 PCI 患者常规支架植入	Ⅰ,C

表 8-13　CABG 前抗凝及抗血小板药物调整要求

要求	推荐,证据
继续使用阿司匹林	Ⅰ,A
术前停用氯吡格雷至少 5 天	Ⅰ,B
术前停用替格瑞洛至少 5 天	Ⅰ,C
术前停用普拉格雷至少 7 天	Ⅰ,C
术前 4 小时停用依非巴肽或替罗非班	Ⅰ,C
继续使用 UFH	Ⅰ,B
术前 12～24 小时停用依诺肝素以 UFH 代替	Ⅰ,B
术前 24 小时停用磺达肝素以 UFH 代替	Ⅰ,B
术前 3 小时停用比伐卢定以 UFH 代替	Ⅰ,B

(四)二级预防

1.控制血脂

大量的证据表明,降低胆固醇治疗可以减少冠心病合并高胆固醇血症患者的心血管事件发生率和死亡率。新近的临床试验证实,无论基线低密度脂蛋白胆固醇水平是否升高,他汀类药物治疗均可使患者受益。PROVE-IT TIMI 22 研究支持非 ST 段抬高型心肌梗死后早期强化降脂可获益。因此,指南作出如下推荐。

(1)所有患者入院 24 小时应评估空腹血脂谱。

(2)所有非 ST 段抬高型心肌梗死后的患者(包括血运重建治疗后的患者),如无禁忌证,无论基线低密度脂蛋白胆固醇和饮食改善情况如何,均应给予他汀类药物治疗。

(3)住院患者出院前应开始使用降脂药;建议降低非高密度脂蛋白胆固醇包括强化降低低密度脂蛋白胆固醇的治疗;对于低密度脂蛋白胆固醇>2.6 mmol/L(100 mg/dL)的非 ST 段抬高型心肌梗死患者,应该开始降低胆固醇治疗或强化达标至低密度脂蛋白胆固醇<2.6 mmol/L (100 mg/dL),可以进一步降低至<1.8 mmol/L(70 mg/dL);低密度脂蛋白胆固醇达标后,若甘油三酯>2.26 mmol/L,则联合使用贝特类或烟酸类药物。

(4)可以鼓励使用 ω-3 脂肪酸降低风险,降低甘油三酯治疗时可以使用大剂量(每天 2～4 g)降低风险。

2.控制血压

指南建议血压控制在<17.3/10.7 kPa(130/80 mmHg),治疗和控制血压的方法:①患者应开始改变生活方式;②对于血压>18.7/12.0 kPa(18.7/12.0 kPa(140/90 mmHg))的患者,首先使用 β 受体阻滞剂和/或 ACEI(必要时加用其他药物如噻嗪类)有助于血压达标。

3.其他

(1)强调戒烟,建议戒烟并避免二手烟。

(2)控制体重,强调控制饮食和适量运动,体重指数控制在 18.5～24.9 kg/m²。

(3)积极治疗糖尿病,使糖化血红蛋白<6.5%。

(4)根据过去的体力活动情况或运动试验制订运动方案,鼓励非 ST 段抬高型心肌梗死后的患者每天参加 30～60 分钟的体力活动。

(5)叶酸、维生素不再用于二级预防。

(6)发病前已开始使用雌激素替代治疗的绝经后女性应继续该治疗。

(7)可筛查是否存在精神抑郁,使用抗抑郁药治疗抑郁。 **(刘 涛)**

第四节　急性心肌梗死并发心律失常

冠心病和心肌梗死可以并发各种各样的心律失常,可以分成快速性和缓慢性心律失常,室上性和室性心律失常。有些心律失常可存在于心肌梗死以前,有些是伴随急性心肌梗死(AMI)而发生的。心肌梗死发生恶性室性心律失常是发生院前死亡最主要的原因。

心律失常所致的心脏性猝死是临床医师面临的严峻挑战,在美国每年发生心脏性猝死的病例接近50万。大部分猝死是发生于冠状动脉疾病发作中,而且年龄较轻的患者占很大比例。有些患者甚至会以心脏性猝死作为冠心病的首发症状或表现。由发生猝死时的动态心电图记录和院外心脏骤停复苏患者记录的资料分析,可知心脏性猝死最多的原因为心室纤颤。这些心室纤颤的发作很可能由于严重心肌缺血,这种缺血过程是由于原先并不存在侧支循环的冠状动脉的急性血栓性闭塞所致。心肌梗死存活下来的患者可以发生慢性的室性心律失常,其发生时间既可以在 AMI 后立即发生,也可以很晚才出现,有的甚至在心肌梗死后数年。一旦发生则这些慢性心律失常可以存在数月或数年,其存在预示或说明室颤的危险和心脏性猝死的危险增加。

一、对缺血性室性心律失常发生机制的研究

(一)冠状动脉急性闭塞后的室性心律失常

长时间以来,冠状动脉闭塞与心律失常之间的关系一直是人们关注的内容。慢性心律失常的临床和流行病学的重要意义在心律失常动物模型上的研究有了很大发展,而在动物模型上的研究发现,其特征与在人类发生的心律失常特征相似。开始,这些研究和观察是在试验动物模型上进行的。一百多年前,JE Erichson 在狗身上结扎了一支冠状动脉,观察到了心脏停搏并伴随轻微的抖动,这可能就是冠状动脉闭塞后发生心室纤颤的最早描述。此后大约 50 年,John A.McWillians 提出这个室颤过程是心血管发作和猝死的常见原因这一看法。他说,在哺乳类动物进行的大系列研究已经使我们相信,通常情况下心脏性猝死经常不是心室静止,而是室颤。

心电图记录的应用使心脏病患者心脏不正常收缩的研究有可能和有手段进行。RH Halsey 发表了由濒死患者获得的心电图记录(1915),报道了 1 例心室纤颤。随后,大量的研究开始在心脏代谢与心脏节律失常的联系上进行,在正常和缺血心脏都做了这方面的工作。这些工作,有许多是对患者进行的,但这方面的认识更多是从试验动物模型的研究中得到的。尽管这些动物模型不像在人体的研究更有价值,在动物模型中得到的资料却应该在理论上加以解释。当然不同种系的心肌代谢和血液供应可能有很大区别。除此之外,有些试验性因素也使得试验结果的解释更为困难。

虽然缺血性室性心律失常的机制还没有完全搞清楚,但现已明确,在试验动物模型和人研究中的心律失常是由于心脏冲动形成和传导异常引起的,而其发生与代谢、血流动力学和心脏结构性因素有关。这些因素包括:①由缺血所引起的急性代谢变化。②并存的慢性代谢和离子异常,如低血钾。③局限或整体的心脏功能的急性变化。④慢性结构性因素,如心肌肥厚或先前存在的心肌梗死。

急性冠状动脉闭塞后,室性心律失常双峰分布的特点在许多种属动物试验中都有描述,据推测这种心律失常也同样发生于人体,但是尚未得到证实。在冠状动脉阻断后的最初 2 分钟并没有观察到心律失常,室性心律失常的发生是在冠状动脉闭塞的 2 分钟后开始增加(包括室性期前收缩、室速和室颤),5 分钟时达高峰,10 分钟时减少。这些很早期发生的室性心律失常被定为 Ⅰa 期。室性心律失常的第二期开始于冠状动脉阻塞后的 12 分钟,15~20 分钟达到高峰,30 分钟以后减少。这些心律失常被定为 Ⅰb 期。Ⅰa 期和 Ⅰb 期心律失常的机制有很大区别,将在下面分别讨论。

1.Ⅰa 期心律失常

Ⅰ期心律失常以缓慢传导为其特点,由缺血引起的传导速度减慢是很重要的,这时冠脉血流量减少 75% 以上。传导速度在单独缺氧和轻度缺血时并不表现减慢的变化。同样,传导减慢在心内膜下浦肯野纤维很少表现出来,这可能是因为心腔内的血液可浸透到 40~60 个心肌细胞的深度。Kleber 等提出了测量传导速度的方法,他应用离体猪心脏放置相距仅 1 mm 的心外膜电极共 99 根,同步记录心电活动,结果正常情况下传导速度为(50.1±2.13)mm/s,缺血情况下则为(33.3±3.86)mm/s。

折返性心律失常的起始和维持需要缓慢传导的存在。当心脏激动波的缓慢传导不断地围绕单向阻滞区运动并且再次返回,再激动阻滞的近端区域时折返激动即可发生。折返机制一直被

认为是缺血性心律失常的机制。这样一个机制是基于在对应心外膜电图存在连续性电活动（舒张桥）。Ⅰa期心律失常的折返机制的更直接的证据是最近由Pogzwid、Witkowski和Corr提出的。他们应用计算机控制的能同步记录232个双极位点的心脏标测系统进行标测，然后准确地定位心脏的激动位置，分析电生理学和解剖的数据，获得三维激动的等时标测图。当出现下列3种情况时，心动过速就被确定为折返机制：①在心动过速发作之前的搏动有连续除极的证据。②发生心动过速的位置靠近原先搏动终止的部位。③由原先搏动终止的位置至折返搏动始部位的传导速度，近似于原先激动的终末端的传导速度。应用这样一个定义，Pogzwid和Corr提出室性期前收缩和非持续性室速的75%在Ⅰ期为折返机制。另一方面，由室速坠入室颤也似乎是以折返机制为中介。

在Ⅰa期起重要作用的非折返机制是由延迟后除极引起的触发激动。触发激动是依赖于后除极的连续激动，即发生于动作电位上升支以后的膜电位振荡。在早期心肌缺血的过程中，许多因素都会导致后除极的发生。例如，离体心肌细胞的机械牵拉可以引起后除极，缺血心肌的收缩异常可以牵拉心肌细胞产生后除极。损伤电流可能是另一个后除极的原因。损伤电流是由于在靠近心肌细胞之间的膜电位的差异造成的。舒张期电流是由于与正常组织相比的缺血组织的除极，而收缩期损伤电流是由于正常和缺血组织之前动作电位幅度的差异。儿茶酚胺和细胞Ca^{2+}超负荷也引起后除极。后除极的后两个原因可能是Ⅰb期心律失常的重要因素。

2.Ⅰb期心律失常

冠状动脉闭塞后大约10分钟，室性心律失常的发作频度和严重程度减轻。几分钟以后，室性心律失常的发生率又再次增加（Ⅰb期）。关于Ⅰb期心律失常的机制并不是如Ⅰa期那样清楚，然而前面提到的机制似乎是起一定作用的。非折返机制在Ⅰb期似乎起更大的作用。在Ⅰb期传导速度减慢的特点不太明显，特别是在该期的早些时候更是如此，甚至在传导速度完全正常的情况下也可以发生心律失常。

在冠脉闭塞后15～20分钟时发生的内源性儿茶酚胺储存的释放好像是非折返性室性心律失常的中介，也可能是Ⅰb期观察到传导速度改善的原因。例如，Russell等发现，离体豚鼠（guinea）心脏中，Ⅰb期心律失常总是以自发性的动作电位幅度和0位相上升速度，及不应期的改善为先导。内源性儿茶酚胺的缺乏，或用β受体阻滞剂预防这些电生理学的"改善"也降低Ⅰb期心律失常的发生率。这些结果提示，儿茶酚胺是Ⅰb期心律失常，可能是后除极和触发激动的中介物。

在Ⅰb期末，传导速度再度下降，这是由于内在纵向阻抗的增加，这种变化的原因是不可逆损伤细胞摄取Ca^{2+}，导致缝隙连续的缺乏。折返机制在该期可能也起一定作用。

（二）心肌梗死犬2～24小时心律失常的观察与研究

1.试验性冠状动脉闭塞后出现的室性异位心律

试验证明，结扎冠状动脉后可出现各种室性心律失常。我们在试验中的观察发现，一次完全结扎冠状动脉左前降支以后，可以出现偶发、频发的室性期前收缩，短阵室性心动过速甚至发生室颤，而当采用二次结扎时则发生室速和室颤的机会大为减少。这个阶段大约持续30分钟。急性冠状动脉闭塞后所引起的心肌缺血使心肌的传导性、兴奋性、自律性和不应性发生变化，从而产生心律失常。在冠状动脉结扎30分钟以后可以出现心肌坏死，而在坏死心肌、缺血心肌和正常心肌表现出其电生理特性的不均一性，成为发生心律失常的基础，这时发生异位自发性心律失常的位置恰是正常组织与缺血坏死组织的交界处的正常组织侧，因为这时在该部位存在组织传导速度和不应期的差异。David 等采用建立心肌梗死犬模型并再灌注的方法,观察了结扎狗冠状动脉以后不同时间的心脏电活动的改变,并发现在结扎后 2～12 分钟记录的连续性电活动的主要机制是舒张过度和折返;而在结扎后 13～30 分钟出现的连续电活动则可能与折返无关;当结扎 30 分钟后实施再灌注时,又表现出严重的心律失常。有学者在相似的动物观察中也发现冠状动脉结扎后即可出现频发室性异位激动,当结扎 2 小时后实施再灌注时表现出多种形式的室性异位激动,甚至短阵室速或室颤。Kaplinsky 等在非再灌注犬心肌梗死模型观察发现结扎后 30 分钟内的心律失常机制为折返激动。

冠状动脉主干的突然闭塞可导致很高的室速和室颤的发生概率。冠状动脉闭塞后 30 分钟内发生的致死性心律失常机会很高,它与冠状动脉发生闭塞的部位有关,当冠状动脉左前降支起点下 15～20 cm 处突然闭塞后,室颤的发生概率超过 50%。犬冠状动脉闭塞后出现的心律失常分成 3 个时期,第 1 期为冠状动脉结扎后的 2～5 分钟,有很高的发生室速和室颤的危险;第 2 期为冠状动脉结扎后异位节律减少期,持续 4～8 小时;第 3 个时期为 8～48 小时。也就是说犬冠状动脉结扎后的最初阶段是发生恶性室性心律失常的高危时期,持续不超过 30 分钟,而实际上冠状动脉闭塞后 4～8 小时的阶段发生的室性心律失常反较最初数分钟内减少,表现为少发室性异位激动(0～5 个/分),在 8～48 小时则实际又处于室性心律失常发生的另一个相对不稳定期,在这个阶段又会出现严重的室性心律失常,室性心律失常的发生概率也大为增加。所谓延迟出现的室性心律失常则是指冠状动脉闭塞后 3～4 天,直至 7 天发生的心律失常。

2.犬左前降支阻塞后 2～24 小时自发性的室性心律失常

采用 Harris 氏两期结扎法阻断冠状动脉左前降支以后,明显降低了初始数分钟内发生室颤的机会,但却不能减少随后 2～24 小时内发生的猝死。对犬冠状动脉阻塞后 2～24 小时发生的心律失常的监测结果发现,100 只犬发生猝死者占 33 例,发生猝死的时间为冠状动脉闭塞后(13.3±0.8)小时,发生的心律失常为单形性室性心动过速变为室颤,其中有 30 例犬发生的室速持续超过 15 秒,100 例犬中发生自发性持续性室速者共有 48 例。早先由 Scherlag 和 El-sherif 等完成的试验研究表明,持续性单形性室速可以在冠状动脉闭塞后 24 小时的梗死犬由程序电刺激诱发,而冠状动脉闭塞后 2～24 小时自发的持续性单形性室速的出现和维持需要两个条件:第一是具备使持续出现的单形性室速存在的基础;第二是需要有始动持续性单形性室速的事件。冠状动脉阻塞后 6 小时,有 25% 的试验动物可以由心室起搏引发持续性单形性室速,在 24 小时有 55%～88% 的试验动物可被诱发出持续性单形性室速,而快频率室速只能由超过 330 次/分的快速起搏所诱发。尽管其电生理学基础尚不十分清楚,但却可能与自律性异常或延迟后除极的触发激动关系不大,更多地与局部心肌折返有关。应用 β 受体阻滞剂和采用左星形神经节切除术可以降低冠脉闭塞后 6～24 小时的快频率室速的最大频率和猝死发生率。Scherlag 等对 184 只冠状动脉左前降支阻塞 6～24 小时的心肌梗死犬模型自发和起搏诱发的持续性单形性室速历时Ⅱ的研究表明,自发持续性单形性室速转成室颤者 46 例(25%),心室起搏诱发的持续性单形性室速转成室颤者 60 例(43%),总的发生率与其他学者的研究报道相似。

在犬冠状动脉结扎后 24 小时自发性室性异位搏动的机制可能是一种机制,可能包括自律性异常、折返激动和触发激动。最常见的自发心律失常为不规律的室性异位心律,为多形性,单个期前收缩不能加速心室异位节律。发生室性异位激动的部位常位于左前降支支配的范围内,由心电记录可知发生室性异位激动时置于左前降支附近的电极最先激动,与窦性心律时的激动顺序明显不同。

3.正常自律性升高和异常自律性

正常犬心室的特化纤维具有自发电活动,左心室浦肯野纤维可表现缓慢自发舒张期除极化,其自动频率为1~10次/分。Harris曾经提示,交感肾上腺素能兴奋、组胺释放、坏死损伤心肌蛋白或多肽的释放引起损伤心肌内的可兴奋细胞存在自律性和应激性增强,这些改变与异位灶的出现有关。整体和离体心肌组织的一系列试验研究确认,正常犬浦肯野纤维的自律性升高与心肌梗死犬心内膜下浦肯野纤维异常自律性的基本电生理学特征的重要区别。正常自律性可明显被快速起搏所抑制,氯化铯不能改变心肌梗死后自发心室节律的形成。现今并没有可靠证据说明犬冠状动脉结扎以后浦肯野纤维或心室肌存在明显的正常自律机制的升高。

将心肌梗死组织中尚存活的心内膜下心肌组织分离并灌流于正常台氏液中时,缺血损伤的浦肯野纤维可以发生自发性除极和传导性搏动。犬冠状动脉结扎后24小时对损伤和缺血的左心室浦肯野纤维的研究观察发现,除极纤维的最大舒张电位减小(-50~-70 mV),幅度也变小(40~120 mV),4位相除极加强,及离体组织标本连续脉冲(频率40~90次/分)的形成。还有一些研究观察了缺血损伤心肌4位相自律性改变的离子流,发现梗死心肌的尚存活的心室肌和浦肯野纤维试验标本在24小时的电生理特性和延长灌流的纤维电生理学特性的正常化,使电压钳制状态下确定膜电流并不那么容易。仅有的新近研究提出了利用离子特异性微电极细胞内记录技术对组织基本电生理改变的观察结果,提示冠状动脉结扎24小时,缺血性损伤狗的蒲氏纤维细胞内钾离子浓度(以活性确定)呈中度至重度降低,随着再灌注时间的延长(3~6小时),缺血性损伤的组织细胞膜电位恢复至正常水平[(-94±4)mV]。细胞内钠离子浓度的变化也用相似的方法做了研究,提示冠状动脉闭塞后24小时,内向钠离子活性升高,而在正常台氏液超灌注后3~6小时明显恢复至正常水平。心肌梗死后,心内膜下心肌浦肯野纤维的缺血损伤所表现出的自发性冲动,形成有许多常见于含钡剂台氏液灌注正常浦肯野纤维所诱发的自律性的一般特性。狗心脏冠状动脉闭塞后24小时和存活心内膜下心肌组织标本表现的自发节律为:①β受体激动剂和交感神经刺激可以明显提高其自律性。②β受体阻滞剂和交感神经阻滞剂可以轻度降低或不完全抑制其自律性和频率。③存活的缺血性损伤心肌组织的α受体刺激(去氧肾上腺素)或抑制(酚妥拉明)并不能明显改变自发节律的形成及其频率。

4.延迟后除极和触发节律

以正常给氧的台氏液超灌流的长时间作用过后,存在心肌梗死病变基础的除极化心内膜下浦肯野纤维(-50~-70 mV)缓慢地回复到膜电位水平,尽管不存在自发节律和静息膜电位的恢复,但心内膜下心肌组织表现出明显的电生理学异常,最明显的是形成延迟后除极和触发性室性节律。50~120次/分的室性节律可以由周期短于1 000毫秒的心室起搏或单个室性期前收缩引发。重复性心室节律的起始与利用短联律单个心室期前收缩,或用增加起搏时间而使刺激周长缩短始动的延迟后除极幅度的增加有关。快速起搏和/或期前收缩刺激也能够终止室性持续性节律,而且其终止以延迟后除极不再能达到阈电压为特征。心室延迟后除极幅度的增加和引发持续性室性心律的能力在缺血性损伤的心内膜心肌可以因肾上腺素(6~10 M)的作用而易于实现,也可因提高细胞外钙离子浓度(2.7~8.1 mm)而容易出现。钙通道阻滞剂维拉帕米(6~10 M)、硝苯地平(200 μg/L)和硫氮草酮(1 mg/L)可以使由于增加细胞外钙离子浓度而增加的后电位幅度减少,并且可以防止引发由快速起搏导致的持续性心室节律。

触发心室节律和异常自律性而致的自发心律失常在狗冠状动脉闭塞后可持续24小时。对于折返激动、自律性异常和触发激动的鉴别,可以参考有关电生理参数的特性。

5.犬冠状动脉闭塞后 24 小时的室性节律

犬冠状动脉结扎后 24 小时可以由心室起搏诱发快速的持续性室性心动过速。经心电图证实的穿壁性心肌梗死试验动物,在冠状动脉闭塞后 24 小时,经心室起搏诱发持续性单形性室性心运过速的概率为60%~90%。由心室起搏引发的室性心动过速能够依据频率、QBS 波形态、起源部位、起始和终止的形式清楚地与自发心室节律相区别,由起搏诱发的持续性单形性室速具有重复诱发的特点。持续的舒张中,电活动仅表现于缺血性损伤的心外膜心肌,而不表现在正常心肌组织中。这种舒张中期电活动随着室速的终止而消失。在冠状动脉闭塞 24 小时,以心室起搏诱发的持续性单形性室速的频率是很快的,可导致明显的低血压,如果不能被快速起搏刺激或电休克终止,则常易坠入室颤。在犬冠状动脉结扎后 24 小时观察到,起搏诱发的持续性单形性室速的频率和形态与 6~24 小时发生猝死动物的自发性室速相同。由心室刺激诱发的持续性单形性室速的机制,已被确信与局部折返有关,其折返部位是位于梗死心肌中尚存活的心外膜层心肌。心外层下心肌的折返可以采用连续舒张期电活动的记录和多电极标测技术确定,折返环路的标测、快速的心室率、心律失常的诱发和终止形式,都提示在狗冠状动脉结扎后 24 小时诱发的室速机制为局部心肌的折返。

心肌梗死后 24 小时的尚存活心内膜下心肌组织的电生理改变的早期试验研究,发现了由程序期前电刺激的方法引发的重复搏动的形式。试验观察发现,由程序期前激动引发的室速频率与异常自律性或延迟后除极引起的室速相比,室速的频率较快。由单个期前程序刺激引发的重复性节律的电生理基础是局部心肌折返。这个假设由下列几点得到支持:①可以延缓传导却不能引起局部传导阻滞的抗心律失常药可以加重心律失常的发生。②重复节律只伴随着期前刺激才观察到,而且激动的发生可以延迟到局部不应期。③增加局部组织不应期,并且延迟传导的抗心律失常药,可以防止重复心室搏动的出现。④重复性心室搏动可以出现先延迟后除极和/或自发节律。在心肌梗死后尚存的心内膜下,浦肯野纤维由单个程序期前刺激诱发的重复性节律于冠状动脉闭塞后 24 小时的活体心脏可以出现,也可以不出现。缺血性损伤的心内膜下,折返机制可以解释犬心脏冠状动脉闭塞以后 24 小时的短联律室性异位激动和连续三个室性节律,但并没有支持这一假说的直接证据。

Scherlag 等人发现,依据 Harris 两步方法结扎犬冠状动脉左前降以后建立的心肌梗死犬模型在冠状动脉结扎以后 24 小时可以由程序电刺激诱发持续性室速,较自发性室性心动过速的频率(154±26)次/分较快,其频率多为 320 次/分以上,并且表现出心肌动作电位舒张束自动除极的加快。他们认为,在犬冠状动脉结扎后 24 小时的室速由于可以被程序期前刺激诱发和终止,并且见到明显的室速拖带现象,因此室速的机制是折返激动。Miehelson 等人的研究认为,在狗冠状动脉结扎以后 12~72 小时发生的致死性心律失常与折返机制有关。但是,David 等人则认为,不能只简单地把冠状动脉结扎以后 24~72 小时发生的心律失常仅与触发激动和折返激动有关,尽管确实存在折返机制,但异常自律性机制也可能是这一时期发生室性心律失常的重要机制之一。

(三)犬冠状动脉闭塞后 3~5 天的折返性心律失常

折返激动是与心肌缺血和梗死有关的室性心律失常的重要机制。早在 1977 年,El-sherif 和他的同事们就对存活犬的心肌梗死初始阶段和梗死后 3~7 天的室性心律失常做了观察,在狗梗死后的折返性室性心律失常可以自发出现,但是更多的则是由程序电刺激诱发的室性心律失常。关于折返性室速的解剖和电生理学基础的研究随后有了一系列的研究报道,这些研究提示,折返激动是围绕功能性的传导阻滞带发生的,这个功能性的传导阻滞带系由于缺血诱发的部分不应期长度不均一性造成。折返性室速具有"8"字形的折返激动形式,其顺钟向或逆钟向的两个波前(wavefront)围绕两个分离的功能性阻滞带,两个循环运行的波前在共同传导道合并成一个共同波前,并在两个功能性阻滞带之间缓慢传导。利用冷刺激可以成功地使折返性激动在共同波前运行的区域终止。

1.在心肌梗死后 3～5 天折返性激动的解剖与电生理基础

犬冠状动脉左前降支结扎以后,心内膜下心肌的血流较外膜下心肌减少更为明显,心肌梗死组织血流阻力的变化使血流在心外膜层发生血流的重新分布,伴随着侧支循环血管的扩张,血流更多地分布到尚存活的心外膜心肌组织。尽管梗死区的形状在不同的试验研究有所不同,但病理学研究显示坏死心肌组织中心区外的存活心外膜组织层的变化结果是一致的,这部分心外膜层变厚,可以由几个细胞层变成几毫米厚度,直至达 200 个细胞层。存活的心外膜层一般是楔形的,与梗死中央部分相比其边界更深。尽管以外膜层在显微镜下看来似乎是存活组织,但较正常的心脏的血流是减少的。从存活的缺血心外膜细胞内记录来看,细胞内有不同程度的去极化,动作电位幅度降低和动作电位 0 位相上升速率下降。心肌反应性的恢复通常较动作电位时间长,这是存在复极后不应期的反应。缓慢传导、莫氏现象、2∶1 或高度传导阻滞很容易经快速起搏或期前刺激诱发出来。标测研究发现,功能性传导阻滞区域和缓慢传导的波前是发生在心肌梗死区存活组织的电生理特性异常的心外膜层。有些学者认为,心肌梗死后折返环路所在的深度是心外膜下 1～3 m 处的梗死边缘内 15 mm 左右的位置,起搏刺激电极在该部位易于诱发室速。

由缺血诱发的心肌细胞的不正常跨膜动作电位并没有一个合理的完整解释。一些研究结果提示,缺血性心肌细胞的跨膜电位可以是由受抑制的快钠通道发生的,快钠通道的心肌细胞缺血时受到抑制。这种现象可以用静息膜电位的部分除极可以受到抑制加以解释。钠钾泵(Na^+-K^+ 泵)在存活的缺血心肌细胞受到抑制,导致细胞内 Na^+ 负荷增加,这可以减小内向 Na^+ 电流的电化学驱动力。缺血性心肌细胞的细胞膜特性异常,可能不只是存活的缺血性心外膜细胞层发生缓慢传导和阻滞的原因,缺血后细胞外阻力的增加和电不匹配也可能是重要原因之一。缺血诱发的细胞内 Ca^{2+} 的增加和 pH 降低,可以增加闰盘连接通道的阻力。

心外膜心肌细胞是紧密的、相互平行的排列在一起的,与左前降支冠状动脉的走行成直角,沿心肌细胞长轴方向上的传导比横向上的传导更快。横向传导速度较纵向传导较慢,可能系由于轴向阻抗较高,而实际上心肌纤维侧面的闰盘较少可能也是一种解释。正常各向异性的传导特性,可能会因心外膜心肌缺血而发生改变,提示缺血心外膜层发生期前收缩刺激时的传导阻滞位置可以由其传导的各向异性的特征决定,那就是沿着心外膜心肌纤维长轴的期前收缩刺激发生阻滞。缺血心外膜层心肌期前刺激的功能性阻滞是由于不应期突然出现的分离性改变所致。部分不均一性的不应期分布既可在心肌纤维的长轴上,也可以在横轴上。

2.自发和期前刺激诱发的折返激动及其心外膜激动形式

犬心肌梗死以后 1～5 天可以由单个或多个期前刺激引发折返激动,在基础起搏时,通常心肌梗死心外膜表面的等时标测说明其激动传导相对较快,但少数情况下也可见到缓慢传导区或传导阻滞区。引入期前刺激时可以引起单向阻滞。这种阻滞是功能性的,在无基础起搏刺激时并不存在。这种单向阻滞的存在是程序期前刺激诱发折返性心律失常的重要基础。如果利用单个期前收缩刺激不能诱发折返性心律失常,则可加入第 2 个期前刺激,以两个期前收缩刺激再行诱发。第 2 个期前收缩通常可以使传导阻滞带加长和围绕传导阻滞区的传导更加明显,这就使单向阻滞区易于再次激动而发生折返,其折返仍然是以顺时针或逆时针方向成"8"字样运动。缺血性心肌的传导延迟和阻滞以心动过速依赖性为特征,即心动过速依赖的功能性传导延迟和阻滞。在犬心肌梗死后1~5天,折返性激动常在期前刺激后发生,而期前刺激干扰了规律的心脏节律。所谓规律的心脏节律是窦性心律,也可能是起搏心房律或起搏心室律。要使折返激动在规律的心脏节律基础上发生,则要求临界频率相对较窄,即这个心率使潜在存在的折返通道表现莫氏型的传导阻滞。在莫氏型传导周期,功能性传导阻滞区逐渐延长,传导阻滞区的延迟程度也越来越重,直至激动的波前被阻滞或有效地推迟,使心肌组织近端的某一部分恢复了可兴奋性,并可被延迟的激动波前再次兴奋。莫氏样传导顺序有可能是始动重复性折返激动的机制。

3.折返激动的始动与不应期长度不均一性的作用

Mines 提出的维持环形激动的条件是:①激动波可以通过环路返回起始点(环形通路存在)。②单向阻滞区。③某一点的激动波可以切入环路中。一些研究结果表明,"8"字样的折返激动可以在冷凝装置或冷冻电极置于最早激动带的共同折返路径时被打断,但在最早激动部位的刺激却通常不能干扰折返。在这个部位,共同通路的折返波前通常是狭窄的,并且被功能性的传导阻滞区环绕两侧。

现已发现,缺血性心外膜存活心肌的不应期以部分不均一的方式延长,不应期延长的形式像一个向心的环,由正常带指向缺血带的中心。由期前刺激引发的功能性传导阻滞区尚存在着不应期的梯度差,不应期的长度和阻滞区的长度定位依赖于期前刺激的提早程度(即 S1S2 间期)。当单个期前收缩不能诱发折返时,可以适当调整诱发部位,或引入第 2 个期前收缩刺激。第 2 个期前收缩刺激可以进一步缩短不应期,并且随着 S1S2 或 S2S3 间期的缩短,可以引起缺血性心肌的不应期和传导速度的不均一性改变,而成为诱发室性折返性心律失常的有利条件。

4.程序电刺激诱发的室性心动过速的拖带、终止、加速和诱发特点

在"8"字形的折返环路中,传导阻滞的两个带和缓慢传导的共同折返区,是随着激动波前功能性确定的和周期依赖性的,在折返性心动过速中存在某一特定的部位,循环激动的波前紧随先前激动的不应期的尾端,折返环路的传导时间由缓慢的共同折返波前的最长不应期决定。以一个较短于心动过速周长的刺激波前就有可能侵入到折返性心动过速的诱发基础,也是电刺激终止折返性心动过速的前提。要想使折返性心动过速由程序电刺激终止,刺激波前必须能够进入这一激动窗口,并引起折返环中本已脱离不应期的部分处于功能性的传导阻滞状态,而使激动波前遇到由刺激波前引起的功能性传导阻滞区时被终止,这样即可以折返性心动过速发作终止。有 3 个因素决定刺激波前能否侵入折返环路而导致传导阻滞:①刺激周长。②刺激的个数。③刺激的部位。利用电刺激终止折返激动的最佳情况是给予一个临界的配对期前收缩,使其侵入到折返波前的缓慢共同通道而使之引发阻滞,如果单个期前收缩不能终止折返激动,则可以加用多个期前收缩刺激。如果用串刺激则可直接增加串刺激的个数或频率,但一旦打断折返激动要立即停止串刺激,否则串刺激可以再次引发同样的折返激动,甚至有时使心动过速加速,或导致室颤。相比之下,多个期前收缩刺激或串刺激导致折返性心动过速加速或发生室颤的机会明显比单个期前收缩刺激多。折返激动的心动过速的程序刺激终止效果的研究表明,刺激部位有重要意义,刺激部位越靠近折返环路则终止机会越高,强调了精确定位折返环路的缓慢传导带和其中激动波前方向的重要性。拖带现象是折返激动的重要特征之一。

一般来说,能由相同条件的程序电刺激诱发和终止的室速为折返性室速,但不能排除触发激动导致的室速的可能。我们以单个期前收缩刺激在心肌梗死后 72 小时的犬未能诱发室速,但由

两个期前收缩刺激则可以诱发和终止持续性室速,但有时也可诱发室颤。当使用3个期前收缩刺激时,引发室颤的概率更高。由程序电刺激的方法在心肌梗死后72小时后,犬模型既可诱发单形性持续性室速,也可以诱发出多形或扭转型室速。有学者在试验中持续小剂量静脉点滴异丙肾上腺素时,通常可以增加程度电刺激诱发室速的机会,但同时也增加了由于异位自律性增加导致的室性异位激动的发生率和自发性心律失常的发生率。我们在试验中还发现,以程序电刺激起搏心室并导致心室重复反应后,有些时候心室重复反应终止后,可以出现室性自搏律,然后恢复窦性心律,有时虽然电刺激未能诱发室速或心室重复反应,但也出现短暂的室性自搏心律后才恢复窦性心律,究其原因尚不能肯定。这时在静脉滴注异丙肾上腺素则容易出现。

(四)心肌梗死晚期发生的心律失常

心肌缺血和心律失常密切相关,心肌缺血和梗死患者发生室性心律失常是常见的,这些心律失常可能是由于心肌缺血和梗死区域的心肌细胞不正常的电生理特性引起的,只有更好地理解发生于缺血和梗死心肌的室性心律失常机制,才能对缺血性心律失常的治疗有合理的方案。早在20世纪70年代,大量有关急性和亚心肌梗死犬模型的试验研究使人们对心肌梗死后发生的心律失常和电生理特性有了深入的了解。这对处于恢复或晚期的心肌梗死后心律失常和电生理特性,及其与其他因素的相互作用、代谢改变、残存心肌短暂缺血发作关系的研究具有重要价值。

Fridman等于20世纪70年代中期研究了利用由Harris提出的两期结扎冠状动脉法对犬冠状动脉左前降支结扎后24小时至7天发生的电生理学和结构异常,其研究发现,冠状动脉阻塞后3天,自发的心律失常消失,在梗死后期出未记录到浦肯野纤维快速的重复性自发活动。Iaznuu等研究了犬冠状动脉左前降支结扎以后10天至3个月的电生理学异常,但他们在梗死区域和存活的浦肯野纤维网记录时并没有发现心律失常和自律性增高,也没有记录到跨膜动作电位的异常。Friedman等的病理学研究显示,由冠状动脉结扎的方法可以导致犬大面积心肌坏死,在心肌坏死区域内可以有少数心肌在急性阶段存活,在恢复期以后心内膜下存活的浦肯野纤维结构正常,这与在人体研究得到的结果不尽相同。Kimura等的资料显示了在实验室建立慢性心肌梗死模型的结果,犬冠状动脉结扎以后约2个月时,心肌梗死瘢痕的存活心内膜下心肌纤维的组织结构和特性正常,尽管自发性室性心律失常或诱发的室性心律失常并未做详细的观察研究,但在对心肌梗死后2~4个月的麻醉猫做60分钟的自发性室性心律失常的观察时,发现有4只猫(4/6,17%)发生了室性心动过速,有6只猫(10%)发生了复杂的室性期前收缩,并且在做细胞电生理学研究时发现了始终存在的细胞电生理特性的异常。

细胞电生理学观察显示,位于缺血区心室肌细胞的膜电位在缺血发生以后和冠状动脉结扎以后数分钟内发生了明显改变,静息膜电位。动作电位幅度,0相上升速率及动作电位时程变小或缩短,在急性缺血时传导速度变慢。与之相反,当心肌梗死位于恢复期(2个月)时,由分离出的左心室心肌细胞记录到的跨膜动作可以发现,梗死瘢痕中的心肌细胞动作电位时程较正常区组织明显较长。这种缺血心肌的跨膜电位改变可能与离子环境和/或电张力的相互作用有关。

有关自律性的研究表明,在犬冠状动脉结扎后24小时内并没有发现自律性增高的迹象,在冠状动脉闭塞后数月内也没有见到自律性增高,而且在最初的几天还表现出自律性的逐渐下降。有人观察到,由梗死区浦肯野纤维记录到的心肌动作电位的特性与非梗死区或正常心脏浦肯野纤维的动作电位并无统计学差别,而且自发除极速率也没有差别,然而梗死区的浦肯野纤维却表现出其自律性更明显地受快速起搏的抑制,这说明在梗死的慢性(陈旧)阶段所发生的心律失常与自律性异常关系并不密切。

Cameron 和 Han 的研究提示,肾上腺素可以使心肌梗死后 24 小时的梗死区浦肯野纤维非梗死区更大程度地升高自律性,说明心肌梗死犬 24 小时后儿茶酚胺在心律失常的发生中有重要作用,但在梗死后恢复期却没有见到自律性对 β 肾上腺素能刺激反应加强的现象,也就是说心肌梗死 24 小时自律性异常与儿茶酚胺水平有明显关系。α 肾上腺素能刺激在大部分成年哺乳类动物心脏,通常是降低浦肯野纤维的自律性。Corr 等人描述,猫心肌急性缺血时 α 肾上腺素能受体增加,但心律失常的发生是否与梗死区浦肯野纤维 α 肾上腺素能反应加强有关尚不能肯定。

触发激动是由早期或延迟后除极引起的,由于早期后除极引发的触发激动可以由高浓度的儿茶酚胺、某些抗心律失常药物(如 N-乙酰普鲁卡因胺、奎尼丁等),或铯的化合物引起,延迟后除极引起的触发激动可以在洋地黄中毒的浦肯野纤维、高浓度儿茶酚胺作用下的猿二尖瓣和犬冠状窦纤维发现。由延迟后除极引发的触发激动也可以在心肌梗死 24 小时见到,在心肌梗死慢性阶段的哺乳类动物模型也有发现,但更多见的是犬心肌梗死后 48～96 小时细胞膜超极化增加。在心肌梗死恢复期的试验对象中,有 34% 可以记录到延迟后除极和触发激动。强心苷增加心肌细胞内 Ca^{2+} 浓度,抑制钠-钾泵,并且由于对钠-钾泵的抑制作用而使得 Na^+-Ca^{2+} 交换中,但尚不知道出现延迟后除极的梗死区浦肯野纤维细胞内是否有 Ca^{2+} 或 Na^+ 浓度升高。已发现心肌缺血可以引发早期后除极的触发激动。

前面已经描述了不应期和传导异常的分离和不均一性使缺血性心肌发生折返性心律失常。在急性缺血的早期,不应期随着动作电位的变短而缩短,而在正常区和缺血区之间出现不应期的不均一性;倘若缺血时间进行性延长时,不应期可以超越动作电位时程,即所谓复极后不应期,导致不应期的不均一性更加明显。在心肌梗死恢复期,不应期的变化是多种多样的,其变化依赖于心肌某一区域持续存在的电生理异常的程度。在心肌梗死区域和其周围的兴奋性、传导性受损的正常区域之间的临界带可能是发生单向阻滞的位置,尽管折返可能并不能在每个试验对象中都诱发出来,但这个临界带可能是发生折返的基础。El-sherif 等人在犬冠状动脉结扎后 3～7 天的心肌梗死模型对室性快速性心律失常做了研究,他们在研究中从存活的心外膜心肌细胞经常可以记录到多个连续电活动,这些电活动与室性期前收缩和室速有关,并提示其机制为折返,进一步证实了通过心外膜等时标测证实的室速的折返机制。Gessman 和 El-sherif 等还研究了梗死区心外膜区域冷冻可以阻滞折返环路的传导终止,防止心动过速发作的现象。在犬心肌梗死慢性阶段,室速可以经程序电刺激诱发和终止,心外膜标测技术研究的结果也提示,犬梗死后几周内发生室速的重要机制为折返激动。

(五)再灌注引起的心律失常

由再灌注引起的再灌注损伤和心律失常是许多冠脉闭塞的动物模型的重要特征。为此,对 Corr 或 Witkowsky 做了较多研究。幸运的是,再灌注治疗临床上的心肌梗死患者已有近 10 年的经验,已经证明再灌注性心律失常是经常发生的,并且再灌注的成功,通常以再灌注性心律失常开端。在患者最特征的再灌注性心律失常是加速性室性自主心律,心率范围是 70～110 次/分。相反,在犬再灌注常导致室颤,在猫常导致 VT。这些种属差异还没有合理的解释,很有可能,具有较高心肌黄嘌呤氧化酶的种系容易发生由自由基中介的再灌注性损伤。这种对心肌细胞膜的损伤促使严重心律失常的发生。大鼠具有较高的心肌黄嘌呤氧化酶水平,再灌注可引起严重心律失常,大鼠发生的再灌注性心律失常可以由黄嘌呤氧化酶抑制剂(别嘌呤醇)预防。人类的心肌具有很少量的黄嘌呤氧化酶。心肌黄嘌呤氧化酶水平低,不能作为人类再灌注性心律失常相对是较良性的自然过程的唯一解释,因此在具有较高心肌黄嘌呤氧化酶种系,再灌注性心律失常的发病机制中,自由基的作用仍然有争论。

有人对再灌注性心律失常的机制做了研究,他们在猫模型的标测研究显示75%的非持续性的VT是由于非折返机制。他们认为,这些非折返性心律失常的一个重要原因是由α肾上腺素能介导的细胞Ca^{2+}积聚引起的触发性激动。我们利用离体单细胞动作电位和载体单相动作电位记录技术对再灌注心律失常的机制进行了研究,结果提示后除极在再灌注性心律失常的发生中起一定作用。理解再灌注心律失常的机制与一些严重高危患者组猝死的预防有关。临床上发生心肌梗死的患者可能会有自发性溶栓,导致心肌再灌注。院外心脏性猝死的一个可能的原因就是发生再灌注性心律失常。再灌注性心律失常在冠脉痉挛的患者是有临床意义的。动态监护资料显示,不稳定心绞痛的患者可以发生严重心律失常,甚至发生心室纤颤,而这些心律失常是发生在抬高的ST段(变异心绞痛)恢复后(再灌注)。在这组患者,当心肌缺血发作,特别是缺血持续时间较长时,再灌注心律失常一般较严重。

临床研究和观察,再灌注的心肌梗死患者在再灌注时,室性期前收缩的发生率非常高,有的报道甚至达100%。再灌注心律失常的VT发生率也较高,但各报道不尽相同,最高可达95%以上。但大多数文献都认为再灌注并未增加室颤的发生率,也就是说在心肌梗死患者再灌注性心律失常中,室颤发生率与未再灌注者并无明显差异。再灌注成功的患者中发生加速性室性自主心律的概率为75%~90%,较未再通者(35%~50%)高。

二、常见的心律失常的诊断和处理原则

(一)室上性快速性心律失常

房性期前收缩、房性心动过速和心房纤颤,是心肌梗死患者常见的室上性心律失常,如果患者在发生AMI之前就有上述心律失常的发作,可以选择对症的药物治疗。如果患者的症状不明显,可以严密观察。如果患者发生AMI以后才发现有快速性的房性心律失常,通常有两个问题要明确:其一是患者是否发生了心房梗死,房性心律失常是心房梗死的表现之一;其二是患者由于AMI造成了心室明显的功能损害,由于心室功能的受损,包括舒张和/或收缩功能的损害。

对于心脏泵功能损害不明显的患者,治疗发生于心肌梗死后的房性快速性心律失常的药物,可以选择β受体阻滞剂、钙通道阻滞剂、洋地黄,及Ⅲ类抗心律失常药物或普罗帕酮,对于有心功能不全表现的患者,洋地黄类药物仍然是可以选择的药物。但是,由于缺血性心脏病的特点,我们不希望在临床治疗的过程中造成心肌耗氧量的增加,因此对可能增加心肌耗氧量的洋地黄类药物的应用常常要慎重。此外,由于近年来的研究大多认为心肌梗死长期应用钙通道阻滞剂存在其潜在的不良反应,因此也是应该特别注意的。由于近年来对于胺碘酮大规模临床试验的支持,对于冠心病和心肌梗死并发的房性快速性心律失常,胺碘酮不失为一个较好的选择。索他洛尔作为Ⅲ类抗心律失常药物,可以用于在房颤和房扑的治疗。

起搏器房性心动过速研究结果提示,在起搏基础上,应用索他洛尔或奎尼丁维持窦性心律的时间长于对照组。阿齐利特治疗室上性心律失常研究(ASAP)观察了阿齐利特作为Ⅲ类抗心律失常药物治疗房颤和房扑的有效性和安全性,结果提示阿齐利特125 mg治疗房性心律失常的效果并不理想,并不能延长患者的无心律失常存活时间。关于心房纤颤最优化治疗的研究(Atrial Fibrillation Followup Investigation of Rhythm Management Study, AFFIRM),由美国和加拿大200个医疗中心承担,入选4 060例患者,结果显示:心率控制组的生存率高、生活质量好,与心律控制组相比,两组的脑卒中终点相似,提示房颤控制心室率是可以接受的治疗。另一

项研究是在第 48 届 ACC 年会上报道的加拿大房颤试验（CTAF），研究比较了胺碘酮和其他传统的抗心律失常药物（普罗帕酮和索他洛尔）对房颤发生的影响，结果显示普罗帕酮治疗组心律失常事件发生率为 12%，索他洛尔组为 7%，胺碘酮组为 6.5%，非心血管、心律失常事件的发生率 3 组分别是 15%、9% 和 12%。胺碘酮组房颤复发率为 35%，其他药物治疗组为 63%。转复房颤后房颤预防研究（PAFAC）比较了房颤转复以后索他洛尔和奎尼丁加维拉帕米的预防房颤复发的效果，结果显示各组的复发率均为 10%，但是索他洛尔组有 1 例发生尖端扭转型室速（TDP），没有提示索他洛尔的优势。

有学者在临床上控制心肌梗死心功能不好合并的房性心动过速和房颤/房扑快速心室率时，会用洋地黄类药物和 β 受体阻滞剂，主要是应用毛花苷 C 和美托洛尔（倍他乐克）。β 受体阻滞剂已经由多个试验研究或临床观察证实了其在 AMI 治疗中限制心肌梗死范围和改善预后的作用，我国正在进行的 CCS-2 也将提供有关 β 受体阻滞剂在冠心病 AMI 中的临床使用价值报告。在没有急性或严重的心力衰竭/泵衰竭的情况下，即使患者有心功能受损的情况，β 受体阻滞剂也不是禁忌证。我们在心功能可以耐受的患者，单用 β 受体阻滞剂就可以达到很好的控制房性心律失常快速心室率的目的。我们常常容易困惑的问题是，快速房性心律失常的患者通常有心慌和气短症状，而临床医师很容易将这种心慌和气短症状归咎于 AMI 造成的心功能减低，这种临床判断常会导致临床上使用洋地黄类药物而不应用 β 受体阻滞剂。事实上，我们应该首先判断患者的心慌、气短是由于心功能因素引起的，还是由于快速性的房性心律失常造成的。如果我们判断心动过速是引起心慌、气短的主要原因，那么即使心功能有一定程度的降低，β 受体阻滞剂仍然可以使用，而不必应用洋地黄。因为快速心室率本身是引起心慌、气短的因素，同时也是引起心功能不全的诱发原因，所以当心率被控制以后，可以缓解心力衰竭症状，控制心率，而一般不会加重心功能不全。相反，如果快速性的房性心律失常主要是由于心力衰竭造成的，也就是说快速心率是心力衰竭严重时的一个表现，那我们就要考虑到 β 受体阻滞剂可能会加重心力衰竭的可能性。在这种情况下使用洋地黄并不是反指征。

但是应有一个特定的前提，那就是我们现在面对的是 AMI 的患者，我们希望控制心室率，但是除非严重的心力衰竭，我们并不希望增加患者的心肌收缩力，因为增加心肌收缩力会增加心肌的耗氧量，由此会引起心肌梗死面积的扩大和心室重构不良。再者，许多临床医师都有自己的临床经验，那就是静脉应用毛花苷 C 以后，心房快速性心律失常的心室率控制并不是立即出现，有时甚至剂量较大时也需要 30 分钟以上才能较好地控制心室率。为什么呢，我们知道，洋地黄药物控制心室率的作用主要通过两个电生理学作用，其一是洋地黄本身对房室传导系统的直接作用，延长其传导的不应期；其二是洋地黄通过兴奋迷走神经的作用间接延长房室传导和不应期。但是，患者在发生心力衰竭和快速心室率的房性心律失常时，都会伴有交感神经的激活或活性增强，而交感神经活动的加强是加快房室传导和缩短房室传导的不应期的，这在一定程度上使洋地黄的控制心室作用被削弱。如果我们在应用洋地黄的同时使用 β 受体阻滞剂则可以对抗交感神经活性增强的影响，这时候洋地黄的正性肌力作用被 β 受体阻滞剂的负性肌力作用减弱或抵消，避免了因为心肌收缩力的增加而导致心肌耗氧量的升高，同时使洋地黄和 β 受体阻滞剂的控制心室率的作用叠加，发挥更好的临床治疗效果。

除了洋地黄和 β 受体阻滞剂以外，钙通道阻滞剂、普罗帕酮（普罗帕酮）、胺碘酮等均可以用于房性心律失常的治疗。但是，一般情况下，在 MI 患者，这些药物通常不作为首选药物。作为控制快速房性心律失常的用药，临床应用胺碘酮、普罗帕酮和硫氮䓬酮，既可以作为紧急控制心室率使用,也可以作为维持心率的药物;既可以口服,也可以静脉使用。目前已经完成的大规模临床试验的结果均证实,在房颤的控制心室率治疗中,胺碘酮的作用是值得肯定的。对于有明显心功能异常的患者,仍然可以在严密的监护情况下使用胺碘酮和硫氮䓬酮。但是,如果患者需要长期口服控制心室率时,由于缺乏大规模临床试验证实其有益的作用,在缺血性心脏病患者一般不主张长时间应用普罗帕酮和硫氮䓬酮维持心室率,而更多选择 β 受体阻滞剂和胺碘酮。控制房性快速心律失常时,索他洛尔也是可以选用的,而且也经过临床循证医学的证实。然而,其他的药物一般不主张用于与心肌梗死有关的快速性房性心律失常。

近年来,房颤治疗的另一个进展是心脏起搏,已经完成的临床研究包括 CTOPP、MOST、PASE、STOP-AF、RAMP、PA-3、SYNBI-APACE 和 DAPPF 等,这些临床试验的研究和观察,比较了不同方式的心房和/或心室起搏对房颤以后窦性心律的维持效果和预防发作心房纤颤的情况。DAPPF 研究、观察了 100 例患者,比较高位心房起搏和靠近冠状静脉窦的低位心房起搏,及两者联合进行起搏的效果,结果显示双部位起搏可以改善预后,但是要验证起搏预防心房纤颤的效果,还需要长时间的随访。CTOPP 和 MOST 研究提示,采用生理起搏(DDD、DDDR)可以减少房颤发生,SYNBIAPACE 研究(JACC2002)提示双心房起搏预防房颤的效果优于单独右心房起搏,与心肌梗死 rza(2002)的结果相似。但是 PA-3 的研究将患者随机分入生理起搏和单独心室起搏(VVI)组,观察对房颤的预防作用,结果没有提示生理起搏比 VVI 起搏有更大的益处。大多数的研究结果提示,心房心室顺序生理起搏有预防房颤发生的作用,对于有阵发房颤的患者生理起搏可以减少阵发房颤的发作,但是对于有房性快速性心律失常发作和发作危险的患者,如果选择 DDD(R)方式的生理起搏,应该选用带有自动模式转换功能的起搏器,使发作房颤时的起搏方式自动改为 VVI(R)方式,以避免发生快速心室率。

(二)室性快速性心律失常

一般情况下,功能性的或器质性的室性心律失常应该根据其心律失常的严重程度决定给予或不给予治疗,并不一定有心律失常就一定予以抗心律失常药物治疗。例如,功能性的室性期前收缩,患者无明显不适症状,或经一般处理可以正常生活或工作者,不一定给予抗心律失常药物治疗,即使患者有器质性心脏病,也应根据具体情况决定是否药物治疗。有些情况下要认真纠正引起心律失常的原因,这对有效地控制心律失常可能起至关重要的作用。例如,对心肌缺血引起的室性期前收缩或室性心动过速,必须在对症处理心律失常的同时,积极纠正其心肌缺血,而在纠正心肌缺血后常可以有效地控制心律失常;又如与心力衰竭密切相关的心律失常,必须积极主动地控制其心力衰竭,如果单纯治疗心律失常,难以获得满意的效果。

首先应该清楚抗心律失常药物的选择和应用原则。室性心律失常的药物治疗是复杂而棘手的临床问题,有许多顽固的心律失常治疗非常困难。对于临床医师来说,首先应该明确的是哪些患者应该予以抗心律失常药治疗,而哪些患者不必要给予治疗,其次是患者最适宜于哪种药物和如何治疗。另一个关键的问题就是如何把握抗心律失常药物的治疗终点,也就是如何根据治疗反应或效果继续或停止用药,并且不容忽视的是药物的不良反应和药物的致心律失常作用。合理的抗心律失常药物治疗的重要前提是对心律失常药物的充分深入的认识。

应用抗心律失常药物时,要克服用药习惯的影响,同时又要根据具体情况选择不良反应小的常用药,比如,对房性期前收缩的治疗,许多医师都以 β 受体阻滞剂为首选药物,而室性期前收缩则以Ⅰb类抗心律失常药作为首选,但有些时候却不是这样。我们曾经遇到 1 例心肌梗死后反复发作持续性室速和室颤的患者,住院后终不能控制,Ⅰb、Ⅰc 和Ⅲ类抗心律失常药应用后都不能预防其室性心动过速的发作。在应用二氢奎尼丁和普通奎尼丁以后未再发生室速和室颤,出院后随访达3年仍很好。又如,对特发性左心室来源的右束支阻滞样图形、电轴左偏的室性心动过速,利多卡因等无明显疗效,但用维拉帕米却可有效地终止其发作和预防复发。我们遇到的几例右束支阻滞型、电轴左偏(肢导Ⅰ、Ⅱ、Ⅲ导均为rs型QRS波)的特发性室速,都可以用维拉帕米有效终止和预防复发,而其他抗心律失常药无效。对一些AMI并发的扭转型室性心动过速、极短联律间期而正常QT间期的室性心动过速对维拉帕米敏感,利多卡因却常常无效,而另一些扭转型室速却对普萘洛尔敏感。

抗心律失常药的联合应用,在对顽固性的心律失常的治疗上有重要作用。大多数情况下,心律失常可由一种抗心律失常药控制,但如果单用一种抗心律失常药不能有效控制心律失常的发作时,可以考虑几种抗心律失常药的联合应用。一般联合应用时多以不同类的抗心律失常药联合,而同一类药物一般不联合应用,同时还应注意不同类抗心律失常药联合应用以后不良反应的互相增强或叠加。我们习惯上的联合用药以Ⅰb+Ⅲ类、Ⅰb+Ⅱ类、Ⅰa+Ⅱ类、Ⅱ类+Ⅲ类、Ⅰa+Ⅰb为多用。我们曾经以美西律和奎尼丁联合应用,有效地控制顽固的室性期前收缩;也曾用美西律加用胺碘酮控制顽固室早、室速,都获得较为满意的临床效果。

根据目前的多中心临床研究,Ⅲ类抗心律失常药物胺碘酮和Ⅱ类抗心律失常药物是控制心律失常,特别是预防和长期应用时的安全、有效的选择。电生理学试验指导的临床用药意义有限。据报道,有临床发作危及生命的心律失常病史、电生理学试验不能诱发心律失常的患者应用β受体阻滞剂的预后最佳,能够诱发心律失常而用β受体阻滞剂和电生理指导的抗心律失常药物治疗的两组预后并无差别,提示电生理学试验能否诱发心律失常发作有临床预后意义,但其指导临床抗心律失常药物治疗的意义值得商榷。

如果患者有临床的危险心律失常发作,给予经验性的胺碘酮治疗与动态心电图监测或电生理学试验指导下的药物治疗相比较,经验性的胺碘酮治疗能取得更好的临床效果。这组患者有些应用了植入式电复律除颤器(ICD)治疗,而应用经验性的胺碘酮治疗的患者,ICD的实际放电次数较动态心电图和电生理学检查指导的抗心律失常药物治疗组少,说明胺碘酮治疗是有效的经验性治疗。

心肌梗死患者发生的室性心律失常,应该根据患者的临床情况综合考虑后选择治疗方案。与急性心肌缺血发作有关的室性期前收缩和室性心动过速,应该积极治疗心肌缺血,去除诱发原因和基本病因。有器质性或缺血性心脏病,但是心功能状态较好而且症状不明显的患者,室性期前收缩如果少于5次/分,可以不必积极治疗,应密切观察。但有冠心病的患者,虽然心功能良好,室性期前收缩的次数在5次/分以下,然而患者有期前收缩引起的明显症状,应该在积极治疗心肌缺血的同时,予以对症治疗和/或抗心律失常药物治疗,以解除患者的焦虑和紧张。冠心病患者如果室性期前收缩5次/分以上,或有成对、多源、多形、连发和R-on-T的室性期前收缩时,不论患者有无症状都应该予以治疗,以防止发生室性恶性心律失常。

心肌梗死早期发生QT间期正常的极短联律间期(280~320毫秒)的室速,可以考虑应用维拉帕米治疗,发生于过缓心律失常的尖端扭转型室速可以应用异丙肾上腺素提高心率,最好选用临时起搏治疗。对于心肌梗死患者无β受体阻滞剂应用反指征的,不论患者有无心律失常危险,均可以应用β受体阻滞剂治疗。对于发生于心肌梗死的室性心律失常的预防和长期用药,以应用Ⅲ类抗心律失常药物为首选。发生于溶栓治疗过程中的非阵发性室性心动过速,一般不必积极治疗。

对于急性发生的室性期前收缩和室性心动过速,通常首选利多卡因治疗。利多卡因无效的可以使用普罗帕酮或胺碘酮。但是,一般在室性期前收缩或室性心动过速得到控制以后,不主张长时间维持,除非患者反复发生心律失常。然而,需要长期维持治疗的患者,主张应用胺碘酮口服维持。对于室性心动过速,利多卡因不能终止而其他药物也不能奏效,患者的血流动力学状态不稳定,如血压下降时,应该立即给予同步直流电复律,发生心室纤颤时应该立即电除颤。发生心源性猝死应及时进行心肺复苏。

目前已经得出临床结论的有关抗心律失常药物治疗的大规模临床试验,给了我们新的启示。有关胺碘酮在心肌梗死和心力衰竭患者中抗心律失常治疗的临床试验已经有多项结果。现在已经完成的有关抗心律失常药物治疗的试验很多,较早的如 CAPS、CAST 试验,以后有 DRAF、ESVEM,C 心肌梗死 AT,E 心肌梗死 AT、GESICA、PI-LOT、CASCADE 和 BASIS 试验等。这些试验告诉我们,冠病心肌梗死患者的室性心律失常长期治疗的药物以 β 受体阻滞剂和胺碘酮为较合理的选择,Ⅰ类抗心律失常药物的长期应用对冠心病心肌梗死患者不利,对于伴有心功能不全或心力衰竭的患者,胺碘酮的应用是相对安全的。应用胺碘酮可能还是第一个被证明在室颤和室速造成的心脏骤停治疗中有效的药物,这已经得到胺碘酮对难治性持续性快速室性心律失常患者院外复苏试验(ARREST)的支持。

近年来,很多新的Ⅲ类抗心律失常药物正在进行研究,有的已经应用于临床或正在进行的临床试验,这些药物包括多非利特、阿齐利特、多非利特、决奈达隆和索他洛尔等。但是,直至目前还缺少或没有更多的,有关新的Ⅲ类抗心律失常药物治疗室性心律失常较胺碘酮有更好的临床治疗效果的证据,包括已经临床应用较长时间的索他洛尔。

对于 AMI 并发恶性室性心律失常和心肌梗死后有心脏性猝死高度危险的患者,在初期治疗获得成功以后,应该对患者的预后,即再发恶性心律失常的危险进行评估,判断患者发生由于室性心律失常导致心脏骤停的危险性。有条件的医疗中心应该对这样的患者进行电生理学的评价,进行完整、系统的心脏电生理学检查。对那些心电监测发现有频发的室性期前收缩,电生理检查有室性心动过速或室颤的患者,应该根据和参考 ICD 植入指南,考虑应用 ICD。关于 ICD 的临床试验已经给了我们明确的结论,目前已经完成比较重要的有关 ICD 治疗室性恶性心律失常的临床试验有 AVID、CASH、CIDS、MADIT、MUSTT、MADIT Ⅱ、心肌梗死 OVIRT 等。这些试验从不同的研究视角,研究和比较了 ICD 植入、β 受体阻滞剂和胺碘酮等药物对室性心律失常导致的心脏性死亡的治疗效果,得出了令人信服的结论。这些试验研究的结果表明,ICD 对于恶性室性心律失常造成的心脏骤停具有作用,可以降低死亡率,与 β 受体阻滞剂和胺碘酮相比,能够更有效地降低心脏性猝死。因此,对于具有指征的心肌梗死患者,应该告诉患者 ICD 治疗的必要性,对有指征和条件的患者,应该植入 ICD。但是,值得注意的问题是,安装 ICD 的患者仍然可以应用胺碘酮预防心律失常,同时应该加强对患者的随访和跟踪,及时有效地解决存在的问题,保证 ICD 的正常使用状态。

(三)与心肌梗死有关的过缓性心律失常

过缓性心律失常是 AMI 常见的心律失常,其发生原因直接与心肌梗死对心脏自律和/或传导系统的影响有关。没有发生 AMI 的患者,也可以因为长期严重的心肌缺血导致过缓性心律失常。有些心律失常就是发生在心绞痛发作时,心绞痛缓解以后心律失常也恢复。因此,从某种意义上讲,能否有效控制心肌缺血和缺血造成的心脏自律和/或传导系统的改变,是治疗 AMI 造成的过缓性心律失常的重要手段之一。比如前壁心肌梗死造成的完全性房室传导阻滞患者,如果我们不能及时开通闭塞的冠状动脉,房室传导阻滞恢复的可能就会减少,但是如果在很短的时间内能够重建闭塞冠状动脉的血运,那么可以有较多的机会使传导阻滞恢复。我们这里主要是介绍心律失常的药物和非药物治疗,其中起搏治疗的指征,可以参考中国起搏和电生理学会关于AMI临时和永久起搏的指南,血运重建将在其他章节介绍。

窦性心律失常,主要包括窦性心动过缓、窦房传导阻滞、窦性停搏等,可以发生在心肌梗死以后,对于心率在 50 次/分以上的窦性心动过缓不必积极处理,对于 50 次/分以下的则要严密观察,有些血流动力学稳定的患者,可以待其自然恢复,观察其进展情况而定,有些患者尽管心率只有 40~50 次/分,但是血流动力学稳定,也可以作为严密观察的对象。对于心率明显减慢的,主要是血流动力学状态不稳定,心率45 次/分以下的,可以考虑临时性心脏起搏支持,但是通常没有必要将起搏频率提高到 60 次/分或以上,一般情况下保持有效的临时起搏频率在 50 次/分即可。

窦房传导阻滞的治疗对策主要根据心率的变化。对于心室率 50 次/分以上、血流动力学稳定的患者,可以严密观察,不必积极处理,对于有窦性停搏的患者特别是停搏时间较长,患者有明显症状和血流动力学状态较差的,应该考虑临时性起搏的支持。

室内传导阻滞是常见的心律失常,可以表现出不同的形式,通常以右束支传导阻滞、左前分支阻滞、右束支加左前分支阻滞、左束支传导阻滞、右束支传导阻滞或左束支阻滞加一度房室传导阻滞等较为多见,由于左后分支的双重血运,单纯的左后分支阻滞较为少见。对于室内传导阻滞来说,一般并不需要立即处理,只是需要积极治疗心肌梗死,如溶栓治疗和介入干预,做直接冠脉成形术和支架。但是,临床医师必须要知道室内传导阻滞发生的临床和预后意义。发生室内传导阻滞大多见于左心室梗死,而且发生室内传导阻滞通常意味着发生的心肌梗死的范围较大,有很多的临床研究已经证实,发生于前壁的 AMI 合并右束支传导阻滞和/或左束支传导阻滞,常常预示患者的预后不良,住院期间和出院后病死率明显高于不伴有束支传导阻滞的 AMI 患者。另外,双束支阻滞的患者,如右束支加左前分支阻滞、右束支阻滞加一度房室传导阻滞、左束支加一度房室传导阻滞等,常常表明患者有较高发生完全性房室传导阻滞的危险。

房室传导阻滞是 AMI 常见的缓慢心律失常,下壁心肌梗死较前壁心肌梗死更容易并发房室传导阻滞,但是前壁发生的传导阻滞较下壁心肌梗死更难恢复,危害性更大。但是,临床上对于房室传导阻滞的治疗原则是相似的。一般情况下,发生于心肌梗死后的一度和二度 I 型房室传导阻滞不必处理,只是处理 AMI 本身的问题,而对于二度 II 型房室传导阻滞的情况应该根据具体情况确定。如果二度 II 型房室传导阻滞的下传比例较高,即多个 P 波只有一个不能下传心室产生 QRS 波,则可以观察,然而,若 2∶1 和3∶1的二度 II 型房室传导阻滞,应该特别注意,心室率特别慢的可以考虑临时性心脏起搏支持。可能有人会问,二度 II 型3∶1 的房室传导阻滞的心室率可以不是很慢,为什么要临时起搏支持,这里应该明确的是房室传导阻滞的稳定性问题,然后这个问题就可以解释了。通常,发生在二度 I 型的房室传导阻滞的阻滞部位多发生在房室结的上半部分或结区,而二度 II 型房室传导阻滞的阻滞部位多在房室结下和希氏束,因此,二度 II 型房室传导阻滞的稳定性较二度 I 型差,在观察期内进展为高度和完全性房室传导阻滞的概率要高,这正是有些情况下可以考虑临时性心脏起搏的理由。毫无疑问,发生于心肌梗死的三度房室传导阻滞是临时心脏起搏的指征。

异丙基肾上腺素、阿托品在 AMI 发生的过缓性心律失常治疗中的作用是什么?在发生窦性心动过缓、窦房传导阻滞、窦性停搏、二度 I 型房室传导阻滞有血流动力学影响时,可以应用阿托品作为临时性手段,一般单次剂量应该在 0.5 mg 以上。但是由于阿托品的明显不良反应,除口干、作用时间不持久、心率维持不恒定等外,还可以引发新的心律失常,如房颤等。异丙肾上腺素的静脉点滴维持心率也是可以选择的方法,但是一般的输入速度为 1～2 μg/min。由于心率维持的不恒定性,还可以引起患者明显的不适,心跳加快时还会有诱发梗死面积增大和诱发心肌缺血的情况。对于二度Ⅱ型和三度房室传导阻滞,阿托品通常没有效果,而需要应用异丙肾上腺素。对于需要长时间药物治疗、短时间内不能恢复正常心率的患者,应该尽早应用临时起搏。

应该特别指出的是,不论应用阿托品还是异丙肾上腺素,心室率的维持水平不要太高,一般维持心室率在 45～50 次/分即可。心室率过快时通常增加耗氧量,同时由于异丙肾上腺素的心肌兴奋作用,可以导致室性心律失常。

心肌梗死后期持续存在的严重过缓性心律失常应该考虑永久心脏起搏器治疗。由下壁心肌梗死引发的过缓性心律失常大多数可以随着 AMI 的稳定而恢复,因此不主张在心肌梗死后较早期进行永久起搏器安装术,只有临床证据提示患者的过缓性心律失常不能恢复时,才可以选择永久起搏治疗。虽然大多数学者都认为下壁心肌梗死引起的过缓性心律失常通常在 1 周内恢复,但是我们也曾遇到下壁 AMI 发生房室传导阻滞一个多月才恢复的病例。

另外一部分患者是我们容易忽视的,那就是完全性左束支传导阻滞、双束支阻滞、3 束支阻滞的患者。这些患者有着较高的发生严重缓慢性心律失常的潜在危险,对这部分患者应该充分考虑现代起搏进展的临床应用问题,如双心室起搏、生理性起搏等,通过有效的起搏,使心脏电活动和机械活动接近生理,起到治疗心律失常、保护心功能的作用。

电生理检查在 AMI 发生的心律失常评估中有着不可替代的作用,特别是评估患者发生室性恶性心律失常和三度房室传导阻滞的危险。如果急性心肌梗死患者恢复期可以由程序电刺激诱发恶性室性心律失常,应该考虑 ICD 植入,没有条件的患者应该口服胺碘酮或胺碘酮加 β 受体阻滞剂、索他洛尔等药物;对于完全性左束支传导阻滞心内电生理学检查 H-V 间期明显延长(甚至≥100 毫秒)、双束支和或 3 束支阻滞,并且 H-V 间期明显延长等情况,应该考虑心脏起搏器治疗。

总之,AMI 合并的心律失常是临床心律失常治疗学的一部分,也是 AMI 本身治疗的一部分。在临床处理 AMI 合并的心律失常时,既要考虑心律失常本身的治疗,也要考虑 AMI 的治疗,包括血运重建,如冠状动脉成形术和支架术、冠状动脉搭桥术等,有效的血运重建有时是治疗心律失常的最有效的手段。各种治疗方式,如抗心律失常药物和非药物选择应该具体问题具体分析,对患者的临床状态进行综合分析,找出患者的主要问题所在,选择最合理有效的治疗方法。

(刁学织)

第五节　急性心肌梗死并发心力衰竭

心力衰竭是急性心肌梗死的重要并发症之一。北京地区 1972—1983 年急性心肌梗死住院病例的统计资料表明,心力衰竭的发生率为 19.5%～25.1%。合并心力衰竭者预后较差。心力衰竭在急性心肌梗死早期和恢复期都可出现,85% 发生在 1 周之内,其中半数以上在 24 小时以内。急性心肌梗死合并心力衰竭主要是左心衰竭,但随着左心室重构的持续发展,迟早会影响右侧心脏,导致发生全心衰竭(也可发生室间隔穿孔、乳头肌断裂等而突然出现全心衰竭),右心室梗死则主要表现为右心室衰竭,部分患者过去有左心衰竭发作史,或有慢性心力衰竭,发生心肌梗死后,可表现为心力衰竭突然加重。

一、发病机制和血流动力学改变

(一)泵衰竭造成心排血下降

急性心肌梗死后,血流动力学紊乱程度与梗死范围直接相关;梗死使左心室心肌丧失20%以上时,则易并发心力衰竭;丧失40%以上时,极易并发心源性休克。显然,心肌丧失越多,就越难维持其正常的排血功能。急性心肌梗死后,梗死周围缺血区心肌的收缩性亦可发生暂时性减弱,这也有碍于心脏射血。心脏排血减少后,血液蓄积于左心室,致使左心室容积和舒张末压力升高(心脏扩大)。这是一种代偿机制,可使尚有功能的心肌最大限度地利用 Frank-Starling 原理以维持足够的心排血量。测定表明,急性心肌梗死患者要维持正常的心排血量,最适宜的左心室舒张末压一般为 1.9~2.4 kPa(14~18 mmHg),有时可高达2.7 kPa(20 mmHg)。当过度提高左心室充盈压也不能维持足够的心排血量,并且心脏指数低于2.2 L/(min·m²)时,则会出现肺淤血和周围组织灌流不足的临床表现,即心源性休克,为心力衰竭的极重型表现。

(二)急性心肌梗死并发心源性休克

多数患者有严重的多支病变,急件心肌梗死后大量心肌坏死,坏死部分收缩期向外膨出,形成急性壁瘤,使左心室射血分数严重下降,之后坏死心肌水肿、僵硬,顺应性降低,心室舒张功能障碍,左心室舒张末压升高。在急性心肌梗死时,往往同时存在上述两个过程,加重心功能损害。既往的多次陈旧心肌梗死或长期慢性缺血后的心肌纤维化,也都会加重心功能的损害,或在急性心肌梗死前已形成缺血性心肌病或已存在心力衰竭。当心肌损害的累积数量(新鲜+陈旧)超过左心室功能性心肌的40%时,即会发生严重的心力衰竭或心源性休克。

(三)其他因素

促发心力衰竭的因素包括急性心肌梗死时的机械性并发症:①乳头肌断裂致严重二尖瓣反流。②室间隔破裂致大量左向右分流。③心室游离壁破裂致急性心包压塞:左心室游离壁破裂的患者常迅速死亡;发生较缓者,称亚急性心脏破裂,可存活数十分钟至数小时。④下壁心肌梗死伴右心室梗死。右心室梗死时因右心功能严重减低,左心室充盈压下降,使心室功能减低进一步恶化。

心源性休克时(严重心力衰竭+休克),左心室舒张末压增高,使肺毛细血管压升高,肺间质或肺泡水肿;心排血量减低使器官和组织灌注减少,器官严重缺氧;肺泡水肿引起肺内右向左分流,使动脉氧分压下降,进一步加重组织缺氧,促发全身的无氧代谢和乳酸酸中毒。

(四)急性心肌梗死并发左心力衰竭竭的主要因素

1.前负荷

前负荷是指左心室收缩前所承受的负荷,可用左心室舒张末容量、左心室舒张末压力代表。前者可通过两维超声心动图测定左心室舒张末期周边纤维长度或容量表示之。测定后者不太方便,当无二尖瓣狭窄、肺血管病变时,肺毛细血管楔压可代替左心室舒张末压。临床上采用 Swan-Ganz 导管在床旁经外周静脉在压力监测下送抵右心房、右心室、肺动脉,气囊嵌顿在肺动脉分支内,通过连通器的原理,测得肺小动脉嵌顿压(肺毛细血管压),即可代表左心室舒张末压。

2.后负荷

后负荷为左心室射血后承受的负荷,取决于动脉压。

3.心肌收缩状态和左心室壁的顺应性

急性心肌梗死后,左心室因心肌缺血、坏死,其收缩性及舒张期顺应性均降低,心排血量低于正常,可使血压下降,这样便刺激主动脉及颈动脉内压力感受器,使其发生冲动增强,通过交感-肾上腺素能神经系统及肾素-血管紧张素系统的作用,导致全身小动脉收缩,血流重新分布。这本来是反射性自身保护机制,以保证重要生命器官的供血。但对心功能障碍的患者,则使后负荷加大,心排血量进而减少。同时,也使左心室舒张末容量和左心室舒张末压增加,进而导致肺淤血和肺水肿。

急性心肌梗死后,多数患者是由于左心室舒张末压增加或左心室顺应性突然下降,其中左心室舒张末压增加是更重要的机制。如果左心室有大约20%的心肌无运动,则收缩末残留血量增多,射血分数降低,左心室舒张末容量也会显著增多。射血分数是代表左心室射血或收缩性能的指标,为每搏血量与舒张末容量的比值。梗死早期,坏死节段的顺应性增加,可使收缩期坏死节段延展和向外膨出,是产生上述血流动力学变化的重要因素。尔后,顺应性降低,则减低了整个左心室的顺应性,并减少梗死节段的膨出,可有利于提高左心室射血分数,使心力衰竭程度获得某些改善,但最终顺应性降低要使左心室舒张末压增加,心力衰竭加重。

左心室射血分数降低的重要决定因素是梗死面积的大小。若是左心室损失功能心肌数量的25%时,则表现为明显的心力衰竭。射血分数在梗死后24小时内变化较大,之后则相对恒定。若发生新的梗死(梗死扩大)、梗死区延展变薄(梗死伸展)或有新的缺血区添加时,可使射血分数进一步下降。

(五)心肌顿抑和心肌冬眠

最近明确,缺血或梗死心肌发生心功能不全尚有另外的机制。此种情况包括心肌顿抑和心肌冬眠。心肌顿抑是指急性心肌梗死后,应用溶栓治疗、经皮冠状动脉内成形术,或心肌梗死后血栓溶解,自发再通,缺血心肌虽得到血流灌注,但可引起收缩功能不全及舒张功能不全,持续数天或数周。产生机制可能与心肌再灌注损伤后氧自由基、钙离子失衡、兴奋-收缩脱耦联有关。心肌冬眠是指由狭窄冠状动脉供血的心肌,虽有生命力,但收缩性长期受到抑制。这实际上是缺血心肌的一种保护性机制,可使供氧不足的心肌减低耗氧量,免受损害。因此,在梗死后心肌内可能存在"顿抑区"和"冬眠区",可能参与心肌梗死后心力衰竭的形成机制。左心室舒张末压增加可增加心肌纤维的初长,即增加前负荷。可使梗死后尚存活的心肌充分利用 Frankstarling 机制,增加心排血量。用肺毛细血管压代替左心室舒张末压,其临界高度为2.4 kPa(18 mmHg)。在此之前,随左心室舒张末压增加,心排血量呈线性增加,以后则呈平台状并进而下降。一般从2.4~2.7 kPa(18~20 mmHg)开始有肺淤血表现;2.7~3.3 kPa(20~25 mmHg)为中度肺淤血;3.3~4.0 kPa(25~30 mmHg)为重度肺淤血;大于 4.0 kPa(30 mmHg)则发生肺水肿。

心源性休克是心力衰竭的极重型表现,左心室功能性心肌损失超过40%。这时除肺毛细血管压高于2.4 kPa(18 mmHg)外,心脏指数会降至 2.2 L/(min·m²)以下。不但有明显的肺淤血表现,还表现出淡漠、衰竭、尿少、发绀、肢冷等周围循环衰竭表现。

二、心力衰竭的发病因素

(一)梗阻时间和梗死面积

急性心肌梗死合并心力衰竭,与缺血区域大小及心肌丧失量密切相关。试验证明,冠状动脉梗阻1分钟内,缺血中心就出现矛盾运动,缺血边缘区收缩力微弱。心肌坏死达左心室的20%~

25％时,即有明显心力衰竭表现;当心肌丧失达左心室功能心肌的 40％时,往往导致心源性休克。

(二)既往心肌受损情况

心力衰竭发生与既往心肌受损的情况密切相关。长期心肌缺血,可引起心肌纤维化,使心肌收缩力减弱,急性心肌梗死后即易于发生心力衰竭。既往有陈旧性心肌梗死或心力衰竭史的患者,心肌梗死后再次出现心力衰竭的可能性则相对较大。

(三)并发症

有高血压史或梗死后血压持续增高者,心脏后负荷过重,易于发生心力衰竭。心肌梗死如并发乳头肌功能不全、室壁瘤、室间隔穿孔等,都可使心脏负荷加重,诱发心力衰竭和恶化心力衰竭。心力衰竭与心律失常并存,互相促进或加重。其他如输液速度过快、合并感染、用药不当或延误诊治、未及时休息等,均为心力衰竭的诱发因素。

在心肌梗死合并心力衰竭的患者中,前壁心肌梗死较多见,Q 波梗死多见。一般 Q 波梗死多为冠状动脉内新鲜血栓形成所致,因心肌内多无侧支循环的保护,梗死面积较非 Q 波梗死为大。通常前壁梗死较下壁梗死面积大,梗死伸展或室壁瘤出现的可能性较下壁梗死多见。因此,心力衰竭是前壁梗死的常见并发症,左心室射血分数在下壁梗死时平均为 0.55(0.30～0.60),而在前壁梗死时为 0.30～0.45(0.15～0.55)。下壁梗死时射血分数最低者为前壁导联出现明显 ST 段压低的病例,提示前壁严重缺血受累。当患者出现下壁心肌梗死并发心力衰竭时,应考虑下述可能性:并发二尖瓣反流或室间隔穿孔;同时存在下壁和前壁远隔部位的梗死,新鲜梗死加陈旧梗死;或有冠心病以外致心力衰竭的病因或发病因素。

少数病例的肺水肿并非来自心肌梗死,而是来自较长时间持续的心肌缺血。在心肌缺血缓解后,复测左心室射血分数正常或接近正常。这些患者有较高的死亡率。因此,应注意识别这些患者,早日行冠状动脉腔内成形术或冠状动脉旁路移植术。或者采用较大剂量的抗心肌缺血药物,对心肌缺血进行强化治疗。

三、心力衰竭的临床表现

急性心肌梗死并发心力衰竭以左心衰竭为主。由于前向衰竭,可出现重要脏器供血不足,表现为头晕、无力、气短、肢冷、发绀、尿少、烦躁、淡漠,甚至昏迷。后向衰竭可出现肺淤血的症状和体征。

(一)左心衰竭

1.肺脏表现

呼吸困难是最主要的临床表现,患者感到呼吸费力、短促,需垫高枕头,采取半卧位或端坐呼吸,往往增加供氧亦不能缓解。肺部湿啰音是最主要体征,可表现为肺底湿啰音,或两肺满布干性或湿啰音、哮鸣音,甚至在急性肺水肿时,两肺可"状如煮粥"。胸片可依据心力衰竭程度不同,表现为:①上肺野血管纹理粗重,下肺野纤细、模糊。②两肺野透光度减低。③出现 KerleyA、B、C 线:A 线为肺野外围斜行引向肺门的线状阴影;B 线多见于肋膈角区,长 2～3 cm,宽 1～3 cm,为水肿液潴留而增厚的小叶间隔与X线呈切线时的投影;C 线为中下肺野的网格状阴影。④肺门周围阴影模糊、增大,出现蝶翼状阴影,两肺野出现边缘模糊的片状阴影。⑤出现叶间胸膜增厚、积液或少量胸膜积液。急性心肌梗死并发心力衰竭时,多数不能摄取常规胸片,床头片往往质量差,但可参考上述影像表现决定诊断与治疗。

2.心脏表现

急性心肌梗死后,左心衰竭主要表现为窦性心动过速、交替脉、S_3 或 S_4 奔马律。S_1 往往低钝,S_2 可亢进或有逆分裂。急性心肌梗死后大约 1/2 可闻及心尖部收缩期杂音,随治疗或病程进展消失。若有乳头肌功能失调,可出现心前区向左腋部传导的收缩期杂音;室间隔穿孔的杂音往往在胸骨下端左缘3~5 肋间,可向右侧传导。

心电图 V_1 导联 P 波的终末电势($PTF-V_1$)是判断左心室功能的敏感指标。正常人 $PTF-V_1$ 很少低于-0.02 mm/s,<-0.04 mm/s 者为心力衰竭。$PTF-V_1$ 呈负值增大,与肺毛细血管压升高呈线性关系。

(二)右心衰竭

急性心肌梗死后主要表现右心衰竭者,见于右心室梗死。急性前壁心肌梗死一般不并发右心室梗死,急性下壁心肌梗死并发右心室梗死相当多见,占 17%～43%。梗死通常由左心室后壁直接延伸至右心室后游离壁,甚至前侧部分。在下壁心肌梗死患者中,右胸前导联 V_{3R}、V_{4R}ST 段抬高伴病理性 Q 波,是诊断右心室梗死颇为敏感和特异的指标。少数患者右心室梗死面积大,ST 段抬高可出现在 V_1～V_3 导联。右心室梗死患者右心室射血分数明显压低(<0.40),右心室扩张甚至超过左心室,并压迫左心室,使左心室功能受损。大约半数患者有明显右心衰竭,出现肝大、颈静脉曲张和低垂部位水肿、低血压或休克。房室传导阻滞是常见并发症。

实验室检查发现,CPK 释放量与下壁心肌梗死面积不相称。超声心动图和放射性核素心室造影会发现右心室扩张,甚至超过左心室。右心室射血分数明显降低,右心室充盈压明显增高,而左心室充盈压正常或仅轻度增高(RVFP/LVFP$>$0.65),说明有右心室功能障碍,心房压力曲线有深的 X 和 Y 凹隐(后者$>$前者),并且吸气时右心房平均压增高,而肺毛细血管压正常或仅轻度增高。右心房平均压/肺毛细血管楔压$\geq$0.86。

(三)心肌梗死后心脏功能的临床评价

急性心肌梗死后的心功能评价,要求简便易行,适合床边进行。因此,广泛应用 Killip 分型和Forrester血流动力学分类。

Killip 分型(表 8-14),其优点为主要根据临床资料分类,与病死率相结合,适合在心肌梗死的急性期应用。

表 8-14　Killip 分型与病死率的关系

分类	病死率(%)	
	Killip	日本国立循环疾病中心
Ⅰ型:肺野无啰音,无 S3 及心功能不全症状	6	5
Ⅱ型:肺部啰音占肺野 50% 以下,有 S3	17	16
Ⅲ型:湿啰音占肺野 50% 以上(肺水肿)	38	21
Ⅳ型:心源性休克	81	86

在床边插入 Swan-Ganz 导管,根据测定的血流动力学指标,进行分型并指导治疗。在心肌梗死的急性期,Suan-Ganz 导管血流动力学监测对于血流动力学不稳定或危重患者是十分必要的。可按 Forrester 的分型给予不同的治疗(表 8-15)。

表 8-15 Forrester 血流动力学分类

PCWP kPa(mmHg)	CI[L/(min·m²)]	治疗措施
Ⅰ型≤2.4(18)	>2.2	吸氧、镇痛、镇静
Ⅱ型>2.4(18)	>2.2	利尿剂、血管扩张剂
Ⅲ型≤2.4(18)	≤2.2	输液、儿茶酚胺药物、起搏器
Ⅳ型>2.4(18)	≤2.2	儿茶酚胺药物、血管扩张剂、利尿剂、主动脉内气囊泵

四、心力衰竭的治疗

急性心肌梗死并发心力衰竭为 Killip 分型的Ⅱ型和Ⅲ型。若同时有低心排血量,则可能属于Ⅳ型,即心源性休克。因此,对患者除采用常规的吸氧、镇静、镇痛、采用半卧位的一般治疗措施外,最好在床边插入 Swan-Ganz 导管,确定血流动力学类型,以指导治疗。若病情危重,严重呼吸困难,血压不能测出,处于心源性休克状态,或无进行血流动力学监测的条件,可按 Killip 分型进行治疗。

根据日本管原的资料,24 小时内入院的 457 例急性心肌梗死病例,Killip Ⅰ型占 67.6%,Killip Ⅱ、Ⅲ型共占 17.3%,Killip Ⅳ型占 15.1%。国内虽未通行 Killip 分型,但与我国北京地区统计资料中心力衰竭所占比例相近。

(一)一般治疗

患者采用最舒适的体位,有呼吸困难者采用半卧位,头部抬高程度根据肺淤血程度决定,以使患者舒适为度。严重肺水肿患者,可能需前屈坐位,胸前重叠几个枕头,俯在上面。若处于休克时,则需抬高下肢,放低头部。

胸痛、呼吸困难、不安感强烈时,给予盐酸吗啡 3~5 毫克/次,每 5~30 分钟 1 次,直至胸痛缓解。吗啡可缓解交感张力,增高引起的动静脉收缩,减轻心脏前后负荷,减轻肺淤血和肺水肿程度。

吸氧应该为>6 L/min,采用鼻导管或面罩给氧。患者患有严重肺水肿、心力衰竭,或有机械并发症时,单纯鼻导管给氧可能难以纠正低氧血症。经充分吸氧,若氧分压仍低于 6.7 kPa(50 mmHg)以下时,给予气管内插管和机械通气。

(二)药物治疗

1.利尿剂

心力衰竭时最常应用的利尿剂为呋塞米。呋塞米兼有利尿作用和静脉扩张作用,在改善肺淤血的同时,降低左心室充盈压,减低心肌耗氧量。结果使心肌收缩状态得到改善,心排血量增加。根据心力衰竭程度可给予 20~40 mg 静脉注射,以心力衰竭缓解为度。强力利尿可致低钾血症和低血容量,而引起休克或降低心脏功能。

2.血管扩张剂

采用利尿剂使肺毛细血管压不能充分降低,或临床症状未得到充分改善时,应并用血管扩张剂。以肺淤血为主要表现者,主要应用扩张小静脉的硝酸酯制剂;以低心排血量为主要表现者,主要应用扩张小动脉制剂,减轻心脏后负荷。目前,单纯小动脉扩张剂如肼屈嗪、硝苯地平不宜用于急性心肌梗死,可考虑应用对动静脉均有扩张作用的血管紧张素转换酶抑制剂及硝普钠等。

急性心肌梗死期间若伴有心室扩大或心力衰竭表现,则毫无例外地应该应用血管紧张素转移酶抑制剂。已证实该药能明显改善左心室重构和心力衰竭患者的预后。

3.硝酸酯类

硝酸酯类为心肌缺血的主要治疗药物,改善心肌氧的供求平衡,增加缺血心肌的供血,并有利于侧支循环的建立。扩张全身小静脉,减轻心脏前负荷和肺淤血。急性心肌梗死常用硝酸甘油静脉滴注,由 $0.1 \sim 0.2 \ \mu g/(kg \cdot min)$ 开始,在监测血压和心率的同时,每隔 $5 \sim 10$ 分钟递增 1 次,递增 $5 \sim 10 \ \mu g/min$,最大剂量 $200 \ \mu g/min$。输注过程中应避光,并避免使用聚乙烯管道,因该管道大量吸收硝酸甘油。增剂量的终点应为临床症状控制;血压正常的患者平均压降低 10% 以内,高血压患者降低 30% 以内,但收缩压绝不能低于 $12.0 \ kPa(90 \ mmHg)$;心率增加不超过 110 次/分。

4.硝普钠

对小动脉和小静脉有同等扩张作用,通过降低体动脉压,减轻前负荷和后负荷,减低心肌耗氧量,而增加心排血量,改善心脏功能。硝普钠作用很快,一旦达到有效剂量,在 $2 \sim 5$ 分钟即可出现治疗作用。停止滴注 $5 \sim 15$ 分钟,其效应消失。口服无效。不能直接静脉注射,而是配成 $2.5 \sim 20 \ mg/100 \ mL$ 溶液静脉点滴,可溶于 $5\% \sim 10\%$ 葡萄糖或右旋糖酐-40 内,药液内不能加入其他药物。平均需要量 $1 \ \mu g/(min \cdot kg)$,一般输液速度介于 $20 \sim 200 \ \mu g/min$,个别需要 $300 \sim 500 \ \mu g/min$。用药以 $10 \ \mu g/min$ 开始,以后每 5 分钟以 $5 \sim 10 \ \mu g/min$ 的速度增加至所需剂量。治疗过程中应密切监测血压,如不能监测肺毛细血管压,则以体动脉压和其他体征为依据。收缩压在 $14.7 \ kPa(110 \ mmHg)$ 以上者,可以下降 $15\% \sim 20\%$,一般不应低于 $12.7 \ kPa(95 \ mmHg)$。治疗达到效果后,维持输液 $12 \sim 48$ 小时。如病情改善,可以停药。因其起效快及作用短暂,停药后如有必要,可以随时恢复治疗,仍然有效。硝普钠应在给药前新鲜配制,输液瓶用黑纸包裹避光,配制药液如超过 8 小时,应重新配制。硝普钠的不良反应有头痛、头晕,还可发生意识模糊、惊厥、肌肉抽搐、恶心、呕吐、不安、出汗等,这些不良反应多与治疗药物过量有关。对持续用药超过 72 小时者,应测血中硫氰酸盐含量,并以此作为判断中毒的指标,$>10 \ ng/dL$ 为中毒水平,应予停药。本药在急性心肌梗死时应用,有学者报道可致缺血区供血减少,因此不利于侧支循环建立并挽救缺血心肌,应予注意。如有急性二尖瓣反流或室间隔穿孔时,本药通过减轻左心室射血阻抗,可明显增加心排血量,并减少血流反流,有利于改善病情。

5.酚妥拉明

酚妥拉明为 α 肾上腺素能受体阻滞剂,对 α_1 和 α_2 受体均有阻滞作用。以扩张小动脉为主,同时也扩张小静脉。因此,可减轻心脏前后负荷,减少心肌耗氧量,而增加心排血量。对急性心肌梗死并发心力衰竭、急性肺水肿及心源性休克均有明显的治疗作用。此外,它能解除心力衰竭时的胰岛素抑制,增加心肌对葡萄糖的利用。酚妥拉明静脉滴注后,80% 的心肌梗死患者发生心动过速,可能与该药阻滞 α_2 受体,使儿茶酚胺递质释放增多有关。

用法:10 mg 溶于 10% 葡萄糖液 $100 \sim 200 \ mL$ 内,静脉滴注,初始剂量 $0.1 \sim 0.3 \ mg/min$,效果不明显时,可每 5 分钟递增 1 次 $0.1 \sim 0.5 \ mg$ 的剂量,最高剂量可达 $2 \ mg/min$。起效时间 $2 \sim 5$ 分钟,停药后 $10 \sim 15$ 分钟作用消失。

6.儿茶酚胺类药物

该类药物兴奋心肌 β_1 受体,有正性变力作用。因此,急性心肌梗死时可能增加心肌耗氧量,并加重心肌缺血。若对以上治疗措施反应不佳时,可给予多巴胺和多巴酚丁胺静脉滴注治疗。根据我们的经验,急性心肌梗死时,由于对洋地黄的作用反应差,并易发生毒性反应,而儿茶酚胺类药物作为主要的增强心肌收缩力的药物,可与硝酸甘油同用,以减轻该类药物的某些不良反应,增加心排血量,减低肺毛细血管压、心肌耗氧量,以发挥更有效的抗心力衰竭作用。

多巴胺同时具有 α 受体和 β 受体刺激作用,因此,除具有正性变力作用外,尚具有血管收缩作用。以 2～5 $\mu g/(kg \cdot min)$ 给药,兴奋肾脏多巴胺受体,增加肾血流量,可有明显利尿作用。5～20 $\mu g/(kg \cdot min)$ 同时具有 α 受体和 β 受体兴奋作用,可用于维持血压和增加心排血量,>20 $\mu g/(kg \cdot min)$ 主要表现 α 受体兴奋作用,增加左心室射血阻力,对纠治心力衰竭不利。心源性休克时主要给予多巴胺,以增加血管收缩作用,维持血压。

多巴酚丁胺主要兴奋心肌的 β_1 受体,增强心肌收缩力,而增加心率的作用弱,与多巴胺相比,末梢血管收缩作用小,可使左充盈压降低,肺毛细血管压降低,肺淤血改善。一般用量为 2.5～10 $\mu g/(kg \cdot min)$,也可增至 15 $\mu g(kg \cdot min)$。

7.硝普钠＋多巴胺或多巴酚丁胺

两者合用可使血流动力学和临床症状明显改善,部分垂危患者得到挽救。但两药合用时必须单独设立液路,并注意输液后血压不能降得过低。

8.洋地黄

洋地黄至今仍是治疗心力衰竭的重要药物,但近年来的研究及临床实践表明,使用洋地黄治疗急性心肌梗死并发心力衰竭时,需做特殊考虑。

洋地黄增加心肌收缩性,改善泵血功能和射血分数,可使左心室舒张末容量减少、左心室舒张末压降低,因此有利于减低心肌耗氧。洋地黄有一定的血管收缩作用,其增加心肌收缩力的结果,可增加心肌需氧。但随着心力衰竭的改善,可解除交感神经反射活动引起的血管收缩和心率增快。血管舒张作用常超过血管收缩作用,最终效应常呈血管普遍扩张,心脏后负荷得以减轻。上述情况表明,洋地黄治疗心力衰竭,在出现疗效前,首先通过增强心肌收缩力付出过多耗氧的代价,之后随心功能改善、前负荷及后负荷降低、心率减慢,才使耗氧减少。若心腔明显扩张,根据 Laplace 定律($T = Pr/h$。P:血管内压力;r:腔内半径;h:室壁厚度),室壁张力(T)与心室内压和心室内径成正比。洋地黄可缩小心室内径,增加室壁厚度。因此使室壁张力明显下降,故可明显减低心肌耗氧。

急性心肌梗死时,使用洋地黄治疗的下列不利因素值得考虑:①急性心肌梗死早期治疗中迫切需要解决的是改善心肌氧的供求失衡,任何增加心肌耗氧量的措施,都将会扩大梗死范围;而洋地黄的正性肌力作用首先要付出增加心肌耗氧的代价,故早期使用有扩大梗死范围的危险。②急性心肌缺血,首先是膜的通透性改变,细胞内钾离子外溢,细胞内钾离子浓度降低,静息膜电位负值减小,趋向阈电位,是形成异位心律的重要病理基础。洋地黄抑制心肌细胞膜 Na^+,K^+-ATP 酶活性,使钾-钠离子泵使用减弱。心肌收缩过程中,由细胞内溢出的钾离子不能泵回,细胞外钾离子浓度进一步升高,加重细胞内外钾离子比例失调,更易促进心律失常。③梗死的心肌已丧失收缩功能,对洋地黄的正性肌力作用无反应;正常心肌或缺血心肌由于心脏交感神经的兴奋及血中内源性儿茶酚胺的浓度增高,早已处于收缩活动的顶峰。这时洋地黄的正性肌力作用将加剧左心室收缩失调的性质和范围。对于伴有心源性休克的患者,左心室坏死区太大,洋地黄难以发挥改善血流动力学的效应。

综上所述,对急性心肌梗死合并心力衰竭者使用洋地黄时,必须持慎重态度。目前认为,急性心肌梗死后 24 小时以内,应避免应用洋地黄。对于合并急性左心衰竭者,可选用血管扩张剂和利尿剂。24 小时以后,一般认为梗死过程多已完成,方可考虑应用,但应尽量推迟为宜。剂量应较通常减少 1/3～1/2,选用快速作用制剂毛花苷 C 较好。如有不良反应,立即停药,其药效消失亦较快。最大剂量 0.4 mg,加入 10%～50% 葡萄糖 20～40 mL 内,缓慢静脉推注;或毒毛花苷 K 0.125～0.25 mg,按上述方法加入葡萄糖液中静脉推注。

实际上,急性心肌梗死时应用洋地黄仍有争议,某些研究提示应用后使病死率增加,而另一些研究提示对病死率无影响。近期研究证实,洋地黄对左心室收缩功能障碍的患者可改善症状,并且对神经内分泌的作用良好。DIG(Digitalis lnvestigator Group)近期报道对 7 788 例充血性心力衰竭(70% 是缺血性心脏病)伴窦性心律患者的研究,与安慰剂组比较,观察地高辛对各种病因病死率的影响,90% 以上还给予转换酶抑制剂和/或利尿剂,第二指标是因心力衰竭住院、心血管死亡率和死于心力衰竭。该试验结果证实,使用地高辛不能降低总死亡率。但是地高辛治疗的患者心力衰竭病死率降低,与心力衰竭有关的死亡及住院减少。在地高辛治疗组观察到死于心律失常和/或心肌梗死有增加趋势。目前主张急性心肌梗死恢复期伴有室上速和/或转换酶抑制剂或利尿剂无效的心力衰竭患者使用洋地黄。

9.β 受体阻滞剂

急性心肌梗死并发轻度心力衰竭时,仍可用应用 β 受体阻滞剂,若无禁忌证,可用美托洛尔 6.25 mg,每天 2～3 次,如能耐受可逐渐增加剂量,最大可用至 50～100 mg,每天 2～3 次。β 受体阻滞剂应用过程中应密切监测病情变化,病情改善则继续用药,病情加重时则减药或停用。急性心肌梗死后病情稳定、心腔扩大和/或 LVEF 明显降低者,应用选择性 β_1 受体阻滞剂,可降低心功能不全患者的病死率并改善预后。

(三)右心室梗死并发休克和心力衰竭的治疗

右心室梗死,右心房和右心室舒张压增高 > 1.3 kPa(10 mmHg),心脏指数 < 2.5 L/(min·m²),收缩压 < 13.3 kPa(100 mmHg),左心室充盈压正常或升高,是重要的值得充分认识的综合征。这些患者对利尿剂非常敏感,而对液体负荷疗法有良好反应。虽有明显的颈静脉曲张、肝大,也不能给予利尿剂或大剂量血管扩张剂。这些患者通常为下壁心肌梗死延及右心室,左心室功能障碍多数为轻至中度。治疗原则与左心室梗死并发心力衰竭不同,必须迅速给予液体负荷,直至血压稳定,左心室充盈压 > 2.7 kPa(20 mmHg)或右心房压 > 2.7 kPa(20 mmHg)。儿茶酚胺类药物可以应用,多巴酚丁胺优于多巴胺,因后者可增加肺血管阻力。如对上述措施仍反应不佳,可采用动脉内气囊泵治疗。右心室梗死必须与心脏亚急性破裂时心包压塞相鉴别,后者可见于右心室梗死后右心室破裂或左心室梗死后破孔较小且发生过程缓慢时。后者只需及时心包穿刺、心肌补片、手术缝补破孔,即可成功。亚急性心脏破裂通过手术可望获救。

(四)主动脉内气囊泵治疗心力衰竭

主动脉内气囊泵导管现在可细至 9.5 F,可经皮穿刺股动脉,插至胸降主动脉左锁骨下动脉开口以下。心室舒张期气囊膨胀以加强主动脉内压和冠状动脉灌流压,有利于心肌供氧;收缩期气囊收缩,以减少左心室射血阻抗,以增加心排血量,并减少心肌耗氧量,改善心肌氧的供需平衡。本法对急性心肌梗死合并机械性并发症,如空间隔穿孔、乳头肌断裂等所致急性心力衰竭有明显改善病情、支持手术的疗效。对心源性休克、低心排血量综合征,也可望改善病情及预后。一般先用其他强心、利尿及血管扩张剂,若无明显疗效,可考虑使用主动脉内气囊泵。现在国内也积极使用该措施,已取得明显稳定病情的疗效。日本高野等认为,给予儿茶酚胺强心药 1 小时后,若每搏指数仍达不到 20 mL/m²,即有 70% 可能性死亡,这时即为主动脉内气囊泵的适应证。

(五)急性心肌梗死溶栓治疗与冠状动脉腔内成形术(PFCA)

急性心肌梗死发病早期,使用尿激酶、链激酶或组织型纤溶酶原激活物(t-PA),使血栓溶解,或者采用球囊将闭塞部位扩开,可使缺血和梗死部位得到血流再灌注,缩小梗死范围,改善或预防心力衰竭。PTCA不受病程制约,急性心肌梗死患者入院后可直接进行PTCA,也可在溶栓后仍发作缺血的病例做挽救性PTCA。患者存在缺血心肌并且心力衰竭症状明显时,可行挽救性PTCA或择期PTCA,以挽救缺血濒死心肌。实践证明,这两项措施对改善心功能有利。

此外,急性心肌梗死并发心力衰竭时应为抗凝治疗的适应证。在心力衰竭时,尤其老年患者,更易形成心腔内血栓和深静脉血栓。低分子肝素(50 mg,腹部皮下注射,每天2~3次)在急性心肌梗死发病后12~18小时内开始应用,持续应用5~7天,可成功地减少静脉血栓的发生率,并发心力衰竭者可望获得明显益处。抗血小板聚集药物阿司匹林也应使用,可望减少冠状动脉血栓形成的发生率。可用小剂量(每天50~150 mg)口服。

(刁学织)

第九章

心律失常的临床治疗

第一节　逸搏和逸搏心律

　　窦房结或其他高位起搏点自律性降低或丧失或传导阻滞时，次级起搏点受上级起搏点的高频抑制现象得以解除，次级起搏点按其固有频率被动地发出冲动而产生心搏，仅发放 1～2 个心搏时，称为逸搏；而连续发放 3 个或 3 个以上的心搏时，称逸搏心律。

　　逸搏和逸搏心律是一种被动性异位心搏及异位心律，其自律性强度属 2 级，都是继发于窦房结或高位（高频）起搏点的停搏、传出阻滞、下行性阻滞（如二度或三度房室传导阻滞）或心动过缓。由于频率抑制的解除，其他自律性低，频率较慢的潜在起搏点的激动得以发放为有效激动，继而形成逸搏和逸搏心律。逸搏是一种生理性代偿，是一种具有保护作用的生理现象，表明心脏具有产生激动的后备能力。

　　逸搏和逸搏心律常见于窦房结自律性减低或二度以上窦房或房室传导阻滞时，亦见于迷走神经张力增高、病态窦房结综合征、麻醉、洋地黄及奎尼丁等药物中毒、冠心病、心肌病和心肌炎等。

　　心脏四大起搏点（窦房结、心房、交界区和心室）本身都有固定周期。其中窦房结自律性最高。在没有保护机制的作用下，通过其频率抑制作用使窦房结占据优势地位，而形成单一的窦性心律。单一心律的本质是频率抑制现象，即高频起搏点的激动侵入低频起搏点，抑制了低频激动的形成，使其激动始终不能聚集成熟而发放，故低频起搏点成为无效起搏点。换言之，正常时的窦性心律实际上是高频起搏点窦房结对低频的异位起搏点实施了一系列的节律重整来实现的。当窦房结或其他高频起搏点的激动未能到达低频起搏点时，由于频率抑制作用的解除，其他自律性较低、频率较慢的起搏点的潜在激动得以成熟而发放冲动，形成逸搏或逸搏心律。

　　根据不同起搏点的位置，逸搏和逸搏心律可以分为房性、房室交界区性及室性 3 种。最常见的是房室交界区性逸搏，室性或房性逸搏少见。常见逸搏心律的特点：①QRS 波前无 P 波；②各个 QRS 波的形态相同；③心率较慢，起搏点的位置越靠下心率越慢，QRS 波的形态越畸形。

一、房性逸搏与房性逸搏心律

（一）房性逸搏

当窦房结激动的形成或传导发生阻滞时，心房中的异位起搏点将从正常的频率抑制效应中解脱出来,以其固有频率产生舒张期自动除极,形成 1 次或连续 2 次激动,该激动仍经正常的房室传导系统下传到心室,这种逸搏称为房性逸搏。

1.心电图特征

房性逸搏常出现在两阵窦性心律或两阵异位心律之间。

(1)在较一基本心动周期为长的间歇之后出现一个房性 P′、QRS、T 波群。

(2)P′波形态与窦性 P 波不同,其形态特点视房性异位起搏点而异,可直立、双相或倒置,频率在 50~60 次/分。

(3)P′R 间期>0.12 秒。

(4)QRS 波群形态与窦性心律下传者相同(图 9-1)。P′波形态相同者,为单源性房性逸搏。P′形态在两种以上者,称为多源性房性逸搏。

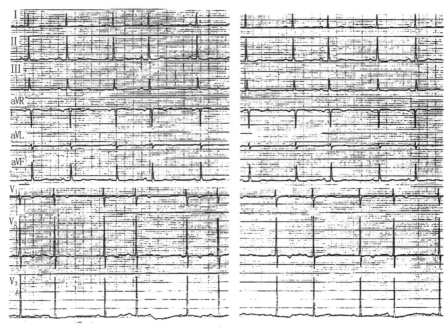

图 9-1　房性逸搏

2.临床意义

房性逸搏属于被动性房性心律失常,表明心房有潜在的起搏功能,对机体有保护作用。房性逸搏的临床意义取决于原发性心律失常。

(二)房性逸搏心律

当窦性停搏时间较长,房性逸搏连续出现 3 次或 3 次以上,称为房性逸搏心律。其特点是在窦性心律减慢以后出现,又于窦性心律加快后消失。

1.心电图特征

(1)窦性 P 波消失,连续出现 3 次或 3 次以上的房性 P′波,其特征与房性逸搏相同。

(2)心房率与心室率相同,缓慢而规则,伴有房性心律不齐者例外。

(3)PP′间期与逸搏前间歇相同,频率为 50~60 次/分。

(4)P′波常呈多源性,一般房室传导(P′R 间期)与室内传导(QRS 波群)和窦性激动相同。

2.临床意义

房性逸搏心律常发生于夜间睡眠或午休时。多无临床意义,发生于窦性停搏基础上的房性心律见于多种类型心脏病。

三导联同步记录。各导联 PP 间期不等,长短交替出现,长 PP 间期相等;而短 PP 间期不等,各有其固定形态的 P 波及 PR 间期(0.16 秒及 0.18 秒),提示为心房逸搏-夺获心律,本图极易误诊为房性期前收缩二联律。

二、交界性逸搏与交界性逸搏心律

(一)交界性逸搏

当窦性停搏、窦性心动过缓及不齐、窦性阻滞、不完全性房室传导阻滞及期前收缩动后的代偿间歇等使心室搏动发生过长的间歇时,交界性起搏点便逃脱窦房结的控制而发出 1~2 次异位搏动,其逸搏周期在 1.0~1.5 秒者,称为交界性逸搏。

1.心电图特征

(1)在一个较长的间歇后出现一个 QRS 波群。

(2)QRS-T 波的形态与由窦性下传者相同,偶伴有室内差异性传导则可宽大畸形。

(3)QRS 波群前后可见逆行 P′波,P′波在 QRS 波群前 P′R 间期<0.12 秒,P′波在 QRS 波群后 P-P′间期<0.20 秒,或 QRS 波群前后无 P′波可见,此时 QRS 波群形态应正常。

(4)交界性逸搏前偶尔可以出现窦性 P 波,但 PR 间期<0.10 秒,表明两者无关,此系交界性逸搏与窦性激动发生了房性干扰所致(图 9-2)。

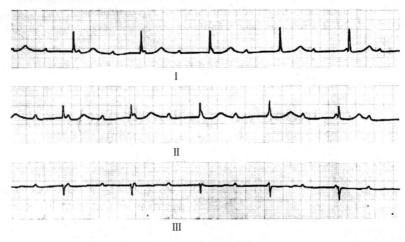

图 9-2　交界性逸搏

2.临床意义

交界性逸搏继发于其他心律失常之后,对机体具有保护作用。其临床意义取决于病因和原发性心律失常。

(二)交界性逸搏心律

当交界性逸搏连续出现 3 次或 3 次以上时,称为交界性逸搏心律。

1.心电图特征

(1)窦性 P 波消失,或虽有窦性 P 波,但有高度或完全性房室传导阻滞,出现 3 次或 3 次以上的室上性 QRS-T 波,其特点与交界性逸搏相同。

(2)心室率缓慢,节律均匀,频率在 40~60 次/分,RR 间期与逸搏前间歇相同。若有两种不同的逸搏频率则应考虑为交界区内游走心律。

2.临床意义

交界性逸搏心律是一种生理性的保护机制,与室性逸搏心律比较,交界性逸搏心律具有较强的自律性、稳定性、可靠性和有效性。有成千上万的房室传导阻滞患者依靠交界性逸搏心律维持着日常生活和工作。与窦性心律并存或有逆行 P′波的交界性逸搏心律可见于正常人,也可见于器质性心脏病患者。无心房波的交界性逸搏心律易见于器质性心脏病,如冠心病、心肌梗死、病窦综合征、洋地黄中毒、心脏手术后等。

三、室性逸搏与室性逸搏心律

(一)室性逸搏

当窦房结与交界区均处于抑制状态而自律性异常降低时,室性起搏点被动地发出激动,引起心室除极和复极,而产生一个或两个延迟出现的室性 QRS 波群,其逸搏周期在 1.5~3.0 秒,称为室性逸搏。室性逸搏具有保护作用,可以避免因较长时间的停搏引起的循环功能障碍。

1.心电图特征

(1)在一个较窦性周期长的间歇后,出现一个宽大畸形的室性 QRS 波,QRS 波群时间多在 0.12~0.16 秒,ST 段、T 波方向与 QRS 波群主波方向相反。

(2)QRS 波群宽大畸形,但其程度与激动点位置及室内传导快慢有关。位置高或室内传导良好则畸形不明显。

(3)室性逸搏的 QRS 波群前后多无相关的 P 波。偶有室性融合波,但 PR 间期亦短于其他的窦性 PR 间期,QRS 波群形态则介于窦性与室性 QRS 波群之间。

(4)室性逸搏偶有逆传至心房者,此时畸形 QRS 波群后有逆行 P 波,R′P′间期>0.20 秒(图 9-3)。

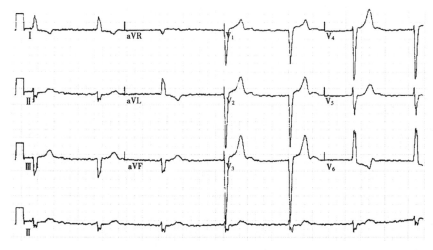

图 9-3　室性逸搏

患者,女,82 岁,晕厥。ECG 示:P 波消失,代之以房颤波,心室
率缓慢而规则(33 次/分),QRS 波宽大畸形,为室性逸搏

2.临床意义

室性逸搏是继发的被动性心律失常,对机体有保护作用,其临床意义取决于病因及原发性心律失常。基础心律异常缓慢,伴发室性逸搏,心室长间歇或晕厥发作者应植入人工心脏起搏器。

(二)室性逸搏心律

室性逸搏连续出现 3 次或 3 次以上,频率在 20~40 次/分,称为室性逸搏心律。

1.心电图特征

(1)心室率缓慢,频率在 20~40 次/分,节律可规则。起搏点越低,则频率越慢且节律越不规则,越易继发心室停搏或全心停搏。

(2)QRS 波群宽大畸形,时限大于等于 0.12 秒,ST 段、T 波方向与 QRS 波群主波方向相反。起搏点越低,QRS 波群宽大畸形越明显,尤其是在严重心脏病临终期,QRS 波群时限超过 0.16 秒。如果在心室内有两个以上的逸搏起搏点,则可产生两种以上形态不同的 QRS 波。

2.临床意义

室性逸搏心律多见于器质性心脏病患者,也见于高血钾、奎尼丁中毒、完全性房室传导阻滞或临终期患者,一旦出现,多提示预后不良。

3.治疗

室性逸搏心律的自律性极不稳定,易导致心室停搏。高血钾或临终前的心室逸搏心律极慢且不规则,心排血量显著下降,可引起低血压、休克或阿-斯综合征,紧急对症治疗可在心肺复苏的基础上静脉推注乳酸钠或异丙肾上腺素。由希氏束分支以下阻滞所致完全性房室传导阻滞而产生的心室逸搏心律容易突发心室停搏,引起阿-斯综合征,应安装人工起搏器治疗。

(张 英)

第二节 期 前 收 缩

期前收缩也称期外收缩或额外收缩,是指起源于窦房结以外的异位起搏点提前发出的激动。期前收缩是临床上最常见的心律失常。

一、期前收缩的分类

期前收缩可起源于窦房结(包括窦房交界区)、心房、房室交界区和心室,分别称为窦性、房性、房室交界性和室性期前收缩。前 3 种起源于希氏束分叉以上,统称为室上性期前收缩。室性期前收缩起源于希氏束分叉以下部位。在各类期前收缩中,以室性期前收缩最为常见,房性和交界性期前收缩次之,而窦性期前收缩极为罕见,且根据心电图不易作出肯定的诊断。

(1)根据期前收缩发生的频度可分为偶发和频发期前收缩。一般将每分钟发作<5 次称为偶发期前收缩,每分钟发作≥5 次称为频发期前收缩。

(2)根据期前收缩的形态可分为单形性和多形性期前收缩。

(3)依据发生部位分为单源性和多源性期前收缩,单源性期前收缩是指期前收缩的形态和配对间期均相同,而多源性期前收缩的形态和配对间期均不同。

期前收缩与主导心律心搏成组出现称为"联律"。"二联律""三联律"和"四联律"指主导心律搏动和期前收缩交替出现,每个主导心律搏动后出现一个期前收缩称为二联律;每两个主导心律搏动后出现一个期前收缩称为三联律;每 3 个主导心律搏动后出现一个期前收缩称为四联律。两个期前收缩连续出现称为成对的期前收缩,3～5 次期前收缩连续出现称为成串或连发的期前收缩。一般将≥3 次连续出现的期前收缩称为心动过速。

期前收缩按照发生机制可分为自律性增高、触发激动和折返激动。目前认为折返激动是期前收缩发生的主要原因,也是大部分心动过速发生的主要机制。

二、期前收缩的病因

期前收缩可发生于正常的人,但器质性心脏病患者更常见,也可以由心脏以外的因素诱发。期前收缩可以发生于任何年龄,在儿童相对少见,但随着年龄增长发病率升高,在老年人较多见。炎症、缺血、缺氧、麻醉、心导管检查、外科手术和左心室假腱索等均可使心肌受到机械、电、化学性刺激而发生期前收缩。期前收缩常见于冠心病、心肌病、风湿性心脏病、肺心病、高血压左心室肥厚、二尖瓣脱垂患者,尤其是在发生急性心肌梗死和心力衰竭时。洋地黄、酒石酸锑钾、普鲁卡因胺、奎尼丁、三环类抗抑郁药中毒等也可以引起期前收缩。电解质紊乱可诱发期前收缩,特别是低钾。期前收缩也可以因神经功能性因素引起,如激烈运动、精神紧张、长期失眠,过量摄入烟、酒、茶、咖啡等。

三、临床表现

期前收缩患者的主要症状是心悸,表现为短暂心搏停止的漏搏感。偶发期前收缩者可以无任何症状,或仅有心悸、"停跳"感。期前收缩次数过多者可以有头晕、乏力、胸闷甚至晕厥等症状。

心脏体检听诊时,发现节律不齐,有提前出现的心脏搏动,其后有较长的停搏间歇。期前收缩的第一心音可明显增强,也可减弱,主要与期前收缩时房室瓣的位置有关。第二心音大多减弱或消失。室性期前收缩因左、右心室收缩不同步而常引起第一、第二心音的分裂。期前收缩发生越早,心室的充盈量和搏出量越少,桡动脉搏动也相应地减弱,甚至完全不能扪及。

四、心电图检查

(一)窦性期前收缩

窦性期前收缩是窦房结起搏点提前发放激动或在窦房结内折返引起的期前收缩。

心电图特点:①在窦性心律的基础上提前出现 P 波,与窦性 P 波完全相同;②期前收缩的配对间期多相同;③等周期代偿间歇,即代偿间歇与基本窦性周期相同;④期前收缩下传的 QRS 波群多与基本窦性周期的 QRS 波群相同,少数也可伴室内差异性传导而呈宽大畸形。

(二)房性期前收缩

房性期前收缩是起源于心房并提前出现的期前收缩。

心电图特点:①提前出现的房波(P′波),P′波有时与窦性 P 波很相似,但是多数情况下二者有明显差别;当基础窦性节律不断变化时,房性期前收缩较难判断,但房波(P′波与窦性 P 波)之间形态的差异可提示诊断;发生很早的房性期前收缩的 P′波可重叠在前一心搏的 T 波上而不易辨认造成漏诊,仔细比较 T 波形态的差别有助于识别 P′波。②P′R 间期正常或延长。③房性期前收缩发生在舒张早期,如果适逢房室交界区仍处于前次激动过后的不应期,该期前收缩可产生传导的中断(称为未下传的房性期前收缩)或传导延迟(下传的 P'R 间期延长,>120 毫秒);前者表现为 P'波后无 QRS 波群,P'波未能被识别时可误诊为窦性停搏或窦房传导阻滞。④房性期前收缩多数呈不完全代偿间歇,因 P'波逆传使窦房结提前除极,包括房性期前收缩 P'波在内的前后两个窦性下传 P 波的间距短于窦性 PP 间距的 2 倍,称为不完全代偿间歇;若房性期前收缩发生较晚或窦房结周围组织的不应期较长,P'波未能影响窦房结的节律,期前收缩前后两个窦性下传 P 波的间距等于窦性 PP 间距的两倍,称为完全代偿间歇。⑤房性期前收缩下传的 QRS 波群大多与基本窦性周期的 QRS 波群相同,也可伴室内差异性传导而呈宽大畸形(图 9-4)。

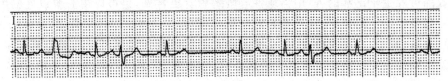

图 9-4 房性期前收缩

提前发生的 P'波,形态不同于窦性 P 波,落在其前的 QRS 波群的 ST 段上,P'R 间期延长,在 T 波后产生 QRS 波群,呈不同程度的心室内差异性传导,有的未下传,无 QRS 波群,均有不完全代偿间歇

(三)房室交界性期前收缩

房室交界性期前收缩是起源于房室交界区并提前出现的期前收缩。提前的异位激动可前传激动心室和逆传激动心房(P'波)。

心电图特点:①提前出现的 QRS 波群,形态与窦性相同,部分可伴室内差异性传导而呈宽大畸形;②逆行 P'波可出现在 QRS 波群之前(P'R 间期<0.12 秒)、之后(RP'间期<0.20 秒),也可埋藏在QRS 波群之中;③完全代偿间歇,因房室交界性期前收缩起源点远离窦房结,逆行激动常与窦性激动在房室交界区或窦房交界区发生干扰,窦房结的节律不受影响,表现为包含房室交界性期前收缩在内的前后两个窦性 P 波的间距等于窦性节律 PP 间距的两倍(图 9-5)。

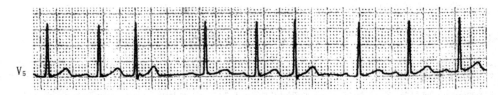

图 9-5 房室交界性期前收缩

第 3 个和第 6 个 QRS 波群提前发生,畸形不明显,前无相关 P 波,后无逆行的 P'波,完全代偿间歇

(四)室性期前收缩

室性期前收缩是由希氏束分叉以下的异位起搏点提前激动产生的期前收缩。

心电图特点:①提前发生的宽大畸形的 QRS 波群,时限通常≥0.12 秒,T 波方向多与 QRS 波群的主波方向相反;②提前的 QRS 波群前无 P 波或无相关的 P 波;③完全代偿间歇,因室性期前收缩很少能逆传侵入窦房结,故窦房结的节律不受室性期前收缩的影响,表现为包含室性期前收缩在内的前后 2 个窦性下传搏动的间距等于窦性节律 RR 间距的 2 倍(图 9-6)。

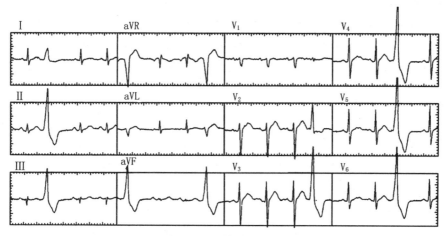

图 9-6 室性期前收缩

各导联均可见提前发生的宽大畸形 QRS 波群及 T 波倒置，前无 P 波，代偿间歇完全

室性期前收缩可表现为多种类型。①插入性室性期前收缩：这种期前收缩发生在两个正常窦性搏动之间，无代偿间歇；②单源性室性期前收缩：起源于同一室性异位起搏点的期前收缩，形态和配对间期完全相同；③多源性室性期前收缩：同一导联出现两种或两种以上形态和配对间期不同的室性期前收缩；④多形性室性期前收缩：在同一导联上配对间期相同但形态不同的室性期前收缩；⑤室性期前收缩二联律：每一个室性期前收缩和一个窦性搏动交替发生，具有固定的配对间期；⑥室性期前收缩三联律：每两个窦性搏动后出现一个室性期前收缩；⑦成对的室性期前收缩：室性期前收缩成对出现；⑧R-on-T 型室性期前收缩：室性期前收缩落在前一个窦性心搏的 T 波上；⑨室性反复心搏：少数室性期前收缩的冲动可逆传至心房，产生逆行 P 波（P′波），后者可再次下传激动心室，形成反复心搏；⑩室性并行心律：室性期前收缩的异位起搏点以固定间期或固定间期的倍数规律的自动发放冲动，并能防止窦房结冲动的入侵，其心电图表现为室性期前收缩的配对间期不固定而 QRS 波群的形态一致，异位搏动的间距有固定的倍数关系，偶有室性融合波。

五、诊断

患者的心悸等不适症状可提示期前收缩的诊断线索。体检时心脏听诊大多容易诊断期前收缩。频发的期前收缩有时不易与心房颤动等相鉴别，但后者心室律更为不整齐；运动后心率增快时部分期前收缩可减少或消失。心搏呈二联律者，大多数由期前收缩引起，此外也可以是房室传导阻滞 3：2 房室传导。

心电图检查是明确期前收缩诊断的重要步骤，并能进一步确定期前收缩的类型。尤其是某些特殊类型的期前收缩，如未下传的房性期前收缩、插入性期前收缩、多源性期前收缩等，更需要心电图确诊。

六、治疗

（一）窦性期前收缩

通常不需治疗，应针对原发病处理。

(二)房性期前收缩

一般不需治疗,频繁发作伴有明显症状或引发心动过速者,应适当治疗。主要包括去除诱因、消除症状和控制发作。患者应避免劳累、精神过度紧张和情绪激动,戒烟戒酒,不要饮用浓茶和咖啡。有心力衰竭时应适当给予洋地黄制剂。治疗的药物可酌情选用β受体阻滞剂、钙通道阻滞剂、普罗帕酮及胺碘酮等。

(三)房室交界性期前收缩

通常不需治疗。由心力衰竭引起的房室交界性期前收缩,适当给予洋地黄制剂即可控制。频繁发作伴有明显症状者,可酌情选用β受体阻滞剂、钙通道阻滞剂、普罗帕酮等。起源于房室结远端的期前收缩,有可能由于发生在心动周期的早期而诱发快速性室性心律失常,这种情况下,治疗与室性期前收缩相同。

(四)室性期前收缩

首先应积极消除引起室性期前收缩的诱因、治疗基础疾病。室性期前收缩本身是否需要治疗取决于室性期前收缩的临床意义。

(1)临床上大多数室性期前收缩患者无器质性心脏病,室性期前收缩不增加这类患者心源性猝死的危险,可视为良性室性期前收缩,如果无明显症状则不需要药物治疗。对于这些患者,不应过分强调治疗室性期前收缩,以避免引起过度紧张焦虑。如果患者症状明显,则给予治疗,目的在于消除症状。患者应避免劳累、精神过度紧张和焦虑,戒烟戒酒,不饮用浓茶和咖啡等,鼓励适当的活动,如果无效则应给予药物治疗,包括镇静剂、抗心律失常药物等。β受体阻滞剂可首先选用,如果室性期前收缩随心率的增加而增多,β受体阻滞剂特别有效。无效时可改用的其他药物有美西律、普罗帕酮等。

患者无器质性心脏病客观依据,若室性期前收缩起源于右心室流出道,可首选β受体阻滞剂,也可选用普罗帕酮;若室性期前收缩起源于左心室间隔,首选维拉帕米。对于室性期前收缩频发、症状明显、药物治疗效果不佳的患者,可考虑射频导管消融治疗,大多数患者能取得良好的效果。

(2)发生于急性心肌梗死早期的室性期前收缩,尤其是频发、成对、多源、R-on-T型室性期前收缩,应首先静脉使用胺碘酮,也可选用利多卡因。如果急性心肌梗死患者早期出现窦性心动过速伴发室性期前收缩,则早期静脉使用β受体阻滞剂等能有效减少心室颤动的发生。室性期前收缩发生于某些暂时性心肌缺血的情况下,如变异型心绞痛、溶栓和冠状动脉介入治疗后的再灌注心律失常等,可静脉使用利多卡因。

器质性心脏病伴轻度心功能不全(EF 40%～50%)时发生的室性期前收缩,如果无症状,原则上积极治疗基础心脏病,并去除诱因,不必针对室性期前收缩采用药物治疗。如果症状明显,可选用β受体阻滞剂、美西律、普罗帕酮、莫雷西嗪、胺碘酮。

器质性心脏病合并中重度心力衰竭时发生的室性期前收缩,心源性猝死的危险性增加。β受体阻滞剂对于减少室性期前收缩的疗效虽不明显,但能降低心肌梗死后猝死的发生率。胺碘酮对于心肌梗死后心力衰竭伴有室性期前收缩的患者能有效抑制室性期前收缩,致心律失常作用发生率低,对心功能抑制轻微,可小剂量维持使用以减少不良反应的发生。CAST试验结果显示,某些Ⅰc类抗心律失常药物用于治疗心肌梗死后室性期前收缩,尽管药物能有效控制室性期前收缩,但是总死亡率反而显著增加,原因是这些药物本身具有致心律失常作用。因此,心肌梗死后室性期前收缩应当避免使用Ⅰ类,特别是Ⅰc类抗心律失常药物。

二尖瓣脱垂患者常见室性期前收缩,但很少出现预后不良,治疗可依照无器质性心脏病并发室性期前收缩的处理原则。如患者合并二尖瓣反流及心电图异常表现,发生室性期前收缩时有一定的危险,可首先选用β受体阻滞剂,无效时再改用Ⅰ类或Ⅲ类抗心律失常药物。

(张 英)

第三节 心房扑动

心房扑动简称房扑,是一种大折返的房性心律失常,因其折返环通常占据了心房的大部分区域,故房扑又称为大折返性房速。依其折返环解剖结构及心电图表现不同分为典型房扑(一型)及非典型房扑(二型)。典型房扑围绕三尖瓣环、终末嵴和欧氏嵴呈逆钟向或顺钟向折返;其他已知的确定的房扑类型还包括围绕心房手术切开瘢痕的、心房特发性纤维化区域的、心房内其他解剖结构或功能性传导屏障的大折返,由于引起这些房扑的屏障多变,因此称为非典型房扑。

一、病因

临床所见房扑较房颤为少。阵发性房扑可见于无器质性心脏病患者,而持续性房扑则多伴有器质性心脏病,如风湿性心脏病、冠心病、心肌病等。其他病因尚有房间隔缺损、肺栓塞,二尖瓣、三尖瓣狭窄或关闭不全,慢性心功能不全使心房扩大,及涉及心脏的中毒性、代谢性疾病,如甲状腺功能亢进性心脏病、心包炎、酒精中毒等,也可见于胸腔手术后、胸部外伤,甚至子宫内的胎儿亦可发生。少数患者病因不明。儿童持续发作心房扑动增加猝死的可能性。

二、临床表现

临床表现为心悸、胸闷、乏力等症状。有些房扑患者症状较为隐匿,仅表现为活动时乏力。房扑可加重或诱发心力衰竭。

房扑可被看作是一种过渡性异常心电活动,常自行转复为窦性心律或进展为房颤,持续数月乃至数年的房扑十分罕见。房扑引发的系统栓塞少于房颤。颈动脉窦按摩一般可使房扑时心室率逐步成倍数减慢,但难以转复为窦性心律。一旦停止按摩,心室率即以相反的方式恢复如初。体力活动、增强交感神经张力或减弱副交感神经张力可成倍加快心室率。

体格检查:在颈静脉波中可见快速扑动波,如果扑动波与下传的 QRS 波群关系不变,则第一心音强度亦恒定不变。有时听诊可闻及心房收缩音。

三、心电图表现

典型房扑的心房率通常在 $250\sim350$ 次/分,基本心电图特征表现为:①完全相同的规则的锯齿形扑动波(F 波)及持续的电活动(扑动波之间无等电位线);②心室律可规则或不规则;③QRS 波群形态多正常,当出现室内差异性传导或原先合并有束支传导阻滞时,QRS 波群增宽,形态异常。扑动波在Ⅱ、Ⅲ、aVF 导联或 V_1 导联中较清楚,按摩颈动脉窦或使用腺苷可暂时减慢心室反应,有助于看清扑动波。逆钟向折返的 F 波心电图特征为Ⅱ、Ⅲ、aVF 导联呈负向,V_1 导联呈正向,V_6 导联呈负向(图 9-7);顺钟向折返的 F 波心电图特征则相反,表现为 Ⅱ、Ⅲ、aVF 导联呈正向,V_1 导联呈负向,V_6 导联呈正向。

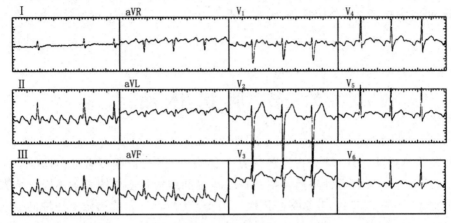

图 9-7　心房扑动

各导联 P 波消失,代之以规则的 F 波,以 Ⅱ、Ⅲ、aVF 和 V1 导联最为明显,
QRS 波群形态正常,F 波与 QRS 波群的比为 2∶1～4∶1

　　典型房扑的心室率可以呈以下几种情况。在未经治疗的患者,2∶1 房室传导多见,心室率快而规则,此时心室率为心房率的一半;F 波和 QRS 波群有固定时间关系,通常以 4∶1、6∶1 较为多见,3∶1、5∶1 少见,心室率慢而规则;若房扑持续时心室率明显缓慢(除外药物影响),F 波和 QRS 波群无固定时间关系,心室率慢而规则,表明有完全性房室传导阻滞的存在;F 波和 QRS 波群无固定时间关系,通常以(2～7)∶1 传导,心室率不规则。儿童、预激综合征患者,偶见于甲亢患者,心房扑动可以呈 1∶1 的形式下传心室,造成 300 次/分的心室率,从而产生严重症状。由于隐匿性传导的存在,RR 间期可出现长短交替。不纯房扑(或称扑动-颤动)心房率常快于单纯房扑,其 F 波形态及时限亦变化多样。在某些情况下,此种心电图特点提示心房电活动的不一致。例如,一侧心房为颤动样激动,同时另一侧心房可能被相对缓慢且规整的扑动样激动所控制。现已证实,房内传导时间延长是房扑发生的危险因素之一。

　　如上所述,由于非典型房扑的折返环(不依赖下腔静脉至三尖瓣环之间的峡部)变异性很大,因此非典型房扑的大折返心电图特征存在很大差异,心房率或 F 波形态各不相同。然而,非典型房扑的 F 波频率通常与典型房扑相同,即 250～350 次/分。

四、治疗

(一)直流电复律

　　如果房扑患者有严重的血流动力学障碍或心力衰竭,应立即给予同步直流电复律,所需能量相对较低(50 J)。若电休克引起房颤,可用较高的能量再次进行电休克以求恢复窦性心律,或根据临床情况不予处理。少数患者在恢复窦性心律即刻有发生血栓栓塞的可能。

(二)心房程序调搏

　　食管调搏或右心房导管快速心房起搏在大多数患者中可有效终止一型房扑或部分二型房扑,恢复窦性心律或转变为伴有较慢心室率的心房颤动,临床症状改善。

(三)药物治疗

　　可选用胺碘酮、洋地黄、钙通道阻滞剂或 β 受体阻滞剂减慢房扑时的心室率,若心房扑动持续存在,可试用Ⅰa和Ⅰc类抗心律失常药物以恢复窦性心律和预防复发。小剂量(200 mg/d)胺碘酮也可预防复发。除非心房扑动时的心室率已被洋地黄、钙通道阻滞剂或β受体阻滞剂减慢,否则不应使用Ⅰ类和Ⅲ类抗心律失常药物,因上述药物有抗胆碱作用,且Ⅰ类抗心律失常药物能减慢F波频率,使房室传导加快,引起1∶1传导,使心室率加快。

(四)射频消融

通过导管射频消融阻断三尖瓣环和下腔静脉之间的峡部,造成双向阻滞,对于治疗典型房扑十分有效,长期成功率达90%~100%,目前已成为典型房扑首选治疗方法。其他类型的房扑消融治疗也很有效,但成功率略低于典型房扑,且各类型房扑消融治疗的成功率不同。

(张 英)

第四节 心 房 颤 动

心房颤动简称房颤,是指心房无序除极、电活动丧失,产生快速无序的颤动波,导致心房无有效收缩,是最严重的心房电活动紊乱。有学者研究表明,30岁以上患者20年内发生心房颤动的总概率为2%,60岁以后发病率显著增加,平均每10年发病率增加1倍。目前国内房颤的流行病学资料较少,一项对14个自然人群房颤现状的大规模流行病学调查显示,房颤发生率为0.77%。在所有房颤患者中,房颤发生率按病因分类,非瓣膜性、瓣膜性和孤立性房颤所占比例分别为65.2%、12.9%和21.9%。非瓣膜性房颤发生率明显高于瓣膜性房颤和孤立性房颤,其中1/3为阵发性房颤,2/3为持续或永久性房颤。

一、病因和发病机制

房颤的病因与房扑相似。阵发性房颤可见于无器质性心脏病患者,而持续性房颤则多伴有器质性心脏病,如高血压心脏病、风湿性心脏病、冠心病、心肌病等。其他病因尚有房间隔缺损、肺栓塞、二尖瓣、三尖瓣狭窄或关闭不全,慢性心功能不全使心房扩大,及涉及心脏的中毒性、代谢性疾病,如甲状腺功能亢进性心脏病、心包炎、酒精中毒等。亦可见于胸腔手术后、胸部外伤,甚至子宫内的胎儿亦可发生。少数患者病因不明,称为特发性房颤。

房颤的发生机制主要涉及两个方面。其一是房颤的触发因素,包括交感神经和副交感神经刺激、心动过缓、房性期前收缩或心动过速、房室旁路和急性心房牵拉等。其二是房颤发生和维持的基质,这是房颤发作和维持的必要条件,以心房有效不应期的缩短和心房扩张为特征的电重构和解剖重构是房颤持续的基质,重构变化可能有利于形成多发折返子波。此外,还与心房某些电生理特性变化有关,包括有效不应期离散度增加、局部阻滞、传导减慢和心肌束的分隔等。

随着对局灶驱动机制、心肌袖、电重构的认识,及非药物治疗方法的不断深入,目前认为房颤是多种机制共同作用的结果。①折返机制:包括多发子波折返学说和自旋波折返假说。②触发机制:由于异位局灶自律性增强,通过触发和驱动机制发动和维持房颤,而绝大多数异位兴奋灶(90%以上)在肺静脉内,尤其是左、右上肺静脉。组织学上可看到肺静脉入口处的平滑肌细胞中有横纹肌成分,即心肌细胞呈袖套样延伸到肺静脉内,而且上肺静脉比下肺静脉的袖套样结构更宽、更完善,形成心肌袖。肺静脉内心肌袖是产生异位兴奋的解剖学基础。腔静脉和冠状静脉窦在胚胎发育过程中也可形成肌袖,并有可以诱发房颤的异位兴奋灶存在。异位兴奋灶也可以存在于心房的其他部位,包括界嵴、房室交界区、房间隔、Marshall 韧带和心房游离壁等。③自主神经机制:心房肌的电生理特性不同程度地受自主神经系统的调节,自主神经张力改变在房颤中起着重要作用。部分学者称其为神经源性房颤,并根据发生机制的不同将其分为迷走神经性房颤和交感神经性房颤两类。前者多发生在夜间或餐后,尤其多见于无器质性心脏病的男性患者;后者多见于白昼,多由运动、情绪激动和静脉滴注异丙肾上腺素等诱发。迷走神经性房颤与不应期缩短和不应期离散性增高有关;交感神经性房颤则主要是由于心房肌细胞兴奋性增高、触发激动和微折返环形成。而在器质性心脏病中,心脏生理性的迷走神经优势逐渐丧失,交感神经性房颤更为常见。

二、房颤的分类

临床上常根据病因、起病时间、心室率、自主神经作用、发生机制及部位等对房颤进行分类。然而,到目前为止仍没有一种分类方法能满足所有的要求。目前,临床上常将房颤分为初发房颤、阵发性房颤、持续性房颤、永久性房颤。①初发房颤:首次发现,不论其有无症状和能否自行复律;②阵发性房颤:持续时间<7 天,一般<48 小时,多为自限性;③持续性房颤:持续时间>7 天,常不能自行复律,药物复律的成功率较低,常需电转复;④永久性房颤:复律失败或复律后 24 小时内又复发的房颤,可以是房颤的首发表现或由反复发作的房颤发展而来,对于持续时间较长、不适合复律或患者不愿意复律的房颤也归于此类。有些房颤患者不能获得准确的房颤病史,尤其是无症状或症状轻微者,常采用新近发生的或新近发现的房颤来命名,新近发生的房颤也可指房颤持续时间<24 小时。房颤的一次发作事件是指发作持续时间>30 秒。

三、临床表现

房颤是临床上最为常见的心律失常之一。充血性心力衰竭、瓣膜性心脏病、卒中病史、左心房扩大、二尖瓣和主动脉瓣功能异常、经治疗的高血压及高龄是房颤发生的独立危险因素。阵发性房颤可见于器质性心脏病患者,尤其在情绪激动时,或急性酒精中毒、运动、手术后,但更多见于器质性心脏病患者。持续性房颤患者多有心血管疾病,最常见于二尖瓣病变、高血压性心脏病、房间隔缺损、冠心病、肺心病等。新近发生的房颤则应考虑甲状腺功能亢进等代谢性疾病。

心房无序的颤动失去了有效的收缩与舒张,心房泵血功能恶化或丧失,加之房室结对快速心房激动的递减传导,引起心室极不规则的反应。因此,心室律(率)紊乱、心功能受损和心房附壁血栓形成是房颤患者的主要病理生理特点。房颤可有症状,也可无症状,即使对于同一患者也是如此。房颤引起的症状由多种因素决定,包括发作时的心室率、心功能、伴随的疾病、房颤持续时间及患者感知症状的敏感性等,其危害主要有三方面:①引起胸闷、心悸、体力下降等症状;②降低心泵功能;③导致系统栓塞等严重并发症。严重时可出现低血压、心绞痛、急性肺水肿、昏厥甚至猝死。

大多数患者有心悸、呼吸困难、胸痛、疲乏、头晕和黑蒙等症状,由于心房利钠肽的分泌增多还可引起多尿。部分房颤患者无任何症状,偶然的机会或者出现房颤的严重并发症如卒中、栓塞或心力衰竭时才被发现。有些患者有左心室功能不全的症状,可能继发于房颤时持续的快速心室率。晕厥并不常见,但却是一种严重的并发症,常提示存在窦房结功能障碍及房室传导功能异常、主动脉瓣狭窄、肥厚型心肌病、脑血管疾病或存在房室旁路等。

典型的房颤体征为心律绝对不规则、第一心音强弱不等、脉搏短绌。如果房颤患者心室率突然变得规整,应怀疑它可能转变成窦性心律、房性心动过速、下传比例固定的心房扑动或交界性、室性心动过速。

四、心电图诊断

房颤的心电图特点为:①P波消失,仅见心房电活动呈振幅不等、形态不一的小的不规则的基线波动,称为f波,频率为350～600次/分;②QRS波群形态和振幅略有差异,RR间期绝对不等。其原因在于大量心房冲动由于波振面的冲突而相互抵消,或侵入房室结,使房室结对后来的冲动部分地不起反应,阻滞在房室交界区未下传到心室(即隐匿性传导,导致心室律不规则),此时决定心室反应速率的主要因素是房室结的不应期和最大起搏频率(图9-8)。

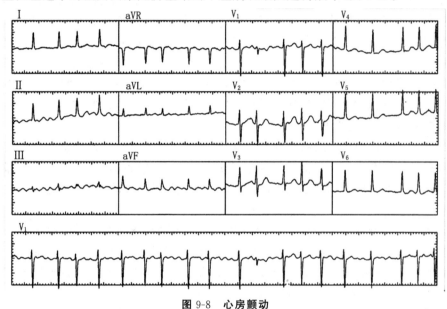

图9-8 心房颤动

各导联P波消失,代之以不规则的f波,以Ⅱ、Ⅲ、aVF和V₁导联为明显,QRS波群形态正常,RR间期绝对不等

房颤时的心室率取决于房室结的电生理特性、迷走神经和交感神经的张力水平,及药物的影响等。在未经治疗的房室传导正常的患者,则伴有不规则的快速心室反应,心室率通常在100～160次/分。当患者伴有预激综合征时,房颤的心室反应有时超过300次/分,可导致心室颤动。如果房颤合并房室传导阻滞,由于房室传导系统发生不同程度的传导障碍,可以出现长RR间期。房颤持续过程中,心室节律若快且规则(超过100次/分),提示交界性或室性心动过速;若慢且规则(30～60次/分),提示完全性房室传导阻滞。如出现RR间期不规则的宽QRS波群,常提示存在房室旁路前传或束支阻滞。当f波细微、快速而难以辨认时,经食管或心腔内电生理检查将有助诊断。

五、治疗

房颤患者的治疗目标是减少血栓栓塞和控制症状。后者主要是控制房颤时的心室率和/或恢复及维持窦性心律。其治疗主要包括以下5个方面。

(一)复律治疗

对阵发性、持续性房颤和经选择的慢性房颤患者,转复为窦性心律是所希望的治疗终点。

初发 48 小时内的房颤多推荐应用药物复律,时间更长的则采用电复律。对于房颤伴较快心室率并且症状重、血流动力学不稳定的患者,包括伴有经房室旁路前传的房颤患者,则应尽早或紧急电复律。伴有潜在病因的患者,如甲亢、感染、电解质紊乱等,在病因未纠正前,一般不予复律。

1.药物复律

新近发生的房颤用药物转复为窦性心律的成功率可达 70% 以上,但持续时间较长的房颤复律成功率较低。静脉注射依布利特复律的速度最快,用 2 mg 可使房颤在 30 分钟内或以后的 30~40 分钟内转复为窦性心律,比静脉注射普鲁卡因胺或索他洛尔的疗效更好。依布利特的主要不良反应是尖端扭转型室性心动过速,对心动过缓、低钾血症、低镁血症、心室肥厚、心力衰竭者及女性患者应慎用。静脉应用普罗帕酮、普鲁卡因胺和胺碘酮也可复律。胺碘酮复律的速度较慢,虽然控制心室率的效果在给予300~400 mg 时已达到,但静脉给药剂量≥1 g 约需要 24 小时才能复律。对持续时间较短的房颤,Ⅰc 类抗心律失常药物氟卡尼和普罗帕酮在 2.5 小时复律的效果优于胺碘酮,而氟卡尼和普罗帕酮的复律效果无差异。快速静脉应用艾司洛尔对复律房颤有效,而洋地黄制剂对复律无效。

目前最常用于复律的静脉药物有普罗帕酮、胺碘酮和依布利特。静脉应用抗心律失常药物时应行心电监护。如有心功能不良或器质性心脏病,首选胺碘酮;如心功能正常或无器质性心脏病,可首选普罗帕酮,也可用氟卡尼或索他洛尔。对于症状不明显的房颤患者也可口服抗心律失常药物进行复律。

对新近发生的房颤采用药物复律,需要仔细分析患者的临床情况,对拟用的抗心律失常药物的药理特性要有充分了解。无器质性心脏病的房颤患者静脉应用或口服普罗帕酮是有效和安全的,而对有缺血性心脏病、左心室射血分数降低、心力衰竭或严重传导障碍的患者,应该避免应用Ⅰc 类药物。胺碘酮、索他洛尔和新Ⅲ类抗心律失常药物如依布利特和多菲利特,复律是有效的,但有少数患者(1%~4%)可能并发尖端扭转型室性心动过速,因此在住院期间进行复律较为妥当。对房颤电复律失败或早期复发的病例,在择期行电复律前应先应用胺碘酮、索他洛尔等药物以提高房颤复律的成功率。对房颤持续时间≥48 小时或持续时间不明的患者,在复律前后均应常规应用华法林抗凝治疗。

2.直流电复律

(1)体外直流电复律:体外(经胸)直流电复律对房颤转复为窦性心律十分有效和简便,并且只要操作得当则相对安全。主要的适应证是药物复律失败的阵发性或持续性房颤且必须维持窦性心律者,对于心室率快、症状重且有血流动力学恶化倾向的房颤患者常作为一线治疗。起始能量以 150~200 J 为宜,如复律失败,可用更高的能量。电复律必须与 R 波同步。

房颤患者经适当的准备和抗凝治疗,电复律并发症很少,但也可发生包括体循环栓塞、室性期前收缩、非持续性或持续性室性心动过速、窦性心动过缓、低血压、肺水肿及暂时性 ST 段抬高等症状、体征。体外电复律对左心室功能严重损害的患者要十分谨慎,因为有发生肺水肿的可能。体外直流电复律的禁忌证包括洋地黄毒性反应、低钾血症、急性感染性或炎性疾病、未代偿的心力衰竭及未满意控制的甲状腺功能亢进等。恢复窦性心律后可进一步了解窦房结功能状况或房室传导情况。如果患者疑有房室传导阻滞或窦房结功能低下,电复律前应有预防性心室起搏的准备。

（2）心内直流电复律：自 1993 年以来，复律的低能量（<20 J）心内电击技术已用于临床。该技术采用两个表面积大的导管电极，分别置于右心房（负极）和冠状静脉窦（正极）。其中一根电极导管也可置于左肺动脉作为正极，或者因冠状静脉窦插管失败作为替代（正极）。对房颤的各种亚组患者，包括体外直流电复律失败的房颤患者，复律的成功率可达 70%～89%。该技术也可用于对电生理检查或导管消融过程中发生的房颤进行复律，但放电必须与 R 波准确同步。

（3）电复律与药物联合应用：对于反复发作的持续性房颤，约 25% 的患者电复律不能成功，或虽复律成功，但窦性心律仅能维持数个心动周期或数分钟后又转为房颤，另 25% 的患者复律成功后 2 周内复发。若电复律失败，可在应用抗心律失常药物后再次体外电复律，必要时考虑心内电复律。与电复律前给予安慰剂或频率控制药物比较，胺碘酮可提高电复律的成功率，复律后房颤复发的比例也降低。给予地尔硫䓬、氟卡尼、普鲁卡因胺、普罗帕酮和维拉帕米并不提高复律的成功率，对电复律成功后预防房颤复发的作用也不明确。有研究提示，在电复律前 28 天给予胺碘酮或索他洛尔，两者对房颤自发复律和电复律的成功率效益相同（$P=0.98$）。对房颤复律失败或早期复发的病例，推荐在择期复律前给予胺碘酮、索他洛尔。

（4）植入型心房除颤器：心内直流电复律的研究已近 20 年，为了便于重复多次尽早复律，20 世纪 90 年代初已研制出一种类似植入型心律转复除颤器（implantable cardioverter defibrillator，ICD）的植入型心房除颤器（implantable atrial defibrillator，IAD）。IAD 发放低能量（<6 J）电击，以尽早有效地终止房颤，恢复窦性心律，尽可能减少患者的不适感觉。尽管动物试验和早期的临床经验表明，低能量心房内除颤对阵发性房颤、新近发生的房颤或慢性房颤患者都有较好的疗效（75%～80%），能减少房颤负荷和住院次数，但由于该技术为创伤性的治疗方法、费用较高，且不能预防复发，因此不推荐常规使用。

（二）维持窦性心律

无论是阵发性还是持续性房颤，大多数房颤在转复成功后都会复发，因此，通常需要应用抗心律失常药物预防房颤复发以维持窦性心律。常选用Ⅰa、Ⅰc 及Ⅲ类（胺碘酮、索他洛尔）抗心律失常药物及导管消融预防复发。

在使用抗心律失常药物前，应注意检查有无心血管疾病和其他相关因素。首次发现的房颤、偶发房颤或可以耐受的阵发性房颤，很少需要预防性用药。β 受体阻滞剂对仅在运动时发生的房颤比较有效。

在选择抗心律失常药物进行窦性心律的长期维持治疗时，首先要评估药物的有效性、安全性及耐受性。有研究提示，现有的抗心律失常药物在维持窦性心律中，虽可改善患者的症状，但有效性差，不良反应较多，且不降低总病死率。

在考虑疗效的同时，药物选择还需密切注意和妥善处理以下问题。

1.对脏器的毒性作用

普罗帕酮、氟卡尼、索他洛尔、多菲利特、丙吡胺对脏器的毒性作用相对较低，如患者应用胺碘酮治疗，则需注意并尽可能防止胺碘酮对脏器的毒性作用。

2.致心律失常作用

一般说来，在结构正常的心脏，Ⅰc 类抗心律失常药物很少诱发室性心律失常。在有器质性心脏病的患者，致心律失常作用的发生率较高，其发生率及类型与所用药物和本身心脏病的类型有关。Ⅰ类抗心律失常药物一般应当避免在心肌缺血、心力衰竭和显著心室肥厚的情况下使用。

选择药物的原则如下。

(1)若无器质性心脏病,首选Ⅰc类抗心律失常药物;索他洛尔、多菲利特、丙吡胺和阿齐利特可作为第二选择。

(2)若伴高血压,药物的选择与第一条相同。若伴有左心室肥厚,有可能引起尖端扭转型室性心动过速,故胺碘酮可作为第二选择。但对有显著心室肥厚(室间隔厚度≥14 mm)的患者,Ⅰ类抗心律失常药物不适宜使用。

(3)若伴心肌缺血,避免使用Ⅰ类抗心律失常药物。可选择胺碘酮、索他洛尔,也可选择多菲利特与β受体阻滞剂合用。

(4)若伴心力衰竭,应慎用抗心律失常药物,必要时可考虑应用胺碘酮,或多菲利特,并适当加用β受体阻滞剂。

(5)若合并预激综合征(WPW综合征),应首选对房室旁路行射频消融治疗。

(6)对迷走神经性房颤,丙吡胺具有抗胆碱能活性,疗效肯定;不宜使用胺碘酮,因该药具有一定的β受体阻断作用,可加重该类房颤的发作。对交感神经性房颤,β受体阻滞剂可作为一线治疗药物,此外还可选用索他洛尔和胺碘酮。

(7)对孤立性房颤可先试用β受体阻滞剂;普罗帕酮、索他洛尔和氟卡尼的疗效肯定;胺碘酮和多菲利特仅作为替代治疗。

在药物治疗过程中,如出现明显不良反应或患者要求停药,则应该停药;如药物治疗无效或效果不肯定,应及时停药。

鉴于目前已有的抗心律失常药物的局限性和现有导管消融研究的结果,在维持窦性心律方面经导管消融优于药物治疗。

(三)控制过快的心室率

药物维持窦性心律和控制心室率的研究显示,没有发现控制心室率在死亡率和生活质量方面逊于维持窦性心律的治疗。主要原因可能是复律并维持窦性心律治疗过程中的风险,尤其是抗心律失常药物的不良反应,抵消了维持窦性心律所带来的益处,故在降低房颤复发率的同时并没有改善患者的预后。因此,长期用药时应评价抗心律失常药物的益处和风险。对于部分房颤患者而言,心室率控制后可显著减轻或消除症状,改善心功能,提高生活质量。控制心室率在以下情况下可作为一线治疗:①无转复窦性心律指征的持续性房颤;②房颤已持续数年,在没有其他方法干预的情况下(如经导管消融治疗),即使转复为窦性心律也很难维持;③抗心律失常药物复律和维持窦性心律的风险大于房颤本身;④心脏器质性疾病,如左心房内径大于55 mm、二尖瓣狭窄等,如未纠正,很难长期保持窦性节律。

控制房颤患者过快心室率,使患者静息时心室率维持在60～80次/分,运动时维持在90～115次/分,可采用洋地黄制剂、钙通道阻滞剂(地尔硫草、维拉帕米)及β受体阻滞剂单独应用或联合应用、某些抗心律失常药物。β受体阻滞剂是房颤时控制心室率的一线药物,钙通道阻滞剂如维拉帕米和地尔硫草也是常用的一线药物,对控制运动时快速心室率的效果比地高辛好,β受体阻滞剂和地高辛合用控制心室率的效果优于单独使用。洋地黄制剂(例如地高辛)对控制静息时的心室率有效,但对控制运动时的心室率无效,仅用于伴有慢性心力衰竭的房颤患者,对其他房颤患者不单独作为一线药物。对伴有房室旁路前传的房颤患者,禁用钙通道阻滞剂、洋地黄制剂和β受体阻滞剂,因房颤时心房激动经房室结前传受到抑制后可使其经房室旁路前传加快,致心室率明显加快,产生严重血流动力学障碍,甚或诱发室性心动过速和/或心室颤动。对伴有房室旁路前传且血流动力学不稳定的房颤患者,首选直流电复律;血流动力学异常不明显者,静脉注射普罗帕酮、胺碘酮或普鲁卡因胺。为了迅速地控制心室率,可经静脉应用β受体阻滞剂或维拉帕米、地尔硫草。

对于发作频繁、药物不能控制的快速心室率患者或不能耐受药物治疗且症状严重的患者,可考虑导管消融改良房室结以减慢心室率、消融房室结阻断房室传导后植入永久性人工心脏起搏器治疗。

(四)抗凝治疗

房颤是卒中的独立危险因素,房颤患者发生卒中的危险是窦性心律者的5~6倍。在有血栓栓塞危险因素的房颤患者中,应用华法林进行抗凝治疗是目前唯一可明确改善患者预后的药物治疗手段。任何有血栓栓塞危险因素的房颤患者如无抗凝治疗禁忌证均应给予长期口服华法林治疗,并使其国际标准化比率(INR)维持在2.0~3.0,而最佳值为2.5左右,75岁以上患者的INR宜维持在2.0~2.5。INR<1.5不可能有抗凝效果;INR>3.0出血风险明显增加。对年龄<65岁无其他危险因素的房颤患者可不予以抗凝剂,65~75岁无危险因素的持续性房颤患者可给予阿司匹林300~325 mg/d预防治疗。

对阵发性或持续性房颤,如行复律治疗,当房颤持续时间在48小时以内,复律前不需要抗凝。当房颤持续时间不明或≥48小时,临床可有两种抗凝方案。一种是先开始华法林抗凝治疗,使INR达到2.0~3.0三个星期后复律。在3周有效抗凝治疗之前,不应开始抗心律失常药物治疗。另一种是行经食管超声心动图检查,且静脉注射肝素,如果没有发现心房血栓,可进行复律。复律后肝素和华法林合用,直到INR≥2.0停用肝素,继续应用华法林。在转复为窦性心律后几周,患者仍然有全身性血栓栓塞的可能,不论房颤是自行转复为窦性心律或是经药物或直流电复律,均需再行抗凝治疗至少4周,复律后在短时间内心房的收缩功能尚未完全恢复。

华法林抗凝治疗可显著降低缺血性脑卒中的发生率,但应注意其出血性事件的危险,对每例患者应当评估风险/效益比。华法林初始剂量2.5~3 mg/d,2~4日起效,5~7日达治疗高峰。因此,在开始治疗时应隔天监测INR,直到INR连续2次在目标范围内,然后每周监测2次,共1~2周。稳定后,每月复查2次。华法林剂量根据INR调整,如果INR低于1.5,则增加华法林的剂量,如高于3.0,则减少华法林的剂量。华法林剂量每次增减的幅度一般在0.625 mg/d以内,剂量调整后需重新监测INR。由于华法林的药代动力学受多种食物、药物、酒精等的影响,因此,华法林的治疗需长期监测和随访,将INR控制在治疗范围内。

阿司匹林有预防血栓栓塞事件的作用,但其效果远比华法林差,仅应用于对华法林有禁忌证或者脑卒中的低危者。因阿司匹林与华法林联合应用的抗凝作用并不优于单独应用华法林,而出血的危险却明显增加,因此不建议两者联用。氯吡格雷也可用于预防血栓形成,临床多用75 mg顿服,其优点是不需要监测INR,出血危险性低,但预防脑卒中的效益远不如华法林,即使氯吡格雷与阿司匹林合用,其预防卒中的作用也不如华法林。

(五)非药物治疗

对一部分反复发作、症状较重而药物治疗效果不理想的患者,可选择进行非药物治疗,包括心房起搏、导管消融及心房除颤器等。

(张 英)

第五节　心室扑动与心室颤动

一、心电图诊断

心室扑动简称室扑,心电图表现为连续出现的畸形 QRS 波群,呈正弦波曲线,时限在 0.12 秒以上,无法分开 QRS 波与 T 波,也无法明确为负向波或为正向波。QRS 波频率常为 180～250 次/分,有时可低到 150 次/分,或高达 300 次/分;P 波看不到,QRS 波之间无等电位线;室扑常为暂时性,大多数转为室颤,也有些转为室速,或恢复为窦性心律(图 9-9)。

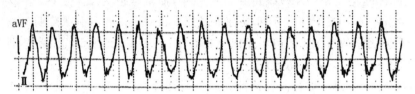

图 9-9　心室扑动

QRS 波群宽大畸形,呈正弦波曲线,无法分开 QRS 波与 T 波,QRS 波之间无等电位线

心室颤动简称室颤,是 P 波及 QRS-T 波消失,代之以形态和振幅均不规则的颤动波,形态极不一致。颤动波的电压低(振幅<0.2 mV),往往是临终前的表现。颤动波之间无等电位线。颤动波的频率不等,多在 250～500 次/分,很慢的颤动波预示着心脏停搏即将发生(图 9-10)。

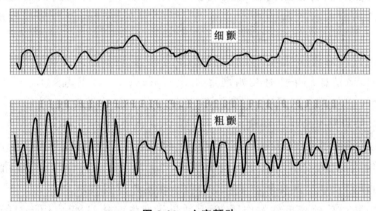

图 9-10　心室颤动

QRS-T 波消失,代之以形态和振幅均不规则的颤动波

室扑应与阵发性室性心动过速相鉴别。后者心室率也常在 180 次/分左右,但 QRS 波清楚,波间有等电位线,QRS 波与 T 波之间可以分清,且 QRS 波时限不如室扑长。室扑与室颤之间的区别也应注意,室扑波呈连续而规则的畸形波,而室颤波则为电压较小的完全不规则的频率快的波。

二、临床表现

发展为室扑及室颤者其典型表现为意识丧失或四肢抽搐后意识丧失。①抽搐:为全身性,持续时间长短不一,可达数分钟,多发生于室颤后 10 秒内;②心音消失:呼吸呈叹息样,以后呼吸停止,常发生在室颤后 20～30 秒内;③昏迷:常发生在室颤后 30 秒后;④瞳孔散大:多在室扑或室颤后 30～60 秒出现;⑤血压测不到。

室颤与室扑见于许多疾病的终末期,例如冠心病、心肌缺氧及药物中毒等。在发生室颤与室扑而被复苏的患者中,冠心病占 75%,但透壁心肌梗死只占 20%～30%。非梗死患者 1 年内又发生室颤者大约有 22%,2 年复发率为 40%。而心肌梗死并发室颤者,1 年中复发率为 2%。R-on-T 性室性期前收缩是诱发室颤的重要因素,窦性心律明显减慢或加快都可促进室颤发生。射血分数低、室壁运动异常、有充血性心力衰竭病史、有心肌梗死史(但不在急性期)、有室性心律失常者,室颤与室扑难以复苏,病死率高。

三、治疗

治疗室扑、室颤应遵循基本生命支持和进一步循环支持的原则。

对于室颤及神志丧失的室扑患者应该即刻进行非同步直流电除颤,一般不需麻醉。先做电除颤后再行其他心肺复苏措施,以免耽误时间。如果已恢复窦性心律,但循环衰竭,血压低,应继续胸外按压及人工通气,并连续心电检测以防心律失常复发。循环衰竭后马上会发生代谢性酸中毒。如果心律失常在 30～60 秒内终止,则酸中毒不显著。如时间较长,常需用碳酸氢钠纠正酸中毒,但其应用不应该延迟肾上腺素或电除颤的应用。

(张 英)

第六节 窦性心动过速

正常窦房结发放冲动的频率易受自主神经的影响,且取决于交感神经与迷走神经的相互作用,此外,还受其他许多因素的影响,包括缺氧、酸中毒、温度、机械张力和激素(如三碘甲状腺原氨酸)等。

窦性心律一般在 60～100 次/分,成人的窦性心律超过 100 次/分即为窦性心动过速。包括生理性窦性心动过速和不适当窦性心动过速。

生理性窦性心动过速是一种人体对适当的生理刺激或病理刺激的正常反应,是常见的窦性心动过速。

不适当窦性心动过速是指静息状态下窦性心律持续增快,或窦性心律的增快与生理、情绪、病理状态或药物作用水平无关或不相一致,是少见的一种非阵发性窦性心动过速。

一、原因

生理性窦性心动过速与生理、情绪、病理状态或药物作用有关。健康人运动、情绪紧张和激动、体力活动、吸烟、饮酒、喝茶和咖啡,及感染、发热、贫血、失血、低血压、血容量不足、休克、缺氧、甲状腺功能亢进、呼吸功能不全、心力衰竭、心肌炎和心肌缺血等均可引起窦性心动过速。药物的应用如儿茶酚胺类药物、阿托品、氨茶碱和甲状腺素制剂等也是引起窦性心动过速的原因。其发生机制通常认为是由于窦房结细胞舒张期 4 相除极加速引起了窦性心动过速。窦房结内起搏细胞的位置上移也可使发放冲动的频率增加。

不适当窦性心动过速见于健康人。其发生机制可能是窦房结本身的自律性增高,或者是自主神经对窦房结的调节失衡,表现为交感神经兴奋性增高,迷走神经张力减低。也见于导管射频消融治疗房室结折返性心动过速术后。

二、临床表现

生理性窦性心动过速时,频率通常逐渐加快,再逐渐减慢至正常,心率一般在 100～180 次/分,有时可高达 200 次/分。刺激迷走神经的操作如按摩颈动脉窦、Valsalva 动作等均可使窦性心动过速逐渐减慢,当增高的迷走神经张力减弱或消失时,心率可恢复到以前的水平。患者大多感觉心悸不适,其他症状取决于原发疾病。

不适当窦性心动过速患者绝大多数为女性,约占 90%。主要症状为心悸,也可有头晕、眩晕、先兆晕厥、胸痛、气短等不适表现。轻者可无症状,只是在体格检查时发现;重者活动能力受限制。

三、心电图与电生理检查

(一)生理性窦性心动过速

表现为窦性 P 波,频率>100 次/分,PP 间期可有轻度变化,P 波形态正常,但振幅可变大或高尖。PR 间期一般固定。心率较快时,有时 P 波可重叠在前一心搏的 T 波上。

(二)不适当窦性心动过速

诊断有赖于有创性和无创性的检查。

(1)心动过速及其症状呈非阵发性。

(2)动态心电图提示患者出现持续性窦性心动过速,心率超过 100 次/分。

(3)P 波的形态和心内激动顺序与窦性心律时完全相同。

(4)排除继发性窦性心动过速的原因,如甲状腺功能亢进等。

四、治疗

(一)生理性窦性心动过速

生理性窦性心动过速的治疗主要在于积极查找并去除诱因,治疗原发疾病,如戒烟、避免饮酒、勿饮用浓茶和咖啡;感染者应予以控制,发热者应退热,贫血者应纠治,血容量不足者应补液等。少数患者可短期服用镇静剂,必要时选用 β 受体阻滞剂、非二氢吡啶类钙通道阻滞剂等以减慢心率。

(二)不适当窦性心动过速

是否需要治疗主要取决于症状。药物治疗首选 β 受体阻滞剂,非二氢吡啶类钙通道阻滞剂也能起效。对于症状明显、药物疗效不佳的顽固性不适当窦性心动过速患者,有报道采用导管射频消融改善窦房结功能取得了较好的效果。利用外科手术切除窦房结或闭塞窦房结动脉的方法进行治疗也有成功的个案报道。

(刘　凯)

第七节　窦性心动过缓

由窦房结控制的心率,成人每分钟小于 60 次者,称为窦性心动过缓。

一、病因

窦性心动过缓常因为迷走神经张力亢进或交感神经张力减弱及窦房结器质性疾病引起。常见原因如下。

(1)正常情况:健康青年人不少见,尤其是运动员或经常锻炼的人,也见于部分老年人。正常人在睡眠时心率可降至 35～40 次/分,尤以青年人多见,并可伴有窦性心律不齐,有时可以出现 2 秒或更长的停搏。颈动脉窦受刺激也可引起窦性心动过缓。

(2)病理状态:颅内压增高(脑膜炎、颅内肿瘤等)、黄疸、急性感染性疾病恢复期、眼科手术、冠状动脉造影、黏液性水肿、低盐、Chagas 病、纤维退行性病变、精神抑郁症等。窦性心动过缓也可发生于呕吐或血管神经性晕厥。

(3)各种原因引起的窦房结及窦房结周围病变。

(4)药物影响:迷走神经兴奋药物、锂剂、胺碘酮、β 受体阻滞剂、可乐定、洋地黄和钙通道阻滞剂等。

二、临床表现

一般无症状。心动过缓显著或伴有器质性心脏病者,可有头晕、乏力,甚至晕厥,可诱发心绞痛甚至心力衰竭。心率一般在 50 次/分左右,偶有低于 40 次/分者。急性心肌梗死时 10%～15% 可发生窦性心动过缓,若不伴有血流动力学失代偿或其他心律失常,心肌梗死后的窦性心动过缓比窦性心动过速可能更为有益,常为一过性并多见于下壁或右心室心肌梗死。窦性心动过缓也是溶栓治疗后常见的再灌注性心律失常,但心脏停搏复苏后的窦性心动过缓常提示预后不良。

三、心电图表现

(1)P 波在 QRS 波前,形态正常,为窦性。

(2)PP 间期(或 RR 间期)超过 1 秒;无房室传导阻滞时 PR 间期固定且超过 0.12 秒,为 0.12～0.20 秒,常伴有窦性心律不齐(图 9-11)。

四、治疗

无症状者可以不治疗,有症状者针对病因治疗。窦性心动过缓出现头晕、乏力等症状者,可对症治疗,常用阿托品 0.3～0.6 mg,每天 3 次,或沙丁胺醇 2.4 mg,每天 3 次口服。长期窦性心动过缓引起充血性心力衰竭或心排血量降低的患者则需要电起搏治疗。心房起搏保持房室顺序收缩比心室起搏效果更佳。对于持续性窦性心动过缓,起搏治疗比药物治疗更为优越,因为没有一种增快心率的药物长期应用能够安全有效而无明显不良反应。

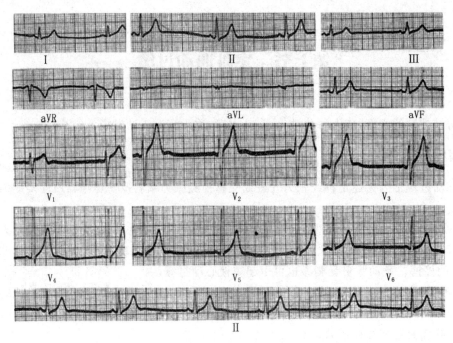

图 9-11　窦性心动过缓

（刘　凯）

第八节　室性心动过速

室性心动过速（ventricular tachycardia，VT）简称室速，是临床上较为严重的一类快速性心律失常，大多数发生于器质性心脏病患者，可引起血流动力学变化，若未能得到及时有效的治疗，可导致心源性猝死。室速也可见于结构正常的无器质性心脏病患者。

一、定义和分类

室性心动过速（室速）是指发生于希氏束分叉以下的束支、浦肯野纤维、心室肌的快速性心律失常。目前室速的定义大多采用 Wellens 的命名方法，将室速定义为频率超过 100 次/分、自发、连续 3 个或 3 个以上的室性期前搏动或程序刺激诱发的至少连续 6 个室性期前搏动。

室速的分类方法较多，各有其优缺点，但尚无统一的国际标准。根据室速的心电图表现、持续时间、发作方式、对血流动力学的影响、病因等不同特征可将室速分为不同的类型。

（一）根据室速发作的心电图形态分类

1.单形性室速

单形性室速是指室速发作时 QRS 波群形态在心电图同一导联上单一而稳定（图 9-12），既可呈短阵性（非持续性），也可呈持续性。有一些患者在多次发作心动过速时，QRS 波群形态并非一致，但只要每次心动过速发作时的 QRS 波群形态单一，均可确定为单形性室速。

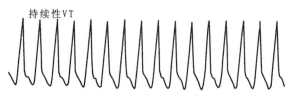

图 9-12　持续性单形性室速

QRS 波群形态在同一导联上单一而稳定

　　大部分的室速属单形性,根据 QRS 波群的形态可分为右束支传导阻滞型室速和左束支传导阻滞型室速。右束支传导阻滞型室速是指 V1 导联的 QRS 波群呈 rsR′、qR、RS 型或 RR′ 型(图 9-13),而 V_1 导联的 QRS 波群呈 QS、rS 或 qrS 型则称为左束支传导阻滞型室速(图 9-14)。

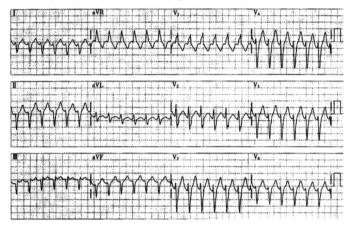

图 9-13　右束支传导阻滞型室速

V_1 导联的 QRS 波群呈 rsR′ 型

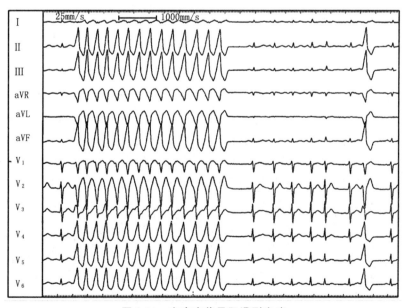

图 9-14　左束支传导阻滞型室速

V_1 导联的 QRS 波群呈 QS 型

2.多形性室速(polymorphic VT)

多形性室速是指室速发作时 QRS 波群在心电图同一导联上出现 3 种或 3 种以上形态。根据室速发作前基础心律的 QT 间期长短可进一步将多形性室速分为两种类型:①尖端扭转型室性心动过速(torsade de pointes,Tdp):室速发作前的 QT 间期延长,发作时 QRS 波群沿着一基线上下扭转(图 9-15);②多形性室性心动过速:室速发作前的 QT 间期正常,发作时心电图同一导联上出现 3 种或 3 种以上形态的QRS波群(图 9-16)。

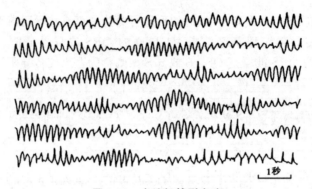

图 9-15　尖端扭转型室速

QRS 波群增宽,振幅和形态变化较大,主波方向围绕基线出现上下扭转

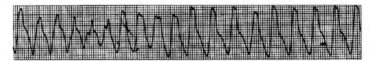

图 9-16　多形性室速

心室率 170 次/分,QRS 波群增宽畸形,呈 3 种以上的形态,第 4、第 5 个 QRS 波群似融合波

近几年一些学者发现,有些多形性室速患者表现为极短联律间期,无明显器质性心脏病依据。窦性心律时 QT 间期、T 波、U 波均正常,常常具有极短的联律间期,其病因尚不明确,有的发生机制可能为触发活动。

3.双向性室速(bidirectional VT)

双向性室速是指室速发作时心电图的同一导联上 QRS 波群呈现两种形态并交替出现,表现为肢体导联 QRS 波群主波方向交替发生正负相反的改变,或胸前导联 QRS 波群呈现左、右束支传导阻滞图形并交替变化(图 9-17)。双向性室速在临床上比较少见,主要见于严重的器质性心脏病(如扩张型心肌病、冠心病等)或洋地黄中毒,该型室速患者的基本心律失常为心房颤动。发生在正常人的双向性室速意义不太清楚,有人认为可能对预示心脏骤停具有一定的意义。

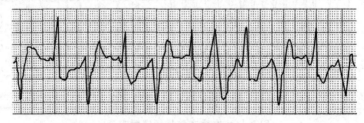

图 9-17　双向性室速

QRS波群呈两种形态并交替出现

（二）根据室速的发作时间分类

根据室速发作的持续时间和血流动力学改变,可分为3种类型。

1.持续性室速(sustained VT)

持续性室速是指心动过速的发作时间达到或超过30秒以上,或虽未达到30秒但发作时心动过速引起严重血流动力学改变。

由于此型多见于器质性心脏病患者,室速的发作时间较长,常伴有严重血流动力学改变,患者出现心慌、胸闷、晕厥等症状,需要立即体外直流电复律。

若室速不间断发作,虽然其间有窦性心律但大部分时间为室速,称为无休止性室速。它是持续性室速的一种严重类型,发作时间持续24小时以上,使用各种抗心律失常药物或体外直流电复律等均不能有效终止心动过速的发作。多见于冠心病或扩张型心肌病患者,预后不良,病死率很高。

2.非持续性室速(non-sustained VT)

非持续性室速是指室速发作持续时间较短,持续时间在30秒内能自行终止者。此型在临床上十分常见,在无器质性心脏病患者中占0～6％,在器质性心脏病患者中占13％。由于持续时间较短,一般不出现晕厥等严重血流动力学改变的症状,患者常仅有心慌、胸闷等不适。

（三）根据有无器质性心脏病分类

1.病理性室速

各种器质性心脏病导致的室速。根据引起室速的病因,可分为冠心病室速、心肌病室速、药物性室速、右心室发育不良性室速等。

2.特发性室速

发生在形态和结构正常的心脏的室速。根据发生部位,可分为左心室特发性室速和右心室特发性室速。

（四）根据发作方式分类

可分为阵发性室速(又称为期前收缩型室速)及非阵发性室速(又称为加速性室性自主心律)。

（五）根据室速发作的血流动力学和预后分类

1.良性室速

室速发作时未造成明显血流动力学障碍,发生心源性猝死的危险性很低。主要见于无器质性心脏病患者。

2.潜在恶性室速

非持续性但反复发作的室速,不常导致血流动力学障碍,但可能引起心源性猝死,患者大多有器质性心脏病的客观依据。

3.恶性室速

反复发作持续性室速,造成明显血流动力学障碍,表现为黑蒙、晕厥或晕厥前期、心功能不全恶化、心绞痛发作甚至猝死。常发生在心脏扩大、LVEF小于30％的患者。常见类型有多形性室速、尖端扭转型室速、束支折返性室速等。

（六）根据室速的发生机制分类

1.折返性室速

由折返机制引起的室速,折返是室速最常见的发生机制。

2.自律性增高性室速

由心室内异位起搏点自律性增高引起的室速,见于加速性室性自主心律。

3.触发活动性室速

由后除极引起的室速,主要见于由长 QT 间期综合征引起的尖端扭转型室速、洋地黄中毒引起的室速。

(七)特殊命名的室速

特殊命名的室速包括束支折返性室速、维拉帕米敏感性室速或分支型室速、儿茶酚胺敏感性室速、致心律失常性右心室发育不良性室速、尖端扭转型室速、并行心律性室速、无休止性室速、多形性室速、双向性室速。

二、病因和发病机制

(一)病因

1.器质性心脏病

器质性心脏病是室速的主要病因,约 80％的室速具有器质性心脏病的病理基础。最常见为冠心病,特别是急性心肌梗死及陈旧性心肌梗死伴有室壁瘤或心功能不全。其次为心肌病、心力衰竭、急性心肌炎、二尖瓣脱垂、心瓣膜病、先天性心脏病等。

2.药物

除 β 受体阻滞剂外,各种抗心律失常药物都可能引起室速。常见的有Ⅰa、Ⅰc 类抗心律失常药、索他洛尔等。拟交感神经药、洋地黄制剂、三环类抗抑郁药等大剂量使用时也可出现室速。

3.电解质紊乱、酸碱平衡失调

特别是低钾血症时。

4.其他病因

如先天性、获得性长 QT 间期综合征,麻醉,心脏手术和心导管操作等。

5.特发性

约 10％的室速无器质性心脏病客观依据和其他原因可寻,称为特发性室速。少数正常人在运动和情绪激动时也可出现室速。

(二)发生机制

室速的发生机制包括折返、触发活动和自律性增高。冠心病心肌缺血及心肌梗死、心肌病等由于心肌缺血、缺氧、炎症、局部瘢痕形成、纤维化导致传导缓慢,为折返提供了形成条件,细胞外钾离子、钙离子浓度的改变,pH 降低等也影响心肌的自律性和传导性,可成为室速的诱因并参与折返的形成。触发活动是除折返外的另一种重要机制,尖端扭转型室速、洋地黄制剂中毒可能与触发活动有关。自律性增高是部分室速的发生机制。在急性心肌梗死早期,室性心律失常的发生机制包括折返、自律性增高和触发活动,陈旧性心肌梗死单形性持续性室速的机制多为折返,非持续性室速的机制可能与单形性持续性室速不同。致心律失常性右心室发育不良的室速机制可能为折返,特发性室速的发生机制主要为触发活动,也可能包括折返和自律性增高。

三、临床表现

室速发作的临床表现主要取决于室速是否导致血流动力学障碍,与室速发生的频率、持续时间、有无器质性心脏病及其严重程度、原有的心功能状态等有关。

临床上,大多数患者室速发作为阵发性,其临床特征是发病突然,一般会突感心悸、心慌、胸闷、胸痛等心前区不适,头部或颈部发胀及跳动感,严重者还可出现精神不安、恐惧、全身乏力、面色苍白、四肢厥冷,甚至黑蒙、晕厥、休克、阿-斯综合征发作,少数患者可致心脏性猝死。也有少数患者症状并不明显。若为非器质性心脏病引起者,持续时间大多短暂,症状也较轻,可自行恢复或经治疗后室速终止,虽然反复发作,但预后一般良好。而具有较严重的器质性心脏病基础者,在心动过速发作后可因心肌收缩力减弱,心室和心房的收缩时间不同步,心室的充盈和心排血量明显减弱,患者可迅速出现心力衰竭、肺水肿或休克等严重后果,有的甚至可发展为心室颤动而致心脏性猝死。

室速发作时,体格检查可发现心率一般在 130～200 次/分,也有的较慢,约 70 次/分,少数患者的频率较快,可达 300 次/分,节律多较规则,有的不绝对规则(如多形性室速发作时),心尖部第一心音和外周脉搏强弱不等,可有奔马律和第一、第二心音分裂,有的甚至只能听到单一的心音或大炮音。第一心音响度和血压随每一次心搏而发生变化,提示心动过速时发生了房室分离,是室性心动过速发作时较有特征性的体征。有些室速发作时,因 QRS 波群明显增宽而第一、第二心音呈宽分裂,可见颈静脉搏动强弱不等,有时可见颈静脉搏动出现大炮波,比心尖部搏动频率慢。

四、心电图表现

室速的心电图主要有以下表现。

(1)3 个或 3 个以上连续出现畸形、增宽的 QRS 波群,QRS 间期一般≥0.12 秒,伴有继发性 ST-T 改变。少数起源于希氏束分叉处的室速,QRS 间期可不超过 0.12 秒。QRS 波群前无固定 P 波,心室率＞100 次/分,常为 130～250 次/分。有些特殊类型室速的心室率低至 70 次/分,少数高达 300 次/分。单形性室速 RR 间距规整,一般相差＜20 毫秒,而多形性室速 RR 间距往往不规则,差别较大。

(2)大多数患者室速发作时的心室率快于心房率,心房和心室分离,P 波与 QRS 波群无关或埋藏在增宽畸形的 QRS 波群及 ST 段上而不易辨认。部分患者可呈现 1：1 室房传导,也有部分患者呈现室房2：1或莫氏传导阻滞。

(3)心室夺获:表现为室速发作伴有房室分离时,偶有适时的窦性激动下传心室,出现所谓提前的窦性心搏,QRS 波群为室上性,其前有 P 波且 PR 间期＞0.12 秒。

(4)室性融合波:是不完全性心室夺获,由下传的窦性激动和室性异位搏动共同激动心室而形成,图形介于窦性和室速的 QRS 波群之间。心室夺获和室性融合波是室速的可靠证据,但发生率较低,仅见于 5％左右的患者。

(5)室速常由室性期前收缩诱发,即在发作前后可出现室性期前收缩,后者 QRS 波群形态与室速相同、近似或者不一致。少数情况下,室速也可由室上性心动过速诱发。

五、室速的诊断和鉴别诊断

室速的诊断主要依靠心电图表现,病史、症状、体征等临床资料可为诊断提供线索,应与宽 QRS 波群的室上性心动过速鉴别,诊断不明确时对有适应证的患者需进行心脏电生理检查才能确诊。

(一)临床资料

一般而言,室速大多发生在有器质性心脏病的患者,而室上性心动过速患者多无器质性心脏病的依据。冠心病心肌梗死、急性心肌炎、心肌病、心力衰竭等患者发生的宽 QRS 波群心动过速,室速的可能性大。而心脏形态、结构正常,心动过速反复发作多年,甚至从年轻时就有发作,尤其是不发作时心电图有预激综合征表现者,室上性心动过速的可能性较大。发作时刺激迷走神经能终止心动过速者,大多是室上性心动过速;有时室速呈 1∶1 室房传导,刺激迷走神经虽然不能终止心动过速,但可延缓房室结传导,如果心动过速时室房由 1∶1 传导转变为 2∶1 或莫氏传导,有助于室速的诊断。

体格检查时如颈静脉出现大炮波,第一心音闻及大炮音,有助于室速的诊断。

(二)心电图检查

室速发作时 QRS 波群增宽,间期≥0.12 秒,表现为宽 QRS 波群心动过速。此外,室上性心动过速伴室内差异性传导、原有束支传导阻滞伴发的室上性心动过速、旁路前向传导的房性心动过速、心房扑动、心房颤动及预激综合征逆向性房室折返性心动过速均可见其 QRS 波群增宽。由于不同原因的宽 QRS 波群心动过速,其治疗和预后不尽相同,如果诊断错误导致治疗严重失误,则可能出现严重不良后果。因此,室速应与这些宽 QRS 波群的室上性心动过速相鉴别。临床上,室速是宽 QRS 波群心动过速的最常见类型,约占 80%。对于任何一例宽 QRS 波群心动过速在没有依据表明是其他机制所致以前,均初步拟诊为室速。除非有差异性传导的证据,否则不宜轻易诊断室上性心动过速伴室内差异性传导。

表 9-1 列举了室上性心动过速伴室内差异性传导与室速的区别,可供鉴别诊断参考。

表 9-1　室性心动过速与室上性心动过速伴室内差异性传导的区别

	支持室性心动过速的依据	支持室上性心动过速伴室内差异性传导的依据
P 波与 QRS 波群的关系	房室分离或逆向 P′波	宽 QRS 波群前或后有 P′波,呈 1∶1 关系,偶有 2∶1、3∶2 房室传导阻滞
心室夺获或室性融合波	可见到,为诊断的有力证据	无
QRS 额面电轴	常左偏(−30°～−180°)	很少左偏(3%～13%)
QRS 波形态		
右束支传导阻滞型	QRS 间期＞0.14 秒	QRS 间期为 0.12～0.14 秒
V₁ 导联	R 形波或双相波(qR、QR 或 RS 型)伴 R＞R′	三相波(rsR′、RSR′型)(85%)
V₆ 导联	rs 或 QS 形,R/S＜1	qRs 形,R/S 很少小于 1
左束支传导阻滞型	QRS 间期＞0.16 秒	QRS 间期为 0.14 秒
V₁ 导联	R 波＞30 毫秒,R 波开始至 S 波最低点＞60 毫秒,S 波顿挫	很少有左述形态
V₆ 导联	QR 或 QS 形	R 波单向
刺激迷走神经	无效	可终止发作或减慢心率

续表

	支持室性心动过速的依据	支持室上性心动过速伴室内差异性传导的依据
其他	V_1~V_6 导联都呈现正向或负向 QRS 波群,QRS 波群形态与窦性心律时室性期前收缩一致	原有的束支阻滞或预激 QRS 波群形态与心动过速时一致,QRS 波群形态与室上性期前收缩伴室内差异性传导时一致

1991 年,Brugada 等对 554 例宽 QRS 波群心动过速患者进行了心内电生理检查,提出了简便有效的分步式诊断标准,显著提高了诊断室速的敏感性和特异性,两者分别为 98.7%、96.5%。诊断共分 4 个步骤:①首先看胸前导联 V_1~V_6 的 QRS 波群是否均无 RS(包括 rS、Rs)图形,如任何一个胸前导联无RS 波,则应诊断为室速。②如发现有一个或几个胸前导联有 RS 波,则要进行第 2 步观察,即测量胸前导联 R 波开始至 S 波最低点之间的时限,选择最长的 RS 时限,如果超过 100 毫秒则应诊断为室速;如未超过 100 毫秒,则应进行第 3 步分析。③观察有无房室分离,如有,可诊断为室速;如无,则进行最后一步分析。④观察 V_1 及 V_6 导联的 QRS 波群形态,如果这两个导联的 QRS 波群形态都符合表中室速的QRS 波群形态特征则应诊断为室速,否则可诊断为室上性心动过速。

在临床实践中,绝大多数宽 QRS 波群心动过速可以通过仔细分析 12 导联心电图进行正确诊断,但有少数患者在进行鉴别诊断时仍然十分困难。利用希氏束电图及心脏电生理检查不但能区分室性与室上性心动过速,还可以了解心律失常的发生机制是折返还是自律性增高。室上性心动过速时,V 波前都有 H 波,且 HV 间期都大于 30 毫秒。室速时,V 波与 H 波是脱节的,可以出现以下几种图形:①H 波与 V 波同时出现,H 波隐藏在V 波之中,不易被发现,或者 H 波在 V 波之前出现,但 HV 间期小于 30 毫秒,其 H 波来自窦性搏动而 V 波来自室性搏动;②H 波在 V 波后出现,H 波是室性搏动逆行激动希氏束产生的,H 波后可有心房夺获;③A 波后有 H 波,但 H 波与其后的 V 波无关,HV 时间变化不定,两者是脱节的。利用心房调搏法,给心房以高于室率的频率刺激,使心室夺获。如果夺获的 QRS 波为窄的心室波,则证明原来的宽 QRS 波为室速。

六、治疗

(一)一般治疗原则

室速发作时,一部分患者可能病情很凶险,导致血流动力学障碍,出现严重症状甚至危及生命,必须立即给予药物或直流电复律及时有效地终止发作,而另一部分患者可以没有症状或者只有很轻微的症状,体检时血压无明显降低,不做任何处理,血流动力学也未见有恶化迹象。研究表明,许多抗心律失常药物有致心律失常作用,长期使用并不能减少室性心律失常的发生率,甚至增加病死率。因此,在选择治疗措施前,需要根据室速发作时患者的血流动力学状况、有无器质性心脏病,准确评估室速的风险,并采取合理的治疗对策:持续性室速患者,无论有无器质性心脏病,均应积极处理;器质性心脏病患者,无论是持续性室速还是非持续性室速,均应治疗;无器质性心脏病患者发生的非持续性室速,如无症状或血流动力学障碍,可不必药物治疗。其治疗原则主要有以下。

(1)立即终止发作:包括药物治疗、直流电复律等方法。

(2)尽力去除诱发因素:如低钾血症、洋地黄中毒等。

(3)积极治疗原发病:切除心室壁瘤,控制伴发的心功能不全等。

(4)预防复发。

(二)终止发作

1.药物治疗

血流动力学稳定的室速,一般先采取静脉给药。

(1)发生于器质性心脏病患者的非持续性室速很可能是恶性室性心律失常的先兆,应该认真评估预后并积极寻找可能存在的诱发因素。治疗主要针对病因和诱因,即治疗器质性心脏病和纠正如心力衰竭、电解质紊乱、洋地黄中毒等诱因。对于上述治疗措施效果不佳且室速发作频繁、症状明显者,可以按持续性室速用抗心律失常药,以预防或减少发作。

(2)发生于器质性心脏病患者的持续性室速大多预后不良,容易引起心脏性猝死。除了治疗基础心脏病、认真寻找可能存在的诱发因素外,必须及时治疗室速本身。应用的药物为胺碘酮、普鲁卡因胺、β受体阻滞剂和索他洛尔。心功能不全患者首选胺碘酮,心功能正常者也可以使用普罗帕酮,药物治疗无效时应及时使用电转复。

(3)无器质性心脏病、无心功能不全患者可以选用胺碘酮,也可以考虑应用Ⅰa类抗心律失常药(如普鲁卡因胺)或Ⅰc类抗心律失常药(如普罗帕酮、氟卡尼等);特殊病例可选用维拉帕米或普萘洛尔、艾司洛尔、硫酸镁静脉注射。在无明显血流动力学紊乱、病情不很紧急的情况下,也可选用口服给药如β受体阻滞剂、Ⅰb类抗心律失常药美西律或Ⅰc类抗心律失常药普罗帕酮等。

(4)尖端扭转型室性心动过速(TdP):首先寻找并处理引起QT间期延长的原因,如血钾、血镁浓度降低或药物作用等,停用一切可能引起或加重QT间期延长的药物。采用药物终止心动过速时,首选硫酸镁,无效时,可试用利多卡因、美西律或苯妥英钠静脉给药。上述治疗效果不佳者行心脏起搏,可以缩短QT间期,消除心动过缓,预防心律失常进一步加重。异丙肾上腺素能加快心率,缩短心室复极时间,有助于控制扭转型室速,但可能使部分室速恶化为室颤,使用时应小心,适用于获得性QT间期延长综合征患者、心动过缓所致TdP而没有条件立即行心脏起搏者。

(5)洋地黄类药物中毒引起的室速应立即停用该类药物,避免直流电复律,给予苯妥英钠静脉注射;无高钾血症的患者应给予钾盐治疗;镁离子可对抗洋地黄类药物中毒引起的快速性心律失常,可静脉注射镁剂。

2.电学治疗

(1)同步直流电复律:对持续性室速,无论是单形性或多形性,有血流动力学障碍者不考虑药物终止,而应立即同步电复律。情况紧急(如发生晕厥、多形性室速或恶化为室颤)或因QRS波严重畸形而同步有困难者,也可进行非同步转复。

(2)抗心动过速起搏:心率在200次/分以下,血流动力学稳定的单形性室速可以置右心室临时起搏电极进行抗心动过速起搏。

(三)预防复发

预防复发包括药物治疗、射频导管消融及外科手术切除室壁瘤等。

可以用于预防的药物包括胺碘酮、利多卡因、β受体阻滞剂、普罗帕酮、美西律、硫酸镁、普鲁卡因胺等。在伴有器质性心脏病的室速中,可用β受体阻滞剂或胺碘酮,β受体阻滞剂也可以和其他抗心律失常药如胺碘酮等合用。由于CAST试验已证实心肌梗死后抗心律失常药物(恩卡尼、氟卡尼、莫雷西嗪)治疗可增加远期病死率,因此心肌梗死后患者应避免使用恩卡尼、氟卡尼、莫雷西嗪。无器质性心脏病的室速患者,如心功能正常,也可选用普罗帕酮。

有血流动力学障碍的顽固性室速患者,在有条件的情况下,宜安装埋藏式心脏转复除颤器(ICD)。CASH 和 AVID 试验结果表明,ICD 可显著降低器质性心脏病持续性室速患者的总死亡率和心律失常猝死率,效果明显优于包括胺碘酮在内的抗心律失常药物。

七、特殊类型的室性心动过速

(一)致心律失常性右心室发育不良的室性心动过速

致心律失常性右心室发育不良(arrhythmogenic right ventricular dysplasia,ARVD)又称为致心律失常性右心室心肌病,是一种遗传性疾病,也可能与右心室感染心肌炎、右心室心肌变性或心肌进行性丧失有关。在文献中曾被称为羊皮纸心、右心室脂肪浸润或脂肪过多症、右心室发育不良、右心室心肌病。其最常见的病理改变是右心室心肌大部分被纤维脂肪组织所替代,并伴有散在的残存心肌和纤维组织;右心室可有局限性或弥漫性扩张,在扩张部位存在不同程度的心肌变薄,而左心室和室间隔一般无变薄,也可有局限性右心室室壁瘤形成。ARVD 主要发生于年轻的成年人,尤其是男性,大多在 40 岁以前发病。临床主要表现为伴有左束支传导阻滞的各种室性心律失常,如反复发作性持续性室性心动过速;也可出现房性心律失常,如房性心动过速、心房扑动、心房颤动。患者常表现为晕厥和猝死,晕厥和猝死的原因可能是心室颤动,晚期可发展为心力衰竭。患者最重要的心电图异常为右胸前导联 $V_1 \sim V_3$ T 波倒置、Epsilon 波及心室晚电位阳性。右心室心肌病的诊断依据为超声心动图、螺旋 CT、心脏磁共振、心室造影等检查发现局限性或广泛性心脏结构和功能异常,仅累及右心室,无瓣膜病、先天性心脏病、活动性心肌炎和冠状动脉病变,心内膜活检有助于鉴别诊断。

其发作期的急性治疗与持续性室速的治疗相同,维持治疗可用 β 受体阻滞剂、胺碘酮,也可两者联用,但效果不确切。也有采用射频消融治疗的报道,但容易复发和出现新型室速,不作为常规手段。有晕厥病史、心脏骤停生还史、猝死家族史或不能耐受药物治疗的患者,应考虑安装 ICD。

(二)尖端扭转型室性心动过速

尖端扭转型室性心动过速(torsade pointes,TdP)是多形性室速的一个典型类型,一般发生在原发性或继发性 QT 间期延长的患者,主要临床特征是反复晕厥,有的甚至猝死。其病因、发生机制、心电图表现和治疗与其他类型室速不同。1966 年,Dessertenne 根据该型室速发作时的心电图特征而命名。

正常人经心率校正后 QT 间期(Q-Tc)的上限为 0.40 秒,当 Q-Tc 大于 0.40 秒时即为 QT 间期延长,又称为复极延迟。目前认为,TdP 与心室的复极延迟和不均一有关,其中 QT 间期延长是导致 TdP 的主要原因之一,因此将 QT 间期延长并伴有反复发生的 TdP 称为长 QT 综合征(LQTS)。

1.长 QT 间期综合征的分类

LQTS 一般分为先天性和后天性两类。

(1)先天性 LQTS 又可分为 QT 间期延长伴有先天性耳聋(Jervell-Lange-Nielson 综合征)和不伴有耳聋(Romano-Ward 综合征),两者都有家族遗传倾向,患者多为儿童和青少年。一般在交感神经张力增高的情况下发生 TdP,被认为是肾上腺素能依赖性。

（2）后天性 LQTS 通常发生在服用延长心肌复极的药物后或有严重心动过缓、低钾/低镁血症等情况下，多为长间歇依赖性，触发 TdP 通常在心率较慢或短-长-短的 RR 间期序列时。

有关 TdP 的发生机制仍有争议，目前认为主要与早期后除极引起的触发活动和复极离散度增加导致的折返有关。先天性 LQTS 的发生机制与对肾上腺素能或交感神经系统刺激产生异常反应有关。某些引起先天性 LQTS 的因素是由于单基因缺陷改变了细胞内钾通道调节蛋白的功能，导致 K^+ 电流如 I_{Kr}、I_{Ks} 或 I_{to} 等减少和/或内向除极 Na^+/Ca^{2+} 流增强，动作电位时间和 QT 间期延长，出现早期后除极。在早期后除极幅度达阈电位时，引起触发活动而出现 TdP。后天性 LQTS 因复极离散度增加的折返机制和早期后除极的触发活动等引起 TdP。

2.心电图特点

TdP 时 QRS 波振幅变化，并沿等电位线扭转，频率为 200～250 次/分，常见于心动过速与完全性心脏阻滞，LQTS 除有心动过速外，尚有心室复极延长伴 QT 间期超过 500 毫秒。室性期前收缩始于 T 波结束时，由 R-on-T 引起 TdP，TdP 经过数十次心搏可以自行终止并恢复窦性心律，或间隔一段时间后再次发作，TdP 也可以恶化成心室搏动。患者静息心电图上 u 波往往明显。

3.LQTS 的治疗

对 LQTS 和 TdP 有效治疗的基础是确定和消除诱因或纠正潜在的有害因素。其后在弄清离子机制的基础上，一个适当的治疗计划就可以常规展开。将来特殊的治疗可能针对减弱引起早期后除极的离子流进行，现在的治疗一般着眼于抑制或阻止早期后除极的产生和传导，可通过增强外向复极 K^+，加强对内向 Na^+ 或 Ca^{2+} 的阻滞，或抑制早复极电流从起点向周围心肌的传导实现。

（1）K^+ 通道的激活：试验已证实早期后除极和 TdP 可被 K^+ 通道的开放所抑制，但临床尚未证实。似乎有效的短期治疗包括采用超速起搏、利多卡因或注射异丙肾上腺素以增强 K^+，但异丙肾上腺素注射对于先天性 LQTS 是禁忌。

（2）Na^+ 通道的阻断：TdP 可被具有 Na^+、K^+ 双重阻滞功能的 I a 类药物诱发，但可被单纯钠通道阻滞剂抑制。

（3）Ca^{2+} 通道的阻滞：在先天性 Ca^{2+} 依赖性和心动过缓依赖性 TdP 中，维拉帕米可抑制心室过早除极并减少早期后除极振幅。

（4）镁：静脉用镁是临床上一种抑制 TdP 的安全有效的方法。其作用可能是通过阻断 Ca^{2+} 或 Na^+ 电流来实现的，与动作电位时程缩短无关。

（5）异丙肾上腺素注射：肾上腺素能刺激对先天性 LQTS 相关的 TdP 是禁忌的。但临床上，异丙肾上腺素注射对长间歇依赖性很强的 LQTS 经常是有效的。虽然小剂量可能增强早期后除极所需的除极电流，但大剂量可以增强外向 K^+ 电流，加快心率和复极，抑制早期后除极和 TdP。

（6）起搏：对先天性和后天性 LQTS 持续的超速电起搏是一种有效的治疗方法。可能因为加强了复极或阻止长的间歇，从而抑制早期后除极。

（7）肾上腺素能阻滞和交感神经节切除术：所有先天性 LQTS 可采用 β 受体阻滞剂治疗。有些权威专家认为高位左胸交感神经节切除术在单纯药物治疗失败的病例中可作为首选或辅助治疗。在心脏神经支配中占优势的左侧交感神经被认为是先天性 LQTS 的发病基础。在临床上，β 受体阻滞剂禁忌用于后天性 LQTS，因其可减慢心率。

(8)电复律器-除颤器的植入:伴有先天性 LQTS 的高危患者或不能去除诱因的后天性 LQTS 患者,可能需要埋植一个电复律器-除颤器。有复发性晕厥、有过心脏停搏而幸存的或内科治疗无效的患者应被视为高危患者。

(三)加速性室性自主心律

加速性室性自主心律又称为加速性室性自搏心律、室性自主性心动过速、非阵发性室性心动过速或心室自律过速、加速性室性逸搏心律、心室自搏性心动过速、缓慢的室性心动过速等。

加速性室性自主心律是由于心室的异位节律点自律性增高而接近或略微超过窦性起搏点的自律性而暂时控制心室的一种心动过速。其频率大多为 60~130 次/分。由于室性异位起搏点周围不存在保护性的传入阻滞,因此会受到主导节律的影响。只有当异位起搏点自律性增高又无传出阻滞并超过窦性心律的频率时,心电图才显示室性自主心律,一旦窦性心律的频率增快而超过异位起搏点的自律性即可激动心室而使这种心动过速被窦性心律取代。与折返性室速不同,加速性室性自主心律的心室搏动有逐渐"升温-冷却"的特征,不会突然发生或终止。由于其频率不快,与窦性心律接近,因此可与窦性心律竞争,出现心室夺获或室性融合波。

心电图特征:①宽大畸形的 QRS 波群连续出现 3 个或 3 个以上,频率为 60~130 次/分;②心动过速的持续时间较短,大多数患者的发作仅仅为 4~30 个心搏;③心动过速常常以舒张晚期的室性期前收缩或室性融合波开始,QRS 波群的前面无恒定的 P 波,部分 QRS 波群之后可见逆行性P′波,有时以室性融合波结束,并随之过渡到窦性心律;④室速可与窦性心律交替出现,可出现心室夺获或室性融合波(图 9-18)。

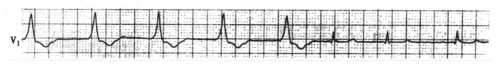

图 9-18 加速性室性自主心律

QRS 波群宽大畸形,心率 66 次/分,窦性激动夺获心室后,加速的室性心律被抑制

加速性室性自主心律在临床上比较少见,绝大多数发生在器质性心脏病如急性心肌梗死、心肌炎、洋地黄中毒或高钾血症等患者,偶见于正常人。在急性心肌梗死溶栓再灌注治疗时,若出现加速性室性自主心律,可视为治疗有效的指标之一。其发作时间短暂,多在 4~30 个室性心搏后消失,一般不会发展为心室颤动,也无明显血流动力学障碍,因此这类心律失常本身是良性的,预后较好,不需要治疗。治疗主要针对原有的基础心脏病。

(四)束支折返性室性心动过速

束支折返性室性心动过速是由左右束支作为折返环路的组成部分而构成的大折返性室性心动过速,其折返环由希氏束-浦肯野系统和心室肌等组成,具有明确的解剖学基础。其心动过速也表现为持续性单形性室性心动过速。自从 1980 年首次报道 1 例束支折返性心动过速以后,临床报道逐渐增多。一般仅见于器质性心脏病患者,最多见于中老年男性扩张型心肌病患者,也可见于缺血性心脏病、瓣膜病、肥厚型心肌病、Ebstein 畸形患者,此外也可见于希氏束-浦肯野系统传导异常伴有或不伴有左心室功能异常患者。其发生率约占室性心动过速的 6%。因此,在临床上并不少见。

心电图上束支折返性室性心动过速发作时,频率较快,一般在 200 次/分以上,范围 170~250 次/分;多呈完全性左束支传导阻滞图形,电轴正常或左偏,少数可呈右束支传导阻滞图形(图 9-19);若出现束支阻滞,心动过速即终止。平时室速不发作时,一般均有房室传导功能障碍,如 PR 间期延长,呈一度房室传导阻滞;QRS 波群增宽,多呈类似左束支传导阻滞图形。

由于绝大多数束支折返性室性心动过速患者都有较严重的器质性心脏病,心功能常常有不同程度的恶化,因此一旦室速发作,患者常常有明显的临床症状,如心慌、胸闷、胸痛、低血压、黑蒙、晕厥,甚至发生心脏性猝死。体格检查主要是原发性心脏病的体征,束支折返性室性心动过速发作时,常常出现心功能不全的体征。其确诊有赖于心内电生理检查。束支折返性室性心动过速发作时如不能得到及时有效的控制,常常呈加速的趋势,易转化为心室扑动或心室颤动。

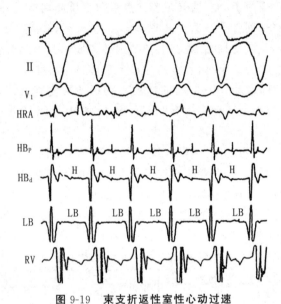

图 9-19 束支折返性室性心动过速

呈右束支阻滞型,束支折返性激动由右束支逆传,通过希氏束,然后经由左
束支下传,希氏束电位(H)在左束支电位(LB)之前

束支折返性室性心动过速的治疗手段与其他类型室速相类似,但是药物疗效不佳;而射频导管消融阻断右束支是根治左束支传导阻滞型室速的首选方法,成功率近 100%;极少数患者需安装 ICD。

(袁星堂)

第九节　室上性心动过速

室上性心动过速(supraventricular tachycardia,SVT)是临床上最常见的心律失常之一。经典的定义是指异位快速激动形成和/或折返环路位于希氏束分叉以上的心动过速,传统上分为起源于心房和房室交界区的室上性快速性心律失常。包括许多起源部位、传导路径和电生理机制及临床表现、预后意义很不相同的一组心律失常。临床实践中,室上性心动过速包括多种类型,发生部位除了涉及心房、房室结、希氏束外,心室也参与房室折返性心动过速的形成,后者也归属于室上性心动过速的范畴。因此,有学者将其重新定义为激动的起源和维持需要心房或房室交界区参与的心动过速。

按照新定义,室上性心动过速包括窦房结折返性心动过速、房性心动过速、房室结折返性心动过速、房室折返性心动过速、房扑、房颤及其他旁路参与的心动过速。

心电图上室上性心动过速除了功能性和原有的束支阻滞、旁路前传引起 QRS 波群增宽(QRS 时限≥0.12 s)外,表现为窄 QRS 波群(QRS 时限<0.12 秒)。虽然室上性心动过速的名称应用较广,"窄 QRS 波群心动过速"这一术语较之更合适,且有临床价值。从心电图形态上可以将窄 QRS 波群心动过速和宽 QRS 波群心动过速容易地区别开来。

电生理研究表明,室上性心动过速的发生机制包括折返性、自律性增高和触发活动,其中绝大多数为折返性。

本节主要叙述房室结折返性心动过速、房室折返性心动过速,及其他旁路参与的心动过速。窦房结折返性心动过速、房性心动过速、房扑和房颤在其他章节讨论。

一、房室结折返性心动过速

(一)病因

房室结折返性心动过速(atrioventricular nodal reentrant tachycardia,AVNRT)是阵发性室上性心动过速(paroxysmal supraventricular tachycardia,PSVT)最常见的类型。患者通常无器质性心脏病的客观证据,不同年龄和性别均可发病,但 20~40 岁是大多数患者的首发年龄,多见于女性。

(二)发生机制

AVNRT 的电生理基础是房室结双径路(DAVNP)或多径路。Mines 在 1913 年就首次提出 DAVNP 的概念,以后由 Moe 等证实在房室结内存在电生理特性不同的两条传导路径,其中一条传导速度快(AH 间期短),但不应期较长,称为快径路(β径路),另外一条传导速度慢(AH 间期长),但不应期较短,称为慢径路(α径路)。正常窦性心律时,心房激动沿快径路和慢径路同时下传,因快径路传导速度快,沿快径路下传的激动先抵达希氏束,当沿慢径路下传的激动抵达时,因希氏束正处于不应期而传导受阻。由于 DAVNP(或多径路)的存在,并且传导速度和不应期不一致,分别构成折返环路的前向支和逆向支,一个适时的房性或室性期前刺激可诱发 AVNRT。

AVNRT 有 3 种不同的临床类型。一种是慢-快型,又称为常见型,其折返方式是激动沿慢径路前传、快径路逆传;另一种是快-慢型,又称为少见型,其折返方式是激动沿快径路前传、慢径路逆传。此外,还有一种慢-慢型,是罕见的类型,折返方式是激动沿一条慢径路前传、再沿另一条电生理特性不同的慢径路逆传。

典型的 AVNRT(慢-快型)是最常见的类型,占 90%。当一个适时的房性期前收缩下传恰逢快径路不应期时,激动不能沿快径路传导,但能沿不应期较短的慢径路缓慢传导,当激动抵达远端共同通路时,快径路因获得足够时间再次恢复应激性,激动从快径路远端逆传抵达近端共同通路,此时慢径路可再次应激折返形成环形运动。若反复折返便形成慢-快型 AVNRT。

非典型 AVNRT(快-慢型)较少见,占 5%~10%。当快径路不应期短于慢径路,并且适时的房性期前收缩或程序期前刺激下传恰遇慢径路不应期时,激动便由快径路前传再沿慢径路逆传,若反复折返形成环形运动,则形成快-慢型 AVNRT。

慢-慢型 AVNRT 的形成是由于多径路的存在,房性期前收缩下传恰逢快径路不应期而不能下传,只能沿慢径路下传,因快径路没有逆传功能或者不应期太长,激动便沿另一条慢径路逆传,若反复折返形成环形运动,则形成慢-慢型 AVNRT。

DAVNP 是否有解剖学基础一直存在争议。近年的研究显示,快径路纤维主要位于房室结前上方与心房肌相连,而慢径路纤维主要位于下后方与冠状窦口相连,两者在近端和远端分别形成近端、远端共同通路,组成折返环。导管消融的实践证实,在快、慢径路所在的区域进行消融能选择性地阻断快、慢径路的传导。由于房室结快、慢径路在组织学上尚无明显差别,目前仍然以房室结功能性纵向分离为主导学说进行解释,认为 DAVNP 可能与房室结的复杂结构形成了非均一的各向异性传导有关。

(三)临床表现

AVNRT 患者心动过速发作呈突然发作、突然终止的特点,症状包括心悸、紧张、焦虑,可出现心力衰竭、休克、心绞痛、眩晕甚至晕厥。症状的严重程度取决于心动过速的频率、持续时间及有无基础心脏病等。心动过速的频率通常在 160～200 次/分,有时可低至 110 次/分、高达240 次/分。每次发作持续时间为数秒至数小时,可反复发作。持续时间较长的患者常自行尝试通过兴奋迷走神经的方法终止心动过速,包括 Valsalva 动作、咳嗽、平躺后平静呼吸、刺激咽喉催吐等。

心脏体检听诊可发现规则快速的心率(律),心尖区第一心音无变化。

(四)心电图和电生理特点

1.慢-快型 AVNRT

(1)房性或室性期前收缩能诱发和终止心动过速,诱发心搏的 P'R 间期或 AH 间期突然延长≥50 毫秒,呈 DAVNP 的跳跃现象(图 9-20～图 9-22)。

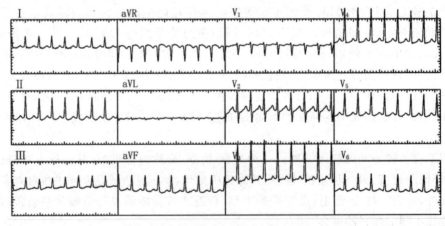

图 9-20 慢-快型 AVNRT(1)

心动过速 RR 周期匀齐,窄 QRS 波群,QRS 波群前后无逆行 P 波,V₁ 导联出现假性 r'波

(2)心动过速呈窄 QRS 波群,少数因功能性或原有的束支阻滞,QRS 波群增宽(QRS 时限≥0.12 秒)、畸形;RR 周期匀齐,心室率大多在 160～200 次/分。

(3)由于快速逆传,心房、心室几乎同时除极,体表心电图 P'波多埋藏在 QRS 波群中而无法辨认,少数情况下逆行 P'波(Ⅱ、Ⅲ、aVF 导联倒置)位于 QRS 波群终末部分,在 Ⅱ、Ⅲ、aVF 导联出现假性 S 波,在 V₁ 导联出现假性 r'波,RP'间期<70 毫秒,RP'间期<P'R 间期。

(4)心动过速时逆行 A'波呈向心性激动,即最早心房激动点位于希氏束附近,希氏束电图上VA 间期<70 毫秒。

(5)兴奋迷走神经、期前收缩或期前刺激可使心动过速终止。

(6)心动过速时,心房与心室多数呈1∶1传导关系。由于折返环路局限于房室交界区及其周围的组织,心房、希氏束和心室不是折返环的必需组成部分。因此,心动过速时房室和室房可出现莫氏型和2∶1传导阻滞,或出现房室分离。

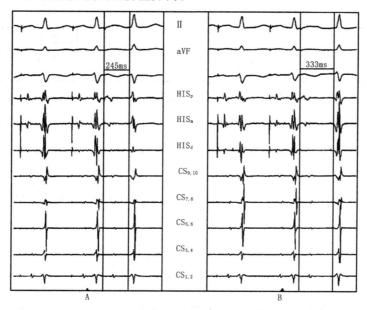

图 9-21　房室结跳跃性前传

同一病例,自上至下依次为体表心电图Ⅱ、aVF、V₁导联和希氏束近中远(HISp、HISm、HISd)和冠状静脉窦由近至远(CS9,10～CS1,2)心内记录。A 图为心房 S1S1/S1S2＝500/290 毫秒刺激,AV 间期＝245 毫秒;B 图为心房 S1S1/S1S2＝500/280 毫秒刺激时房室结跳跃性前传,AV 间期＝333 毫秒

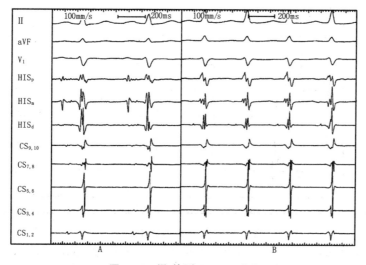

图 9-22　慢-快型 AVNRT(2)

同一病例,A 图为窦性心律记录,B 图为心动过速记录。心动过速周长 320 毫秒,希氏束部位逆行心房激动最早,希氏束部位记录(HISd)呈 HAV 关系,VA 间期＝0,HA 间期＝50 毫秒,AH 间期＝270 毫秒,符合典型 AVNRT 诊断

2.快-慢型 AVNRT

(1)不需要期前刺激,心率增快时即可诱发,且反复发作,发作时无 P′R 间期或 AH 间期突然延长;房性或室性期前收缩也能诱发和终止心动过速,一些患者可出现室房传导的跳跃现象(图 9-23～图 9-24)。

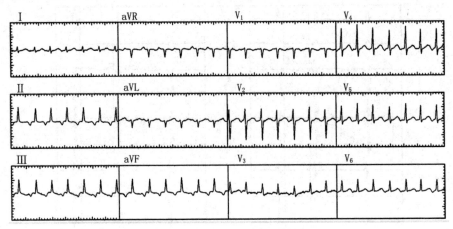

图 9-23　快-慢型 AVNRT(1)

心动过速周长 365 毫秒,RR 周期匀齐,窄 QRS 波群,Ⅱ、Ⅲ、aVF 导
联 P 波倒置,aVL 导联 P 波直立,RP′间期>P′R 间期

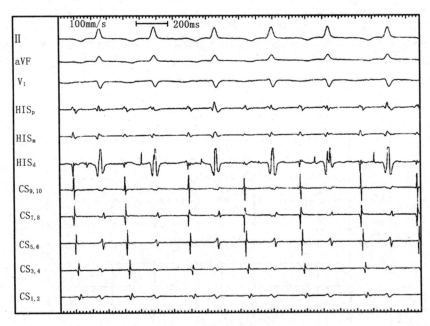

图 9-24　快-慢型 AVNRT(2)

同一病例,心动过速周长 365 毫秒,希氏束部位记录(HIS$_d$)呈 HVA 关系,HA 间期
=270 毫秒,AH 间期=95 毫秒,类似快-慢型 AVNRT,但是希氏束部位与冠状窦近端的
心房激动均为最早,不很符合快-慢型 AVNRT,可能与冠状静脉窦电极位置过深有关

(2)心动过速呈窄 QRS 波群,少数因功能性或原有的束支阻滞,QRS 波群增宽(QRS 时限
≥0.12 秒)、畸形;RR 周期匀齐,心室率大多在 100～150 次/分。

（3）由于前传较快、逆传较慢，逆行 P′波（Ⅱ、Ⅲ、aVF 导联倒置）出现较晚，与 T 波融合或在 T 波上，位于下一个 QRS 波群之前，故 RP′间期＞P′R 间期。

（4）心动过速时逆行 A′波的最早激动点位于冠状窦口附近，希氏束电图上 HA′间期＞A′H 间期。

（5）刺激迷走神经、期前收缩或期前刺激可使心动过速终止，药物治疗效果较差，但可自行终止。

3.慢-慢型 AVNRT

（1）房性或室性期前收缩能诱发和终止心动过速，诱发心搏的 P′R 间期或 AH 间期突然延长≥50 毫秒，常有一次以上的跳跃现象（图 9-25）。

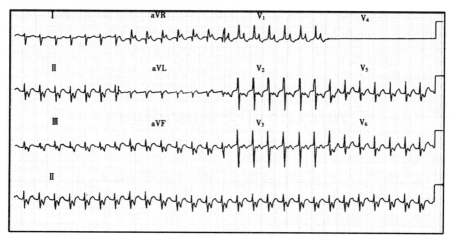

图 9-25　慢-慢型 AVNRT

心动过速周长 370 毫秒，RR 周期匀齐，窄 QRS 波群，Ⅱ、Ⅲ、
aVF 导联 P 波倒置，V₁ 导联 P 波直立，RP′间期＜P′R 间期

（2）心动过速呈窄 QRS 波群，少数因功能性或原有的束支阻滞，QRS 波群增宽（QRS 时限≥0.12 秒）、畸形；RR 周期匀齐。

（3）逆行 P′波（Ⅱ、Ⅲ、aVF 导联倒置）出现稍晚，位于 ST 段上，RP′间期＜P′R 间期。

（4）心动过速时逆行 A′波的最早激动点位于冠状窦口附近，希氏束电图上 HA′间期＞A′H 间期。

(五)治疗

1.急性发作的处理

根据患者有无器质性心脏病、既往的发作情况及患者的耐受程度做出适当的处理。有些患者仅需休息或镇静即可终止心动过速发作，有些患者采用兴奋迷走神经的方法就能终止发作，但大多数患者需要进一步的处理，包括药物治疗、食管心房调搏甚至直流电复律等。洋地黄制剂、钙通道阻滞剂、β 受体阻滞剂和腺苷等可通过抑制慢径路的前向传导而终止发作，Ⅰa、Ⅰc 类抗心律失常药物则通过抑制快径路的逆向传导而终止心动过速。

2.预防发作

频繁发作者可选用钙通道阻滞剂（维拉帕米）、β 受体阻滞剂（美托洛尔或比索洛尔）、Ⅰc 类抗心律失常药物（普罗帕酮）、洋地黄制剂等作为预防用药。

3.射频导管消融

反复发作、症状明显而又不愿服药或不能耐受药物不良反应的患者,进行射频导管消融能达到根治的目的,是治疗的首选。目前,AVNRT 的射频导管消融治疗成功率达 98％以上,复发率低于 5％,二度和三度房室传导阻滞的发生率低于 1％。

二、房室折返性心动过速

房室折返性心动过速(atrioventricular reentrant tachycardia,AVRT)是预激综合征最常见的快速性心律失常。其发生机制是由于预激房室旁路参与房室折返环的形成。折返环包括心房、房室交界区、希普系统、心室和旁路。按照折返过程中激动的运行方向,AVRT 分为两种类型:顺向型房室折返性心动过速(orthodromic AVRT,O-AVRT)和逆向型房室折返性心动过速(antidromic AVRT,A-AVRT)。前者的折返激动运行方向是沿房室交界区、希普系统前向激动心室,然后沿房室旁路逆向激动心房;后者的折返激动运行方向正相反,经房室旁路前向激动心室,然后经希普系统、房室交界区逆向传导或沿另一条旁路逆向激动心房。

房室旁路及其参与的 AVRT 具有以下电生理特征。①心室刺激时,房室旁路的室房传导表现为"全或无"的传导形式,而无莫氏现象。②心室刺激或心动过速发作时,室房传导呈偏心性,即希氏束旁记录的 A 波激动较其他部位晚(希氏束旁旁路例外)。③心动过速发作时,在希氏束不应期给予心室期前收缩刺激,可提早激动心房。④心动过速发作时,体表心电图大多可见逆传P 波,且 RP′间期>80 毫秒。⑤发生旁路同侧束支阻滞时,心动过速的心率减慢。⑥心房和心室是折返环的组成部分,两者均参与心动过速,不可能合并房室传导阻滞。

(一)顺向型房室折返性心动过速

O-AVRT 是预激综合征最常见的心动过速,占 AVRT 的 90％～95％。房室交界区和希普系统作为折返环的前传支,而房室旁路作为逆传支。心动过速多由房性(或室性)期前收缩诱发,一个适合的房性期前收缩恰好遇到旁路的不应期,在旁路形成单向阻滞,而由房室交界区下传心室,由于激动在房室交界区传导缓慢,心室除极后旁路已脱离不应期恢复了传导性,激动便沿旁路逆传激动心房,形成折返回波,如反复折返即形成 O-AVRT。

心电图表现:心室律规则,频率通常在 150～240 次/分;QRS 波群时限正常(除非有功能性或原有束支阻滞),无 δ 波;如出现逆行 P′波,则逆行 P′波紧随 QRS 波群之后,RP′间期<P′R 间期(图 9-26)。

本型应与 P′波位于 QRS 波群之后的慢-快型 AVNRT 鉴别。后者心动过速时心电图 RP′间期及希氏束电图上 VA 间期<70 毫秒,逆行 A′波呈向心性激动,即最早心房激动点位于希氏束附近;而 O-AVRT 患者心动过速时心电图 RP′间期及希氏束电图上 VA 间期大多>80 毫秒,逆行 A′波呈偏心性激动(图 9-27)。

(二)逆向型房室折返性心动过速

A-AVRT 是预激综合征较少见的心动过速,占 AVRT 的 5％～10％,有此类心动过速发作的患者多旁路的发生率较高。其发生机制与 O-AVRT 相似,心动过速多由房性(或室性)期前收缩诱发,房室旁路作为折返环的前传支,而逆传支可以是房室交界区、希普系统,但更多见的是另一条旁路作为逆传支,因此多旁路折返是 A-AVRT 的重要特征。期前收缩诱发 A-AVRT 需具备以下条件:完整的旁路传导、房室交界区或希普系统的前向阻滞、完整的房室交界区和希普系统逆向传导功能。

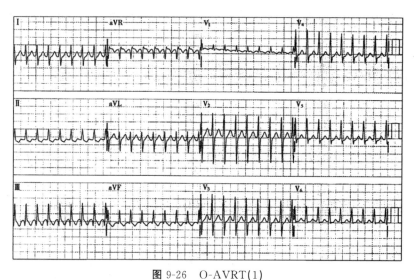

图 9-26 O-AVRT(1)

RR 周期匀齐,频率,窄 QRS 波群,在 Ⅱ、aVF 导联 QRS 波群后隐约可见 P 波

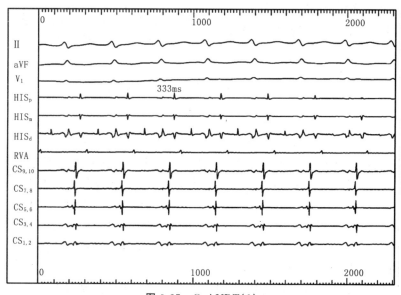

图 9-27 O-AVRT(2)

同一病例,心动过速时,可见 CS7,8 记录的逆行心房激动最早,希氏束部位逆行激动较晚

心电图表现:心室律规则,频率通常在 150～240 次/分;QRS 波群宽大、畸形,起始部分可见到 δ 波;如出现逆行 P′波,则逆行 P′波在下一个 QRS 波群之前,RP′间期＞P′R 间期(图 9-28)。

本型因 QRS 波群为完全预激图形难与室性心动过速鉴别。如心动过速时 P 波在宽 QRS 波群之前而窦性心律的心电图表现为心室预激,则提示 A-AVRT 的诊断;如心动过速时出现房室分离或二度房室传导阻滞则可排除 AVRT 的诊断。

(三)治疗

AVRT 的治疗包括心动过速发作期的治疗及非发作期的治疗两方面。治疗方法有药物治疗、物理治疗、导管消融和外科手术等。

AVRT 发作时的治疗原则是采取有效的措施终止心动过速或控制心室率。多数患者在心动过速发作后的短时间内不会复发,部分患者可反复发作,或发作后心室率很快,血流动力学不稳定或症状严重,应选择适当的治疗预防复发。心动过速发作频繁、临床症状严重、抗心律失常药物治疗无效或不愿接受药物治疗的患者,可施行射频导管消融房室旁路以达到根治的目的。并存先天性心脏病或其他需外科手术纠治的器质性心脏病患者,在外科治疗前可试行射频导管消融,成功阻断房室旁路可降低外科治疗的难度、缩短手术时间。

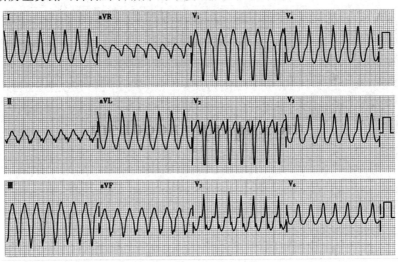

图 9-28　A-AVRT

一例右后侧壁显性旁路前传发生逆向型 AVRT,呈完全预激图形

1.药物治疗

药物治疗是目前终止 AVRT 发作或者减慢心动过速心率的主要方法。

(1)O-AVRT:电生理检查和临床观察心动过速的终止证实房室交界区是大多数 O-AVRT 的薄弱环节,有效抑制房室交界区传导的药物更易终止心动过速发作。希普系统、房室旁路、心房、心室也是折返环的必需成分,抑制这些部位的药物也可终止心动过速的发作。

腺苷或三磷酸腺苷(ATP)、钙通道阻滞剂、β 受体阻滞剂、洋地黄制剂、升压药物等,通过抑制房室交界区的前向传导终止心动过速的发作;而普罗帕酮、胺碘酮等通过抑制 O-AVRT 折返环的多个部位终止心动过速的发作。

(2)A-AVRT:A-AVRT 的药物治疗不同于 O-AVRT。单纯抑制房室交界区传导的药物对 O-AVRT 有良好的效果,但对 A-AVRT 的治疗作用较差甚至有害。一方面,多数 A-AVRT 为多房室旁路折返,房室交界区和希普系统不是心动过速的必需成分;另一方面,多数抑制房室交界区的药物对其逆向传导的抑制作用不如对前向传导的抑制作用强,单纯抑制房室交界区效果也欠佳。因此,药物治疗应针对房室旁路。

Ⅰa、Ⅰc 和Ⅲ类抗心律失常药物均可抑制房室旁路的传导,其中以普鲁卡因胺、普罗帕酮、胺碘酮较常用。这 3 种药物除可抑制房室旁路传导外,还可抑制房室交界区的传导。国内常以普罗帕酮、胺碘酮为首选终止 A-AVRT 的发作。A-AVRT 常对血流动力学有影响,所以对于心动过速引起血压下降、心功能不全、心绞痛,或既往有晕厥病史的患者,当药物不能及时有效终止心动过速时,应考虑体表直流电复律。有效复律后应继续使用抗心律失常药物以预防复发。

2.物理治疗

主要有手法终止 O-AVRT、心脏电脉冲刺激、体表直流电复律。

(1)手法终止 O-AVRT：某些手法如 Valsalva 动作、咳嗽、刺激咽喉催吐等通过兴奋刺激迷走神经以抑制房室交界区的传导，使部分患者 O-AVRT 终止于房室交界区。

(2)心脏电脉冲刺激：主要机制是利用适时的刺激引起心房或心室侵入心动过速折返环的可激动间隙，造成前向或逆向阻滞而使心动过速终止。

食管心房调搏刺激终止 AVRT 成功率达 95% 以上，操作简便、安全，是终止 AVRT 的有效方法。但该技术并没有作为 AVRT 患者的常规治疗措施，大多数时候只是在药物治疗无效时才考虑使用。

食管心房调搏终止 AVRT 的适应证有：①抗心律失常药物治疗无效的 AVRT，尤其是经药物治疗后心动过速频率减慢但不终止者，此时食管心房调搏易使心动过速终止并转复为窦性心律。②并存有窦房结功能障碍或部分老年人，尤其是既往药物治疗心动过速后继发严重窦性心动过缓、窦性停搏或窦房传导阻滞者，或者心动过速自发终止后出现黑蒙或晕厥者，这类患者宜选择食管心房调搏终止心动过速，如果心动过速终止后继发心动过缓，可经食管临时起搏予以保护。③部分血流动力学稳定的宽 QRS 波群心动过速，食管心房刺激前可记录食管心电图，了解心动过速的房室激动关系以帮助诊断，也可根据食管心房刺激能终止心动过速来排除室性心动过速。④并存器质性心脏病或 AVRT 诱发的心功能不全，药物治疗有可能进一步抑制心功能，此时可选择食管心房调搏终止心动过速。

刺激的方式可选择短阵(8～10 次)猝发脉冲刺激(较心动过速频率快 20～40 次)，如不能终止心动过速，可重复多次或换用其他刺激方式如程控期前刺激，大多能奏效。

(3)体表直流电复律：是各种快速性心律失常引起血流动力学异常的首选措施。主要适用于 AVRT 频率较快伴有血压下降、心功能不全等需立即终止心动过速或各种治疗方法无效者(非常少见)。

3.外科手术

最早的非药物治疗是外科开胸手术切断旁路，此后又经历了 20 世纪 80 年代的直流电消融房室交界区或直接毁损旁路，但效果不令人满意且并发症较多，目前已基本被射频导管消融取代。

4.射频导管消融

1985 年以后开展的射频导管消融治疗可有效阻断房室旁路，具有成功率高、并发症少等诸多优点，且技术已相当成熟，是目前国内许多大型医疗机构治疗预激综合征合并房室折返性心动过速及房颤的首选治疗。

（袁星堂）

第十节　窦房传导阻滞

窦房传导阻滞是窦房结与心房之间发生的阻滞，属于传导障碍，是窦房结内形成的激动不能使心房除极或使心房除极延迟，属较为少见的心律失常。由于窦房结的激动受阻没有下传至心房,心房和心室都不能激动,使心电图上消失一个或数个心动周期,P 波、QRS 波及 T 波都不能看到。急性窦房传导阻滞的病因为急性心肌梗死、急性心肌炎、洋地黄或奎尼丁类药物作用和迷走神经张力过高。慢性窦房传导阻滞常见于冠心病、原发性心肌病、迷走神经张力过高或原因不明的窦房结综合征。按阻滞的程度不同,窦房传导阻滞分为 3 度。

一、一度窦房传导阻滞

一度窦房传导阻滞为激动自窦房结发出后,延迟传至心房,即窦房传导的延迟现象。由于常规体表心电图上看不见窦房结激动,故一度窦房传导阻滞在心电图上无法诊断。

二、二度窦房传导阻滞

二度窦房传导阻滞是窦房结激动有部分被阻滞,而未能全部下传至心房,心电图上消失一个或数个 P 波,又可以分为两型。

(一)二度窦房传导阻滞 Ⅰ 型(即莫氏或 MobitzⅠ型)

心电图表现:①PP 间距较长的间歇之前的 PP 间距逐渐缩短,以脱漏前的 PP 间距最短;②较长间距的 PP 间距短于其前的 PP 间距的 2 倍;③窦房激动脱漏后的 P-P 间距长于脱漏前的 P-P 间距,P-R 间期正常且固定。此型应与窦性心律不齐相鉴别,后者无以上规律并且往往随呼吸而有相应的变化。

(二)二度窦房传导阻滞 Ⅱ 型(即莫氏或 MobitzⅡ型)

心电图上表现为窦性 P 波脱漏,间歇长度约为正常 P-P 间距的 2 倍或数倍(图 9-29)。

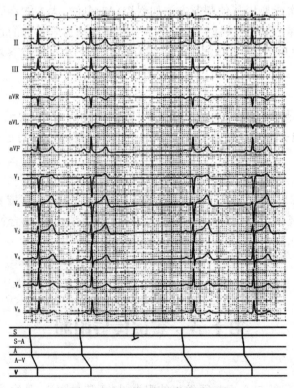

图 9-29　二度Ⅱ型窦房传导阻滞

三、三度窦房传导阻滞(完全性窦房传导阻滞)

此型心电图上无窦性 P 波。若无窦房结电图难以确定诊断。此型在体表心电图上无法和房室交界性心律(P 波与 QRS 波相重叠)或窦性静止相区别。但如果用阿托品后出现二度窦房传导阻滞则可考虑该型。

治疗主要针对病因。轻者无须治疗,心动过缓严重者可以用麻黄碱、阿托品或异丙肾上腺素等治疗。顽固而持久并伴有晕厥或阿-斯综合征的患者应安装起搏器。

(袁星堂)

第十一节 房室传导阻滞

房室间的传导障碍统称房室传导阻滞,是指冲动从心房传到心室的过程中异常延迟,传导被部分阻断或完全阻断。

房室传导过程中(即心房内、房室结、房室束及束支-浦肯野系统),任何部位的传导阻滞都可以引起房室传导阻滞。从解剖生理的角度看,房室结、房室束与束支的近端为传导阻滞的好发部位。房室结的结区传导速度慢而且不均匀,房室束的主干(或称穿入部分)位于两个房室瓣的瓣环间,手术损伤、先天性缺损或瓣环钙化均可累及这个部分,并且房室束的主干、分支、终末部分及左束支前后分支与右束支的近端均呈小束支状,范围不大的病变可以累及全支,甚至同时累及二、三支。

来自心房的冲动经房室束及三分支快速地同时传导至左右心室。三分支的一支或两支传导阻滞并不引起房室传导阻滞,当三分支同时发生同等或不同程度的传导阻滞时,可以形成不同程度的房室传导阻滞合并束支传导阻滞。

房室传导阻滞的分类。①按照阻滞程度分类:分为不全性与完全性房室传导阻滞;②按照阻滞部位分类:分为房室束分支以上与房室束分支以下阻滞两类,其病因、临床表现、发病规律和治疗各不相同;③按照病程分类:分为急性和慢性房室传导阻滞,慢性还可以分为间断发作型与持续发作型。④按照病因分类:分为先天性与后天性房室传导阻滞。从临床角度看,按阻滞程度和阻滞部位分类不但有利于估计阻滞的病因、病变范围和发展规律,还能指导治疗,比较切合临床实际。

一、病因

(一)先天性房室传导阻滞

主要见于孤立性先天性房室传导阻滞、合并其他心脏畸形的先天性心脏传导系统缺损、Kearns-Sayre综合征。

(二)原发性房室传导阻滞

主要见于特发性双束支纤维化、特发性心脏支架退行性变。

(三)继发性房室传导阻滞

主要见于各种急性心肌炎性病变(如急性风湿热、细菌性和病毒性心肌炎)、急性心肌缺血或坏死性病变(如急性心肌梗死)、迷走神经功能亢进、缺氧、电解质紊乱(如高血钾)、药物作用(如洋地黄、奎尼丁、普鲁卡因胺等)、损伤性病变(心脏外科手术及射频消融术)及传导系统钙化等原因导致的房室传导阻滞。

儿童及青少年房室传导阻滞的主要原因为急性心肌炎和炎症所致的纤维性病变,少数为先天性。老年人持续房室传导阻滞的病因以原因不明的传导系统退行性变较为多见。

二、病理

一度及二度Ⅰ型房室传导阻滞,其阻滞部位多在房室结(或房室束),病理改变多不明显或为暂时性的房室结缺血、缺氧、水肿或轻度炎症;二度Ⅱ型房室传导阻滞的部位多在两侧束支;三度房室传导阻滞的部位多在两侧束支,病理改变较广泛而严重,且持久存在,包括传导系统的炎症或局限性纤维化。急性大面积心肌梗死时,累及房室束、左右束支,引起坏死的病理改变。如果病理改变为可逆的,则阻滞可以在短期内恢复,否则呈持续性。此外,先天性房室传导阻滞患者中可见房室结或房室束的传导组织完全中断或缺如。

三、分型

房室传导阻滞可以发生在窦性心律或房性、交界性、室性异位心律中。冲动自心房向心室方向发生传导阻滞(前向传导或下传阻滞)时,心电图表现为 PR 间期延长,或部分甚至全部 P 波后无 QRS 波群。

(一)一度房室传导阻滞

一度房室传导阻滞(A-VB)是指激动从窦房结发出后,可以经心房传导到心室,并产生规则的心室律,仅传导时间延长。心电图上 PR 间期在成人超过 0.20 秒,老年人超过 0.21 秒,儿童超过 0.18 秒。一度房室传导阻滞可以发生于心房、房室结、房室束、左右束支及末梢纤维的传导系统中的任何部位。据统计发生在房室结的阻滞约占 90%,因为房室结的传导纤维呈网状交错,激动在传导中相互干扰,易使传导延迟。在房室束中,由于传导纤维呈纵行排列,所以传导速度较快,正常不易受到阻滞,但在房室束发生病变时,也可使房室传导延迟。发生在束支及末梢部位的阻滞约占 6%,发生机制多为传导系统相对不应期的病理性延长。心房率的加速或颈动脉窦按摩引起的迷走神经张力增高可导致一度房室传导阻滞转化为二度Ⅰ型房室传导阻滞,反之,二度Ⅰ型房室传导阻滞在窦性心律减慢时可以演变为一度房室传导阻滞。

1.心电图特点

PR 间期大于 0.20 秒,每次窦性激动都能传到心室,即每个 P 波后都有一个下传的 QRS 波(图 9-30)。PR 间期显著延长时,P 波可以隐伏在前一个心搏的 T 波内,引起 T 波增高、畸形、切迹,或延长超过 PP 间距,而形成一个 P 波越过另一个 P 波传导。后者多见于快速房性异位心律。显著窦性心律不齐伴二度Ⅰ型房室传导阻滞时,PR 间期可以随着其前面的 RP 间期的长或短而相应地缩短或延长。如果体表心电图显示 QRS 波群的时间与形态正常,则房室传导延迟几乎均发生于房室结,而非希氏束本身;如果 QRS 波群呈现束支阻滞图形,传导延迟可能发生于房室结和/或希普系统,希氏束电图有助于后一类型的传导阻滞的正确定位。

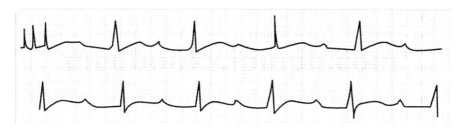

图 9-30 一度房室传导阻滞

2.希氏束电图特点

希氏束电图可反映阻滞部位:①心房内阻滞:PA 间期>60 毫秒,而 AH 和 HV 间期都正常;②房室传导阻滞(最常见):AH 间期延长(>140 毫秒),而 PA、HV 间期正常;③希氏束内阻滞:HH′间期延长(>20 毫秒);④束支阻滞:HV 间期延长>60 毫秒。

3.鉴别希氏束近端阻滞与希氏束远端阻滞的临床意义

绝大多数一度房室传导阻滞系希氏束近端阻滞,见于各种感染性心肌炎、风心病和冠心病患者,或迷走神经张力亢进的正常人,表现为 AH 间期延长而 HV 间期正常,预后良好。而当希氏束电图示 HV 间期延长,则提示希氏束远端阻滞,预后较前者差。

(二)二度房室传导阻滞

二度房室传导阻滞是激动自心房至心室的传导有中断,即一部分室上性激动因阻滞而发生 QRS 波群脱漏,同时也可伴有房室传导的现象,属于不完全性房室传导阻滞中最常见的一种类型。P 波与 QRS 波群可成规则的比例(如 3∶1,5∶4 等)或不规则比例。二度房室传导阻滞的心电图表现可以分为两型,即莫氏Ⅰ型(MobitzⅠ型)和莫氏Ⅱ型(MobitzⅡ型)。

1.莫氏Ⅰ型房室传导阻滞

莫氏Ⅰ型房室传导阻滞心电图的基本特点是 PR 间期逐渐延长,以致出现一个 P 波后的 QRS 波脱漏,其后的 PR 间期重新回到最短(可以正常,也可不正常)。从 PR 间期最短的心动周期开始到出现 QRS 波脱漏的心动周期为止,称为一个莫氏周期。这种莫氏周期反复出现,称为莫氏现象。

(1)心电图特点:P 波和下传的 QRS 波的比例可以用数字表示,如 4∶3 阻滞,表示每 4 个 P 波有 3 个下传,脱漏 1 个。其特征可归纳为:①PR 间期逐渐延长,直至脱漏一次,脱漏前 PR 间期最长,脱漏后的 PR 间期最短;②PR 间期逐渐延长的增加量逐次减少,由此出现 RR 间期逐渐缩短的现象;③含有未下传的 QRS 波的 RR 间期小于最短的 RR 间期的 2 倍(图 9-31)。

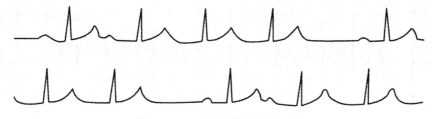

图 9-31 二度Ⅰ型房室传导阻滞

(2)希氏束电图特点:莫氏Ⅰ型房室传导阻滞的部位约 80% 在希氏束的近端,表现为 AH 间期进行性延长,直至完全阻滞,而 HV 间期正常。少数患者也可以在希氏束本身或希氏束远端阻滞,H-H'间期或 HV 逐渐延长直至完全阻滞。

(3)临床意义:注意鉴别不典型的莫氏阻滞。对于 PR 间期不是逐渐延长而是相对稳定的莫氏阻滞,易误诊为莫氏Ⅱ型房室传导阻滞,此时应仔细测量 QRS 波脱落前的一个 PR 间期与脱落后的一个 PR 间期,如果后者短于前者,应属于莫氏Ⅰ型房室传导阻滞。莫氏Ⅰ型房室传导阻滞一般预后良好,只需针对病因治疗而不需要特殊处理。对于远端阻滞而伴有晕厥等临床症状者,应引起重视,随访观察。

2.莫氏Ⅱ型房室传导阻滞

房、室呈比例的传导中断,多发生于房室结以下的传导系统病变时,其次为房室结,主要由于心脏的传导系统绝对不应期呈病理性延长,少数的相对不应期也有延长,致使 PR 间期延长。如房室呈 3∶1 或 3∶1 以上阻滞,称为高度房室传导阻滞。

(1)心电图特点:PR 间期固定(多数情况下 PR 间期正常,但也可以延长),若干个心动周期后出现一个 QRS 波脱漏,长 RR 间期等于短 RR 间期的 2 倍。房室传导比例可固定,如 3∶1 或 3∶2,也可不定,如 3∶2 到 5∶4 等。下传的 QRS 波可正常或宽大畸形(图 9-32)。

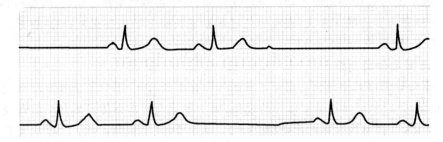

图 9-32　二度Ⅱ型房室传导阻滞

(2)希氏束电图特点:莫氏Ⅱ型阻滞部位大多在希氏束远端,约占 70%。①希氏束近端阻滞的特点:AH 间期延长,但下传的 HV 间期正常,QRS 波也正常,说明冲动可下传,在房室结呈不完全阻滞,而 QRS 波不能下传时 A 波后无 V 波,无 V 波。②希氏束远端阻滞:AH 间期正常,HV 间期延长,冲动不能下传时,心搏的 H 波后无 V 波。

(3)临床意义:莫氏Ⅱ型房室传导阻滞多发生在希氏束远端,常为广泛的不可逆性病变所致,易发展为持续的高度或完全性房室传导阻滞。预后较莫氏Ⅰ型房室传导阻滞差,有晕厥者需安装心脏起搏器治疗。

莫氏Ⅰ型和莫氏Ⅱ型房室传导阻滞需进行鉴别,尽管两者都属于二度房室传导阻滞,但是由于阻滞部位多不相同,前者大部分在房室结,而后者几乎都在希氏束-浦肯野系统,因而,两者的治疗和预后显著不同。在心电图中的鉴别关键是有下传的 QRS 波的 PR 间期是否恒定。在 PP 间期恒定的情况下,凡 PR 间期固定不变者,可判断为莫氏Ⅱ型房室传导阻滞。如果 PP 间期不恒定,PR 间期在莫氏Ⅱ型房室传导阻滞中的变化也不会超过 5 毫秒。具体鉴别见表 9-2。

表 9-2　二度房室传导阻Ⅰ型和Ⅱ型的比较

	Ⅰ型	Ⅱ型
病变性质	多见于功能改变、炎症、水肿	多见于坏死、纤维化、钙化、退行性病变
病因	下壁心肌梗死、心肌炎、药物、迷走神经功能亢进	前间壁心肌梗死、原发性传导系统疾病、心肌病

	Ⅰ型	Ⅱ型
PR 间期	脱漏前 PR 间期逐渐延长,至少脱漏前 PR 间期比脱漏后的第一次 PR 间期延长	下传搏动的 PR 间期固定
QRS 波群	多正常	长宽大畸形(可呈束支阻滞图形)
对血流动力学影响	较少,症状不明显	较严重,可出现晕厥、黑蒙、阿-斯综合征
治疗	病因治疗,一般不需人工起搏器	病因治疗和对症治疗,必要时考虑人工起搏
预后	常为一过性,多能恢复,预后较好	多为永久性并进行性加重,预后较差

(三)近乎完全性房室传导阻滞

绝大多数 P 波后无 QRS 波群,心室基本由房室交界处或心室自主心律控制,QRS 波群形态正常或呈束支传导阻滞型畸形增宽。在少数 P 波后有 QRS 波群,形成一个较交界处或心室自主心律提早的心搏,称为心室夺获。心室夺获的 QRS 波群形态与交界处的自主心律相同,而与心室自主心律不同。

(四)三度房室传导阻滞

三度房室传导阻滞又称完全性房室传导阻滞。心房的冲动完全不能下传到心室,因此心房受窦房结或房颤、房扑、房速控制而独自搏动,心室则受阻滞部位以下的逸搏点控制,形成缓慢而匀齐的搏动,在心电图表现为 P 波与 QRS 波完全无关,各自搏动的现象,即房室分离。

三度房室传导阻滞多发生在房室交界部,房室束分叉以上(高位)约占 28%,房室束分叉以下(低位)约占 72%。三度房室传导阻滞多为严重的传导系统病变,少数为暂时性的完全性房室传导阻滞,多为高位阻滞,即 QRS 波群不增宽,可由传导系统暂时缺血引起。而低位的完全性房室传导阻滞 QRS 波群增宽畸形,且心室频率缓慢,几乎都是持久性的完全性房室传导阻滞。常见于冠心病、心肌炎后心肌病变、心脏手术后或其他器质性心脏病等。

1.心电图特点

心房激动完全不能下传到心室。即全部 P 波不能下传,P 波和 QRS 波没有固定关系,PP 间距和 RR 间距基本规则,心房频率较快,PP 间期较短,而心室由低位起搏点激动,心室频率缓慢,每分钟 30~50 次。心室自主心律的 QRS 波群形态与心室起搏部位有关。如果完全阻滞在房室结内,则起搏点在希氏束附近,心电图特点是 QRS 波不宽,心室率在 40 次/分以上。如果完全阻滞在希氏束以下或三束支处,则起搏点低,QRS 波增宽畸形,心室率在 40 次/分以下,且易伴发室性心律失常(图 9-33,图 9-34)。如起搏点位于左束支,QRS 波群呈右束支传导阻滞型;如起搏点位于右束支,QRS 波群呈左束支传导阻滞型。心室起搏点不稳定时,QRS 波形态和 RR 间距可多变。心室起搏点自律功能暂停则引起心室停搏,心电图上仅表现为一系列 P 波。在房颤的心电图中,如果出现全部导联中 RR 间期都相等,则应考虑有三度房室传导阻滞的存在。完全性房室传导阻滞时偶有短暂的超常传导表现。心电图表现为一次交界处或心室逸搏后出现一次或数次 P 波下传至心室的现象,称为韦金斯基现象。发生机制为逸搏作为对房室传导阻滞部位的刺激,可使该处心肌细胞的阈电位降低,应激性增高,传导功能短暂改善。

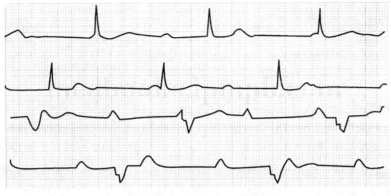

图 9-33　三度房室传导阻滞

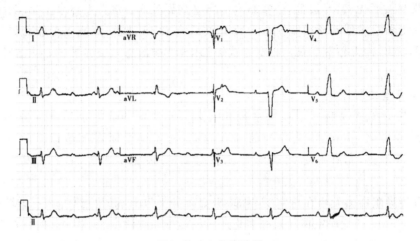

图 9-34　心电图诊断

1.窦性心律不齐；2.三度房室传导阻滞，室性逸搏心律

2.希氏束电图特点

完全性房室传导阻滞的希氏束电图可以确定阻滞的具体部位，分为希氏束近端、希氏束内和希氏束远端。①希氏束近端阻滞：少见，多为先天性疾病引起。希氏束电图表现为 AH 阻滞（房室结内阻滞），A 波后无 H 波，而 V 波前有 H 波，HV 固定，A 波与 V 波无固定关系。②希氏束内阻滞：A 波后有 H 波，AH 固定且正常，A 波与 V 波无关，HH′ 中断，每个 V 波前有 H′ 波，V 波可以正常。③希氏束远端阻滞：表现为 HV 阻滞，绝大多数为完全性房室传导阻滞。特征为 A 波后无 V 波，AH 固定，但 H 波不能下传，其后无 V 波，完全阻滞于 HV 之间。

3.鉴别诊断

希氏束近端阻滞和远端阻滞的鉴别。①临床症状：有晕厥或阿-斯综合征者，多为希氏束远端阻滞；长期稳定，症状轻的多为希氏束近端阻滞。②心电图 QRS 波宽大畸形者多为远端阻滞，而 QRS 波小于 0.11 秒多为近端阻滞。③室性逸搏心率＞45 次/分多为近端阻滞，而心率在 40 次/分左右或以下者多为远端阻滞。三度房室传导阻滞还应与干扰性房室分离相鉴别，后者是一种生理性传导阻滞。二者的鉴别要点在于前者的心房率大于心室率，而后者的心房率小于心室率。

四、临床表现

一度房室传导阻滞很少有症状,听诊第一心音可略减弱。二度房室传导阻滞可有心脏停顿或心悸感,听诊可有心音脱漏,脉搏也相应脱漏,心室率缓慢时可有头晕、乏力、易疲倦、活动后气促,甚至短暂晕厥。三度房室传导阻滞时症状较明显,除上述症状外,还可以进一步出现心脑供血不足的表现,如智力减退、心力衰竭等。三度房室传导阻滞造成血流动力学的影响取决于心室逸搏频率的快慢。在希氏束分支以上的三度房室传导阻滞起搏点频率较快,可达 40~60 次/分,且心室除极顺序正常,对血流动力学影响较小,患者多不出现晕厥。而在希氏束分支以下的三度房室传导阻滞,逸搏心率缓慢,20~40 次/分,甚至更低,且心室收缩协调性差,血流动力学影响显著,患者出现晕厥、阿-斯综合征,甚至猝死,此外尚可有收缩压增高、脉压增宽、颈静脉搏动、心音不一致,及心脏增大等体征,偶可闻及心房音。三度房室传导阻滞的特异性体征是心室率缓慢且规则,并伴有第一心音强弱不等,特别是突然出现的增强的第一心音,即"大炮音",是由于房室收缩不同步造成的,当房室收缩相距较近时(PR 间期 0.04~0.10 秒),第一心音明显增强。

心室率过慢、心室起搏点不稳定或心室停搏时,可有短暂的意识丧失。当心室停搏较长时间,可出现晕厥、抽搐和发绀,即所谓的阿-斯综合征发作。迅速恢复心室自主心率可立即终止发作,神志也可立即恢复,否则将导致死亡。

五、治疗

房室传导阻滞的治疗方法原则上取决于房室传导阻滞发生的原因(病因是否能消除)、病程(急性还是慢性)、阻滞的程度(完全性阻滞还是不完全性阻滞)及伴随症状。房室束分支以上阻滞形成的一至二度房室传导阻滞并不影响血流动力学状态,主要针对病因治疗。房室束分支以下阻滞者,不论是否引起房室传导阻滞,均必须结合临床表现和阻滞的发展情况慎重考虑电起搏治疗。

急性房室传导阻滞的病因常为急性下壁心肌梗死,急性心肌炎或其他心外因素,如药物影响或电解质紊乱等。多数情况传导系统的损伤是可以恢复的。因此,对于无明显血流动力学障碍的一度或二度Ⅰ型房室传导阻滞可以不必处理。二度Ⅱ型和三度房室传导阻滞应根据阻滞部位和心室率采取相应的措施。如果心率能达到 50 次/分、QRS 波正常者,可以给予阿托品,每 4 小时口服 0.3 mg,尤其适于迷走神经张力过高引起的阻滞,必要时肌内或静脉注射,每 4~6 小时 0.5~1.0 mg;对于血压偏低的患者可以选用异丙肾上腺素滴注;对于心室率不足 40 次/分、QRS 波宽大畸形者,房室传导阻滞部位在希氏束以下的,对药物反应差,应考虑临时起搏器治疗。预防或治疗房室传导阻滞引起的阿-斯综合征发作,宜用异丙肾上腺素溶液静脉滴注,使心率控制在 60~70 次/分。

慢性房室传导阻滞的治疗,主要视阻滞部位、阻滞程度及伴随症状而定,无症状的一度或二度Ⅰ型房室传导阻滞一般不需治疗。若下传的 QRS 波宽大,不能排除有双束支阻滞的,应加强观察,定期随访,必要时进行心电生理检查,特别是已经发生晕厥的患者。慢性二度Ⅱ型房室传导阻滞,因阻滞部位多在希氏束分支以下,心室率缓慢,常伴有头晕、乏力等症状,当发展为三度房室传导阻滞时,易发生阿-斯综合征,故应早期植入永久起搏器治疗。慢性三度房室传导阻滞,心室率不超过 60 次/分,在希氏束分支以下者心率仅为 20～40 次/分,可频繁发生晕厥,应尽快安装永久心脏起搏器治疗。

(袁星堂)

第十二节　房内传导阻滞

房内传导阻滞(intra-atrial block,IAB)是指窦房结发出的冲动在心房内传导时延迟或中断,可分为完全性传导阻滞和不完全性传导阻滞两种。

一、病因

心房肌群的纤维化、脂肪化、淀粉样变的退行性病变;左心房和/或右心房的肥大或扩张;心房肌的急性或慢性炎症;心房肌的急慢性缺血或心肌梗死。

二、临床特点

(一)不完全性心房内传导阻滞

多发生于二尖瓣狭窄、某些先天性心脏病和心肌梗死。心电图示 P 波增宽(＞0.12 秒),有切迹,P 波的前半部或后半部振幅减低或增高。由于冲动在房内传导延迟,可有 PR 间期延长。因房内传导和不应期的不均匀,可以引起心房内折返性心动过速。

(二)完全性心房内传导阻滞(完全性心房分离)

由于房内传导完全阻滞,出现左、右心房激动完全分离。窦房结冲动仅传到一侧心房,并下传心室产生 QRS 波,而另一侧则由心房异位起搏点控制,形成与窦性 P 波并行的另一组心房波,频率慢且不能下传激动心室。心电图特点如下。

(1)同一导联有两种 P 波,一种为窦性,其后有 QRS 波;另一种为心房异位的小 P′波,其频率慢,规律性差,不能下传激动心室。

(2)右心房波是窦性冲动下传引起右心房激动的表现,呈窦性,左心房波为扑动或颤动。

(3)心房波的一部分呈扑动,另一部分呈颤动。

心房分离常发生于危重患者,出现后可于数小时或数天内死亡。但在应用洋地黄等药物过量或中毒时,经过及时纠正治疗心房分离可消失并恢复。

心房分离需要与房性并行心律相鉴别,房性并行心律的 P 波较窦性 P 波稍大或等大,心房分离的 P′波小而不易看清。房性并行心律 PP 间期较恒定,常出现夺获、融合,心房分离则无。迷走神经刺激术可使房性并行心律减慢,而对心房分离无影响。

三、治疗

心房内传导阻滞本身不需治疗,治疗主要针对原发病。完全性心房内传导阻滞极罕见,多见于临终前,预后差。常在记录心电图后短时间内死亡。

(刁学织)

第十三节 室内传导阻滞

室内传导阻滞是指阻滞发生在希氏束以下的传导系统,简称室内阻滞,其共同特征是 QRS 波时限延长。

心室内传导纤维包括希氏束远端的左、右束支及两侧的心室普肯野纤维。希氏束在室间隔上端分出左、右束支。右束支较为纤细,沿室间隔右侧心内膜下走行至右心室心尖部再分支至右心室的乳头肌及游离壁。左束支在主动脉下方穿出室间隔膜部后发出很多分支,在室间隔内膜下呈扇形展开,主要分为两组纤维:①前上部分纤维组称为前分支,分布于室间隔的前、上部分及左心室前壁及侧壁内膜下;②后下部分纤维组称为后分支,分布于室间隔的后下部及左心室下壁、后壁内膜下;③还有一组纤维进入室间隔中部,该组纤维或由左束支分出,或起自前分支或后分支,称为间隔支。

室内阻滞可以发生在室内传导纤维的任何部位,可以为一个束支(如左束支或右束支)、一个分支(如左束支的前分支、后分支或间隔支)、数个分支阻滞,或数个分支发生完全性阻滞而其他分支发生不完全性阻滞,也可为完全的室内双束支传导阻滞。正常冲动经房室束及 3 分支系统几乎同时到达心室肌,室内传导时间为 0.08 秒,不超过 0.10 秒。左、右心室中如果有一侧束支发生阻滞,心脏就先兴奋健侧,然后再通过室间隔传至阻滞侧,需要增加 40~60 毫秒,这就使正常的心室内传导时间由 60~80 毫秒延长到 120 毫秒以上,使 QRS 波明显增宽。正常心脏的不应期右束支比左束支延长约 16%,一般右束支的不应期最长,依次为右束支>左束支前分支>左束支后分支>左束支间隔支。在传导速度方面,左右束支相差25 毫秒以内,心电图上 QRS 波范围正常。如相差 20~40 毫秒,则 QRS 波稍增宽,呈部分传导阻滞的图形改变,如相差40~60 毫秒,则 QRS 波明显增宽(>120 毫秒),QRS 波呈完全性束支阻滞的图形。临床上习惯根据 QRS 波的时限是否大于 120 毫秒而将束支传导阻滞分为完全性或不完全性。实际上也可以像房室传导阻滞那样分为一度、二度、三度(完全性)。

一、右束支传导阻滞

发生于右束支传导系统内的阻滞性传导延缓或阻滞性传导中断称为右束支传导阻滞(right bundle branch block,RBBB)。右束支传导阻滞远较左束支传导阻滞多见,可见于各年龄组。任何因素使右束支传导变慢或组织损毁使右心室除极在左心室之后,即可出现右束支传导阻滞。最常见的原因有高血压、冠心病、糖尿病、心肌炎、心肌病、先天性心脏病、心脏手术及药物毒性反应等。

(一)心电图特点

右束支传导阻滞后,心室除极的初始向量不受影响,室间隔及左心室仍按正常顺序除极,只是右心室最后通过心肌传导缓慢,所以右束支传导阻滞心电图只是 QRS 波的后半部有变化。在心向量图上QRS波最后部分出现了一个向右前突出的、缓慢进行的"附加环"。

完全性右束支传导阻滞的心电图表现有:①QRS 波时间延长,等于或大于 0.12 秒。②QRS 波形态改变,具有特征性。右侧胸前导联 V$_1$、V$_2$ 开始为正常的 rs 波,继以一个宽大的 R′ 波,形成由 rsR′组成的"M"形综合波。V_5、V_6 导联 R 波窄而高，S 波甚宽而且粗钝。Ⅰ导联有明显增宽的 S 波。③继发性ST 段、T 波改变，在有宽大的 R 波或 R′波的导联如 V_1、aVR 导联，ST 段压低，T 波倒置，而在有增宽的S 波的导联如 V_5、V_6、Ⅰ、aVL 等导联 ST 段轻度升高，T 波直立。④QRS 波电轴正常（图 9-35）。

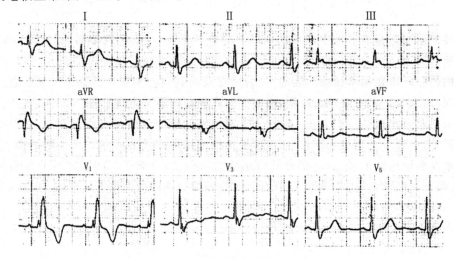

图 9-35　完全性右束支传导阻滞

V_1 导联呈 rsR′，其余导联终末波粗钝，QRS 时间≥0.12 秒

（二）希氏束电图特点

（1）V 波的时间大于 0.12 秒，提示心室除极时间延长。

（2）AH 和 HV 时间正常，提示激动从房室结-希氏束-左束支的传导时间是正常的；如果 HV 延长，则表示经左束支下传时间延长。

（3）经左心室记录左束支电位，同时经希氏束电极记录右束支电位，可以证实右束支传导阻滞。

（三）诊断

临床诊断困难，可有第二心音分裂，吸气相更为明显，确诊依靠心电图。

（四）临床意义

由于右束支的特殊生理解剖结构，右束支传导阻滞较常见，可见于正常人，而多数完全性右束支传导阻滞是由器质性心脏病所致，见于右心室受累的各种疾病。儿童发生右束支传导阻滞，应结合超声心动图除外先天性心脏病。发生右束支传导阻滞后，原发性 ST-T 改变被部分或完全掩盖。左、右束支同时发生阻滞可以导致阻滞型心室停搏。各种大手术后突发的右束支传导阻滞应高度警惕急性肺栓塞。应用普罗帕酮等药物以后发生的右束支传导阻滞是药物的毒性反应。

（五）治疗

右束支传导阻滞本身无特殊治疗，主要针对病因治疗。

二、左束支传导阻滞

发生于左束支传导系统内的阻滞性传导延缓或阻滞性传导中断，称为左束支传导阻滞（left bundle branch block，LBBB）。左束支的主干短而粗，由前降支的前穿隔支和后降支的后穿隔支双重供血,这是左束支传导阻滞少见的原因。一旦发生了左束支传导阻滞,就意味着左束支的受损范围广泛,因此其临床意义远较右束支传导阻滞重要。绝大多数左束支传导阻滞是由器质性心脏病引起,常见的病因有急性心肌梗死、原发性高血压、心肌病、原发性传导束退变、低血钾或高血钾等。左束支传导阻滞的好发部位主要在左束支主干与希氏束交界处。

左束支传导阻滞时,心室激动顺序一开始就是异常的,室间隔的除极开始于右侧,穿过室间隔自右前向左后方进行。心室壁传导正常而迅速且两侧协调的除极程序、顺序发生了变化,左心室的除极不再通过左束支及其普肯野纤维传导,而是由右束支的激动经室间隔心肌向左后方的左侧心室壁进行缓慢迂回的除极,整个心室的除极时间明显延长。左束支传导阻滞时,心室除极向量环总的特点是向左后方突出、时间延长。

(一)心电图特点

完全性左束支传导阻滞的心电图表现有:①QRS 波时间延长,大于 0.12 秒。②QRS 波形态改变,具有诊断意义。由于正常除极开始的室间隔自左后向右前的向量消失,而横面向量一开始就是由右前向左后方,这就决定了胸前导联的以下变化。右侧胸前导联 V₁、V₂ 呈现宽大而深的 QS 波或 rS 波(r 波极其微小),V₅、V₆ 导联中没有 q 波而表现为一宽阔而顶端粗钝的 R 波。Ⅰ 导联有明显增宽的 R 波或有切迹,S 波常不存在。③继发性 ST 段、T 波改变,有宽大 R 波的导联中 ST 段压低,T 波倒置;而在 QRS 波主波向下的导联中,ST 段抬高,T 波高耸。④QRS 波电轴正常或轻度左偏(图 9-36)。

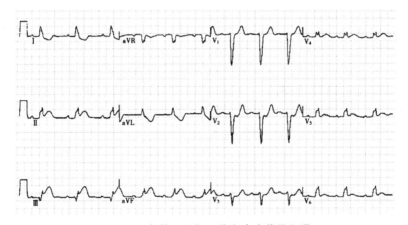

图 9-36 急性心肌梗死伴左束支传导阻滞

患者,男,79 岁,胸痛 5 小时。心电图:Ⅱ、Ⅲ、aVF、V₄~V₆ 导联 ST 段抬高,T波直立,与 CLBBB 的继发性 ST-T 改变方向相反,提示急性下壁侧壁心梗。

CLBBB 伴前间壁心梗常出现 V₁~V₃ 导联 ST 段异常抬高大于 0.5 mV

具有上述图形特点而 QRS 波时间<0.12 秒,则称为不完全性左束支传导阻滞。

(二)希氏束电图特点

(1)V 波的时间大于 0.12 秒,提示心室内除极时间延长。

(2)AH 和 HV 时间正常,提示激动从房室结-希氏束-右束支的传导时间是正常的;如果 HV 延长,则表示经左束支完全阻滞后经右束支的传导也有不完全性阻滞下传。

(3)同时经左心和右心记录左束支电位,可以证实左束支的电位显著晚于右束支(超过40 毫秒)。

(三)诊断

持续性左束支传导阻滞本身可以没有症状,但是某些间歇性、阵发性左束支传导阻滞可以引起心悸、胸闷症状。临床可有第二心音的反常分裂(吸气时分裂减轻,呼气时加重)或有收缩期前奔马律。

(四)临床意义

左束支传导阻滞常代表心脏有弥漫性病变,多见于左心室病变如冠心病、原发性高血压、扩张型心肌病等,预后较差。完全性左束支传导阻滞可以掩盖心肌梗死、心肌缺血、左心室肥厚的心电图特征。对于缺血性胸痛患者新发生的左束支传导阻滞,应考虑心肌梗死,迅速评估溶栓禁忌证,尽快进行抗缺血治疗和再贯注治疗。

(五)治疗

左束支传导阻滞本身无特殊治疗,主要针对病因,预后取决于原有心脏病的程度。

三、左前分支传导阻滞

发生于左束支前分支的阻滞性传导延缓或阻滞性传导中断,称为左前分支阻滞(left anterior fascicular block,LAFB)。在左束支的左前分支、左后分支和间隔支3分支传导系统中,左前分支阻滞最常见,可能与左前分支的生理解剖特点有关。左前分支细长,走行于左心室流出道,由于血流压力较大易受损伤,并且仅有单一血管供血易受缺血性损害。左前分支的不应期最长,容易引起传导延缓。

正常情况下,冲动到达左束支后,同时由两组分支向左心室内膜传出,QRS综合除极向量指向左下方。如果两组分支之一受到损伤,则QRS向量就偏向该分支支配的区域,因为这一区域最后除极。左前分支阻滞时,左心室开始除极后,冲动首先沿左后分支向下方传导,使室间隔的后下部及隔面内膜除极,然后通过普肯野纤维向左上传导以激动左前分支所支配的室间隔前半部、心室前侧壁及心尖部。因此,QRS初始向量(一般不超过0.02秒)向下向右,QRS综合向量指向左上,额面QRS环逆钟向运行,向量轴位于−90°~−30°。

(一)心电图特点

(1)QRS波电轴显著左偏−90°~−30°(也有学者认为在−90°~−45°),多在−60°。显著电轴左偏既是左前分支阻滞的主要特征,也是诊断左前分支阻滞的主要条件。

(2)QRS波形态改变:Ⅰ、aVL导联呈qR型,其q波不超过0.02秒;Ⅱ、Ⅲ、aVF导联呈rS型,aVL导联的R波最高,其高度大于Ⅰ和aVR导联;$V_1 \sim V_3$导联的r波低小;$V_5 \sim V_6$导联可以出现较深的S波。

(3)QRS波不增宽或轻度增宽,不超过0.11秒(图9-37,图9-38)。

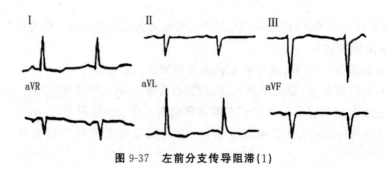

图9-37 左前分支传导阻滞(1)

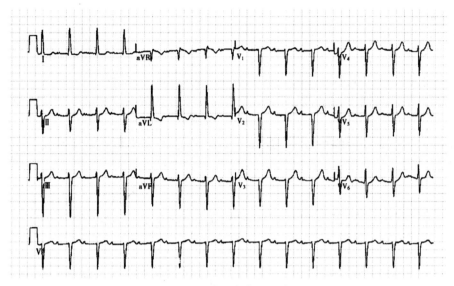

图 9-38 左前分支传导阻滞(2)

患者,女,84 岁,高血压。ECG 显示:①左前分支传导阻滞(left anterior hemiblock),Ⅱ、Ⅲ、aVF 呈 rS,Ⅰ、aVL 呈 qR;电轴左偏>－30°;排除其他可以导致电轴左偏的因素。②一度房室传导阻滞,PR 间期>0.2 秒。③左心房大,P 波时间>0.11 秒,V₁ 导联终末电势增大。④左心室高电压,左前分支阻滞时 $S_{Ⅲ}$≥1.5 mV(15 mm)即可怀疑左心室肥大

(二)希氏束电图特点

单纯左前分支阻滞时,希氏束电图的 AH 和 HV 时间正常,提示激动从房室结-希氏束-右束支和左后分支传导时间是正常的;如果 HV 延长,则表示右束支和左后分支也有不完全性阻滞。

(三)诊断与鉴别诊断

诊断主要依靠心电图。左前分支阻滞应与引起电轴左偏的各种疾病相鉴别,如肺气肿、左心室肥厚、直背综合征、下壁心肌梗死、预激综合征等。左前分支阻滞可以使小范围的下壁心肌梗死受到掩盖,即Ⅱ、Ⅲ、aVF 导联的 QRS 波不出现 q 波。同时,下壁心肌梗死也可使合并存在的左前分支阻滞表现不出来,如Ⅱ、Ⅲ、aVF 导联的 QS 波相当深而Ⅰ、aVL 导联的 R 波很高,须考虑下壁梗死伴有左前分支阻滞。鉴别诊断应结合临床和前后心电图动态改变综合考虑。

(四)临床意义

左前分支与右束支解剖位置较近,并共同接受冠状动脉左前降支供血,因此右束支传导阻滞合并左前分支阻滞常见。常见病因是冠心病,其他还有原发性高血压、先天性心脏病、心肌病等。少数左前分支阻滞无明显器质性心脏病的证据。

四、左后分支传导阻滞

发生于左束支后分支的阻滞性传导延缓或阻滞性传导中断,称为左后分支阻滞(left posterior fascicular block,LPFB)。左后分支阻滞没有左前分支阻滞多见,因为左后分支又短又宽,位于左心室压力较低的流出道,血供较丰富,不易发生损害。

左后分支阻滞时,激动沿左前分支传导到左心室,再通过普肯野纤维传导到左后分支配的左心室下部。因此,QRS 波的初始向量(0.02 秒)向左并略向上,终末向量指向右后下方,综合 QRS 向量介于＋90°～＋120°,QRS 环顺钟向运行。左后分支阻滞的程度越严重,QRS 波电轴右

偏的程度越明显。

（一）心电图特点

（1）QRS 波电轴右偏，在＋90°～＋120°。

（2）QRS 波形态改变：Ⅰ、aVL 导联呈 rS 型；Ⅱ、Ⅲ、aVF 导联呈 qR 型，其 q 波不超过 0.02 秒；V_1、V_2 导联可呈正常的 rS 型，S 波变浅；V_5、V_6 导联 q 波可消失，R 波振幅减少，S 波增宽，呈顺钟向转位图形。

（3）QRS 波不增宽或轻度增宽，不超过 0.11 秒，合并右束支传导阻滞时 QRS 波时间大于 0.12 秒（图 9-39）。

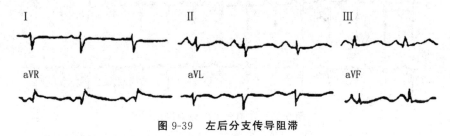

图 9-39　左后分支传导阻滞

（二）希氏束电图特点

单纯左后分支阻滞时，希氏束电图的 AH 和 HV 时间正常，即激动从房室结-希氏束-右束支和左前分支传导到心室的时间是正常的；如果 HV 延长，则表示左后分支阻滞的同时伴有左前分支和右束支不完全性阻滞。

（三）诊断与鉴别诊断

诊断主要依靠以上心电图特征。除上述特征外，尚需除外健康的体型瘦长者，及垂位心、右心室肥厚、广泛前壁心肌梗死、肺气肿、肺心病等患者。右心室肥厚者电轴多显著右偏＞120°，S_1 很深，aVR、V_1、V_2 导联 R 波振幅增高，V_5、V_6 导联 S 波增宽，临床上有引起右心室肥厚的疾病，如肺心病、先天性心脏病、肺动脉高压等；广泛前壁心肌梗死也可以引起电轴右偏，但 QRS 波形态改变与左后分支阻滞不同，Ⅰ、aVL 导联呈 QS、Qr、QR 型，Ⅱ、Ⅲ、aVF 导联不一定有小 q 波，冠状动脉造影多阳性。临床上有下列情况方可作出诊断：①同一次或两次心电图记录有电轴左偏与右偏的 QRS 波，电轴右偏时有上述心电图特点；②体型肥胖、高血压、冠心病尤其有左心室肥厚而电轴右偏；③右束支或左束支传导阻滞伴有电轴高度右偏。

（四）临床意义

左后分支的生理解剖结构决定其较少发生缺血性改变，因而如果发生损害，往往表示有较广泛严重的心肌损害，常与不同程度的右束支传导阻滞和左前分支阻滞合并存在，容易发展成为完全性房室传导阻滞。

五、双束支传导阻滞

左束支传导阻滞加右束支传导阻滞，称为双束支传导阻滞（bilateral bundle branch block，BBBB）。

（一）心电图特点

理论上讲，每侧束支阻滞都可以有一、二、三度之分，两侧阻滞程度不同则可以形成许多组合：①双侧传导延迟程度一致，同为一度，表现为 PR 延长，QRS 波正常。②两侧传导延迟程度不一致,则表现为PR延长,并有传导慢的一侧束支阻滞的QRS波改变。PR间期延长的程度决定于传导较快的一侧的房室传导时间,QRS波增宽的程度则取决于两侧束支传导速度的差异。一般来说,如果一侧激动的时间晚于对侧0.04～0.05秒以上,将出现本侧的完全性束支阻滞的QRS波,时限大于0.12秒。如果较对侧延迟时间为0.02～0.03秒,则该侧出现不完全性束支阻滞的QRS波,时限小于0.12秒。③两侧均为二度或一侧为一度另一侧为二度、三度,则出现程度不同的房室传导阻滞与束支阻滞。④双侧完全阻滞,房室分离,P波后无对应的QRS波,呈完全性房室传导阻滞图形(图9-40)。

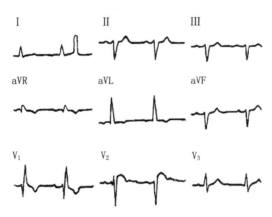

图9-40 双束支传导阻滞(完全性右束支伴左前分支传导阻滞)

(二)希氏束电图特点

心电图上已呈现一侧束支阻滞,而希氏束电图上显示HV延长则说明另一侧束支也有不完全性阻滞。

(三)诊断

当一次心电图或前后对照中能见到同时有完全性左束支传导阻滞合并有完全性右束支传导阻滞的图形,伴或不伴有房室传导阻滞,可以肯定有双侧束支传导阻滞。如仅见到一侧束支阻滞兼有PR间期延长或房室传导阻滞,只能作为双侧束支阻滞可疑,因为此时房室传导阻滞可以由房室结、房室束病变引起,若希氏束电图显示仅有AH延长而HV正常,可以否定双侧束支阻滞。

(四)临床意义

双束支阻滞多由严重的心脏疾病所致,如急性心肌梗死、心肌炎、心肌病等,易发展为完全性房室传导阻滞。

(五)治疗

双侧束支阻滞需考虑安装人工心脏起搏器。

六、三分支传导阻滞

心肌弥漫性病变可以侵犯右束支、左前分支及左后分支,使三者都出现传导障碍,称为3分支传导阻滞。

(一)心电图特点

PR间期延长、右束支传导阻滞加上左束支分支阻滞和QRS波漏搏。根据各支阻滞程度及是否同步可以组合成若干种类型,在此不一一详述。

(二)希氏束电图特点

心电图上有两束支阻滞的患者,如果第三支传导功能正常的话,希氏束电图的 HV 正常。如果希氏束电图显示 HV 延长,说明第三支也呈不完全性阻滞。

(三)临床意义

三分支阻滞的预后不良,常伴有晕厥等血流动力学异常的症状,易发展为三度房室传导阻滞。

(四)治疗

根据情况应及时安装人工心脏起搏器。

(刁学织)

第十章

心力衰竭的临床治疗

第一节　急性左心衰竭

急性心力衰竭是指由于急性(短期内)心脏病变引起心脏前向排血量显著、急骤下降导致组织器官灌注不足和后向急性淤血的临床综合征。根据解剖部位分两大类型，即急性左心衰竭和急性右心衰竭，而急性全心心力衰竭者则十分罕见。急性心力衰竭可以突然起病或在原有慢性心力衰竭基础上急性加重；大多数表现为收缩性心力衰竭，也可以表现为舒张性心力衰竭；发病前患者多数合并有器质性心血管疾病。急性右心衰竭的主要病因是大面积肺栓塞和急性右心室心肌梗死。急性左心衰竭较常见，是本节的主要内容。

一、病因

心脏解剖和功能突发异常均可作为急性左心衰竭的病因。

(一)心肌急剧损伤、坏死

急性广泛前壁心肌梗死、重症病毒性心肌炎、药物和毒物所致的心肌损伤与坏死等。

(二)快速而严重负荷增加

血压急剧增高、过快过多输液、瓣膜穿孔、腱索断裂、严重瓣膜脱垂、乳头肌断裂、室间隔穿孔等。

(三)突然发生严重诱因

严重感染、大量负性肌力药物、快速或严重缓慢型心律失常等。

二、病理生理

主要病理生理改变是心排血量急剧减少和左心室舒张末期压力迅速增加。前者反射性引起交感神经兴奋，后者则通过肺静脉传递引起肺毛细血管压增高，血管内液体渗入到肺间质及肺泡形成急性肺水肿。

三、临床表现

突发急性重度呼吸困难，严重时张口呼吸，呼吸频率常达 30～40 次/分，被迫端坐、面色灰白、发绀；大汗、烦躁不安并有恐惧感，同时频繁咳嗽，咳粉红色泡沫状痰。极重者因脑缺氧而神志模糊。肺水肿早期可因交感神经兴奋而血压一度升高,但随病情的进展,血管反应和心排血量下降,血压下降,终致心源性休克。心源性休克时可有组织低灌注的表现。听诊双肺满布粗、中、细湿性啰音和哮鸣音,有时不用听诊器亦可听见。心尖部第一心音减弱,心率加快,可闻及室性奔马律,有时肺动脉瓣第二心音可增强。

四、诊断与鉴别诊断

根据病史、典型症状与体征,一般诊断并不困难。脑利尿钠肽或 N-末端 B 型利钠肽原有助于既往心脏病史不明而突发呼吸困难的鉴别诊断,当心脏体征被肺部体征掩盖时,应与支气管哮喘鉴别;当出现休克时应与其他原因的休克鉴别。

五、治疗

急性左心衰竭严重威胁患者生命,一旦确诊应立即予以治疗。缓解缺氧、高度呼吸困难和纠正心力衰竭是急性左心衰竭治疗的关键。

(一)患者取坐位或半卧位

下垂双腿以减少静脉回流,减轻心脏负荷。

(二)高流量给氧

立即鼻管给氧,每分钟 6~8 L,需要时给予面罩加压给氧,使患者 $SaO_2 \geqslant 95\%$(伴慢性阻塞性肺疾病者 $SaO_2 > 90\%$)。严重者可采用无创性或气管插管呼吸机正压给氧,使肺泡内压在吸气时增加,气体交换加强,亦可以对抗组织液向肺泡内渗透。应用乙醇吸氧(50%~70%乙醇湿化瓶)或有机硅消泡剂,使肺泡表面张力降低,有利于肺泡通气的改善。

(三)吗啡

2.5~5.0 mg 静脉缓慢注射,亦可皮下或肌内注射,具有镇静、减少肺牵张反射和舒张小血管功能,可减少躁动对心脏造成的额外负荷和静脉回流,同时缓解呼吸困难。必要时 15 分钟后可重复 1 次,共 2~3 次。老年患者静脉注射每次不宜超过 3 mg。严密观察疗效和呼吸抑制不良反应,低血压、休克、慢性肺部疾病、神志障碍、晚期危重患者伴有呼吸抑制者禁用吗啡。

(四)快速利尿

首选呋塞米,先静脉注射 20~40 mg,继以静脉滴注每小时 5~40 mg,其总剂量在起初 6 小时不超过 80 mg,起初 24 小时不超过 200 mg。具利尿、扩张血管作用,肺水肿缓解常在利尿作用之前发生。亦可应用托拉塞米 10~20 mg 或依他尼酸 25~50 mg 静脉注射。

(五)血管扩张剂

减轻心脏负荷,以静脉注射为主。

1.硝普钠

扩张动、静脉,同时减轻心脏前、后负荷。静脉注射 2~5 分钟起效,一般起始剂量为每分钟 0.3 $\mu g/kg$,根据血压每 5 分钟调整用量,使收缩压维持在 13.3 kPa(100 mmHg)左右,原有高血压患者收缩压降低幅度不得超过 10.7 kPa(80 mmHg),否则会引起心、脑、肾等重要器官灌流不足。维持量多为每分钟 50~100 μg,但应根据个体情况而定。如肺水肿并低血压或休克时,可用硝普钠和多巴胺联合静脉滴注,两者联合用药可降低前、后负荷,又可避免血压过度下降。

2.硝酸甘油

扩张小静脉,降低回心血量。起始剂量每分钟 10 μg,根据血压每 10 分钟调整 1 次,每次每分钟增加 5～10 μg,以血压达上述水平为度。维持量多为每分钟 50～100 μg,但该药个体差异大,故应根据具体情况而定。

3.重组人脑钠肽

先给予负荷剂量 1.5 μg/kg,静脉缓慢推注,继以每分钟 0.007 5～0.015 0 μg/kg 静脉滴注;也可以不用负荷剂量而直接静脉滴注。疗程一般为 3 天,不超过 7 天。

4.正性肌力药物

适用于低心排血量的急性心力衰竭患者,可缓解组织低灌注所致的症状,保证重要脏器的血液供应。

(1)毛花苷 C:对于快速心房颤动且有心室扩大者最为合适,对于急性心肌梗死,24 小时内不宜应用洋地黄类药物,但如果急性心肌梗死前已有心室扩大者合并快速心房颤动亦可慎重使用。单纯二尖瓣狭窄且为窦性心律者不宜应用洋地黄,但合并快速心房颤动时亦可应用。首剂给予 0.2～0.4 mg,2 小时后可再给予 0.2～0.4 mg。

(2)多巴胺和多巴酚丁胺:见慢性收缩性心力衰竭治疗相关部分。

(3)磷酸二酯酶抑制剂:见慢性收缩性心力衰竭治疗相关部分。

(4)左西孟坦:见慢性收缩性心力衰竭治疗相关部分。

5.氨茶碱

氨茶碱可解除支气管痉挛,有一定正性肌力及利尿作用。0.25 g 加 5% 葡萄糖 20 mL,缓慢静脉推注。

6.其他

四肢近端轮流结扎法可减少静脉回心血量,结扎时不宜过紧,应触到远端动脉搏动,松开时间不超过 20 分钟,以保证四肢血供及静脉回流。应用皮质激素可降低外周血管阻力和解除支气管痉挛。主动脉内气囊反搏术对药物治疗无效或伴有低血压及休克者可取得较好的疗效。机械辅助通气治疗能有效缓解肺淤血所致的低氧血症。

急性左心衰竭缓解后,应针对诱因和基本病因治疗。

(刘　涛)

第二节　急性右心衰竭

急性右心衰竭是由于某些原因使患者的心脏在短时间内发生急性功能障碍,同时其代偿功能不能满足实际需要而导致的以急性右心排血量减低和体循环淤血为主要表现的临床综合征。该病很少单独出现,多见于急性大面积肺栓塞、急性右心室心肌梗死等,或继发于急性左心衰竭及慢性右心功能不全者由于各种诱因病情加重所致。因临床较为多见,若处理不及时也可威胁生命,故需引起临床医师特别是心血管病专科医师的足够重视。

一、病因

(一)急性肺栓塞

在急性右心衰竭的病因中,急性肺栓塞占有十分重要的地位。患者由于下肢静脉曲张、长时间卧床、机体高凝状态及手术、创伤、肿瘤甚至矛盾性栓塞等原因,使右心或周围静脉系统内栓子(矛盾性栓塞除外)脱落,回心后突然阻塞主肺动脉或左右肺动脉主干,造成肺循环阻力急剧升高,心排血量显著降低,引起右心室迅速扩张,一般认为栓塞造成肺血流减少>50%时临床上即可发生急性右心衰竭。

(二)急性右心室心肌梗死

在急性心肌梗死累及右心室时,可造成右心排血量下降,右心室充盈压升高,容量负荷增大。上述变化发生迅速,右心室尚无代偿能力,易出现急性右心衰竭。

(三)特发性肺动脉高压

特发性肺动脉高压的基本病变是致丛性肺动脉病,即由动脉中层肥厚、细胞性内膜增生、向心性板层性内膜纤维化、扩张性病变、类纤维素坏死和丛样病变形成等构成的疾病,迄今其病因不明。该病存在广泛的肺肌型动脉和细动脉管腔狭窄和阻塞,导致肺循环阻力明显增加,可超过正常的12~18倍,由于右心室后负荷增加,右心室肥厚和扩张,当心室代偿功能低下时,右心室舒张末期压和右心房压明显升高,心排血量逐渐下降,病情加重时即可出现急性右心衰竭。

(四)慢性肺源性心脏病急性加重

慢性阻塞性肺疾病(COPD)由于低氧性肺血管收缩、继发性红细胞增多、肺血管慢性炎症重构及血管床的破坏等原因可造成肺动脉高压,加重右心室后负荷,造成右心室肥大及扩张,形成肺源性心脏病。当存在感染、右心室容量负荷过重等诱因时,即可出现急性右心衰竭。

(五)瓣膜性心脏病

肺动脉瓣狭窄等造成右心室流出道受阻的疾病可增加右心室收缩阻力;三尖瓣大量反流增加右心室前负荷并造成体循环淤血;二尖瓣或主动脉病变使肺静脉压增高,间接增加肺血管阻力,加重右心后负荷。上述原因均可导致右心功能不全,严重时出现急性右心衰竭。

(六)继发于左心系统疾病

如冠心病急性心肌梗死、扩张型心肌病、急性心肌炎等这些疾病由于左心室收缩功能障碍,造成不同程度的肺淤血,使肺静脉压升高,晚期可引起不同程度的肺动脉高压,形成急性右心衰竭。

(七)心脏移植术后急性右心衰竭

急性右心衰竭是当前困扰心脏移植手术的一大难题。据报道,移植术前肺动脉高压是移植的高危因素,因此术前需常规经 Swan-Ganz 导管测定血流动力学参数。肺血管阻力大于 4 wu($32×10^3$ Pa·s/L),肺血管阻力指数大于 6 wu/m²([$48×10^3$ Pa·s/(L·m²)]),肺动脉峰压值大于 8.0 kPa(60 mmHg)或跨肺压力差大于 2.0 kPa(15 mmHg)均是肯定的高危人群,而有不可逆肺血管阻力升高者其术后病死率较可逆者高 4 倍。术前正常的肺血管阻力并不绝对预示术后不发生右心衰竭。因为离体心脏的损伤,体外循环对心肌、肺血管的影响等,也可引起植入心脏不适应绝对或相对的肺动脉高压、肺血管高阻力而发生右心衰竭。右心衰竭所致心腔扩大,心肌缺血、肺循环血量减少及向左偏移的室间隔等又能干扰左心回血,从而诱发全心衰竭。

二、病理生理

正常肺循环包括右心室、肺动脉、毛细血管及肺静脉,其主要功能是进行气体交换,血流动力学有以下 4 个特点:第一,压力低,肺动脉压力为正常主动脉压力的 1/7~1/10;第二,阻力小,正常人肺血管阻力为体循环阻力的 1/5~1/10;第三,流速快,肺脏接受心脏搏出的全部血液,但其流程远较体循环为短,故流速快;第四,容量大,肺血管床面积大,可容纳 900 mL 血液,约占全血量的 9%。由于肺血管有适应其生理需要的不同于体循环的自身特点,所以其血管的组织结构功能也与体循环血管不同。此外,右心室室壁较薄,心腔较小,心室顺应性良好,其解剖结构特点有利于右心室射血,适应高容量及低压力的肺循环系统,却不耐受高压力。同时右心室与左心室拥有共同的室间隔和心包,其过度扩张会改变室间隔的位置及心腔构形,影响左心室的容积和压力,从而使左心室回心血量及射血能力发生变化,因此左、右心室在功能上是相互依赖的。

当各种原因造成体循环重度淤血,右心室前/后负荷迅速增加,或原有的异常负荷在某种诱因下突然加重,及右心室急性缺血功能障碍时,均可出现急性右心衰竭。临床常见如前负荷增加的急性水钠潴留、三尖瓣大量反流,后负荷增加的急性肺栓塞、慢性肺动脉高压急性加重,急性左心衰竭致肺循环阻力明显升高,及右心功能受损的急性右心室心肌梗死等。急性右心衰竭发生时肺毛细血管楔压和左心房压可正常或升高,多数出现右心室肥厚和扩张,当超出心室代偿功能时(右心室心肌梗死则为右心室本身功能下降),右心室舒张末期压和右心房压明显升高,表现为体循环淤血的体征,扩大的右心室还可压迫左心室造成心排血量逐渐下降,重症患者常低于正常的 50% 以下,同时体循环血压下降,收缩压常降至 12.0~13.3 kPa(90~100 mmHg)或更低,脉压变窄,组织灌注不良,甚至会出现周围性发绀。对于心脏移植的患者,术前均存在严重的心力衰竭,肺动脉压力可有一定程度的升高,受体心脏(尤其是右心室)已对其产生了部分代偿能力,而供体是一个完全正常的心脏,当开始工作时右心室对增加的后负荷无任何适应性,加之离体心脏的损伤,体外循环对心肌、肺血管的影响等,也可引起植入心脏不适应绝对或相对的肺动脉高压、肺血管高阻力而发生右心衰竭。

三、临床表现

(一)症状

1.胸闷气短,活动耐量下降

可由于肺通气/血流比例失调,低氧血症造成,多见于急性肺栓塞、肺心病等。

2.上腹部胀痛

上腹部胀痛是右心衰竭较早的症状。常伴有食欲缺乏、恶心、呕吐,此多由于肝、脾及胃肠道淤血所引起,腹痛严重时可被误诊为急腹症。

3.周围性水肿

右心衰竭早期,由于体内先有钠、水潴留,故在水肿出现前先有体重的增加,随后可出现双下肢、会阴及腰骶部等下垂部位的凹陷性水肿,重症者可波及全身。

4.胸腔积液

急性右心衰竭时,由于静脉压的急剧升高,常出现胸腔积液及腹水,一般为漏出液。胸腔积液可同时见于左、右两侧胸腔,但以右侧较多,其原因不甚明了。由于壁层胸膜静脉回流至腔静脉,脏层胸膜静脉回流至肺静脉,因而胸腔积液多见于全心衰竭者。腹水大多发生于晚期,由于心源性肝硬化所致。

5.发绀

右心衰竭者可有不同程度的发绀,最早见于指端、口唇和耳郭,较左心衰竭者为明显。其原因除血液中血红蛋白在肺部氧合不全外,常因血流缓慢,组织从毛细血管中摄取较多的氧而使血液中还原血红蛋白增加有关(周围型发绀)。严重贫血者发绀可不明显。

6.神经系统症状

可有神经过敏、失眠、嗜睡等症状,重者可发生精神错乱。此可能由于脑出血、缺氧或电解质紊乱等原因引起。

7.不同原发病各自的症状

如急性肺栓塞可有呼吸困难、胸痛、咯血、血压下降;右心室心肌梗死可有胸痛;慢性肺心病可有咳嗽、咳痰、发热;瓣膜病可有活动耐力下降等。

(二)体征

1.皮肤及巩膜黄染

长期慢性肝淤血缺氧,可引起肝细胞变性、坏死、最终发展为心源性肝硬化,肝功能呈现不正常,胆红素异常升高并出现黄疸。

2.颈静脉曲张

颈静脉曲张是右心衰竭的一个较明显征象。其出现常较皮下水肿或肝大为早,同时可见舌下、手臂等浅表静脉异常充盈,压迫充血肿大的肝脏时,颈静脉曲张更加明显,此称肝-颈静脉回流征阳性。

3.心脏体征

主要为原有心脏病表现,由于右心衰竭常继发于左心衰竭,因而左、右心均可扩大。右心室扩大引起三尖瓣关闭不全时,在三尖瓣听诊可听到吹风性收缩期杂音,剑突下可有收缩期抬举性搏动。在肺动脉压升高时可出现肺动脉瓣区第二心音增强及分裂,有响亮收缩期喷射性杂音伴震颤,可有舒张期杂音,心前区可有奔马律,可有阵发性心动过速,心房扑动或颤动等心律失常。由左心衰竭引起的肺淤血症状和肺动脉瓣区第二心音亢进,可因右心衰竭的出现而减轻。

4.胸腔积液、腹水

可有单侧或双侧下肺呼吸音减低,叩诊呈浊音;腹水征可为阳性。

5.肝脾大

肝脏肿大、质硬并有压痛。若有三尖瓣关闭不全并存,触诊肝脏可感到有扩张性搏动。

6.外周水肿

由于体内钠、水潴留,可于下垂部位如双下肢、会阴及腰骶部等出现凹陷性水肿。

7.发绀

慢性右心功能不全急性加重时常因基础病的不同存在发绀,甚至可有杵状指。

四、实验室检查

(一)血常规

缺乏特异性。长期缺氧者可有红细胞、血红蛋白的升高,白细胞计数可正常或增高。

(二)血生化

血清丙氨酸氨基转移酶及胆红素常升高,乳酸脱氢酶、肌酸激酶亦可增高,常伴有低蛋白血症、电解质紊乱等。

(三)凝血指标

血液多处于高凝状态,国际标准化比值(INR)可正常或缩短,急性肺栓塞时 D-二聚体明显升高。

(四)血气分析

动脉血氧分压、血氧饱和度多降低,二氧化碳分压在急性肺栓塞时降低,在肺心病、先天性心脏病时可升高。

五、辅助检查

(一)心电图检查

多显示右心房、室的增大或肥厚。此外还可见肺型 P 波、电轴右偏、右束支传导阻滞和 II、III、aVF 及右胸前导联 ST-T 改变。急性肺栓塞时心电图变化由急性右心室扩张所致,常示电轴显著右偏,极度顺钟向转位。I 导联 S 波深、ST 段呈 J 点压低,III 导联 Q 波显著和 T 波倒置,呈 $S_1Q_{III}T_{III}$ 波形。aVF 和 III 导联相似,aVR 导联 R 波常增高,右胸导联 R 波增高、T 波倒置。可出现房性或室性心律失常。急性右心室心肌梗死时右胸导联可有 ST 段抬高。

(二)胸部 X 线检查

急性右心衰竭 X 线表现的特异性不强,可具有各自基础病的特征。肺动脉高压时可有肺动脉段突出(>3 mm),右下肺动脉横径增宽(>15 mm),肺门动脉扩张与外围纹理纤细形成鲜明的对比或呈"残根状";右心房、室扩大,心胸比率增加,右心回流障碍致奇静脉和上腔静脉扩张。肺栓塞在起病 12～36 小时后肺部可出现肺下叶卵圆形或三角形浸润阴影,底部常与胸膜相连;也可有肋膈角模糊或胸腔积液阴影;膈肌提升及呼吸幅度减弱。

(三)超声心动图检查

急性右心衰竭时,UCG 检查可发现右心室收缩期和舒张期超负荷,表现为右心室壁增厚及运动异常,右心排血量减少,右心室增大(右心室舒张末面积/左心室舒张末面积比值>0.6),室间隔运动障碍,三尖瓣反流和肺动脉高压。常见的肺动脉高压征象有:右心室肥厚和扩大,中心肺动脉扩张,肺动脉壁顺应性随压力的增加而下降,三尖瓣和肺动脉瓣反流。右心室心肌梗死除右心室腔增大外,常出现左心室后壁或下壁运动异常。心脏瓣膜病或扩张型心肌病引起慢性左心室扩张时,不能通过测定心室舒张面积比率评价右心室扩张程度。某些基础心脏病,如先心病、瓣膜病等心脏结构的异常,也可经超声心动图明确诊断。

(四)其他检查

肺部放射性核素通气/灌注扫描显示不匹配及肺血管增强 CT 对肺栓塞的诊断有指导意义。CT 检查亦可帮助鉴别心肌炎、心肌病、COPD 等疾病,是临床常用的检查方法。做选择性肺动脉造影可准确地了解栓塞所在部位和范围,但此检查属有创伤性,存在一定的危险,只宜在有条件的医院及考虑手术治疗的患者中做术前检查。

六、鉴别诊断

急性右心衰竭是一组较为常见的临床综合征,包括腹胀、肝脾大、胸腹水、下肢水肿等。由于病因的不同,其主要表现存在一定的差异。除急性右心衰竭表现外,如突然发病、呼吸困难、窒息、心悸、发绀、剧烈胸痛、晕厥和休克,尤其是发生于长期卧床或手术后的患者,应考虑大块肺动脉栓塞引起急性肺源性心脏病的可能;如胸骨后呈压榨性或窒息性疼痛并放射至左肩、臂,一般无咯血,心电图有右心导联 ST-T 特征性改变,伴心肌酶学或特异性标志物的升高,应考虑急性右心室心肌梗死;如既往有慢性支气管炎、肺气肿病史,此次为各种诱因病情加重,应考虑慢性肺心病急性发作;如结合体格检查及超声心动图资料,发现有先天性心脏病或瓣膜病证据,应考虑为原有基础心脏病所致。限制型心肌病或缩窄性心包炎等疾病由于心室舒张功能下降或心室充盈受限，使得静脉回流障碍，在肺静脉压升高的同时体循环重度淤血，某些诱因下（如入量过多或出量不足）即出现肝脾大、下肢水肿等症状，也应与急性右心衰竭相鉴别。

七、治疗

(一)一般治疗

应卧床休息及吸氧，并严格限制入液量。若急性心肌梗死或肺栓塞剧烈胸痛时，可给予吗啡3～5 mg 静脉推注或罂粟碱30～60 mg 皮下或肌内注射以止痛及解痉。存在低蛋白血症时应静脉输入清蛋白治疗，同时注意纠正电解质及酸碱平衡紊乱。

(二)强心治疗

心力衰竭时应使用直接加强心肌收缩力的洋地黄类药物，如快速作用的去乙酰毛花苷注射液 0.4 mg 加入 5％的葡萄糖溶液 20 mL 中，缓慢静脉注射，必要时 2～4 小时再给 0.2～0.4 mg；同时可给予地高辛0.125～0.25 mg，每天 1 次治疗。

(三)抗休克治疗

出现心源性休克症状时可应用直接兴奋心脏 β 肾上腺素受体，增强心肌收缩力和每搏输出量的药物，如多巴胺 20～40 mg 加入 200 mL 5％葡萄糖溶液中静脉滴注，或 2～10 μg/(kg·min)以微量泵静脉维持输入，依血压情况逐渐调整剂量；也可用多巴酚丁胺2.5～15 μg/(kg·min)微量泵静脉输入或滴注。

(四)利尿治疗

急性期多应用袢利尿剂，如呋塞米 20～80 mg、布美他尼 1～3 mg、托拉塞米（特苏尼）20～60 mg 等静脉推注以减轻前负荷，并每天口服上述药物辅助利尿。同时可服用有醛固酮拮抗作用的保钾利尿剂，如螺内酯 20 mg，每天 3 次，以加强利尿效果，减少电解质紊乱。症状稳定后可应用噻嗪类利尿剂，如氢氯噻嗪 50～100 mg 与上述袢利尿剂隔天交替口服，减少耐药性。

(五)扩血管治疗

应从小剂量起谨慎应用，以免引起低血压。若合并左心衰竭可应用硝普钠 6.25 μg/min 起微量泵静脉维持输入，依病情及血压数值逐渐调整剂量，起到同时扩张小动脉和静脉的作用，有效地减低心室前、后负荷；合并急性心肌梗死可应用硝酸甘油 5～10 μg/min 或硝酸异山梨酯50～100 μg/min 静脉滴注或微量泵维持输入，以扩张静脉系统，降低心脏前负荷。口服硝酸酯类或 ACEI 类等药物也可根据病情适当加用，剂量依个体调整。

(六)保肝治疗

对于肝脏淤血肿大，肝功能异常伴黄疸或腹水的患者，可应用还原型谷胱甘肽 600 mg 加入250 mL 5％葡萄糖溶液中每天 2 次静脉滴注，或多烯磷脂酰胆碱 465 mg(10 mL)加入 250 mL5％葡萄糖溶液中每天 1～2 次静脉滴注，可同时静脉注射维生素 C 5～10 g，每天 1 次，并辅以口服葡醛内酯（肝太乐）、肌苷等药物，加强肝脏保护作用，逆传肝细胞损害。

(七)针对原发病的治疗

由于引起急性右心衰竭的原发疾病各不相同，治疗时需有一定的针对性。如急性肺栓塞应考虑 rt-PA 或尿激酶溶栓及抗凝治疗，必要时行急诊介入或外科手术；特发性肺动脉高压应考虑前列环素、内皮素-1 受体拮抗剂、磷酸二酯酶抑制剂、一氧化氮吸入等针对性降低肺动脉压及扩血管治疗；急性右心室心肌梗死应考虑急诊介入或 rt-PA、尿激酶溶栓治疗；慢性肺源性心脏病急性发作应考虑抗感染及改善通气、稀释痰液等治疗;先心病、瓣膜性心脏病应考虑在心力衰竭症状改善后进一步外科手术治疗;心脏移植患者,术前应严格评价血流的动力学参数,判断肺血管阻力及经扩血管治疗的可逆性,并要求术前肺血管处于最大限度的舒张状态,术后长时间应用血管活性药物,如前列环素等。

总之,随着诊断及治疗水平的提高,急性右心衰竭已在临床工作中得到广泛认识,且治疗效果明显改善,对患者整体病情的控制起到了一定的帮助。

（刘　涛）

第三节　舒张性心力衰竭

心力衰竭是一个包括多种病因和发病机制的临床综合征。其中,舒张性心力衰竭(diastolic heart failure,DHF)是近年来才得到研究和认识的一类心力衰竭。其主要特点是有典型的心力衰竭的临床症状、体征和实验室检查证据(如胸部 X 线检查肺淤血表现),而超声心动图等影像检查显示左心室射血分数(LVEF)正常,并除外瓣膜病和单纯右心衰竭。研究发现,DHF 患者约占所有心力衰竭患者的 50%。与收缩性心力衰竭(SHF)比较,DHF 有更长的生存期,而且两者的治疗措施不尽相同。

一、舒张性心力衰竭的临床特点

(一)病因特点

DHF 通常发生于年龄较大的患者,女性比男性发病率和患病率更高。最常发生于高血压患者,特别是有严重心肌肥厚的患者。冠心病也是常见病因,特别是由一过性缺血发作造成的可逆性损伤及急性心肌梗死早期,心肌顺应性急剧下降,左心室舒张功能损害。DHF 还见于肥厚型心肌病、糖尿病性心肌病、心内膜弹力纤维增生症、浸润型心肌病(如心肌淀粉样变性)等。DHF 急性发生常由血压短期内急性升高和快速心率的心房颤动发作引起。DHF 与 SHF 可以合并存在,这种情况见于冠心病心力衰竭,既可以因心肌梗死造成的心肌丧失或急性缺血发作导致心肌收缩力急剧下降而致 SHF,也可以由非扩张性的纤维瘢痕替代了正常的可舒张心肌组织,心室的顺应性下降而引起 DHF。长期慢性 DHF 的患者,如同 SHF 患者一样,逐渐出现劳动耐力、生活质量下降。瓣膜性心脏病同样会引起左心室舒张功能异常,特别是在瓣膜病的早期,表现为舒张时间延长,心肌僵硬度增加,甚至换瓣术后的部分患者,舒张功能不全也会持续数年之久,即使此刻患者的收缩功能正常。通常所说的 DHF 是不包括瓣膜性心脏病等的单纯 DHF。

(二)病理生理特点

心脏的舒张功能取决于心室肌的主动松弛和被动舒张的特性。被动舒张特性的异常通常是由心脏的质量增加和心肌内的胶原网络变化共同导致的,心肌主动松弛性的异常与各种原因造成的细胞内钙离子调节异常有关。其结果是心肌的顺应性下降,左心室充盈时间变化,左心室舒张末压增加,表现为左心室舒张末压力与容量的关系曲线变得更加陡直。在这种情况下,中心血容量、静脉张力或心房僵硬度的轻度增加,或它们共同增加即可导致左心房或肺静脉压力骤然增加,甚至引起急性肺水肿。

心率对舒张功能有明显影响,心率增快时心肌耗氧量增加,同时使冠状动脉灌注时间缩短,即使在没有冠心病的情况下,也可引起缺血性舒张功能不全。心率过快时舒张期缩短,使心肌松弛不完全,心室充盈压升高,产生舒张功能不全。

舒张功能不全时的血流动力学改变和代偿机制:舒张功能不全时舒张中晚期左心室内压力升高,左心室充盈受限,虽然射血分数正常,但每搏输出量降低,心排血量减少。左心房代偿性收缩增强,以增加左心室充盈。长期代偿结果是左心房内压力增加,左心房逐渐扩大,到一定程度时发生心房颤动。在前、后负荷突然增加,急性应激,快速房颤等使左心室充盈压突然升高时,发生急性失代偿心力衰竭,出现急性肺淤血、水肿,表现出急性心力衰竭的症状和体征。

舒张功能不全的患者,不论有无严重的心力衰竭临床表现,其劳动耐力均是下降的,主要有两个原因:一是左心室舒张压和肺静脉压升高,导致肺的顺应性下降,这可引起呼吸做功增加或呼吸困难的症状;二是运动时心排血量不能充分代偿性增加,结果导致下肢和辅助呼吸肌的显著乏力。这一机制解释了较低的运动耐力和肺毛细血管楔压(PCWP)变化之间的关系。

(三)临床表现

舒张性心力衰竭的临床表现与收缩性心力衰竭近似,主要为肺循环淤血和体循环淤血的症状和体征,如劳动耐力下降,劳力性呼吸困难,夜间阵发性呼吸困难,颈静脉曲张,淤血性肝大和下肢水肿等。X线胸片可显示肺淤血,甚至肺水肿的改变。超声心动图显示 LVEF 大于 50% 和左心室舒张功能减低的证据。

(四)诊断

对于有典型的心力衰竭的临床表现,而超声心动图显示左心室射血分数正常(LVEF >50%)或近乎正常(LVEF 40%~50%)的患者,在除外瓣膜性心脏病、各种先天性心脏病、各种原因的肺心病、高动力状态的心力衰竭(严重贫血、甲状腺功能亢进、动静脉瘘等)、心脏肿瘤、心包缩窄或压塞等疾病后,可初步诊断为舒张性心力衰竭,并在进一步检查获得左心室舒张功能不全的证据后,确定舒张性心力衰竭的诊断。

超声心动图在心力衰竭的诊断中起着重要的作用,因为物理检查、心电图、X线胸片等都不能够提供用于鉴别收缩或舒张功能不全的证据。超声心动图所测的左心室射血分数正常(LVEF>50%)或近乎正常(LVEF 40%~50%)是诊断 DHF 的必需条件。超声心动图能够简便、快速地用于鉴别诊断,如明确是否有急性二尖瓣、主动脉瓣反流或缩窄性心包炎等。

多普勒超声能够测量心内的血流速度,这有助于评价心脏的舒张功能。在正常窦性心律条件下,穿过二尖瓣的血流频谱从左心房到左心室有两个波形,E 波:反映左心室舒张早期充盈;A 波:反映舒张晚期心房的收缩。因为跨二尖瓣的血流速度有赖于二尖瓣的跨瓣压差,E 波的速率受到左心室早期舒张和左心房压力的影响。而且,研究发现,仅在轻度舒张功能不全时可以看出 E/A<1,一旦患者的舒张功能达到中度或严重损害,则由于左心房压的显著升高,其超声的表现仍为 E/A>1,近似于正常的图像。由此也可以看出,二尖瓣标准的血流模式对容量状态(特别是左心房压)极度敏感,但是这一速率的变化图像还是能够部分反映左心室的舒张功能(特别是在轻度左心室舒张功能减低时)。其他评价舒张功能的无创检测方法有:多普勒超声评价由肺静脉到左心房的血流状态,组织多普勒显像能够直接测定心肌长度的变化速率。而对于缺血性心脏病患者,心导管技术则可以反映左心室充盈压的增高,在实际应用中,更适合于由心绞痛发作诱发的心力衰竭患者的评价。

DHF 的诊断标准目前还不完全统一。美国心脏病学会和美国心脏病协会(ACC/AHA)建议的诊断标准是有典型的心力衰竭症状和体征,同时超声心动图显示患者没有心脏瓣膜异常,左心室射血分数正常。欧洲心脏病学会建议 DHF 的诊断应当符合下面 3 个条件:①有心力衰竭的证据;②左心室收缩功能正常或轻度异常;③左心室松弛、充盈、舒张性或舒张僵硬度异常的证据。欧洲心力衰竭工作组和ACC/AHA使用的术语"舒张性心力衰竭"有别于广义的"有正常射血分数的心力衰竭",后者包括了急性二尖瓣反流和其他原因的循环充血状态。

在实际工作中,临床医师诊断 DHF 时常常面临挑战。主要是要取得心力衰竭的临床证据,其中,胸片在肺水肿的诊断中有很高的价值。血浆脑利尿钠肽和 NT-pro 脑利尿钠肽的检测也有重要诊断价值,心源性呼吸困难患者的血浆脑利尿钠肽水平升高,尽管有资料显示,DHF 患者的脑利尿钠肽水平增加不如 SHF 患者的增加显著。

二、舒张性心力衰竭的治疗

DHF 的治疗目的同其他各种心力衰竭,即缓解心力衰竭的症状,减少住院次数,增加运动耐量,改善生活质量和预后。治疗措施也同其他心力衰竭,包括三方面的内容:①对症治疗,缓解肺循环和体循环淤血的症状和体征。②针对病因和诱因的治疗,即积极治疗导致 DHF 的危险因素或原发病,如高血压、左心室肥厚、冠心病、心肌缺血、糖尿病等,及心动过速等,对阻止或延缓 DHF 的进展至关重要。③针对病理生理机制的治疗。在具体的治疗方法上 DHF 有其自己的特点。

(一)急性期治疗的特点

在急性肺水肿时,可以给予氧疗(鼻导管或面罩吸氧)、吗啡、静脉用利尿剂和硝酸甘油。需要注意的是,对于 DHF 患者过度利尿可能会导致严重的低血压,因为 DHF 时左心室舒张压与容量的关系呈一个陡直的曲线。如果有严重的高血压,则有必要使用硝普钠等血管活性药物。如果有缺血发作,则使用硝酸甘油和相关的药物治疗。心动过速能够导致心肌耗氧量增加和降低冠状动脉的灌注时间,容易导致心肌缺血,即使在非冠心病患者;还可因缩短了舒张时间而使左心室的充盈受损,所以,在舒张功能不全的患者,快心室率的心房颤动常常会导致肺水肿和低血压,在一些病例中需要进行紧急心脏电复律。预防心动过速的发生或降低患者的心率,可以积极应用β受体阻滞剂(如比索洛尔、美托洛尔和卡维地洛)或非二氢吡啶类钙通道阻滞剂(如地尔硫草),剂量依据患者的心率和血压调整,这点与 SHF 时不同,因为 SHF 时β受体阻滞剂要谨慎应用、逐渐加量,并禁用非二氢吡啶类钙通道阻滞剂。对大多数 DHF 患者,无论在急性期与慢性期都不能从正性肌力药物治疗中获益。重组人脑利尿钠肽是近年来用于治疗急性心力衰竭疗效显著的药物,它具有排钠利尿和扩展血管的作用,对那些急性发作或加重的 SHF 的临床应用收到了肯定的疗效。但对 DHF 的临床研究尚不多。从药理作用上看,它有促进心肌早期舒张的作用,加上排钠利尿、减轻肺淤血的作用,对 DHF 的急性发作可收到显著效果。

(二)长期药物治疗的特点

1.血管紧张素转化酶抑制剂(ACEI)和血管紧张素Ⅱ受体阻断药(ARB)

不但可降低血压,而且对心肌局部的 RAAS 也有直接的作用,可减轻左心室肥厚,改善心肌松弛性。非常适合用于治疗高血压合并的 DHF,在血压降低程度相同时,ACEI 和 ARB 减轻心肌肥厚的程度优于其他抗高血压药物。

2.β受体阻滞剂

具有降低心率和负性肌力作用。对左心室舒张功能障碍有益的机制可能是:①降低心率可使舒张期延长,改善左心室充盈,增加舒张期末容积。②负性肌力作用可降低耗氧量,改善心肌缺血及心肌活动的异常非均一性。③抑制交感神经的血管收缩作用,降低心脏后负荷,也可改善冠状动脉的灌注。④能阻止通过儿茶酚胺引起的心肌损害和灶性坏死。已有研究证明,此类药物可使左心室容积-压力曲线下移,具有改善左心室舒张功能的作用。

目前认为,β受体阻滞剂对改善舒张功能最主要的作用来自减慢心率和延长舒张期。在具体应用时可以根据患者的具体情况选择较大的初始剂量和较快地增加剂量。这与SHF有明显的不同。在SHF患者,β受体阻滞剂的机制是长期应用后上调β受体,改善心肌重塑,应从小剂量开始,剂量调整常需要2～4周。应用β受体阻滞剂时一般将基础心率维持在60～70次/分。

3.钙通道阻滞剂

可减低细胞质内钙浓度,改善心肌的舒张和舒张期充盈,并能减轻后负荷和心肌肥厚,在扩张血管降低血压的同时可改善心肌缺血,维拉帕米和地尔硫草等还可通过减慢心率而改善心肌的舒张功能。因此在DHF的治疗中,钙通道阻滞剂发挥着重要的作用。这与SHF不同,由于钙通道阻滞剂有一定程度的负性肌力作用而不宜应用于SHF的治疗。

4.利尿剂

通过利尿能减轻水钠潴留,减少循环血量,降低肺及体循环静脉压力,改善心力衰竭症状。当舒张性心力衰竭为代偿期时,左心房及肺静脉压增高虽为舒张功能障碍的结果,但同时也是其重要的代偿机制,可以缓解因心室舒张期充盈不足所致的舒张期末容积不足和心排血量的减少,从而保证全身各组织的基本血液供应。如此时过量使用利尿剂,可能加重已存在的舒张功能不全,使其由代偿转为失代偿。当DHF患者出现明显充血性心力衰竭的临床表现并发生肺水肿时,利尿剂则可通过减少部分血容量使症状得以缓解。

5.血管扩张药

由于静脉血管扩张药能扩张静脉,使回心血量及左心室舒张期末容积减小,故对代偿期DHF可能进一步降低心排血量;而对容量负荷显著增加的失代偿期患者,可减轻肺循环、体循环压力,缓解充血症状。动脉血管扩张药能有效地降低心脏后负荷,对周围血管阻力增加的患者(如高血压心脏病)可能有效改善心室舒张功能,但对左心室流出道梗阻的肥厚型心肌病患者可能加重梗阻,使心排血量进一步减少。因此,扩张剂的应用应结合实际病情并慎重应用。

6.正性肌力药物

由于单纯DHF患者的左心室射血分数通常正常,因而正性肌力药物没有应用的指征,而且有使舒张性心功能不全恶化的危险,尤其是在老年急性失代偿DHF患者中。例如,洋地黄类药物通过抑制Na^+-K^+-ATP酶,并通过Na^+-Ca^{2+}交换的机制增加细胞内钙离子浓度,在心脏收缩期增加能量需求,而在心脏舒张期增加钙负荷,可能会促进舒张功能不全的恶化。DIG研究的数据也显示,在使用地高辛过程中,与心肌缺血及室性心律失常相关的终点事件增加。对于那些伴有快室率房颤的DHF患者,应用洋地黄是有指征也有益处的。因为可以通过控制心室率改善肺充血及心排血量。

7.抗心律失常药物

心律失常,特别是快速性心律失常对DHF患者的血流动力学常产生很大影响,故预防心律失常的发生对DHF患者有重要意义:①快速心律失常增加心肌氧耗,减少冠状动脉供血时间,从而可诱发心肌缺血,加重DHF,在左心室肥厚者尤为重要;②舒张期缩短使心肌舒张不完全,导致舒张期心室内容量相对增加;③DHF患者,左心室舒张速度和心率呈相对平坦甚至负性关系,当心率增加时,舒张速度不增加甚至减慢,从而引起舒张末期压力增加。因此当 DHF 患者伴有心律失常时,应根据其不同的病因和病情特点来选用抗心律失常药物。

8.其他药物

抑制心肌收缩的药物如丙吡胺,具有较强的负性肌力作用,可用于左心室流出道梗阻的肥厚型心肌病。此药缩短射血时间,增加心排血量,降低左心室舒张期末压。多数患者长期服用此药有效。丙吡胺的另一个作用是抗心律失常,而严重肥厚型心肌病患者,尤其是静息时有流出道梗阻者,常有心律失常,此时用丙吡胺可达到一举两得的效果。

目前,我们尚无充分的随机临床试验来评价不同药物对 CHF 或其他心血管事件的疗效,也没有充分的证据说明某一单药或某一组药物比其他的优越。已经建议,将那些有生物学效应的药物用于 DHF 的治疗,治疗心动过速和心肌缺血,如 β 受体阻滞剂或非二氢吡啶类钙通道阻滞剂;逆转左心室重塑,如利尿剂和血管紧张素转化酶抑制剂;减轻心肌纤维化,如螺内酯;阻断肾素-血管紧张素-醛固酮系统的药物能够产生这样一些生物学效应,还需要更多的资料来说明这些生物学效应能够降低心力衰竭的危险。

总之,在现阶段,对于 DHF 的发病机制、病理生理、直到诊断和治疗还需要有更多的临床试验和试验证据来不断完善。

（刘　涛）

第四节　慢性收缩性心力衰竭

慢性收缩性心力衰竭亦称为射血分数减少性心力衰竭,是指射血分数<45％的慢性心力衰竭,是大多数心血管疾病的最终归宿,也是最主要死亡原因。美国心脏学院和美国心脏学会2005 年公布美国的心力衰竭患者约有 500 万,每年新增 55 万。我国尚缺乏心力衰竭的流行病学资料。尽管心力衰竭的治疗有很大的进展,但死于心力衰竭的患者数目还在逐年上升,其部分原因是冠心病患病人群的增加和急性心肌梗死治疗的进步,存活者增多所导致的缺血性心肌病患者显著增加。人口的老龄化也是心力衰竭发生率增加的原因。在西方国家,冠状动脉性疾病、高血压和扩张型心肌病是心力衰竭的主要原因,在我国,瓣膜病仍是心力衰竭的常见原因。

一、临床诊断

(一)临床表现

左心衰竭和全心衰竭常见,单纯右心衰竭较少见。心力衰竭临床表现主要有四个方面:心排血量减低、肺淤血(左心衰竭)、体循环淤血(右心衰竭)、原发心脏病本身的表现。

1.左心衰竭

(1)症状。

不同程度的呼吸困难:①劳力性呼吸困难为最早出现的症状,最先出现在重体力活动时,随后出现如上楼梯、爬坡时呼吸困难,休息后可缓解。主要原因是运动时回心血量增加,衰竭心脏不能等量将血液泵入主动脉,使左心室舒张末期压力及左心房压力上升,加重肺淤血,肺顺应性下降及呼吸膜水肿,气体(主要是氧气)交换障碍。②端坐呼吸为休息时亦有肺淤血,患者不能平卧,需端坐以减少静脉回心血量和膈肌上抬,从而减轻呼吸困难程度。③夜间阵发性呼吸困难为患者入睡后突然憋气而惊醒,被迫采取端坐位,呼吸深快,严重的可伴哮鸣音,称为"心源性哮喘"。但如发生于老年冠状动脉粥样硬化性心脏病(简称冠心病)患者往往很快发展为急性肺水肿,预后较差。其发生机制与平卧时回心血量增加、膈肌高位致肺活量减少、夜间迷走神经张力增高、小支气管收缩及熟睡后对肺淤血的感知能力下降等因素有关。④急性肺水肿见于急性心力衰竭。

咳嗽、咳痰:初期常于卧位发生,坐位或立位可减轻。晚期坐位、立位也可发生,白色浆液性泡沫痰为其特点。为肺泡和支气管黏膜淤血所致。

咯血:痰中带血丝多为支气管黏膜毛细血管破裂所致。长期肺淤血可在肺循环和支气管循环之间形成侧支循环,支气管黏膜下血管扩张,一旦破裂可引起大咯血,多见于风湿性心脏病二尖瓣狭窄及左向右分流的先天性心脏病。咳粉红色泡沫血痰是急性左心衰竭、急性肺水肿的特异性表现。

乏力、疲倦、头昏、心慌:这些症状与心排血量下降,组织器官灌注不足及代偿性心率加快有关。

少尿、水肿及肾功损害症状:严重左心衰竭时,血流再分配,肾血流量减少,故尿量减少、水钠潴留而出现水肿,此即所谓"前向衰竭"。严重时可引起肾前性肾衰竭及相应症状。

(2)体征。

肺部湿啰音:肺淤血致肺毛细血管静水压增高大于胶体渗透压时,血浆成分可渗出到肺泡而引起湿性啰者。心力衰竭由轻到重,其湿性啰者可从局限肺底到全肺。如侧卧位则先发生在下垂的一侧,与体位相关的肺部湿啰音是心力衰竭与肺部感染湿啰音的区别点。

心脏体征:①基础心脏病的体征。②与心力衰竭有关的体征:心脏扩大(舒张性心力衰竭除外),心率加快,奔马律,部分患者有肺动脉瓣第二心音亢进,特别是风湿性心脏病二尖瓣狭窄、左向右分流的先天性心脏病引起的心力衰竭明显。

发绀:主要由于呼吸膜水肿、增厚,氧气交换障碍,氧分压下降,还原血红蛋白增加引起,属中央型发绀。

2.右心衰竭

(1)症状。①消化道症状:腹胀、食欲缺乏常见,偶有恶心、呕吐,是胃肠淤血所致。肝淤血肿大可导致右上腹饱胀不适、肝区疼痛,长期肝淤血可发生心源性肝硬化。②劳力性呼吸困难:继发于肺部疾病及左心衰竭者呼吸困难明显。单纯右心衰竭常见于某些先天性心脏病、原发或者继发性肺动脉高压、右心室型心肌病及右心室心肌梗死,可出现劳力性呼吸困难,但仍可平卧。其原因主要是心排血量下降及缺氧。此与左心衰竭时肺淤血引起的呼吸困难不同。③乏力、疲倦、头昏、心慌:与左心衰竭一样,主要由心排血量减少,组织器官灌注不足及代偿性心率加快引起。

(2)体征。

颈静脉曲张及肝颈静脉回流征阳性:颈静脉曲张及肝颈静脉回流征阳性为体循环静脉压增高引起。

肝大:肝大常伴压痛,质地中等,如伴有三尖瓣反流则有肝脏搏动。持续慢性右心衰竭可引起心源性肝硬化,此时压痛不明显,质硬,缘锐,心力衰竭纠正后缩小不明显,三尖瓣反流时,肝脏搏动也不明显,脾大及食管静脉曲张少见。

水肿：当体循环静脉压升高大于胶体渗透压时可出现水肿，此即所谓"后向衰竭"。其特征为首先出现于下垂部位，常为对称性，可压陷。

胸腔积液和腹水：胸腔积液为漏出液，双侧多见，如为单侧，则首先出现于右侧。由于胸膜静脉部分回流到肺静脉，故胸腔积液多见于全心衰竭时。严重右心衰竭，由于肝静脉回流受阻，可出现腹水。有心源性肝硬化时，由于门静脉压力增高，可出现大量腹水，腹水为漏出液。

心脏体征：①基础心脏病的体征。②右心衰竭心脏体征：心率增快，右心室舒张期奔马律，右心扩大，三尖瓣相对关闭不全的反流性杂音，该杂音有时含有乐性成分，吸气时乐性成分更明显，是右心衰竭较特异的体征，但应与感染性心内膜炎瓣膜穿孔及腱索断裂的乐性杂音相鉴别，后者有感染性心内膜炎其他临床表现可资鉴别。

3.全心衰竭

全心衰竭同时表现为左心衰竭和右心衰竭的相关症状及体征。大多数全心衰竭的右心衰竭是由左心衰竭发展而来，此时右心排血量减少，呼吸困难等肺淤血症状反而有所减轻。原发性扩张型心肌病左右心室同时衰竭者，肺淤血表现往往不严重。

（二）实验室和辅助检查

1.常规实验室检查

血常规检查、尿常规检查、粪常规检查以确定是否有感染、贫血、肾脏损伤等；肝功能检查确定是否有肝酶增高判断肝脏淤血；肾脏功能检查判断是否同时合并肾脏功能不全，动态检查尚可以判断是肾前性还是肾性肾脏功能不全，以辅助判断心力衰竭的严重程度；电解质检查判断是否存在电解质紊乱，特别是确定是否存在低血钾、低血镁、低血钠，对心力衰竭的严重程度的判断和治疗具重要意义。

2.脑钠肽和氨基末端脑钠肽前体测定

脑钠肽和氨基末端脑钠肽前体测定有助于心力衰竭诊断和预后、治疗效果的判断。症状性和无症状性左心室功能障碍患者血浆脑利尿钠肽水平均升高，脑利尿钠肽诊断心力衰竭的敏感性、特异性、阴性预测值和阳性预测值分别为97％、84％、97％和70％。血浆脑利尿钠肽可用于鉴别心源性和肺源性呼吸困难，脑利尿钠肽正常的呼吸困难，基本可除外心源性。血浆高水平脑利尿钠肽预示严重心血管事件，包括死亡的发生。心力衰竭经治疗，血浆脑利尿钠肽水平下降提示预后改善。大多数心力衰竭呼吸困难的患者脑利尿钠肽在 400 pg/mL 以上；脑利尿钠肽 ＜100 pg/mL 时不支持心力衰竭的诊断；脑利尿钠肽在 100～400 pg/mL 还应考虑其他原因，如肺栓塞、慢性阻塞性肺疾病、心力衰竭代偿期等。

N-末端 B 型利钠肽原是脑利尿钠肽激素原分裂后没有活性的 N-末端片段，与脑利尿钠肽相比，半衰期更长，更稳定，其浓度可反映短暂时间内新合成的而不是贮存的脑利尿钠肽释放，因此更能反映脑利尿钠肽通路的激活。血浆 N-末端 B 型利钠肽原水平与年龄、性别和体重有关，老龄和女性升高，肥胖者降低，肾功能不全时升高。血浆 N-末端 B 型利钠肽原水平也随心力衰竭程度加重而升高，在伴急性冠脉综合征、慢性阻塞性肺疾病、肺动脉高压、高血压、心房颤动（AF）时也会升高。N-末端 B 型利钠肽原临床应用中国专家共识推荐：采用"双截点"策略，如就诊时 N-末端 B 型利钠肽原＜300 pg/mL，则该患者急性心力衰竭的可能性很小。如高于相应年龄层次的截点（50 岁以下、50 岁和 75 岁以上者分别为 450 pg/mL、900 pg/mL 和 1 800 pg/mL），则该患者急性心力衰竭的可能性很大。如检测值介于上述两截点之间的"灰区"，可能是程度较轻的急性心力衰竭或是非急性心力衰竭所致，此时应结合其他检查结果进一步鉴别诊断。

3.心电图检查

心电图检查对心力衰竭诊断无意义,窦性心律时 V1 导联 P 波末期负值增加是左心房负荷过重表现,可供参考。心力衰竭有多种心电图表现,包括原发疾病的表现,如心肌梗死临床表现,也可以出现各种心律失常,包括:①室性期前收缩最常见,几乎所有心力衰竭患者均可发生;②各种心动过速;③各种室内传导阻滞;④房室传导阻滞等。

4.X 线检查

(1)心影大小及外形:心力衰竭时心影常扩大,心影增大的程度取决于原发的心血管疾病。此外,心影大小及外形还可为心脏病的病因诊断提供重要线索。

(2)肺淤血及肺水肿表现:肺淤血的程度可判断左心衰竭的严重程度,典型者上肺静脉影增粗,较下肺静脉影明显,呈鹿角样;当肺静脉压>3.3 kPa(25 mmHg)时可见 KerleyB 线,为肺野外侧水平线状影,是肺小叶间积液的表现,为肺淤血的特征性 X 线征象;急性肺泡性肺水肿时,肺门呈蝴蝶状阴影,肺野可见大片融合的模糊、毛玻璃样阴影;严重时可见右侧胸腔积液或双侧胸腔积液。

5.超声心动图

(1)比 X 线更准确地提供心脏病的病因及心腔大小、结构等资料。

(2)估计心脏功能。

收缩功能:主要有射血分数、周径缩短速度和短径缩短率等指标,以射血分数最常用,正常值≥55%,左心室射血分数≤40%为收缩性心力衰竭的诊断标准,但是当患者存在二尖瓣反流时,射血分数常常高估,需要注意。

舒张功能:超声心动图是临床上最常用的判断舒张功能的方法。舒张早期心室充盈形成 E 峰,舒张晚期心房收缩形成 A 峰,正常 E 峰>A 峰,E/A 比值>1.2。当舒张功能下降时,E 峰下降,A 峰增加,E/A 比值降低。如舒张功能下降是继发于收缩功能下降,随着收缩功能的恶化,E/A 比值可假性正常化,最后 A 峰极小甚至消失。

6.^{99m}Tc-RBC 核素心血池显像

利用放射性核素^{99m}Tc 结合在人红细胞上,通过单光子发射计算机断层技术,可以测定左右心室收缩末期和舒张末期容积,据此可计算射血分数及每搏量等容量指标。并可通过记录放射活性-时间曲线,计算左心室舒张期最大充盈率和充盈分数,以及收缩期最大射血率等。

7.磁共振成像检查

磁共振成像(MRI)的三维成像技术,可克服心室几何形态对体积计算的影响,故能更精确计算收缩末期和舒张末期心室容积,据此计算射血分数、每搏量。MRI 对右心室分辨率亦较好,可提供右心室上述参数。此外,MRI 可清晰分辨心内膜和心外膜边缘,故还可测定左心室重量。

8.心-肺吸氧运动试验

运动时机体耗氧量增加,心排血量相应增加,耗氧量是动-静脉氧差与心排血量的乘积,正常人耗氧量每增加 100 mL/(min·m^2),心排血量增加 600 mL/(min·m^2)。当心排血量不能满足机体需要,组织就会从流经的血液中摄取更多的氧,以满足代谢需要,结果使动-静脉氧差增大。仍不能满足代谢需要时,出现无氧代谢,血乳酸含量增加,呼气中 CO_2 含量增加。当运动量继续增加,耗氧量不再增加,此时的耗氧量即为最大耗氧量[VO_2max,单位 mL/(min·kg)],表明心排血量已不能再增加,故可反映心脏的排血功能。心功能正常时,此值应>20,轻中度心功能损害时(NYHAⅡ级)为 16~20,中重度损害(NYHAⅢ级)为 10~15,极重度损害(NYHAⅣ

级)为<10。

9.创伤性血流动力学检查

常用漂浮导管床旁测定的方法,此外亦可通过左心导管,左心室造影的方法。漂浮导管可测量心排血量、心脏指数、肺毛细血管嵌压、肺动脉压、右心室压、右心房压及各压力曲线。肺毛细血管楔压在无二尖瓣及肺静脉病变的前提下,间接反映左心室舒张末期压力。左心导管可测左心室压和主动脉压及其压力曲线;左心室造影可测左心室舒张末期容积、左心室收缩末容积,以及据此计算出的射血分数、心排血量、心脏指数每搏量等。常用心脏指数值:2.6～4 L/(min·m²),当<2.2 L/(min·m²)即出现低心排血量症状。肺毛细血管楔压:0.8～1.6 kPa(6～12 mmHg),肺毛细血管楔压>2.4 kPa(18 mmHg)出现轻度肺淤血;肺毛细血管楔压>4.0 kPa(30 mmHg)出现肺水肿(表 10-1)。

表 10-1 常用血流动力学参数及临床意义

参数	正常值	临床意义
中心静脉压	0.6～1.2 kPa(6～12 cmH₂O)	↑血容量增多、右心衰竭
肺动脉压	0.5～1.7 kPa(4～13 mmHg)	↑肺动脉高压、左心衰竭
肺毛细血管楔压	0.8～1.6 kPa(6～12 mmHg)	↑肺淤血、左心衰竭
每搏输出量	60～70 mL	↓前负荷不足,心脏压塞、心肌收缩力下降、心排阻力上升
心搏指数	41～51 mL/m²	同上
心排血量	5～6 L/min	↓心力衰竭
心排指数	2.6～4.0 L/(min·m²)	↓心肌收缩力减低、心力衰竭
射血分数	0.5～0.6	↓心室收缩力减低

二、临床治疗

(一)治疗原则

慢性心力衰竭的治疗在 20 世纪 90 年代以来有了重大的转变:从短期血流动力学/药理学措施转为长期的、修复性的策略,目的是改变衰竭心脏的生物学性质。心力衰竭的治疗目标不仅仅是改善症状、提高生活质量,更重要的是针对心肌重构的机制,防止和延缓心肌重构的发展,从而降低心力衰竭的死亡率和住院率。

1.治疗目的

(1)阻止心肌损害的进一步恶化。

(2)延长寿命、降低死亡率。

(3)提高运动耐量,改善生活质量。

2.治疗原则

(1)心力衰竭基本病因及诱因的防治。

(2)改善血流动力学。

(3)拮抗过度激活的神经内分泌系统。

(4)改善心肌能量代谢,保护心肌细胞。

3.治疗方法

在治疗目的和治疗原则的指导下,结合心力衰竭病因及发病机制制订总的方案,根据患者的具体情况(如心力衰竭的基本病因和诱因、心功能状态等个体特点)选择、调整治疗方案。

(二)病因治疗

1.基本病因治疗

大多数心力衰竭基本病因明确,如高血压、冠心病、瓣膜病、先天性心脏病等。在心力衰竭发生的早期尚有治疗的机会,但当进入心力衰竭的晚期阶段,则失去了治疗机会。因此,基本病因的治疗一定要强调一个"早"字,积极控制血压、改善冠脉血供、用介入或手术方法矫正慢性心瓣膜病及先天畸形的血流动力学紊乱。有些心力衰竭基本病因不明确,如原发性心肌病,或者是纵使病因明确,目前尚缺乏针对性治疗方法,如遗传性心肌病等,基本病因治疗无法实施。

2.诱因治疗

最常见的诱因为肺部感染,应选择适当的抗生素。对于有基础心脏病变,尤其是瓣膜病和先天性心脏病患者,如果出现 2 周以上的发热,应警惕感染性心内膜炎。严重心律失常者抗心律失常,纠正电解质、酸碱平衡紊乱等。潜在的甲状腺功能亢进症、贫血、肺动脉血栓形成及栓塞也是心力衰竭加重的诱因,均应一一进行针对性的治疗。

(三)慢性心力衰竭 C 期急性血流动力学恶化阶段的治疗

慢性心力衰竭的临床过程多表现为血流动力学恶化阶段即失代偿阶段和稳定阶段交替出现,血流动力学恶化临床上主要表现是短期内心力衰竭症状明显加重,患者往往不能平卧,水肿明显加重,心脏功能Ⅳ级。多是诱因引起,部分患者去除诱因后血流动力学又转为稳定阶段,一部分患者心功能极差,如不及时改善恶化的血流动力学,则无机会去除诱因,而因血流动力学恶化致死,或恶化的血流动力学是促使诱因出现的原因,如肺淤血加重易引起肺部感染或感染难控制。因此,改善血流动力学是大多数慢性心力衰竭患者住院首要解决的问题,亦是改善心脏重构治疗措施落实的前提保障。其方法为减轻心脏负荷和增加心脏收缩功能。

1.减轻心脏负荷

(1)休息:控制体力活动,避免精神紧张均能减低心脏负荷,有利于血流动力学紊乱的改善。但长期卧床易发生静脉血栓形成、肺栓塞、消化功能减退等并发症,同时引起肌肉萎缩、肌肉血供进一步减少而致运动耐量下降,因此,目前认为,心力衰竭患者血流动力学稳定后应该适量运动,有利于提高患者的生活质量,甚至延长生存时间。

(2)监测体重:每天测定体重对早期发现液体潴留非常重要。如在 3 天内体重突然增加 2 kg以上,应考虑患者有钠、水潴留(隐性水肿),需加大利尿剂剂量。

(3)限盐:适当限盐有利于减轻水肿及心脏负荷,但过分严格限盐同时应用强效排钠利尿剂易导致低钠血症。正常成年人每天钠的摄入量为 3~6 g,轻度心力衰竭患者钠盐摄入应控制在每天 2~3 g,中到重度心力衰竭患者应<2 g 每天。

(4)利尿剂:是治疗心力衰竭最常用的药物,可减少血容量、减轻周围组织和内脏水肿、减轻心脏前负荷、减轻肺淤血;利尿后大量排钠,使血管壁张力降低,减轻心脏后负荷,增加心排血量而改善左心室功能。对有液体潴留的心力衰竭患者,利尿剂是唯一能充分减少心力衰竭患者液体潴留的药物。合理使用利尿剂是其他治疗心力衰竭药物取得成功的关键环节之一。如利尿剂用量不足造成液体潴留,会降低对机体对血管紧张素转化酶抑制剂的反应,增加使用 β 受体阻滞剂的风险。另一方面,不恰当的大剂量使用利尿剂则会导致血容量不足,增加血管紧张素转化酶抑制剂和血管扩张剂发生低血压的危险,以及血管紧张素转化酶抑制剂和血管紧张素Ⅱ受体阻滞剂出现肾功能不全的风险。

噻嗪类利尿剂:以氢氯噻嗪为代表。抑制近曲小管髓袢升支皮质部和远曲小管前段,抑制 Na^+ 及水重吸收增加其排出,通过钠-钾交换作用,使钾重吸收减少,同时抑制尿酸排泄,干扰糖及胆固醇代谢,故长期大量使用有引起低钾、血尿酸增加、糖尿病、高胆固醇血症等不良反应。氢氯噻嗪为中效利尿剂,轻中度心力衰竭首选。可以 25 mg,每周 2 次、隔天 1 次、每天 1～3 次等不同剂量应用,最大剂量可用到每天 100 mg,分 3 次口服。如无效,再加大剂量很少能增加疗效。

袢利尿剂:以呋塞米为代表,作用于 Henle 袢的升支,在排钠的同时亦排钾。为强效利尿剂,口服剂量 20～200 mg/d,分 2～3 次。效果不佳或病情危急可用 20～40 mg 静脉注射。低血钾为其主要不良反应,故必须注意补钾。

直接作用于远曲肾小管保钾利尿剂。①氨苯蝶啶:直接作用于远曲肾小管,抑制远曲小管和集合管皮质段对 Na^+ 的重吸收,增加 Na^+、Cl^- 排泄而利尿,排钠保钾,利尿作用不强,常与噻嗪类及袢利尿剂合用。50～100 mg,每天 2 次。②阿米诺利:抑制肾脏远端小管和集合管的 Na^+-K^+ 和 Na^+-H^+ 交换,从而使 Na^+ 和水排出增多,而 K^+ 和 H^+ 排出减少,Ca^{2+} 和 Mg^{2+} 排泄减少。利尿作用较强,保钾作用弱,可单独用于轻型心力衰竭患者,5～10 mg,每天 2 次。

醛固酮系统拮抗剂。①螺内酯:其与醛固酮受体有很强的亲和力,能与受体结合,但无内在活性,故可以竞争性拮抗醛固酮的作用。作用于远曲小管,排钠保钾。作用于心脏可改善心室重构。尽管利尿作用不强,但由于其能延长患者生存时间,是目前应用最广泛的醛固酮拮抗剂。多与噻嗪类及袢利尿剂同时应用。一般用 20 mg,每天 1～3 次。②盐皮质激素受体拮抗剂:依普利酮,依普利酮与醛固酮受体结合后直接抑制醛固酮受体活性,是醛固酮受体抑制剂。与螺内酯一样可作用于远曲小管,排钠保钾,亦可作用于心脏可改善心室重构,延长患者生存时间,改善患者生活质量。起始剂量每天 25 mg 口服,最大剂量每天 50 mg。亦可与噻嗪类及袢利尿剂同时应用。二者均治疗适用于中、重度心力衰竭,NYHA Ⅲ、Ⅳ级患者。高钾血症和肾功能异常为禁忌,如血 K^+ >5.0 mmol/L,应停用或减量。两者不能同时应用,以防止高钾血症的发生。

醛固酮系统拮抗剂既可以用于慢性心力衰竭急性血流动力学恶化期的治疗,减轻心脏负荷,改善血流动力学,亦可用于慢性心力衰竭血流动力学稳定期的治疗,改善心脏的重建,延长患者生存时间,改善患者生活质量。

直接作用于远曲肾小管和醛固酮系统拮抗剂均为保钾利尿剂,但是其作用机制和临床应用差别较大,仅仅根据其是否保钾归于同一类不符合临床应用要求。前者仅仅有利尿保钾作用,后者尚有改善心脏重建和心力衰竭后者预后的作用。具有保钾作用的利尿剂一般应与排钾利尿剂合用,否则会引起高钾血症,特别同时应用血管紧张素转化酶抑制剂或者同时应用血管紧张素Ⅱ受体阻滞剂者更易引起高钾血症,亦不宜同时服用钾盐,应注意监测血钾。

血管升压素 V_2 受体拮抗剂:托伐普坦,主要通过阻断过度分泌的精氨酸血管升压素与其 V_2 受体结合,使净水(非溶质水)排出增加,达到升高血浆渗透压和利尿的作用。

V_2 受体位于肾脏集合管细胞的基底侧膜,介导水的重吸收;在血管内皮及血管平滑肌细胞表达,介导血管扩张效应。正常情况下,体液渗透压降低是抑制精氨酸血管升压素分泌的主要因素,同时迷走神经张力增高亦是抑制精氨酸血管升压素分泌的因素。慢性心力衰竭患者,由于排钠利尿剂的使用及肾小球滤过率降低导致水排泄受限,容易产生低钠血症,同时由于交感神经兴奋、迷走神经相对抑制,以及脑利尿钠肽等因素刺激精氨酸血管升压素分泌,使得体液渗透压降低引起的抑制精氨酸血管升压素分泌作用减少,精氨酸血管升压素释放不下降,甚至增加,从而导致水潴留和低钠血症,产生抗利尿激素分泌失调综合征,其是指由于多种原因引起的内源性精氨酸血管升压素分泌异常增多,血浆抗利尿激素浓度与体液渗透压比例失衡,从而导致水潴留、尿排钠增多,以及稀释性低钠血症等临床表现的一组综合征。

托伐普坦可改善心力衰竭患者的低钠血症,降低死亡率,且在合并有肾功能异常或严重循环充血的患者更为明显。11%的心力衰竭抗利尿激素分泌失调综合征患者出现药物抵抗,即用药后血钠水平升高不超过 5 mmol/L。用法用量:每天 15 mg,用药一般不能超过 30 天,以防止肝功能损伤。

心力衰竭时利尿剂的应用要点:①所有心力衰竭患者,有液体潴留的证据或原先有过液体潴留者,均应给予利尿剂。②利尿剂不能作为心力衰竭单一治疗措施,应与血管紧张素转化酶抑制剂和 β 受体阻滞剂等联合应用。③氢氯噻嗪类利尿剂适用于轻度液体潴留、肾功能正常的心力衰竭患者,如有显著液体潴留,特别当有肾功能损害时,宜选用袢利尿剂如呋塞米。④利尿剂通常从小剂量开始(呋塞米每天 20 mg,或托拉塞米每天 10 mg,氢氯噻嗪每天 25 mg)并逐渐增加剂量直至尿量增加,体重每天减轻 0.5～1.0 kg 为宜。氢氯噻嗪每天 100 mg 已达最大剂量,呋塞米剂量不受限制。⑤一旦病情控制(肺部啰音消失、水肿消退、体重稳定),即可以最小有效量长期维持,一般需无限期使用。在长期维持期间,仍应根据液体潴留情况随时调整剂量,每天体重的变化是最可靠的监测利尿剂效果和调整利尿剂剂量的指标。⑥在应用利尿剂过程中,如出现低血压和氮质血症而患者已无液体潴留,则可能是利尿过量、血容量减少所致,应减少利尿剂剂量。⑦在应用利尿剂过程中,如患者有持续液体潴留,则低血压和氮质血症很可能是心力衰竭恶化,终末器官灌注不足的表现,利尿剂可改为静脉使用,并短期使用能增加肾灌注的药物如多巴胺或多巴酚丁胺,可以增加利尿效果。⑧利尿剂联合用药方法:噻嗪类利尿剂与袢利尿剂联合应用可以增加利尿效果,但是容易造成低血钾,前二者单独或者同时与作用于远曲肾小管保钾利尿剂联合应用,既可以增加利尿效果,也可以减少低血钾发生;噻嗪类利尿剂与袢利尿剂亦可以与醛固酮系统拮抗剂联合应用,亦有增加利尿效果,同时减少低血钾发生的作用;同类药物联合应用一般不增加利尿效果,故不主张联合应用;不主张作用于远曲肾小管保钾利尿剂与醛固酮系统拮抗剂联合应用,亦不主张醛固酮拮抗剂与醛固酮受体拮抗剂联合应用,这两种联合均增加高血钾风险;低血钠时可以联合应用血管升压素 V_2 受体拮抗剂,以保钠利水。

2.血管扩张剂

大样本、多中心、随机、双盲、安慰剂对照临床研究结果表明,血管扩张剂尽管可一过性地改善血流动力学,但多增加心力衰竭死亡率,如 α 受体阻滞剂、钙通道道阻滞剂等,因此血流动力学的改善并不完全与心力衰竭预后一致。在以血管扩张为主要作用的药物中,仅肼屈嗪合用硝酸异山梨酯有降低心力衰竭死亡率的循证医学证据,目前能提供一氧化氮的药物无增加心力衰竭死亡率的证据,故临床应用广泛。

(1)提供一氧化氮类药物。①硝普钠:为常用静脉滴注制剂,在体内直接经化学反应提供一氧化氮,从而同时扩张小动脉和小静脉,减轻心脏前、后负荷。此外,尚有改善心脏舒张功能的作用。用法用量:每分钟 20 μg 开始,根据血压和心率调整用量,每 5 分钟可增加每分钟 5～10 μg,直到产生疗效。最大量可用到每分钟 300 μg。由于硝普钠见光易氧化,故应避光使用,且每次配制后不能超过 8 小时。长期大量使用可使高铁血红蛋白增加,但很少出现氰化物中毒。②硝酸酯类:在体内经酶促反应提供一氧化氮,小剂量扩张小静脉为主,大剂量动静脉同时扩张。按给药方法分为静脉给药和口服或舌下含服两种剂型,按作用时间长短分为短效、中效及长效

3类。常用的有硝酸甘油、硝酸异山梨酯、戊单硝基异山梨醇酯等。硝酸甘油静脉滴注每分钟10 μg开始,逐渐加量,维持量每分钟50～100 μg。硝酸酯类药物由于提供一氧化氮需巯基酶,故易产生耐药性。供一氧化氮类药物,由于有较强的扩血管作用,故对于心内严重梗阻性疾病,如严重二尖瓣狭窄(尤其是无右心衰竭)、主动脉瓣狭窄及肥厚梗阻型心肌病应慎用。

(2)其他:α受体阻滞剂可短期用于改善症状,不宜长期应用。

3.增加心肌收缩性

增加心肌收缩性药物主要有洋地黄和非洋地黄类,可通过提高心肌收缩性能而提高心排血量。

(1)洋地黄类药物:一系列前瞻性研究结果表明洋地黄类药物不减少也不增加心力衰竭患者死亡率,但可明显改善患者的生活质量,故仍然是目前治疗心力衰竭的主要药物。但它是正性肌力药中唯一的长期治疗不增加死亡率的药物,且可降低因心力衰竭恶化再次住院的危险。因此,地高辛作为洋地黄类药物之一,用于心力衰竭的主要获益是可以减轻和改善临床症状,在不影响生存率的情况下降低因心力衰竭再次住院的危险。

药理作用。①正性肌力作用:通过抑制细胞膜上 Na^+-K^+-ATP 酶,使细胞内 Na^+ 浓度增高,K^+ 浓度降低,经 Na^+-Ca^{2+} 交换,细胞 Ca^{2+} 增加而发挥正性肌力作用。而细胞内 K^+ 减少是洋地黄中毒的重要原因。②负性频率作用:通过直接或间接兴奋迷走神经抑制心脏的传导系统,主要抑制房室交界区,使心力衰竭心率减慢。迷走神经兴奋尚可对抗心力衰竭时交感神经过度激活的不良反应。

适应证:用于中、重度心力衰竭,对心脏扩大或伴有快速心房颤动者疗效更佳。

禁忌证:①洋地黄中毒者;②预激综合征伴心房颤动;③病态窦房结综合征;④二度或高度房室传导阻滞;⑤单纯舒张性心力衰竭;⑥窦性心律的单纯二尖瓣狭窄无右心衰竭者;⑦急性心肌梗死,心脏不大且无心房颤动,或心肌梗死前已用过洋地黄,在 24 小时内不宜使用;⑧肥厚性梗阻型心肌病。

洋地黄制剂及选择:地高辛是唯一经过安慰剂对照临床试验评估的洋地黄制剂,服用后经小肠吸收,2～3 小时血清浓度达高峰,4～8 小时获最大效应,85% 由肾脏排出,半衰期为 36 小时,连续口服相同剂量经 5 个半衰期(约 7 天后)血清浓度可达稳态。目前多采用维持量疗法(每天0.125～0.25 mg),即自开始便使用固定的剂量,并继续维持;对于 70 岁以上或肾功能受损者,地高辛宜用小剂量 0.125 mg 每天 1 次或隔天 1 次。毛花苷 C 为静脉注射制剂,注射后 10 分钟起效,1～2 小时达高峰,每次 0.2～0.4 mg,24 小时总量 0.8～1.2 mg。适用于急性心力衰竭或心力衰竭伴快速房颤者。

洋地黄中毒及处理:电解质紊乱、酸碱平衡失调、肾脏功能不全及严重心脏扩张患者容易出现洋地黄中毒。①洋地黄中毒表现:包括心脏表现、胃肠道表现和中枢神经系统表现。心脏表现主要是心律失常和心肌收缩力减弱,心力衰竭加重。心律失常分为快速心律失常和缓慢心律失常两类。快速心律失常几乎所有类型均可发生,最常见的是室性期前收缩,最严重的是心室扑动、心室颤动。对洋地黄中毒诊断特异性最高的是室性期前收缩二联律、非阵发性房室交界性心动过速和伴房室传导阻滞的房性自律性增加的心动过速。缓慢心律失常以房室传导阻滞多见,亦具诊断价值。胃肠道表现主要是恶心、呕吐,需与心力衰竭加重、胃肠淤血的症状鉴别。神经系统表现有视力模糊、倦怠、黄视、绿视等。洋地黄单体应用后比较少见。尽管血地高辛浓度>2.0 mg/mL有助于洋地黄中毒的诊断,但必须结合临床表现确定其诊断意义。②洋地黄中毒处理。快速心律失常处理：停用洋地黄，补充钾及应用利多卡因或苯妥英钠。除心室扑动、心室颤动外，一般不主张电复律。如为室性心动过速，上述处理收效不大，且有血压下降者亦可考虑同步直流电复律。缓慢心律失常处理：停药，但不宜补钾，阿托品 $0.5 \sim 1$ mg 静脉注射或皮下注射。效果不佳者可考虑安装临时起搏器。

维持用药与停药：维持用药多用地高辛 $0.125 \sim 0.25$ mg，患者血流动力学稳定一定时间后可以逐步停药，停药后仔细观察患者血流动力学状态，如果血流动力学恶化，则表明目前暂时尚不能停药，仍然继续维持使用量。

(2)非洋地黄类正性肌力药物：主要有肾上腺素能受体兴奋剂、磷酸二酯酶抑制剂和 Ca^{2+} 增敏剂。肾上腺素能受体兴奋剂通过 β 受体兴奋，经 G 蛋白-腺苷酸环化酶使环磷酸腺苷生成增多；磷酸二酯酶抑制剂通过抑制环磷酸腺苷分解而使环磷酸腺苷增多。环磷酸腺苷通过下游激酶使细胞内效应分子磷酸化而发挥强心、扩张血管作用。两者均有良好的改善血流动力学功效，使外周阻力下降，心肌收缩力增强，心排血量增加，改善心力衰竭症状。但长期应用后均使心力衰竭死亡率增加，因此仅能短期应用于难治性心力衰竭和心脏直视手术后低心排血量状态。可短期应用 $3 \sim 5$ 天。新近应用于临床的 Ca^{2+} 增敏剂左西孟旦，具 Ca^{2+} 浓度依赖性结合肌钙蛋白 C 和轻度抑制磷酸二酯酶的效应，增强心肌收缩力，并激活血管平滑肌的 ATP 敏感 K^+ 通道，扩张组织血管，能改善急性血流动力学恶化期心力衰竭症状及血流动力学，目前认为不增加死亡率，但是还需要更可靠的证据证明。其与 β 受体阻滞剂联合应用，可以提高射血分数，改善症状。

肾上腺素能受体兴奋剂。多巴胺：微小剂量每分钟 <2 $\mu g/kg$ 激动多巴胺受体，可降低外周阻力，扩张肾血管、冠脉和脑血管；小剂量每分钟 $2 \sim 5$ $\mu g/kg$ 静脉滴注兴奋 β 受体和多巴胺受体，心肌收缩力增强，肾动脉扩张，能显著改善心力衰竭的血流动力学异常；大剂量每分钟 $5 \sim 10$ $\mu g/kg$ 同时兴奋 α 受体，外周阻力增加，故一般应用小剂量。多巴酚丁胺对心脏选择作用较强，对血管作用较弱，用法用量与多巴胺相同。

磷酸二酯酶抑制剂：目前临床应用较多的制剂为米力农，静脉负荷量为 $25 \sim 75$ $\mu g/kg$，$5 \sim 10$ 分钟缓慢静脉注射，继以每分钟 $0.25 \sim 1.0$ $\mu g/kg$，静脉给予维持。

左西孟旦：在欧美国家应用近 10 年，已经被指南推荐为慢性心力衰竭急性失代偿和心肌梗死等所致急性心力衰竭的治疗药物。负荷量 12 $\mu g/kg$，10 分钟内静脉注射，随后每分钟 0.1 $\mu g/kg$ 静脉滴注 50 分钟，耐受者剂量每分钟增加 0.2 $\mu g/kg$，继续静脉滴注 23 小时，最大不超过 0.5 $\mu g/kg$。

（刘　涛）

第十一章

心脏瓣膜病的临床治疗

第一节 二尖瓣狭窄

一、病因与病理

(一)风湿热

虽然近年来风湿性心脏瓣膜病的发生率逐年降低,但仍是临床上二尖瓣狭窄(mitral stenosis,MS)的常见病因。风湿性心脏病患者中约 25％为单纯二尖瓣狭窄,40％为二尖瓣狭窄并二尖瓣关闭不全。其中女性患者占 2/3。一般而言,从急性风湿热发作到形成重度二尖瓣狭窄,至少需 2 年,在温带气候大多数患者能保持 10 年以上的无症状期。风湿热反复多次发作者易罹患二尖瓣狭窄。

风湿性二尖瓣损害的早期病理变化为瓣膜交界处和基底部发生水肿、炎症及赘生物形成,随后由于纤维蛋白的沉积和纤维性变,发生瓣叶交界处粘连、融合,瓣膜增粗、硬化、钙化,腱索缩短并相互粘连,限制瓣膜的活动与开放,致使瓣口狭窄,与鱼嘴或钮孔相似。一般后瓣病变程度较前瓣重,后瓣显著增厚、变硬、钙化、缩短,甚至完全丧失活动能力,而前瓣仍能上下活动者并不罕见。

(二)二尖瓣环及环下区钙化

常见于老年人退行性变。尸检发现,50 岁以上人群中约 10％有二尖瓣环钙化,其中糖尿病患者尤为多见,女性比男性多 2～3 倍,超过 90 岁的女性患者二尖瓣环钙化率高达 40％以上。偶见于年轻人,可能与合并 Maffan 氏综合征或钙代谢异常有关。

瓣环钙化可影响二尖瓣的正常启闭,引起狭窄和/或关闭不全。钙化通常局限于二尖瓣的瓣环处,多累及后瓣。然而,最近研究表明,老年人二尖瓣环钙化,其钙质沉着主要发生于二尖瓣环的前方及后方,而非真正的瓣环处,钙化延伸至膜部室间隔或希氏束及束支时,可引起心脏传导功能障碍。

(三)先天性发育异常

单纯先天性二尖瓣狭窄甚为少见。

(四)其他罕见病因

如结缔组织疾病、恶性类肿瘤、多发性骨髓瘤等。

二、病理生理

正常人二尖瓣开放时瓣口面积为 4~6 cm²,当瓣口面积小于 2.5 cm² 时,才会出现不同程度的临床症状。临床上根据瓣口面积缩小程度不同,将二尖瓣狭窄分为轻度(2.5~1.5 cm²)、中度(1.5~1.0 cm²)、重度(<1.0 cm²)狭窄。根据二尖瓣狭窄程度和代偿状态分为如下 3 期(见图 11-1)。

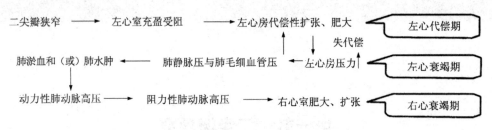

图 11-1 二尖瓣狭窄血流动力学图解

(一)左心代偿期

轻度二尖瓣狭窄时,只需在心室快速充盈期、心房收缩期存在压力梯度,血液便可由左心房充盈左心室。因此左心房发生代偿性扩张及肥大以增强收缩力,延缓左心房压力的升高。此期内,临床上可在心尖区闻及典型的舒张中、晚期递减型杂音,收缩期前增强(左心房收缩引起)。患者无症状,心功能完全代偿,但有二尖瓣狭窄的体征(心尖区舒张期杂音)和超声心动图改变。

(二)左心衰竭期

随着二尖瓣狭窄程度的加重,左心房代偿性扩张、肥大及收缩力增强难以克服瓣口狭窄所致血流动力学障碍时,房室压力梯度必须存在于整个心室舒张期,房室压力阶差在 2.7 kPa(20 mmHg)以上,才能维持安静时心排血量,因此左心房压力升高。由于左心房与肺静脉之间无瓣膜存在,当左心房压力升至3.3~4.0 kPa(25~30 mmHg)时,肺静脉与肺毛细血管压力亦升至 3.3~4.0 kPa(25~30 mmHg),超过血液胶体渗透压水平,引起肺毛细血管渗出。若肺毛细血管渗出速度超过肺淋巴管引流速度,可引起肺顺应性下降,发生呼吸功能障碍和低氧血症,同时,血浆及血细胞渗入肺泡内,可引起急性肺水肿,出现急性左心衰竭表现。本期患者可出现劳力性呼吸困难,甚至端坐呼吸、夜间阵发性呼吸困难,听诊肺底可有湿啰音,胸部 X 线检查常有肺淤血和/或肺水肿征象。

(三)右心衰竭期

长期肺淤血可使肺顺应性下降。早期,由于肺静脉压力升高,可反射性引起肺小动脉痉挛、收缩,肺动脉被动性充血而致动力性肺动脉高压,尚可逆转。晚期,因肺小动脉长期收缩、缺氧,致内膜增生、中层肥厚,肺血管阻力进一步增高,加重肺动脉高压。肺动脉高压虽然对肺毛细血管起着保护作用,但明显增加了右心负荷,使右心室壁肥大、右心腔扩大,最终引起右心衰竭。此时,肺淤血和左心衰竭的症状反而减轻。

三、临床表现

(一)症状

1.呼吸困难和乏力

当二尖瓣狭窄进入左心衰竭期时,可产生不同程度的呼吸困难和乏力,是二尖瓣狭窄的主要症状。前者为肺淤血所引起,后者是心排血量减少所致。早期仅在劳动、剧烈运动或用力时出现呼吸困难,休息即可缓解,常不引起患者注意。随狭窄程度的加重,日常生活甚至静息时也感气促,夜间喜高枕,甚至不能平卧,须采取半卧位或端坐呼吸,上述症状常因感染(尤其是呼吸道感染)、心动过速、情绪激动、心房颤动诱发或加剧。

2.心悸

心慌和心前区不适是二尖瓣狭窄的常见早期症状。早期与偶发的房性期前收缩有关,后期发生心房颤动时心慌常是患者就诊的主要原因。自律性或折返活动引起的房性期前收缩,可刺激左心房易损期而引起心房颤动,由阵发性逐渐发展为持续性。而心房颤动又可引起心房肌的弥漫性萎缩。导致心房增大及不应期、传导速度的更加不一致,最终导致不可逆心房颤动。快心室率心房颤动时,心室舒张期缩短,左心室充盈减少,左心房压力升高,可诱发急性肺水肿的发生。

3.胸痛

15%的患者主诉胸痛,其产生原因有:①心排血量下降,引起冠状动脉供血不足,或伴冠状动脉粥样硬化和/或冠状动脉栓塞。②右心室压力升高,冠状动脉灌注受阻,致右心室缺血。③肺动脉栓塞,常见于右心衰竭患者。

4.咯血

咯血发生于10%患者。二尖瓣狭窄并发的咯血有如下几种。

(1)突然出血,出血量大,有时称为肺卒中,却很少危及生命。因为大出血后,静脉压下降,出血可自动停止。此种咯血是由于突然升高的左心房和肺静脉压,传至薄而扩张的支气管静脉壁使其破裂所致,一般发生于病程早期。晚期,因肺动脉压力升高,肺循环血流量有所减少,该出血情况反而少见。

(2)痰中带血,二尖瓣狭窄患者,因支气管水肿罹患支气管炎的机会增多,若支气管黏膜下层微血管破裂,则痰中带有血丝。

(3)粉红色泡沫痰,急性肺水肿的特征性表现,是肺泡毛细血管破裂,血液、血浆与空气互相混合的缘故。

(4)暗红色血液痰,病程晚期,周围静脉血栓脱落引起肺栓塞时的表现。

5.血栓栓塞

左心房附壁血栓脱落引起动脉栓塞,是二尖瓣狭窄常见的并发症。在抗凝治疗和手术治疗时代前,二尖瓣病变患者中,约1/4死亡继发于栓塞,其中80%见于心房颤动患者。若为窦性心律,则应考虑一过性心房颤动及潜在感染性心内膜炎的可能。35岁以上的患者合并心房颤动,尤其伴有心排血量减少和左心耳扩大时是形成栓子的最危险时期,主张接受预防性抗凝治疗。

6.吞咽困难、声嘶

增大的左心房压迫食管,扩张的左肺动脉压迫左喉返神经所致。

7.感染性心内膜炎

增厚、钙化的瓣膜少发。

8.其他

肝大、体静脉压增高、水肿、腹水,均为重度二尖瓣狭窄伴肺血管阻力增高及右心衰竭的症状。

(二)体征

重度二尖瓣狭窄患者常有"二尖瓣面容"-双颧呈绀红色。右心室肥大时,心前区可扪及抬举性搏动。

1.二尖瓣狭窄的心脏体征

(1)心尖冲动正常或不明显。

(2)心尖区 S_1 亢进是二尖瓣狭窄的重要特点之一,二尖瓣狭窄时,左心房压力升高,舒张末期左心房室压力阶差仍较大,且左心室舒张期充盈量减少,二尖瓣前叶处于心室腔较低位置,心室收缩时,瓣叶突然快速关闭,可产生亢进的拍击样 S_1。S_1 亢进且脆,说明二尖瓣前叶活动尚好,若 S_1 亢进且闷,则提示前叶活动受限。

(3)开瓣音,亦称二尖瓣开放拍击音,由二尖瓣瓣尖完成开放动作后瓣叶突然绷紧而引起,发生在二尖瓣穹隆进入左心室的运动突然停止之际。

(4)心尖部舒张中、晚期递减型隆隆样杂音,收缩期前增强,是诊断二尖瓣狭窄的重要体征。心室舒张二尖瓣开放的瞬间,左心房室压力梯度最大,产生杂音最响,随着左心房血液充盈到左心室,房室压力梯度逐渐变小,杂音响度亦逐渐减轻,最后左心房收缩将 15%~25% 的血液灌注于左心室,产生杂音的收缩期前增强部分。心房颤动患者,杂音收缩期前增强部分消失。但据 Criley 氏报道,此时若左心房压力超过左心室压力 1.3 kPa(10 mmHg)或更高,则可有收缩期前增强部分。

二尖瓣狭窄的舒张期杂音于左侧卧位最易听到,对于杂音较轻者,可嘱运动、咳嗽、用力呼气或吸入亚硝酸异戊酯等方法使杂音增强。拟诊二尖瓣狭窄而又听不到舒张期杂音时,可嘱患者轻微运动(仰卧起坐 10 次)后左侧卧位,或左侧卧位后再深呼吸或干咳数声,杂音可于最初 10 个心动周期内出现。杂音响度还与瓣口狭窄程度及通过瓣口的血流量和血流速度有关。在一定限度内,狭窄越重,杂音越响,但若狭窄超过某一范围,以致在左心室形成旋涡不明显或不引起旋涡,反而使杂音减轻或消失,后者即所谓的"无声性二尖瓣狭窄"。

2.肺动脉高压和右心室肥大的体征

(1)胸骨左缘扪及抬举性搏动。

(2)P_2 亢进、S_2 分裂,肺动脉高压可引起 S_2 的肺动脉瓣成分亢进,肺动脉压进一步升高时,右心室排血时间延长,S_2 分裂。

(3)肺动脉扩张,于胸骨左上缘可闻及短的收缩期喷射性杂音和递减型高调哈气性舒张早期杂音(Graham Steell 杂音)。

(4)右心室肥大伴三尖瓣关闭不全时,胸骨左缘四五肋间有全收缩期吹风样杂音,吸气时增强。

四、辅助检查

(一)心电图检查

中、重度二尖瓣狭窄,可显示特征性改变。左心房肥大(P 波时限大于 0.12 秒,并呈双峰波形,即所谓"二尖瓣型 P 波",见图 11-2),是二尖瓣狭窄的主要心电图特征,可见于 90% 的显著二尖瓣狭窄伴窦性心律者。心房颤动时,V_1 导联颤动波幅超过 0.1 mV,也提示存在心房肥大。

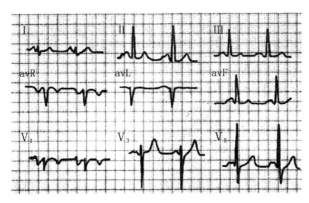

图 11-2　左心房肥大:二尖瓣型 P 波

右心室收缩压低于 9.3 kPa(70 mmHg)时右心室肥大少见;介于 9.3～13.3 kPa(70～100 mmHg)时,约 50%患者可有右心室肥大的心电图表现;超过 13.3 kPa(100 mmHg)时,右心室肥大的心电图表现一定出现(见图 11-3)。

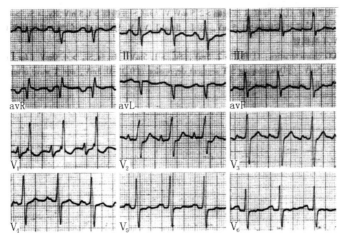

图 11-3　左心房肥大,右心室肥大

心律失常在二尖瓣狭窄患者早期可表现为房性期前收缩,频发和多源房性期前收缩往往是心房颤动的先兆,左心房肥大的患者容易出现心房颤动。

(二)X 线检查

轻度二尖瓣狭窄心影可正常。

左心房肥大时,正位片可见增大的左心房在右心室影后面形成一密度增高的圆形阴影,使右心室心影内有双重影。食管吞钡检查,在正位和侧位分别可见食管向右向后移位。

肺动脉高压和右心室肥大时,正位片示心影呈"梨形",即"二尖瓣型"心,尚可见左主支气管上抬。肺部表现主要为肺淤血,肺门阴影加深。由于肺静脉血流重新分布,常呈肺上部血管阴影增多而下部减少。肺淋巴管扩张,在正位及左前斜位可见右肺外下野及肋膈角附近有水平走向的纹状影,即 Kerley B 线,偶见 Kerley A 线(肺上叶向肺门斜行走行的纹状影)。此外,长期肺淤血尚可引起肺野内含铁血黄素沉积点状影。

严重二尖瓣狭窄和老年性瓣环及环下区钙化者,胸片相应部位可见钙化影。

(三)超声心动图(UCG)检查

UCG 是诊断二尖瓣狭窄较有价值的无创伤性检查方法,有助于了解二尖瓣的解剖和功能情况。

1.M 型 UCG

(1)直接征象,二尖瓣前叶活动曲线和 EF 斜率减慢,双峰消失,前后叶同向运动,形成所谓"城墙样"图形。

(2)间接征象,左心房肥大,肺动脉增宽,右心房、右心室肥大。

2.二维 UCG

(1)直接征象:二尖瓣叶增厚,回声增强,活动僵硬,甚至钙化,二尖瓣舒张期开放受限,瓣口狭窄,交界处粘连。

(2)间接征象:瓣下结构钙化,左心房附壁血栓。

3.多普勒 UCG

二尖瓣口可测及舒张期高速射流频谱,左心室内可有湍流频谱,测定跨二尖瓣压力阶差可判定狭窄的严重程度。彩色多普勒检查可显示舒张期二尖瓣口高速射流束及多色镶嵌的反流束。

4.经食道 UCG

采用高频探头,直接在左心房后方探查,此法在探查左心房血栓方面更敏感,可达 90% 以上。

(四)心导管检查

仅在决定是否行二尖瓣球囊扩张术或外科手术治疗前,需要精确测量二尖瓣口面积及跨瓣压差时才做心导管检查。

(五)其他检查

抗链球菌溶血素 O(ASO)滴度 1:400 以上、血沉加快、C 反应蛋白阳性等,尤见于风湿活动患者。长期肝淤血患者可有肝功能指标异常。

二尖瓣狭窄的临床表现及实验室检查与血流动力学变化密切相关,血流动力学发展的每一阶段,均可引起相应的临床表现及实验室检查结果。

五、并发症

(一)心房颤动

心房颤动见于晚期患者,左心房肥大是心房颤动持续存在的解剖学基础。出现心房颤动后,心尖区舒张期隆隆样杂音可减轻,且收缩期前增强消失。心房颤动早期可能是阵发性的,随着病程发展多转为持续性心房颤动。

(二)栓塞

多见于心房颤动患者,以脑梗死多见,栓子也可到达全身其他部位。

(三)急性肺水肿

这是重度二尖瓣狭窄严重而紧急的并发症,病死率高。往往由于剧烈体育活动、情绪激动、感染、妊娠或分娩、快心室率心房颤动等诱发,可导致左心室舒张充盈期缩短,左心房压升高,进一步引起肺毛细血管压升高,致使血浆渗透到组织间隙或肺泡,引起急性肺水肿。患者突发呼吸困难、不能平卧、发绀、大汗、咳嗽及咯粉红色泡沫样浆液痰,双肺布满湿啰音,严重者可昏迷或死亡。

(四)充血性心力衰竭

晚期 50%～75%患者发生右心充血性心力衰竭,是此病常见的并发症及主要致死原因。呼吸道感染为心力衰竭常见诱因,年轻女性妊娠、分娩常为主要诱因。临床上主要表现为肝区疼痛、食欲缺乏、黄疸、水肿、尿少等症状,体检有颈静脉曲张、肝大、腹水及下肢水肿等。

(五)呼吸道感染

二尖瓣狭窄患者,常有肺静脉高压、肺淤血,因此易合并支气管炎、肺炎。

(六)感染性心内膜炎

单纯二尖瓣狭窄较少发生。风湿性瓣膜病患者在行牙科手术或其他能引起菌血症的手术时,应行抗生素预防治疗。

六、诊断与鉴别诊断

根据临床表现,结合有关实验室检查,尤其是超声心动图检查多能作出诊断。但应与其他引起心尖部舒张期杂音的疾病相鉴别(见表 11-1)。

表 11-1　其他疾病引起的心尖部舒张期杂音特点

相对性二尖瓣狭窄	严重的二尖瓣关闭不全左向右分流的先天性心脏病,如 VSD、PDA 等,此杂音的产生是由于血容量增加,致二尖瓣相对狭窄所致
Carey-Coombs 杂音	急性风湿热时活动性二尖瓣瓣膜炎征象,该杂音柔和,发生于舒张早期,变化较大,比器质性二尖瓣狭窄的音调高,可能由严重的二尖瓣反流通过非狭窄的二尖瓣口所致,也可能是一短的紧随 S_3 的杂音
Austin-Flint 杂音	见于主动脉瓣关闭不全等疾病,该杂音历时短,性质柔和,吸入亚硝酸异戊酯后杂音减轻,应用升压药后杂音可增强
三尖瓣狭窄	慢性肺心病患者,由于右心室肥大,心脏顺时针转位可在心尖部听到三尖瓣相对性狭窄所致的杂音
左心房黏液瘤	左心房黏液瘤部分堵塞二尖瓣口所致,与体位有关

七、治疗

狭窄程度轻无明显临床症状者,无须治疗,应适当避免剧烈运动,风湿热后遗症者应预防风湿热复发。有症状的二尖瓣患者,应予以积极治疗。

(一)内科治疗

1.一般治疗

适当休息,限制钠盐入量(2 g/d),使用利尿剂,通过减轻心脏前负荷改善肺淤血症状。

急性肺水肿的处理:洋地黄的应用需谨慎,因洋地黄可增强右心室收缩力,有可能使右心室射入肺动脉内的血量增多,导致肺水肿的加重,但可应用常规负荷量的1/2～2/3,其目的是减慢心率而非增加心肌收缩力,以延长舒张期,改善左心室充盈,提高左心室搏出量。适合于合并快心室率心房颤动和室上性心动过速者。

栓塞性并发症的处理:有体循环栓塞而不能手术治疗的患者,可口服抗凝剂,如华法林等。对于有栓塞危险的患者,包括心房颤动、40 岁以上伴巨大左心房者,也应接受口服抗凝药治疗。

心律失常的处理:快心室率心房颤动应尽快设法减慢心室率,可使用洋地黄类药物,若疗效不满意,可联合应用地尔硫䓬、维拉帕米或 β 受体阻滞剂。对于轻度二尖瓣狭窄患者不伴巨大左心房,心房颤动<6 个月,可考虑药物复律或电复律治疗。

2.介入治疗

经皮球囊二尖瓣成形术(PBMV)是治疗二尖瓣狭窄划时代的进展,患者无须开胸手术,痛苦小,康复快,且具有成功率高、疗效好的特点。

(1)PBMV的适应证:①中、重度单纯二尖瓣狭窄,瓣叶柔软,无明显钙化,心功能Ⅱ、Ⅲ级是PBMV最理想的适应证;轻度二尖瓣狭窄有症状者亦可考虑;心功能Ⅳ级者需待病情改善,能平卧时才考虑。②瓣叶轻、中度钙化并非禁忌,但若严重钙化且与腱索、乳头肌融合者,易并发二尖瓣关闭不全,因此宜做瓣膜置换手术。③合并慢性心房颤动患者,心腔内必须无血栓。④合并重度肺动脉高压,不宜外科手术者。⑤合并轻度二尖瓣关闭不全,左心室无明显肥大者。⑥合并轻度主动脉瓣狭窄或关闭不全,左心室无明显肥大者。

(2)PBMV禁忌证:①合并中度以上二尖瓣关闭不全。②心腔内有血栓形成。③严重钙化,尤其瓣下装置病变者。④风湿活动。⑤合并感染性心内膜炎。⑥妊娠期,因放射线可影响胎儿,除非心功能Ⅳ级危及母子生命安全。⑦全身情况差或合并其他严重疾病。⑧合并中度以上的主动脉狭窄和/或关闭不全。

(二)外科治疗

目的在于解除瓣口狭窄,增加左心搏出量,改善肺血循环。

1.手术指征

凡诊断明确,心功能Ⅱ级以上,瓣口面积小于$1.2\ cm^2$而无明显禁忌证者,均适合手术治疗。严重二尖瓣狭窄并发急性肺水肿患者,如内科治疗效果不佳,可行急诊二尖瓣扩张术。

2.手术方式

手术方式包括闭式二尖瓣分离术、直视二尖瓣分离术、瓣膜修补术或人工瓣膜替换术。

八、预后

疾病的进程差异很大,从数年至数十年不等。预后主要取决于狭窄程度及心脏肥大程度,是否多瓣膜损害及介入、手术治疗的可能性等。

一般而言,首次急性风湿热发作后,患者可保持10～20年无症状。然而,出现症状后如不积极进行治疗,其后5年内病情进展非常迅速。研究表明,有症状的二尖瓣狭窄患者5年死亡率为20%,10年死亡率为40%。

（张 波）

第二节 二尖瓣关闭不全

一、病因

二尖瓣关闭不全(mitral incompetence,MI)严格来说不是一种原发病而是一种临床综合征。任何引起二尖瓣复合装置包括二尖瓣环、瓣膜、腱索、乳头肌病变的因素都可导致二尖瓣关闭不全,其诊断容易但确定病因难。按病程进展的速度和病程的长短可分为急性和慢性。

（一）慢性病变

慢性二尖瓣关闭不全进展缓慢、病程较长，病因包括以下几点。

（1）风湿性心脏病，在不发达国家风湿性心脏病引起者占首位，其中半数以上合并二尖瓣狭窄。

（2）退行性病变，在发达国家，二尖瓣脱垂为最多见原因；二尖瓣黏液样退行性变、二尖瓣环及环下区钙化等退行性病变也是常见原因。

（3）冠心病，常见于心肌梗死致乳头肌功能不全。

（4）其他少见原因，先天性畸形、系统性红斑狼疮、风湿性关节炎、心内膜心肌纤维化等。

（二）急性病变

急性二尖瓣关闭不全进展快、病情严重、病程短，病因包括以下几点。

（1）腱索断裂，可由感染性心内膜炎、二尖瓣脱垂、急性风湿热及外伤等原因引起。

（2）乳头肌坏死或断裂，常见于急性心肌梗死致乳头肌缺血坏死而牵拉作用减弱。

（3）瓣膜毁损或破裂，多见于感染性心内膜炎。

（4）心瓣膜替换术后人工瓣膜裂开。

二、病理生理

由于风湿性炎症使二尖瓣瓣膜纤维化、增厚、萎缩、僵硬、畸形，甚至累及腱索和乳头肌使之变粗、粘连、融合缩短，致使瓣膜在心室收缩期不能正常关闭，血液由左心室向左心房反流，病程长者尚可见钙质沉着。

（一）慢性病变

慢性二尖瓣关闭不全者，依病程进展可分为左心室代偿期、左心室失代偿期和右心衰竭期3个阶段（图 11-4）。

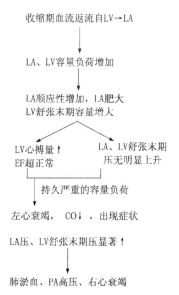

收缩期血流返流自LV→LA

LA、LV容量负荷增加

LA顺应性增加，LA肥大
LV舒张末期容量增大

LV心搏量↑
EF超正常

LA、LV舒张末期
压无明显上升

持久严重的容量负荷

左心衰竭，CO↓，出现症状

LA压、LV舒张末期压显著↑

肺淤血、PA高压、右心衰竭

图 11-4 慢性二尖瓣关闭不全血流动力学图解

二尖瓣关闭不全时，在心室收缩期左心室内的血流存在两条去路，即通过主动脉瓣流向主动脉和通过关闭不全的二尖瓣流向左心房。这样，在左心房舒张期，左心房血液来源除通过四条肺静脉回流外,还包括左心室反流的血液而使其容量和压力负荷增加。由于左心房顺应性好,在反流血液的冲击下,左心房肥大,缓解了左心房压力的增加,且在心室舒张期,左心房血液迅速注入左心室而使容量负荷迅速下降,延缓了左心房压力的上升,这实际上是左心房的一种代偿机制,体积增大而压力正常(见图 11-5),可使肺静脉与肺毛细血管压长期维持正常。与急性二尖瓣关闭不全相比,肺淤血发生晚、较轻,患者主述乏力而呼吸困难。

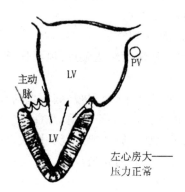

图 11-5　慢性二尖瓣关闭不全

对于左心室,在心室收缩期由于反流,使得在舒张期时由左心房流入左心室的血液除了正常肺循环回流外还包括反流的部分,从而增加了左心室的容量负荷。早期左心室顺应性好,代偿性扩大而使左心室舒张末期压力上升不明显,且收缩时左心室压力迅速下降,减轻了室壁紧张度和能耗而有利于代偿。左心室这种完善的代偿机制,可在相当长时间(大于 20 年)无明显左心房肥大和肺淤血,左心排血量维持正常而无临床症状。但一旦出现临床症状说明病程已到一定阶段,心排血量迅速下降而致头昏、困倦、乏力,迅速出现左心衰竭、肺水肿、肺动脉高压和右心衰竭,心功能达Ⅳ级,成为难治性心力衰竭,病死率高,患者出现呼吸困难、体循环淤血症状。

(二)急性病变

急性二尖瓣关闭不全早期反流量大,进展迅速,左心房、左心室容量和压力负荷迅速增加,没有经过充分的代偿即出现急性左心衰竭,使得心排血量迅速下降,心室压力上升,左心房及肺静脉压迅速上升,导致肺淤血和肺间质水肿。患者早期即出现呼吸困难、咯血等左心衰竭和肺淤血症状,病程进展迅速,多较快死于急性左心衰竭。由于来不及代偿,左心房、左心室肥大不明显(见图 11-6、图 11-7),X 线检查示左心房、左心室大小正常,反流严重者可见肺淤血和肺间质水肿征象。

三、临床表现

(一)症状

1.慢性病变

患者由于左心良好的代偿功能而使病情有无症状期长、有症状期短的特点。

(1)代偿期:左心代偿功能良好,心排血量维持正常,左心房压力及肺静脉压也无明显上升,患者可多年没有明显症状,偶有因左心室舒张末期容量增加而引起的心悸。

(2)失代偿期:患者无症状期长,通常情况下,从初次感染风湿热到出现明显二尖瓣关闭不全的症状,时间可长达 20 年之久。但一旦出现临床症状即说明已进入失代偿期。随着左心功能的失代偿,心排血量迅速下降,患者出现疲劳、头昏、乏力等症状。左心室舒张末期压力迅速上升,左心房、肺静脉及肺毛细血管压上升,引起肺淤血及间质水肿,出现劳力性呼吸困难,开始为重体力劳动或剧烈运动时出现,随着左心衰竭的加重,出现夜间阵发性呼吸困难及端坐呼吸等。

（3）右心衰竭期:肺淤血及肺水肿使肺小动脉痉挛硬化而出现肺动脉高压,继而引起右心衰竭,患者出现体循环淤血症状,如肝大、上腹胀痛、下肢水肿等。

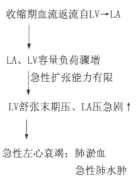

收缩期血流返流自LV→LA

↓

LA、LV容量负荷骤增

急性扩张能力有限

↓

LV舒张末期压、LA压急剧↑

↓

急性左心衰竭:肺淤血

急性肺水肿

图 11-6　急性二尖瓣关闭不全血流动力学图解

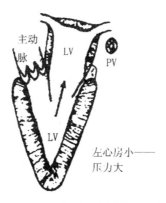

图 11-7　急性二尖瓣关闭不全

2.急性病变

轻度二尖瓣反流仅有轻度劳力性呼吸困难。严重反流,病情常短期内迅速加重,患者出现呼吸困难,不能平卧,咯粉红色泡沫痰等急性肺水肿症状,随后可出现肺动脉高压及右心衰竭征象。处理不及时,则心排血量迅速下降出现休克,患者常迅速死亡。

(二)体征

1.慢性病变

（1）代偿期。

心尖冲动:呈高动力型,左心室肥大时向左下移位。

心音:①瓣叶缩短所致的重度关闭不全(如风湿性心脏病),S_1 常减弱。②S_2 分裂,代偿期无肺动脉高压时,由于左心室射血时间缩短,主动脉提前关闭,产生 S_2 分裂,吸气时明显;失代偿产生肺动脉高压后,肺动脉瓣延迟关闭可加重 S_2 分裂。③心尖区可闻及 S_3,出现在第二心音后0.10～0.18 秒,是中重度二尖瓣关闭不全的特征性体征,卧位时明显,其产生是由于血液大量快速流入左心室使之充盈过度,引起肥大的左心室壁振动所致。

心脏杂音：心尖区全收缩期吹风样杂音，是二尖瓣关闭不全的典型体征。其强度取决于瓣膜损害程度、反流量及左心房、室压差，可以是整个收缩期强度均等，也可以是收缩中期最强，然后减弱。杂音在左心衰竭致反流量小时可减弱，在吸气时由于膈下降，心脏顺时针转位，回左心血流量减少，杂音相应减弱，呼气时相反。

杂音一般音调高、粗糙、呈吹风样、时限长，累及腱索或乳头肌时呈乐音样。其传导与前后瓣的解剖位置结构和血液反流方向有关，在前交界和前瓣损害时，血液反流至左心房的左后方，杂音可向左腋下和左肩胛间区传导；后交界区和后瓣损害时，血液冲击左心房的右前方，杂音可传导至肺动脉瓣区和主动脉瓣区；前后瓣均损害时，血液反流至左心房前方和左右侧，杂音向整个心前区和左肩胛间部传导。

心尖区舒张中期杂音，系由于发生相对性二尖瓣狭窄所致。通过变形的二尖瓣口血液的速度和流量增加，产生一短促、低调的舒张中期杂音，多在 S_3 之后，无舒张晚期增强，S_3 和它的出现提示二尖瓣关闭不全为中至重度。

（2）失代偿期（左心衰竭期）：心前区可触及弥散性搏动，心尖区可闻及舒张期奔马律，全收缩期杂音减弱。

（3）右心衰竭期：三尖瓣区可闻及收缩期吹风样杂音。由于右心衰竭，体静脉血回流障碍产生体循环淤血，患者可有颈静脉曲张、搏动，肝大，肝颈静脉回流征阳性，腹水及下垂性水肿等。

2.急性病变

患者迅速出现左心衰竭，甚至出现肺水肿或心源性休克，常迅速死亡。

四、辅助检查

（一）心电图检查

病情轻者无明显异常，重者 P 波延长，可有双峰，同时左心室肥大、电轴左偏，病程长者心房颤动较常见。急性者，心电图可正常，窦性心动过速常见。

（二）X 线检查

慢性二尖瓣关闭不全早期，左心房、左心室形态正常，晚期左心房、左心室显著增大且与病变严重程度成比例，有不同程度肺淤血及间质水肿，严重者有巨大左心房，肺动脉高压和右心衰竭征象。偶可见瓣膜瓣环钙化，随心脏上下运动，透视可见收缩时左心房膨胀性扩大。

急性者心脏大小正常，反流严重者可有肺淤血及间质水肿征象，1～2 周内左心房、左心室开始扩大，一年还存活者，其左心房、左心室扩大已达慢性患者程度。

（三）超声心动图检查

1.M 型 UCC

急性者心脏大小正常，慢性者可见左心房、左心室肥大，左心房后壁与室间隔运动幅度增强。

2.二维 UCG 检查

可确定左心室容量负荷，评价左心室功能和确定大多数病因，可见瓣膜关闭不全，有裂隙，瓣膜增厚变形、回声增强，左心房、左心室肥厚，肺动脉增宽。

3.多普勒 UCG 检查

可见收缩期血液反流，并可测定反流速度，估计反流量。

(四)心导管检查

一般没有必要,但可评估心功能和二尖瓣关闭不全的程度,确定大多数病因。

五、并发症

急性者较快出现急性左心衰竭,慢性者与二尖瓣狭窄相似,以左心衰竭为主,但出现晚,一旦出现则进展迅速。感染性心内膜炎较常发生(>20%),体循环栓塞少见,常由感染性心内膜炎引起,心房颤动发生率高达 75%,此时栓塞较常见。

六、诊断与鉴别诊断

(一)诊断

根据典型的心尖区全收缩期吹风样杂音伴有左心房、左心室肥大,诊断应不困难。但应结合起病急缓、患者年龄、病情严重程度、房室肥大情况及相应辅助检查来确定诊断及明确病因。

(二)鉴别诊断

1.相对性二尖瓣关闭不全

由扩大的左心室及二尖瓣环所致,但瓣叶本身活动度好,无增厚、粘连等。杂音柔和,多出现在收缩中晚期。常有高血压、各种原因的主动脉关闭不全或扩张型心肌病、心肌炎、贫血等病因。

2.二尖瓣脱垂

可出现收缩中期喀喇音-收缩晚期杂音综合征。喀喇音是由于收缩中期,拉长的腱索在二尖瓣脱垂到极点时骤然拉紧,瓣膜活动突然停止所致。杂音是由于收缩晚期,瓣叶明显突向左心房,不能正常闭合所致。轻度脱垂时可仅有喀喇音,较重时喀喇音和杂音均有,严重时可只有杂音而无喀喇音。

3.生理性杂音

杂音一般为 1～2 级,柔和,短促,位于心尖和胸骨左缘。二尖瓣关闭不全的临床表现及实验室检查与血流动力学变化密切相关,血流动力学发展的每一阶段,均可引起相应的临床表现及实验室检查结果。

七、治疗

(一)内科治疗

急性者一旦确诊,经药物改善症状后应立即采取人工瓣膜置换术,以防止变为慢性而影响预后,积极的内科治疗仅为手术争取时间。

慢性患者由于长期无症状,一般仅需定期随访,避免过度的体力劳动及剧烈运动,限制钠盐摄入,保护心功能,对风心病患者积极预防链球菌感染与风湿活动及感染性心内膜炎。如出现心功能不全的症状,应合理应用利尿剂、ACE 抑制剂、洋地黄、β受体阻滞剂和醛固酮受体拮抗剂。血管扩张剂,特别是减轻后负荷的血管扩张剂,通过降低左心室射血阻力,可减少反流量,增加前向心排血量,从而产生有益的血流动力学作用。慢性患者可用 ACE 抑制剂,急性者可用硝普钠、硝酸甘油或酚妥拉明静脉滴注。洋地黄类药物宜用于心功能Ⅱ、Ⅲ、Ⅳ级的患者,对伴有快心室率心房颤动者更有效。晚期的心力衰竭患者可用抗凝药物防止血栓栓塞。心律失常的处理参见相关章节。

(二)外科治疗

人工瓣膜替换术是几乎所有二尖瓣关闭不全病例的首选治疗。对慢性患者,应在左心室功能尚未严重损害和不可逆改变之前考虑手术,过分推迟可增加手术死亡率和并发症。手术指征为:①心功能Ⅲ~Ⅳ级,Ⅲ级为理想指征,Ⅳ级死亡率高,预后差,内科疗法准备后应行手术。②心功能Ⅱ级或以下,缺乏症状者,若心脏进行性肥大,左心功能下降,应行手术。③EF>50%,左心室舒张末期直径<8.0 cm,收缩末期直径<5.0 cm,心排指数>2.0 L/(min·m²),左心室舒张末压<1.6 kPa(12 mmHg),收缩末容积指数<50 mL/m²患者,适于手术,效果好。④中度以上二尖瓣反流。

八、预后

慢性二尖瓣关闭不全患者代偿期较长,可达 20 年。一旦失代偿,病情进展迅速,心功能恶化,成为难治性心力衰竭。

内科治疗后 5 年生存率为 80%,10 年生存率近 60%,而心功能Ⅳ级患者,内科治疗 5 年生存率仅 45%。

急性二尖瓣关闭不全患者多较快死于急性左心衰竭。

(张　波)

第三节　三尖瓣狭窄

一、病因

三尖瓣狭窄病变较少见,几乎均由风湿病所致,小部分病因有三尖瓣闭锁、右心房肿瘤。临床特征为症状进展迅速,类癌综合征常同时伴有三尖瓣反流;偶尔右心室流出道梗阻可由心包缩窄、心外肿瘤及赘生物引起。

风湿性三尖瓣狭窄几乎均同时伴有二尖瓣病变,在多数患者中主动脉瓣亦可受累。

二、病理生理

风湿性二尖瓣狭窄的病理变化与二尖瓣狭窄相似,腱索有融合和缩短,瓣叶尖端融合,形成一隔膜样孔隙。

当运动或吸气使三尖瓣血流量增加时及当呼气使三尖瓣血流减少时,右心房和右心室的舒张期压力阶差即增大。若平均舒张期压力阶差超过 0.7 kPa(5 mmHg)时,即足以使平均右心房压升高而引起体静脉淤血,表现为颈静脉充盈、肝大、腹水和水肿等体征。

三、临床表现

(一)症状

三尖瓣狭窄致低心排血量可引起疲乏,体静脉淤血可引起恶心呕吐、食欲缺乏等消化道症状及全身不适感,由于颈静脉搏动的巨大"a"波,使患者感到颈部有搏动感。

（二）体征

主要体征为胸骨左下缘低调隆隆样舒张中晚期杂音,也可伴舒张期震颤,可有开瓣拍击音。增加体静脉回流方法可使之更明显,呼气及 Valsalva 动作使之减弱。

四、辅助检查

（一）X 线检查

主要表现为右心房明显扩大,下腔静脉和奇静脉扩张,但无肺动脉扩张。

（二）心电图检查

示 Ⅱ、V_1 导电压增高;由于多数三尖瓣狭窄患者同时合并有二尖瓣狭窄,故心电图亦常提示双侧心房肥大。

（三）超声心动图检查

其变化与二尖瓣狭窄时观察到的相似,M 型超声心动图常显示瓣叶增厚,前叶的 EF 斜率减慢,舒张期与隔瓣示矛盾运动、三尖瓣钙化和增厚;二维超声心动图对诊断三尖瓣狭窄较有帮助,其特征为舒张期瓣叶呈圆顶状,增厚、瓣叶活动受限。

五、诊断及鉴别诊断

根据典型杂音、心房扩大及体循环淤血的症状和体征,一般即可作出诊断,对诊断有困难者可行右心导管检查,若三尖瓣平均跨瓣舒张压差低于 0.3 kPa(2 mmHg),即可诊断为三尖瓣狭窄。应注意与右心房黏液瘤、缩窄性心包炎等疾病相鉴别。

六、治疗

限制钠盐摄入及应用利尿剂,可改善体循环淤血的症状和体征;如狭窄显著,可行三尖瓣分离术或经皮球囊扩张瓣膜成形术。

（张　波）

第四节　三尖瓣关闭不全

一、病因

三尖瓣关闭不全多为功能性,常继发于左心瓣膜病变致肺动脉高压和右心室扩张,器质性病变者多见于风湿性心脏病,常为联合瓣膜病变。单纯性三尖瓣关闭不全非常少见,见于先天性三尖瓣发育不良、外伤、右心感染性心内膜炎等。

二、病理生理

先天性三尖瓣关闭不全可有以下病变:①瓣叶发育不全或缺如。②腱索、乳头肌发育不全、缺如或延长。③瓣叶、腱索发育尚可,瓣环过大。

后天性单独的三尖瓣关闭不全可发生于类癌综合征。

三尖瓣关闭不全引起的病理变化与二尖瓣关闭不全相似,但代偿期较长;病情若逐渐进展,最终可导致右心室、右心房肥大,右心室衰竭。如肺动脉高压显著,则病情发展较快。

三、临床表现

(一)症状

二尖瓣关闭不全合并肺动脉高压时,才出现心排血量减少和体循环淤血的症状。三尖瓣关闭不全合并二尖瓣疾病者,肺淤血的症状可由于三尖瓣关闭不全的发展而减轻,但乏力和其他心排血量减少的症状可加重。

(二)体征

主要体征为胸骨左下缘全收缩期杂音,吸气及压肝后可增强;如不伴肺动脉高压,杂音难以闻及。反流量很大时,有第三心音及三尖瓣区低调舒张中期杂音。颈静脉脉波图V波(又称回流波,为右心室收缩时,血液回到右心房及大静脉所致)增大;可扪及肝脏搏动。瓣膜脱垂时,在三尖瓣区可闻及非喷射性喀喇音。其淤血体征与右心衰竭相同。

四、辅助检查

(一)X线检查

可见右心室、右心房增大。右心房压升高者,可见奇静脉扩张和胸腔积液;有腹水者,横膈上抬。透视时可看到右心房收缩期搏动。

(二)心电图检查

无特征性改变。可示右心室肥厚、劳损右心房肥大;并常有右束支阻滞。

(三)超声心动图检查

可见右心室、右心房增大,上下腔静脉增宽及搏动;二维超声心动图声学造影可证实反流,多普勒可判断反流程度。

五、诊断及鉴别诊断

根据典型杂音,右心室、右心房增大及体循环淤血的症状及体征,一般不难作出诊断。应与二尖瓣关闭不全、低位室间隔缺损相鉴别。超声心动图声学造影及多普勒可确诊,并可帮助作出病因诊断。

六、治疗

(1)针对病因的治疗。

(2)由于右心压力低,三尖瓣口血流缓慢,易产生血栓,且三尖瓣置换有较高的手术死亡率并且远期存活率低,一般尽量采用三尖瓣成形术来纠正三尖瓣关闭不全。如单纯瓣环扩大、瓣叶病变轻、外伤性乳头肌断裂等可行三尖瓣成形术治疗。成形方法包括瓣环成形术和瓣膜成形术。

(张 波)

第五节 主动脉瓣狭窄

一、病理生理

正常主动脉瓣口面积超过 3.5 cm²，当瓣口面积减小 1.5 cm² 时，为轻度狭窄；1.0 cm² 时为中度狭窄；<1.0 cm² 时为重度狭窄。主动脉瓣狭窄引起的基本血流动力学改变是收缩期左心室血液流出受阻，进而左心室压力增高，严重时左心房压、肺动脉压、肺毛细血管楔嵌压及右心室压均可上升，心排血量减少，造成心力衰竭和心肌缺血。

(一)左心室壁增厚

主动脉瓣严重狭窄时收缩期左心室血液流出受阻，左心室压力负荷增加，左心室代偿性通过进行性室壁向心性肥厚以平衡左心室收缩压升高，维持正常收缩期室壁应力和左心室心排血量。

(二)左心房肥厚

左心室舒张末压进行性升高后，左心房后负荷增加，左心房代偿性肥厚，肥厚的左心房在舒张末期的强有力收缩有利于左心室的充盈，使左心室舒张末容量增加，达到左心室有效收缩时所需水平，以维持每搏输出量正常。左心房有力收缩也可使肺静脉和肺毛细血管内压力避免持续性增高。

(三)左心室功能衰竭

主动脉瓣狭窄晚期，左心室壁增厚失代偿，左心室舒张末容量增加，最终由于室壁应力增高，心肌缺血和纤维化等导致左心室功能衰竭。

(四)心肌缺血

严重主动脉瓣狭窄引起心肌缺血，机制为：①左心室壁增厚、心室收缩压升高和射血时间延长，增加心肌耗氧。②左心室肥厚，心肌毛细血管密度相对减少。③舒张期心腔内压力增高，压迫心内膜下冠状动脉。④左心室舒张末压升高致舒张期主动脉-左心室压差降低，减少冠状动脉灌注压。

二、临床表现

(一)症状

主动脉瓣狭窄症状出现晚，由于左心室代偿能力较强，相当长的时间内患者可无明显症状，直至瓣口面积小于 1 cm² 才出现临床症状，主要表现为呼吸困难、心绞痛、晕厥三联征，有15％～20％发生猝死。

1.呼吸困难

劳力性呼吸困难为晚期肺淤血引起的常见首发症状，见于 90％的有症状患者，主要由于左心室顺应性降低和左心室扩大，左心室舒张期末压力和左心房压力上升，引起肺毛细血管楔嵌压和肺动脉高压所致，以后随着病程发展，可发生夜间阵发性呼吸困难、端坐呼吸和急性肺水肿。

2.心绞痛

见于 60％有症状患者，常由运动诱发，休息后缓解，多为劳力性心绞痛。主要由于瓣口严重狭窄,心排血量下降,平均动脉压降低,使冠状动脉血流量减少,活动时不足以代偿增加的耗氧量,造成心肌缺血缺氧。极少数由瓣膜的钙质栓塞冠状动脉引起。

3.晕厥

轻者为黑蒙,可为首发症状。多发生于直立、运动中或运动后即刻,由于脑缺血引起。机制为:运动时周围血管扩张,而狭窄的主动脉瓣口限制心排血量的增加;运动致心肌缺血加重,使左心室收缩功能降低,心排血量减少;运动时左心室收缩压急剧上升,过度激活心室内压力感受器,通过迷走神经传入纤维兴奋血管减压反应,导致外周血管阻力降低;运动停止后回心血量减少,左心室充盈量及心排血量进一步减少;休息后由于心律失常导致心排血量骤减也可导致晕厥。

4.其他症状

主动脉瓣狭窄晚期可出现心排血量降低的各种表现,如明显的疲乏、虚弱、周围性发绀。血栓栓塞及胃肠道出血主要多见于老年退行性主动脉瓣钙化男性患者,妇女少见。

(二)体征

1.视诊

心尖冲动位置正常或在腋中线以内,为缓慢的抬举样心尖冲动,若心尖冲动很活跃,则提示同时合并有主动脉瓣或二尖瓣关闭不全。

2.触诊

心尖区可触及收缩期抬举样搏动,左侧卧位时可呈双重搏动,第1次为心房收缩以增加左心室充盈,第2次为心室收缩,持续而有力。心底部可触及收缩期震颤,在坐位、胸部前倾、深呼气后屏气时易触及,胸骨上窝、颈动脉和锁骨下动脉处也可触及。

脉搏较特殊,为细脉或迟脉,与强有力的心尖冲动不相称,脉率较低,在心力衰竭时可低于70次/分。

3.叩诊

心浊音界正常,心力衰竭时向左扩大。

4.听诊

(1)胸骨右缘第2肋间可听到低调、粗糙、响亮的喷射性收缩期杂音,呈递增、递减型,第一心音后出现,收缩中期达到最响,以后逐渐减弱,主动脉瓣关闭前终止。胸骨右缘第2肋间或胸骨左缘第3肋间最响,杂音向颈动脉及锁骨下动脉传导,有时向胸骨下端或心尖区传导。通常杂音越长、越响,收缩高峰出现越迟,主动脉瓣狭窄越严重。合并心力衰竭时,通过瓣口的血流速度减慢,杂音变轻而短促。主动脉瓣狭窄杂音在吸入亚硝酸异戊酯或平卧时增强,在应用升压药或站立时减轻。

(2)瓣膜活动受限或钙化明显时,主动脉瓣第二心音减弱或消失,也可出现第二心音逆分裂。

(3)左心室扩大和左心衰竭时可闻及第三心音(舒张期奔马律)。

(4)左心室肥厚和舒张期末压力升高时,肥厚的左心房强有力收缩产生心尖区明显的第四心音。

三、辅助检查

(一)X线检查

左心缘圆隆,心影不大。升主动脉根部发生狭窄后扩张,透视下可见主动脉瓣钙化。晚期心力衰竭时左心室明显扩大,左心房扩大,肺动脉主干突出,肺静脉增宽及肺淤血的征象。

1.左心室增大

心尖部下移和/或左心室段圆隆是左心室增大的轻度早期征象。由于左心室增大,心脏向右呈顺钟向转位,心脏呈"主动脉"型。

2.升主动脉扩张

升主动脉根部因长期血流的急促喷射而发生狭窄后梭形扩张,使右上纵隔膨凸,侧位透视下可见主动脉钙化。

3.肺淤血征象

晚期心力衰竭可出现左心室明显扩大,左心房扩大,肺动脉主干突出,肺静脉增宽及肺淤血的征象,表现为肺纹理普遍增多、增粗、边缘模糊,以中下肺野明显;肺门影增大,上肺门影增宽明显;肺野透光度降低;肺内含铁血黄素沉着、钙化。

(二)心电图检查

大约85%患者有左心室肥厚的心电图表现,伴有继发性ST-T改变,左心房肥厚、房室阻滞、室内阻滞(左束支传导阻滞或左前分支阻滞)、心房颤动及室性心律失常。

多数患者左胸导联中T波倒置,并有轻度ST段压低,是左心室收缩期负荷过重的表现。左胸导联中的S-T段压低超过0.3 mV,提示存在严重的左心室肥厚。左心房肥厚心电图表现为V_1导联P波的负性部分明显延迟(图11-8)。其他心电图表现如房室阻滞主要是钙化浸润范围从主动脉瓣扩大到传导系统,在男性主动脉瓣钙化中较多见。

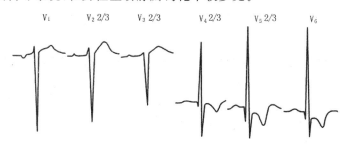

图 11-8　主动脉狭窄时心电图改变

$V_{4\sim6}$导联R波异常增大;ST段呈下斜型下降;T波倒置

(三)超声心动图检查

M型超声诊断此病不敏感和缺乏特异性。二维超声心动图探测主动脉瓣异常敏感,有助于显示瓣叶数目、大小、增厚、钙化、瓣环大小、瓣口大小和形状等。彩色多普勒测定通过主动脉瓣的最大血流速度,可计算平均和跨膜压差及瓣口面积,对瓣膜狭窄程度进行评价。

1.M型超声检查

可见主动脉瓣叶增厚、钙化、开放受限,瓣膜开放幅度<15 mm,瓣叶回声增强提示瓣膜钙化。

2.二维超声检查

可观察左心室向心性肥厚,主动脉瓣收缩呈向心性穹形运动,并能明确先天性瓣膜畸形、鉴别瓣膜狭窄原因。

3.多普勒超声检查

多普勒超声可准确测定主动脉瓣口流速,计算跨瓣压力阶差,评价瓣膜狭窄程度。彩色多普勒超声可帮助区别二尖瓣反流和主动脉狭窄的血流。连续多普勒超声提示主动脉瓣流速超过

2 m/s,又无过瓣血流增加(如主动脉瓣反流、动脉导管未闭等)时,是诊断主动脉瓣狭窄的根据之一。

(四)心导管检查

当超声心动图不能确定狭窄程度并考虑人工瓣膜置换时,应行心导管检查。将导管经股动脉置于主动脉根部及左心室,可探测左心室腔与主动脉收缩期压力阶差,并可推算出主动脉瓣口面积,从而明确狭窄程度。但对于重度主动脉瓣狭窄患者,应将导管经股静脉送入右心,经房间隔穿刺进入左心室,测左心室-主动脉收缩期峰压差。如怀疑合并冠状动脉病变,应同时行冠脉造影。

四、诊断及鉴别诊断

发现主动脉瓣狭窄典型的心底部喷射样收缩期杂音及震颤,即可诊断主动脉瓣狭窄。超声心动图检查可明确诊断。

(一)主动脉瓣收缩期杂音与下列疾病相鉴别

1.二尖瓣关闭不全

心尖区全收缩期吹风样杂音,向左腋下传导;吸入亚硝酸异戊酯后杂音减弱。第一心音减弱,主动脉瓣第二心音正常。

2.三尖瓣关闭不全

胸骨左缘下端闻及高调的全收缩期杂音,吸气时回心血量增加可使杂音增强,呼气时减弱。

3.肺动脉瓣狭窄

于胸骨左缘第2肋间可闻及粗糙响亮的收缩期杂音,常伴收缩期喀喇音,肺动脉瓣区第二心音减弱并分裂,主动脉瓣区第二心音正常。

4.主动脉扩张

见于各种原因如高血压、梅毒所致的主动脉扩张。可在胸骨右缘第2肋间闻及短促的收缩期杂音,主动脉瓣区第二心音正常或亢进,无第二心音分裂。

(二)主动脉瓣狭窄还应与其他左心室流出道梗阻性疾病相鉴别

1.先天性主动脉瓣上狭窄

杂音最响在右锁骨下,杂音和震颤明显传导至胸骨右上缘和右颈动脉,喷射音少见。

2.先天性主动脉瓣下狭窄

常合并轻度主动脉瓣关闭不全,无喷射音,第二心音非单一性。

3.肥厚梗阻性心肌病

杂音为收缩中晚期喷射性杂音,胸骨左缘最响,不向颈部传导。

五、并发症

(一)感染性心内膜炎

多见于先天性二叶式主动脉瓣狭窄,老年妇女钙化性主动脉瓣狭窄发病率较男性低,合并感染性心内膜炎危险性亦较低。

(二)心律失常

10%患者可发生心房颤动,致左心房压升高和心排血量明显减少,可致严重低血压、晕厥或肺水肿。左心室肥厚、心内膜下心肌缺血或冠状动脉栓塞可致室性心律失常。

(三)充血性心力衰竭

50％～70％的患者死于心力衰竭。发生左心衰竭后,自然病程明显缩短,因此终末期的右心衰竭少见。

(四)心脏性猝死

多发生于先前有症状者,无症状者发生猝死少见。

(五)胃肠道出血

15％～25％的患者有胃肠道血管发育不良,可合并胃肠道出血。多见于老年患者,出血为隐匿性或慢性。人工瓣膜置换术后出血停止。

六、治疗

无症状的轻度狭窄患者每2年复查一次,应包括超声心动图定量测定,中重度狭窄的患者应避免体力活动,每6～12个月复查一次。

(一)内科并发症治疗

1.心律失常

因左心房增大,约10％患者可发生房性心律失常,如有频发房性期前收缩,应积极给予抗心律失常药物以预防心房颤动的发生。主动脉瓣狭窄的患者不能耐受心房颤动,一旦出现,病情会迅速恶化,发生低血压、心绞痛或心电图显示心肌缺血,故应及时用电转复或药物转复为窦性心律。其他有症状或影响血流动力学的心律失常也应积极治疗。

2.感染性心内膜炎

对于风湿性心脏病患者,应积极预防风湿热。如已合并亚急性或急性感染性心内膜炎,治疗同二尖瓣关闭不全。

3.心力衰竭

应限制钠盐摄入,使用洋地黄制剂和利尿剂。利尿剂使用需慎重,因过度利尿使血容量减少,降低主动脉瓣狭窄患者心排血量,导致严重的直立性低血压。扩张小动脉药物也应慎用,以防血压过低。

(二)介入治疗——经皮球囊主动脉瓣成形术

由于经皮球囊主动脉瓣成形术(PBAV)操作死亡率3％,1年死亡率45％,故临床上应用远远不如PBMV,它主要治疗对象为高龄、有心力衰竭和手术高危患者,对于不适于手术治疗的严重钙化性主动脉瓣狭窄的患者仍可改善左心室功能和症状。

适应证:①儿童和青年的先天性主动脉瓣狭窄。②不能耐受手术者。③重度狭窄危及生命;④明显狭窄伴严重左心功能衰竭的手术过渡。⑤手术禁忌的老年主动脉瓣狭窄钙化不重的患者。

常用方法是经皮股动脉穿刺后将球囊导管沿动脉逆行送至主动脉瓣,用生理盐水与造影剂各半的混合液体充盈球囊,裂解钙化结节,伸展主动脉瓣环和瓣叶,撕裂瓣叶和分离融合交界处,减轻狭窄和症状。成形术后主动脉瓣口面积一般可比术前增加 $0.2～0.4~cm^2$,术后再狭窄率为42％～83％。

(三)外科治疗

治疗关键是解除主动脉瓣狭窄,降低跨瓣压力阶差。常用有两种手术方法:一是人工瓣膜置换术;二是直视下主动脉瓣交界分离术。

1.人工瓣膜置换术

人工瓣膜置换术为治疗成人主动脉瓣狭窄的主要方法。重度狭窄[瓣口面积＜0.75 cm² 或平均跨瓣压差 6.7 kPa(50 mmHg)]伴心绞痛、晕厥或心力衰竭症状为手术的主要指征。无症状的重度狭窄患者,如伴有进行性心脏增大和明显左心室功能不全,也应考虑手术。术前多常规做冠状动脉造影,如合并冠心病,需同时做冠状动脉旁路移植术(CABG)。

手术适应证:①有症状,重度主动脉瓣狭窄,或跨瓣压差＞6.7 kPa(50 mmHg)。②重度主动脉瓣狭窄合并冠心病需冠状动脉旁路移植术治疗。③重度主动脉瓣狭窄,同时合并升主动脉或其他心脏瓣膜病变需手术治疗。④冠心病、升主动脉或心脏瓣膜病变需手术治疗,同时合并中度主动脉瓣狭窄[平均压差4.0～6.7 kPa(30～50 mmHg),或流速 3～4 m/s](分级Ⅱa)。⑤无症状,重度主动脉瓣狭窄,同时有左心室收缩功能受损表现(分级Ⅱa)。⑥无症状,重度主动脉瓣狭窄,但活动后有异常表现,如低血压(分级Ⅱa)。

手术禁忌证:晚期合并重度右心衰竭,经内科治疗无效;心功能 4 级及 75 岁以上高龄患者;严重心力衰竭合并冠状动脉病变者。

手术死亡率小于 2％,主动脉瓣机械瓣替换术后,患者平均年龄 57 岁时,5 年生存率 80％左右,10 年生存率在 60％。生物瓣替换术后,患者平均年龄 74 岁时,5 年生存率 70％,10 年生存率 35％。术后的远期预后优于二尖瓣疾病和主动脉瓣关闭不全的换瓣患者。

2.直视下主动脉瓣交界分离术

适用于儿童和青少年先天性主动脉瓣狭窄且无钙化者。妇女主动脉瓣狭窄患者多行介入治疗及换瓣术,行直视下主动脉瓣交界分离术者少见。

(张　波)

第六节　主动脉瓣关闭不全

一、病理生理

主动脉瓣关闭不全引起的基本血流动力学障碍是舒张期左心室内压力大大低于主动脉,故大量血液反流回左心室,使左心室舒张期负荷加重,左心室舒张期末容积逐渐增大,容量负荷过度。早期收缩期左心室每搏量增加,射血分数正常,晚期左心室进一步扩张,心肌肥厚,当左心室收缩减弱时,每搏量减少,左心室舒张期末压力升高,最后导致左心房、肺静脉和肺毛细血管压力升高,出现肺淤血。主动脉瓣反流明显时,主动脉舒张压明显下降,冠脉灌注压降低,心肌供血减少,进一步使心肌收缩力减弱。

(一)左心室容量负荷过度

主动脉瓣关闭不全时,左心室在舒张期除接纳从左心房流入的血液外,还接受从主动脉反流的血液,造成左心室舒张期充盈量过大,容量负荷过度。左心室的代偿能力是影响病理生理改变的重要因素,也决定了急、慢性主动脉瓣关闭不全血流动力学障碍的明显差异。

1.急性主动脉瓣关闭不全

左心室顺应性及心腔大小正常,面对舒张期急剧增加的充盈量,左心室来不及发生代偿性扩张和肥大,导致舒张期充盈压显著增高,迫使左心房压、肺静脉和肺毛细血管压力升高,引起呼吸困难和肺水肿,并导致肺动脉高压和右心功能障碍,此时患者表现出体循环静脉压升高和右心衰竭的症状和体征。

当左心室舒张末期压力超过 4.0~5.3 kPa(30~40 mmHg)时,可使二尖瓣提前关闭,对肺循环有一定的保护作用,但效力有限。由于急性者左心室舒张末容量仅能有限的增加,即使左心室收缩功能正常或增加,并有代偿性心动过速,心排血量仍减少。

2.慢性主动脉瓣关闭不全

主动脉反流量逐渐增大,左心室充分发挥代偿作用,通过 Frank-Starling 定律调节左心室容量-压力关系,使总的左心室每搏输出量增加。长期左心室舒张期充盈过度,使心肌纤维被动牵张,刺激左心室发生离心性心肌肥大,心脏重量明显增加,心腔明显扩大。

代偿期扩张肥大的心肌收缩力增强,能充分将心腔内血液排出,每搏量明显增加,前向血流量、射血分数及收缩末期容量正常。

由于主动脉反流血量过大及肥大心肌退行性变和纤维化,左心室舒张功能受损。当左心室容量负荷超过心肌的代偿能力时,进入失代偿期。此时,心肌顺应性降低,心室舒张速度减慢,左心室舒张末压升高,左心房压和肺循环压力升高,引起肺淤血和呼吸困难。同时,心肌收缩力减弱,每搏量减少,前向血流量及射血分数降低。左心室收缩末期容量增加是左心收缩功能障碍的敏感指标之一。

(二)脉压增宽

慢性主动脉瓣关闭不全时,因左心室充盈量增加,每搏量增加,主动脉收缩压升高,而舒张期血液向左心室反流又使主动脉舒张压降低,压差增大。当主动脉舒张压<6.7 kPa(50 mmHg)时,提示有严重的主动脉瓣关闭不全。急性主动脉瓣关闭不全时,因心肌收缩功能受损,主动脉收缩压不高甚至降低,而左心室舒张末压明显升高,主动脉舒张压正常或轻度降低,压差可接近正常。

(三)心肌供血减少

由于主动脉舒张压降低和左心室舒张压升高,冠状动脉灌注压降低;左心室壁张力增加压迫心肌内血管,使心肌供血减少。交感神经兴奋反射性引起心率加快及心肌肥大和室壁张力增加又再次增加心肌耗氧量,故主动脉瓣关闭不全患者可出现心肌缺血和心绞痛,多出现在主动脉瓣关闭不全的晚期。

二、临床表现

(一)症状

主动脉瓣关闭不全患者一旦出现症状(表 11-2),往往有不可逆的左心功能不全。

表 11-2 重度主动脉瓣关闭不全典型体征

视诊及触诊	
de Musset's sign	伴随每次心搏的点头征,由于动脉搏动过强所致
Muller's sign	腭垂的搏动或摆动
Quincke's sign	陷落脉或水冲脉,即血管突然短暂的充盈及塌陷
听诊	
Hill's sign	袖带测压时,上下肢收缩压相差 8.0 kPa(60 mmHg),正常时<2.7 kPa(20 mmHg)

Traube's sign	股动脉收缩音及舒张音增强,即枪击音
Duroziez's sign	用听诊器轻压股动脉产生的杂音
De tambour 杂音	第二心音增强,带有铃声特点,常见于梅毒性主动脉瓣反流

1.心悸和头部搏动

心脏冲动的不适感可能是最早的主诉,由于左心室明显增大,左心室每搏量明显增加,患者常感受到强烈的心悸。情绪激动或体力活动引起心动过速时,每搏量增加明显,此时症状更加突出。由于脉压显著增大,患者常感身体各部有强烈的动脉搏动感,尤以头颈部为甚。

2.呼吸困难

劳力性呼吸困难出现表示心脏储备能力已经降低,以后随着病情进展,可出现端坐呼吸和夜间阵发性呼吸困难,在合并二尖瓣病变时此症状更加明显。

3.胸痛

由于冠脉灌注主要在舒张期,所以主动脉舒张压决定了冠脉流量。重度主动脉瓣关闭不全患者舒张压明显下降,特别是夜间睡眠时心率减慢,舒张压下降进一步加重,冠脉血流更加减少。此外,胸痛发作还可能与左心室射血时引起升主动脉过分牵张或心脏明显增大有关。

4.眩晕

当快速变换体位时,可出现头晕或眩晕,晕厥较少见。

5.其他

如疲乏、过度出汗,尤其在夜间心绞痛发作时出现,可能与自主神经系统改变有关。晚期右心衰竭时可出现食欲缺乏、腹胀、下肢水肿、胸腔积液、腹水等。

(二)体征

1.视诊

颜面较苍白,头部随心脏搏动频率上下摆动;指(趾)甲床可见毛细血管搏动征;心尖冲动向左下移位,范围较广,且可见有力的抬举样搏动;右心衰竭时可见颈静脉曲张。

2.触诊

(1)颈动脉搏动明显增强,并呈双重搏动。

(2)主动脉瓣区及心底部可触及收缩期震颤,并向颈部传导。胸骨左下缘可触及舒张期震颤。

(3)颈动脉、桡动脉可触及水冲脉,即脉搏呈现高容量并迅速下降的特点,尤其是将患者前臂突然高举时更为明显。

(4)肺动脉高压和右心衰竭时,可触及增大的肝脏,肝颈静脉回流征可阳性,下肢指凹性水肿。

3.叩诊

心界向左下扩大。

4.听诊

(1)主动脉舒张期杂音,为一与第二心音同时开始的高调叹气样递减型舒张早期杂音,坐位并前倾和深呼气时明显。一般主动脉瓣关闭不全越严重,杂音的时间越长,响度越大。轻度反流时,杂音限于舒张早期,音调高。中度或重度反流时,杂音粗糙,为全舒张期。杂音为音乐时,提示瓣叶脱垂、撕裂或穿孔。

(2)心底部及主动脉瓣区常可闻及收缩期喷射性杂音,较粗糙,强度 2/6～4/6 级,可伴有震颤,向颈部及胸骨上凹传导,为极大的每搏量通过畸形的主动脉瓣膜所致,并非由器质性主动脉瓣狭窄所致。

(3)Austin-Flint 杂音:心尖区常可闻及一柔和、低调的隆隆样舒张中期或收缩前期杂音,即Austin-Flint杂音,此乃由于主动脉瓣大量反流,冲击二尖瓣前叶,使其振动和移位,引起相对性二尖瓣狭窄;同时主动脉瓣反流与左心房回流血液发生冲击、混合,产生涡流所致。此杂音在用力握拳时增强,吸入亚硝酸异戊酯时减弱。

(4)当左心室明显扩大时,由于乳头肌外移引起功能性二尖瓣反流,可在心尖区闻及全收缩期吹风样杂音,向左腋下传导。

(5)心音:第一心音减弱,第二心音主动脉瓣成分减弱或缺如,但梅毒性主动脉炎时常亢进。由于舒张早期左心室快速充盈增加,心尖区常有第三心音。

(6)周围血管征听诊:股动脉枪击音;股动脉收缩期和舒张期双重杂音;脉压增大。

三、辅助检查

(一)X 线检查

急性期心影多正常,常有肺淤血或肺水肿征。慢性主动脉瓣关闭不全常有以下特点。

(1)左心室明显增大,心脏呈主动脉型。

(2)升主动脉普遍扩张,可以波及主动脉弓。

(3)透视下主动脉搏动明显增强,与左心室搏动配合呈"摇椅样"摆动。

(4)左心房可增大,肺动脉高压或右心衰竭时,右心室增大并可见肺静脉充血、肺间质水肿。

(二)心电图检查

轻度主动脉瓣关闭不全者心电图可正常。严重者可有左心室肥大和劳损,电轴左偏。Ⅰ、aVL、V$_{5～6}$导联 Q 波加深,ST 段压低和 T 波倒置;晚期左心房增大,也可有束支阻滞(图 11-9)。

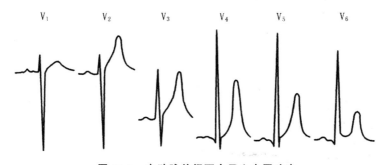

图 11-9 主动脉关闭不全示心电图改变

V$_5$、V$_6$ 导联出现深 Q 波,R 波增大,S-T 段抬高,T 波增大

(三)超声心动图检查

对主动脉瓣关闭不全及左心室功能评价很有价值,还可显示二叶式主动脉瓣、瓣膜脱垂、破裂或赘生物形成及升主动脉夹层等,有助于病因的判断。

1.M 型超声检查

显示舒张期二尖瓣前叶和室间隔纤细扑动,为主动脉瓣关闭不全的可靠诊断征象。但敏感度低。

2.二维超声检查

可显示瓣膜和升主动脉根部的形态改变,可见主动脉瓣增厚,舒张期关闭对合不佳,有助于病因确定。

3.彩色多普勒超声

由于舒张早期主动脉压和左心室舒张压间的高压差,主动脉瓣反流导致很高流速(超过 4 m/s)的全舒张期湍流。彩色多普勒超声探头在主动脉瓣的心室侧可探及全舒张期高速血流,为最敏感的确定主动脉瓣反流方法,并可通过计算反流量与每搏量的比例,判断其严重程度。

(四)主动脉造影

当无创技术不能确定反流程度并且考虑外科治疗时,可行选择性主动脉造影,可半定量反流程度。

升主动脉造影提示:舒张期造影剂反流至左心室,可以显示左心室扩大。根据造影剂反流量可以估计关闭不全的程度。①Ⅰ度:造影剂反流仅限于主动脉口附近,一次收缩即可排出。②Ⅱ度:造影剂反流于左心室中部,一次收缩即可排出。③Ⅲ度:造影剂反流于左心室全部,一次收缩不能全部排出。

(五)磁共振显像

诊断主动脉疾病如主动脉夹层极准确。可目测主动脉瓣反流射流,可半定量反流程度,并能定量反流量和反流分数。

四、诊断和鉴别诊断

发现典型的主动脉瓣关闭不全的舒张期杂音伴周围血管征即可诊断,超声心动图可明确诊断。主动脉瓣舒张早期杂音应与下列杂音和疾病鉴别。

(一)Graham Steell 杂音

见于严重肺动脉高压伴肺动脉扩张所致肺动脉瓣关闭不全,常有肺动脉高压体征,如胸骨左缘抬举样搏动、第二心音肺动脉瓣成分亢进等。

(二)肺动脉瓣关闭不全

胸骨左缘舒张期杂音吸气时增强,用力握拳时无变化。颈动脉搏动正常,肺动脉瓣区第二心音亢进,心电图示右心房和右心室肥大,X 线检查示肺动脉主干突出。多见于二尖瓣狭窄及房间隔缺损。

(三)冠状动静脉瘘

可闻及主动脉瓣区舒张期杂音,但心电图及 X 线检查多正常,主动脉造影可见主动脉与右心房、冠状窦或右心室之间有交通。

(四)主动脉窦瘤破裂

杂音与主动脉瓣关闭不全相似,但有突发性胸痛,进行性右心功能衰竭,主动脉造影及超声心动图检查可确诊。

五、并发症

(1)充血性心力衰竭:为主动脉瓣关闭不全的主要死亡原因。一旦出现心功能不全的症状,往往在2~3年内死亡。

(2)感染性心内膜炎:较常见。

(3)室性心律失常:较常见。

六、治疗

(一)内科治疗

1.预防感染性心内膜炎

避免上呼吸道感染及全身感染,防止发生心内膜炎。

2.控制充血性心力衰竭

避免过度的体力劳动及剧烈运动,限制钠盐摄入。无症状患者出现左心室扩大,特别是 EF 降低时,应给予地高辛。

3.控制高血压

控制高血压至关重要,因为它可加重反流程度。当伴发升主动脉根部扩张时,高血压也可促进主动脉夹层的发生。目前研究证实,应用血管扩张药特别是血管紧张素转换酶抑制药(ACEI)能防止或延缓左心扩大,逆转左心室肥厚,防止心肌重构。

(二)外科治疗

主动脉瓣关闭不全,一旦心脏失去代偿功能,病情将急转直下,多数在出现心力衰竭后 2 年内死亡。主动脉瓣关闭不全的彻底治疗方法是主动脉瓣置换术。最佳的手术时机为左心室功能衰竭刚刚开始即严重心力衰竭发生之前手术,或虽无症状,但左心室射血分数低于正常和左心室舒张末期内径>60 mm 左右,应进行手术治疗。

对于左心室功能正常而无症状的患者,心脏结构改变不明显的应密切随诊,每 6 个月复查超声心动图及时发现手术时机。一旦出现症状或出现左心室功能衰竭或左心室明显增大应及时手术。

1.人工瓣膜置换术

风湿性和绝大多数其他病因引起的主动脉瓣关闭不全均宜施行瓣膜置换术。分机械瓣和生物瓣两种。心脏明显扩大、长期左心功能不全的患者,手术死亡率约为 10%,尽管如此,由于药物治疗的预后较差,即使有左心衰竭也应考虑手术治疗。

2.瓣膜修复术

较少用,通常不能完全消除主动脉瓣反流,仅适用于感染性心内膜炎主动脉瓣赘生物或穿孔、主动脉瓣与其瓣环撕裂。由于升主动脉动脉瘤使瓣环扩张所致的主动脉瓣关闭不全,可行瓣环紧缩成形术。

3.急性主动脉瓣关闭不全的治疗

严重急性主动脉瓣关闭不全迅速发生急性左心功能不全、肺水肿和低血压,极易导致死亡,故应在积极内科治疗的同时,及早采用手术治疗,以挽救患者的生命。术前应静脉滴注正性肌力药物如多巴胺或多巴酚丁胺和血管扩张药如硝普钠,以维持心功能和血压。

(张　波)

第七节　肺动脉瓣狭窄

一、病理生理

肺动脉瓣狭窄基本血流动力学改变是右心室收缩期排血受阻,致右心室压力超负荷改变,使右心室肥厚,最后发生右心衰竭。

(一)右心室压力负荷过重

正常成人肺动脉瓣口面积为 2 cm²,通常肺动脉瓣口面积要减少到 60％才会出现血流动力学改变。右心室压力负荷增加,迫使右心室肌增强收缩,提高右心室收缩压以克服肺动脉瓣狭窄所产生的阻力。

(二)肺动脉压力降低

右心排血受限使肺动脉压正常或降低,收缩期右心室-肺动脉压力阶差加大。收缩期右心室-肺动脉压差＜5.3 kPa(40 mmHg)时为轻度狭窄;压力阶差 5.3～13.3 kPa(40～100 mmHg)时为中度狭窄;压力阶差＞13.3 kPa(100 mmHg)为重度狭窄。严重狭窄时其跨瓣压差可高达32.0 kPa(240 mmHg)。肺循环血流量减少可引起动脉血氧饱和度降低,组织缺血缺氧。

(三)右心衰竭

收缩期压力负荷过重引起右心室向心性肥厚,右心室收缩压明显升高,射血时间延长,肺动脉瓣关闭延迟。长期右心室肥厚使右心室顺应性降低,心肌舒缩功能受损,导致右心衰竭。此时右心室舒张压及右心房压力升高,右心室收缩末期残余血量增加,使右心室轻度扩张,右心排血量减少。

二、临床表现

(一)症状

轻中度肺动脉瓣狭窄一般无明显症状,中度狭窄者,运动耐量下降,可有胸痛、头晕、晕厥、发绀等。

(二)体征

1.视诊

可有口唇发绀,颜面苍白。持久发绀者,可有杵状指。先天性重度狭窄者,心前区隆起伴胸骨旁抬举样搏动。合并右心衰竭时,可见颈静脉曲张。

2.触诊

肺动脉瓣区可触及收缩期震颤。右心衰竭时,可触及肿大的肝脏,肝颈静脉回流征阳性,双下肢指凹性水肿。

3.叩诊

轻度狭窄者,心界正常,中重度狭窄者,因右心室增大,心界略向右扩大。

4.听诊

(1)肺动脉瓣区(胸骨左缘第 2 肋间)响亮、粗糙的收缩期喷射性杂音。

(2)肺动脉瓣区第二心音减弱伴分裂,吸气后明显。

(3)第一心音后可闻及收缩早期喷射音(喀喇音),表明瓣膜无重度钙化,活动度尚可。

三、实验室检查

（一）X 线检查

右心室肥厚、增大，严重时右心房也可增大，主肺动脉呈狭窄后扩张，肺纹理稀疏，肺野清晰。

（1）心脏呈"二尖瓣"型，轻度增大，主要为右心室增大。

（2）肺动脉段凸出，多为中至高度凸出，呈直立状，其上缘可接近主动脉弓水平。

（3）肺血减少，肺血管纹理纤细、稀疏，与肺动脉段明显凸出形成鲜明对比，两肺门动脉阴影不对称（左侧＞右侧），在诊断上颇具特征（图 11-10）。

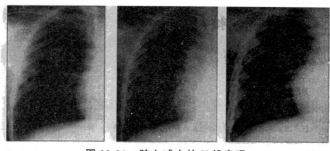

图 11-10　肺血减少的 X 线表现
从左至右依次为：正常、轻度和明显少血

（二）心电图检查

心电图随狭窄的轻、重及其引起右心室内压力增高的程度而有轻重不同的 4 种类型：正常、不完全性右束支传导阻滞、右心室肥大和右心室肥大伴劳损（心前区广泛性 T 波倒置）。心电轴有不同程度的右偏。部分患者有 P 波增高，显示右心房肥大。

（三）超声心动图检查

1.M 型超声

心底波群可见肺动脉增宽（狭窄后扩张），搏动增强，右心室流出道变窄、肥厚，右心室呈压力超负荷改变，右肺动脉内径缩小。

2.二维超声

肺动脉瓣增厚、回声增多，收缩期瓣叶不能完全开放，向肺动脉腔中部弯曲，呈圆顶状或尖锥状。

3.彩色多普勒超声

在狭窄后扩张的肺动脉内有一高速、湍流而呈现的异常血流束。

（四）右心导管检查

右心室-肺动脉收缩期压差≥2.7 kPa（20 mmHg），即可诊断肺动脉瓣狭窄。主肺动脉至右心室连续测压有时可见压力移行区，为右心室流出道狭窄所形成的第三心室压力曲线，是肺动脉瓣下狭窄的诊断依据。

（五）右心室造影检查

取正、侧位投照。注入造影剂早期，心室收缩，可以观察到含有造影剂的血柱自狭窄口射出，称为"喷射征"，借此可测量瓣口狭窄程度。主动脉及左肺动脉起始部的狭窄后扩张，右心室肌小梁增粗、肥大，右心室流出道继发性肥厚。

四、诊断及鉴别诊断

根据肺动脉瓣区典型收缩期杂音、震颤及肺动脉瓣区第二心音减弱，一般可诊断肺动脉瓣狭窄,超声心动图检查及右心室 X 线造影,可帮助鉴别肺动脉瓣狭窄、漏斗部狭窄及瓣上狭窄。

肺动脉瓣区收缩期粗糙吹风样杂音注意与下列情况相鉴别。

(一)房间隔缺损(ASD)

胸骨左缘第 2、3 肋间可闻及 2/6～3/6 级收缩期杂音,性质柔和,传导范围不广,多数不伴有震颤,系右心室输血量增多引起。肺动脉瓣区第二心音增强,并有固定分裂,且分裂不受呼吸影响,系因右心室血量增多,排空时间延长,肺动脉瓣关闭延迟,产生固定的第二心音分裂所致。超声心动图示房间隔连续中断,心导管检查时心室造影见心房水平左向右分流。

(二)室间隔缺损(VSD)

胸骨左缘第 3、4 肋间闻及响亮粗糙的全收缩期杂音,杂音向心前区广泛传导,有时颈部、背部亦可听到。室上嵴上型缺损杂音最响部位可在胸骨左缘第 2、3 肋间,在杂音最响部位可触及震颤。超声心动图示心室间隔连续中断,心导管检查时心室造影见心室水平左向右分流。

(三)动脉导管未闭(PDA)

胸骨左缘第 2 肋间可闻及响亮、粗糙的连续性机器样杂音,开始于第一心音之后,逐渐增强,接近第二心音时最响,舒张期逐渐减弱,杂音可向左锁骨下、颈部和背部传导,杂音最响处可触及连续性震颤或收缩期震颤。心脏超声可见明确的动脉导管,逆行升主动脉造影可见动脉导管和主肺动脉同时显影,并可显示 PDA 类型、粗细、长度等。

(四)法洛四联症

其包括肺动脉瓣或右心室漏斗部狭窄、室间隔缺损、主动脉骑跨和右心室肥厚,在胸骨左缘 2～4 肋间有震颤及收缩期杂音。超声心动图可进一步显示室间隔缺损、肺动脉瓣狭窄、主动脉右移的病理改变,有助于确立诊断。选择性右心室造影并辅以左心室造影显示在右心室、肺动脉充盈时,左心室和主动脉提早显影,反映心室水平右向左的分流和主动脉骑跨。右心室造影直接显示肺动脉瓣狭窄的部位、类型和程度及肺内动脉分支的情况,为此病诊断提供依据。但法洛四联症是幼儿和儿童期最常见的发绀性先天性心脏病,多在儿童期以前行手术治疗。

五、治疗

(一)内科药物治疗

主要治疗右心衰竭、纠正心律失常和防治感染性心内膜炎。

(二)经皮球囊肺动脉瓣扩张成形术(PBPV)

先天性 PS 的治疗主要是球囊扩张,极少数情况下需行瓣膜置换术。近年应用导管介入法治疗瓣膜型狭窄,可免开胸手术,临床实践证明,经皮球囊肺动脉瓣成形术是安全、有效的治疗方法。

1.适应证与禁忌证

(1)适应证:肺动脉瓣狭窄的青少年和年轻成人患者,有劳力性呼吸困难、心绞痛、晕厥前状态,心导管检查显示右心室-肺动脉峰值压力阶差＞4.0 kPa(30 mmHg)(Ⅰ类);无症状肺动脉瓣狭窄青少年和年轻成人患者,导管显示右心室-肺动脉峰值压力阶差＞5.3 kPa(40 mmHg)(Ⅰ类);无症状肺动脉瓣狭窄青少年和年轻成人患者,导管显示右心室-肺动脉峰值压力阶差 4.0～5.2 kPa(30～39 mmHg)(Ⅱb 类)。

(2)禁忌证:极重度肺动脉瓣狭窄、右心室造影为肺动脉瓣严重狭窄并瓣膜发育不良者,往往合并右心室漏斗部的狭窄,不宜介入治疗。

2.操作技术

先行右心导管检查和右心室造影,计算肺动脉瓣环直径,选用适宜的球囊,球囊直径选择较肺动脉瓣环直径大20%～40%。将球囊导管经股静脉、右心房、右心室送入肺动脉,置球囊于肺动脉瓣口,向球囊内注入稀释造影剂,加压至304～506 kPa张开球囊,维持6～10秒,从而扩张狭窄的肺动脉瓣口,一般扩张2～3次。

3.疗效

以肺动脉-右心室收缩压差大小为判断疗效的标准:≤3.3 kPa(25 mmHg)为优,3.3～6.6 kPa(25～50 mmHg)为良。PBPV的临床有效率约为96%,再狭窄发生率低,再次行PBPV效果满意。

4.并发症

极少发生严重并发症,病死率低。可能并发症有静脉损伤、心律失常、肺动脉瓣关闭不全等。

(三)外科手术

主要施行低温下肺动脉瓣直视切开术和体外循环下直视纠治术。前者可在低温麻醉下施行,仅适于单纯性肺动脉瓣狭窄,且病情较轻而无继发性漏斗部狭窄和其他伴发心内畸形。后者则需在体外循环条件下施行,适合于各类肺动脉瓣狭窄的治疗。若症状明显,狭窄严重或出现右心衰竭应尽早手术。手术适应证:①症状进行性加重。②右心室与肺动脉压差＞5.3 kPa(40 mmHg)。③右心室收缩压＞8.0 kPa(60 mmHg),右心室平均压＞3.3 kPa(25 mmHg)。④X线与心电图均提示右心室肥大。

（张　波）

第八节　肺动脉瓣关闭不全

一、病理生理

因原发性或继发性肺动脉高压,肺动脉瓣环性损伤引起的器质性肺动脉瓣关闭不全相对较少。肺动脉瓣关闭不全者,由于反流发生于低压低阻力的肺循环,故血流动力学改变通常不严重。若瓣口反流量增大可致右心室容量负荷增加。肺动脉瓣关闭不全的基本血流动力学改变是舒张期肺动脉瓣反流使右心室容量负荷增大,严重时引起右心室扩大、肥厚,最后导致右心衰竭。伴发肺动脉高压、出现急性反流或反流程度严重者,病情发展较快。

二、临床表现

(一)症状

肺动脉瓣关闭不全患者,在未发生右心衰竭前,临床上无症状。严重反流引起右心衰竭时,可有腹胀、尿少、水肿等症状。

(二)体征

1.视诊

胸骨左缘第2肋间隙可见肺动脉收缩期搏动。

2.触诊

胸骨左缘第 2 肋间隙可扪及肺动脉收缩期搏动,有时可伴收缩或舒张期震颤。胸骨左下缘可扪及右心室高动力性收缩期搏动。

3.叩诊

心界向右扩大。

4.听诊

(1)胸骨左缘第 2～4 肋间隙有随第二心音后立即开始的舒张早期叹气性高调递减型杂音,吸气时增强,称为 Graham Steell 杂音,系继发于肺动脉高压所致。

(2)合并肺动脉高压时,肺动脉瓣区第二心音亢进、分裂。反流量大时,三尖瓣区可闻及收缩期杂音,也可能有收缩期前低调杂音(右 Austin-Flint 杂音)。如瓣膜活动度好,可听到肺动脉喷射音。肺动脉高压者,第二心音肺动脉瓣成分增强。由于右心室每搏输出量增多,射血时间延长,第二心音呈宽分裂。有每搏输出量增多致已扩大的肺动脉突然扩张产生收缩期喷射音,在胸骨左缘第 2 肋间隙最明显。胸骨左缘第 4 肋间隙常有右心室第三和第四心音,吸气时增强。

三、辅助检查

(一)X 线检查

右心室增大,伴肺动脉高压时有肺动脉段凸出,肺门阴影增宽,尤其是右下肺动脉增宽(>10 mm),胸透可见肺门动脉搏动。

(二)心电图检查

继发于肺动脉高压者可有右束支阻滞和/或右心室肥厚图形。

(三)超声心动图检查

1.M 型超声检查

主要呈右心室舒张期容量负荷改变。

2.二维超声检查

可明确病因。

3.彩色超声检查

多普勒右心室流出道内,于舒张期可测得源于肺动脉口的逆向血流束。

四、诊断和鉴别诊断

根据肺动脉瓣区舒张早期杂音,吸气时增强,可作出肺动脉瓣关闭不全的诊断。多普勒超声可明确诊断并可帮助与主动脉瓣关闭不全的鉴别。

五、治疗

继发于肺动脉高压的肺动脉瓣关闭不全者,主要应治疗其原发疾病。对原发于瓣膜的病变应进行病因治疗。如反流量大或右心室容量负荷进行性加重者,可施行人工心脏瓣膜置换术。

(张　波)

第十二章

心肌疾病的临床治疗

第一节　细菌性心肌炎

一、病因

（一）布鲁菌病

布鲁菌病对心脏的影响主要表现为心内膜炎,其次是心肌炎,其心电图特征为 T 波改变及房室传导阻滞,值得注意的是,部分患者可出现暴发性心肌炎临床表现,病情较凶险,主要是由于细菌对淋巴细胞及多巨核细胞浸润所致。

（二）梭菌感染

梭菌感染可对多脏器功能造成损害,尤其是心脏。其对心肌的损害主要是细菌毒素引起,病理学有特征性改变,表现为心肌组织中有气泡形成、心肌纤维化,但炎性浸润不易见到。梭菌感染可能引起心肌穿孔、化脓性心包炎导致心肌脓肿。

（三）白喉性心肌炎

尽管自中华人民共和国成立后对白喉采取了积极预防和早期治疗,白喉性心肌炎的发病率显著下降,但白喉性心肌炎仍然是白喉最严重的并发症,1/4 的白喉患者并发心肌炎,也是引起死亡的最主要原因,占死亡病例的一半以上。白喉性心肌炎并不是白喉杆菌侵及心肌所引起,而是由于其内毒素通过干预氨基酸从可溶性 RNA 转运到多肽链,从而抑制了蛋白质的合成,造成循环系统特别是心肌细胞和传导系统出现病理损害。

二、病理学特征

外观可见心脏扩大、心肌收缩无力。显微镜下观察,心肌细胞脂肪浸润、间质炎症浸润、心肌细胞溶解、心肌透明变性是白喉性心肌炎的主要病理学改变,此种病变常见于第 1 周之末及第 2 周之初。在第 2 周可出现恢复性变化,包括成纤维细胞、肉芽组织及胶原组织的增生,瘢痕组织多在第 3 周形成。白喉内毒素不仅可以损害心肌纤维,而且可以损害心脏传导系统引起变性、坏死及瘢痕形成。这些病变是造成传导系统功能障碍的病理基础。

三、临床表现

典型的心脏异常表现出现在细菌感染后第 1 周,也会有心肌肥厚和严重充血性心力衰竭。

临床体征表现为第一心音减弱、舒张期奔马律、肺淤血。血清转氨酶升高，其升高的水平与预后密切相关。多数患者心电图有 ST-T 改变、房性或室性心律失常及传导阻滞。多数患者预后良好，部分患者因严重而广泛性心肌损害常引起心排血量急剧下降，可突然出现循环衰竭、心源性休克甚至猝死，这部分患者在心电图上均有明显心肌损害证据，但白喉内毒素对周围小血管或血管舒缩中枢的损害也可能是造成休克的原因之一。

四、治疗及预后

由于白喉内毒素对心肌的损伤是严重的，因此一定要尽快、尽早应用抗毒素，抗生素治疗效果不明显。急性心肌炎期患者必须绝对卧床休息，因极轻度的体力劳动即可能引起猝死，卧床休息应持续到心脏完全恢复正常时为止。充血性心力衰竭时可考虑用小剂量洋地黄，但其疗效不佳。急性心肌损害是白喉最严重的并发症，心肌损害病例的死亡率在儿童期为 $50\% \sim 100\%$，在成人期约为 25%。如心电图提示完全性房室传导阻滞或完全性束支阻滞或临床上出现休克或充血性心力衰竭征象，则预后极其恶劣。完全性房室传导阻滞或束支传导阻滞患者 90% 均在急性期内死亡，即使安装了永久起搏器死亡率仍然很高；在急性期幸免于死亡的传导阻滞病例可恢复健康，但也可能演变为慢性心脏传导阻滞。

（刘 凯）

第二节 病毒性心肌炎

病毒性心肌炎是指由病毒直接或与病毒感染有关的心肌炎症反应。心肌的损伤可以由病毒直接引起，也可由细胞介导的免疫过程所致。病毒性心肌炎不一定限于心肌组织，也可累及心包及心内膜。临床可呈暴发性、急性和慢性过程。大多数患者预后良好，少数患者可由急性病毒性心肌炎转成慢性，个别患者发展成扩张性心肌病。

一、病因

许多病毒可引起病毒性心肌炎，最常见的是肠道萨柯奇 A（CVA）和 B 型病毒（CVB）、埃可病毒（ECHO）、骨髓灰质炎病毒和呼吸道流感病毒、副流感病毒、腺病毒、风疹病毒、流行性腮腺炎病毒及全身性感染的 EB 病毒等。其中 CVB 为最常见的病毒，约占心肌炎病毒的 50%，以 CVB3 最常见，CVB3 中有对心肌有特殊亲和的亲细胞株。近年来轮状病毒所致心肌炎报道也很多。近年来由于细胞毒性药物的应用，致命性巨细胞（CMV）时有报道，特别是在白血病及肿瘤化疗期间常并发此致命性 CMV 心肌炎。丙肝病毒（HCV）不但可引起病毒性心肌炎，也可引起扩张性心肌病。更重要的是以上两种病毒性心肌炎血中特异性病毒抗体常为阴性，临床诊断困难，均经尸体解剖及心内膜活检发现病毒 RNA 得以确诊。

二、发病机制

病毒性心肌炎的发病机制目前尚未完全明了。多数学者认为其发病机制主要包括两个方面，即病毒直接损害感染的心肌细胞和多种因素包括病毒本身触发的继发性免疫反应引起的心肌损伤。

(一)病毒直接损害心肌

对病毒性心肌炎动物模型的研究显示,柯萨奇 B3 病毒感染小鼠 3 天,就可产生心肌坏死病灶,出现心肌细胞纤维断裂、溶解和坏死,1 周之内有明显的细胞浸润和心肌坏死。利用无免疫功能的动物模型如裸鼠或去胸腺小鼠研究显示,感染萨柯奇病毒后,细胞浸润等心肌炎症可以减轻或消失,但心肌细胞坏死仍然存在表明病毒对心肌可以产生直接损害。既往因检测方法的限制,心肌组织不容易分离出病毒,但近年来分子生物学技术的发展,使病毒性心肌炎心肌病毒检出率明显增高。有研究显示,通过心肌活检证实为急性心肌炎的患者,利用原位杂交和 PCR 技术,发现患者心肌几乎均能检测出肠道病毒 mRNA;对那些免疫组织学阴性而临床考虑急性或慢性的心肌炎患者,也有 30% 可检测出肠道病毒 mRNA。目前认为,病毒性心肌炎的急性期可能与病毒直接损害心肌有关。病毒感染后对心肌的损伤可能与细胞受体有关,病毒作用于受体,引起病毒复制和细胞病变,最终细胞功能丧失,细胞溶解。

(二)自身免疫对心肌细胞的损伤

病毒性心肌炎急性期由于病毒的直接侵袭和在心肌细胞的大量复制,对心肌细胞产生直接损害,此时心肌的损害和心脏功能降低程度取决于病毒的毒力。急性期过后机体的体液和细胞免疫开始发挥作用,这既可能局限心肌的损害程度和损伤范围,也可能引起心肌的持续损害。在这一过程中,可产生抗心肌抗体、细胞因子的释放、体液和细胞毒性反应及细胞浸润。对轻度的病毒性心肌炎进行免疫组织学分析发现,心肌组织首先出现活化的巨噬细胞,提示免疫反应的初期过程。

三、病理解剖

病毒性心肌炎早期表现为感染细胞肿胀,细胞纹理不清,细胞核固缩和碎裂。随着病情进展,前述病变发展可形成大小不一的炎症病灶和散在、小灶性的心肌坏死及细胞浸润,浸润的炎性细胞主要为单核细胞和淋巴细胞。疾病晚期纤维细胞逐渐增加,胶原纤维渗出增多,直至瘢痕形成。组织病理学分析是诊断病毒性心肌炎尤其是急性心肌炎的重要手段。根据美国心脏病学会制定的 Dallas,标准病毒性心肌炎急性期组织学检查应有淋巴细胞的浸润和心肌细胞的坏死,慢性心肌炎则应有淋巴细胞的浸润,而无其他心肌组织损伤的形态学改变。

四、临床表现

(一)症状

起病前 1~4 周有上呼吸道和消化道感染病史,暴发性和隐匿性起病者,前驱感染史可不明显。乏力、活动耐力下降、面色苍白、心悸、心前区不适和胸痛为常见症状。重症患者出现充血性心力衰竭和心源性休克时可有呼吸急促、呼吸困难、四肢发凉和厥冷等。有Ⅲ度房室传导阻滞时,可出现意识丧失和 Adams-Stokes 综合征。

(二)体征

心脏可增大;窦性心动过速,与体温和运动没有明确的关系;第一心音低钝,偶可听到第三心音。出现充血性心力衰竭时,有心脏增大、肺底部可听到细湿啰音、心动过速、奔马律、呼吸急促和发绀等;出现心源性休克时有脉搏细弱、血压下降和面色青灰等。病毒性心肌炎心力衰竭和心源性休克除心肌泵功能本身衰竭外,也可继发于合并的心律失常(如室上性心动过速和室性心动过速)导致的血流动力学改变。

新生儿病毒性心肌炎可在宫内和分娩时感染,也可在出生后感染。前者多在出生后3~4天起病,后者在出生后1~2周起病。部分患者起病前可有发热和腹泻等。病情进展,可出现高热、食欲缺乏、嗜睡、呼吸困难、皮肤苍白和发绀等,严重者可很快发展为心力衰竭和心源性休克。由于新生儿免疫功能发育不完善,病毒除侵犯心肌外,尚可累及到神经系统引起惊厥和昏迷,累及肝脏引起肝功能损害,累及肺脏引起肺炎等。

五、辅助检查

(一)X线检查

心脏大小正常或不同程度的增大。有心力衰竭时心脏明显增大,肺静脉淤血。透视下可见心脏搏动减弱。

(二)心电图

心电图可见:①窦性心动过速。②ST-T改变,QRS波低电压,异常Q波(类似心肌梗死QRS波型),Q-T间期延长。③心律失常:包括各种期前收缩(房性、室性和房室交界性)、室上性和室性阵发性心动过速、心房纤颤、心房扑动及各种传导阻滞(窦房、房室及束支阻滞)等,其中以室性和房性期前收缩多见,24小时动态心电图可显示上述各种心律失常。病毒性心肌炎心律失常的发生机制可能与心肌细胞膜的完整性、流动性和通透性等性质改变有关。病毒性心肌炎心电图改变缺乏特异性,如能在病程中和治疗过程中动态观察心电图变化,将有助于判断心肌炎的存在和心肌炎症的变化过程。

(三)心肌血生化指标

1.心肌酶谱

心肌酶谱包括乳酸脱氢酶(LDH)、门冬氨酸氨基转移酶(AST)、肌酸激酶(CK)及其同工酶(CK-MB)、α-羟丁酸脱氢酶(α-HBDH),心肌炎早期主要是CK和CK-MB增高,其高峰时间一般在起病1周内,以2~3天最明显,1周后基本恢复正常;晚期主要是LDH和α-HBDH增高为主。由于影响心肌酶谱的因素较多,儿童正常值变异较大,在将其作为心肌炎诊断依据时,应结合临床表现和其他辅助检查。

(1)LDH:由M、H两种亚基按不同比例组成四聚体,形成5种不同的同工酶$LDH_{1\sim5}$,这5种同工酶在各种组织中分布各异,大致分为3类。第一类为LDH含H亚基丰富的组织,如心脏、肾脏、红细胞、脑等,同工酶的形式主要为LDH_1和LDH_2。第二类为LDH含H、M亚基大致相同的组织,如胰、脾、肺、淋巴结等,同工酶主要为LDH_3、LDH_4,LDH_2;第三类为LDH含M亚基丰富的组织,如肝脏、皮肤、骨骼肌等,同工酶形式主要为LDH_5,由此可以看出,LDH广泛分布在人体的多种脏器、组织中,能引起各脏器损伤的许多疾病都可导致血清中LDH总活性增高,而其同工酶在各种组织中的分布却显著不同,具有较高的组织特异性。健康小儿血清中LDH同工酶以LDH_2为多,其次为LDH_1、LDH_3、LDH_4、LDH_5。心肌的LDH同工酶主要由LDH_1、LDH_2组成,且以LDH_1占优势,当发生心肌损伤时,LDH_1、LDH_2从心肌细胞中逸出,使血清LDH_1、LDH_2明显增高,并接近心肌组织酶谱的型式,一般认为,若$LDH_1 \geqslant 40\%$,$LDH_1/LDH_2 > 1.0$提示多存在心肌损伤。当血清LDH_1、LDH_2都明显增高时,区别是来源于心肌还是红细胞可用LDH/AST比值来判断,若比值< 20,一般情况下表明主要来源于病损的心肌细胞。

（2）CK：CK 为由 M 亚基、N 亚基组成的二聚体并进一步形成 3 种异构同工酶,即 CK-MM、CK-MB、CK-BB。骨骼肌中主要含 CK-MM；心肌中 70% 为 CK-MM,20～30% 为 CK-MB；脑组织、胃肠、肺及泌尿生殖系统主要含 CK-BB。就 CK-MB 来说,主要分布在心肌内,在骨骼肌、脑等组织中也有少量。检测 CK 同工酶可以区分增高的 CK 究竟来源于哪种病变组织。正常人血清中 CK 几乎全是 CK-MM,占 94%～96% 以上,CK-MB 约在 5% 以下。若血清中 CK-MB 明显增高,则多提示心肌受累,与 CK 总活性增高相比,对判断心肌损伤有较高的特异性和敏感性。目前 CK 同工酶检测方法较多,一般认为血清 CK≥6%（即 MB 占 CK 总活性的 6% 以上）是心肌损伤的特异性指标。骨骼肌病变时 CK-MB 虽可增高,但通常＜5%。

CK-MM 同工酶的亚型：近年来发现 CK-MM 有 3 种亚型,即 CK-MM1、CK-MM$_2$、CK-MM$_3$。人体心肌、骨骼肌中的 CK-MM 均以 CK-MM$_3$ 的型式存在,又称组织型或纯基因型。当心肌损伤时 CK-MM$_3$ 从心肌细胞中逸出,入血后在羧肽酶-N 的作用下,其中一个 M 亚基 C 末端肽链上的赖氨酸被水解下来而转变为 CK-MM$_2$,随后另一个赖氨酸又从 CK-MM$_2$ 的 M 亚基 C 末端被水解下来,CK-MM$_2$ 转变成 CK-MM$_1$。正常血清中以 CK-MM$_1$ 为主,CK-MM$_2$ 和 CK-MM$_3$ 较少。当心肌损伤时 CK-MM$_3$ 释放入血,使 CK-MM$_3$/CK-MM$_1$ 比值迅速升高。若比值＞1,常提示心肌损伤且为早期。

（3）AST：AST 广泛分布于人体的心、肝、脑、肾、胰腺和红细胞等组织中,对心肌损伤的敏感性低于 CK,且特异性较差。目前已知 AST 有两种同工酶：S-GOT 存在于细胞质中,m-GOT 存在于线粒体中。正常血清中仅有 S-GOT,一般无 m-GOT。当心肌损伤,尤其心肌细胞发生坏死时,血清 m-GOT 含量增高。若 m-GOT 含量/T-GOT 含量＞0.25,并除外其他组织病变时则提示已发生心肌细胞坏死。

（4）α-HBDH：本检测实际上是用 α-羟丁酸代替乳酸或丙酮酸作底物,测定 LDH 总活性。用本法测定的 LDH$_1$、LDH$_2$ 的活性比 LDH$_5$ 大得多,因此等于间接测定 LDH$_1$、LDH$_2$,然而其特异性低于由电泳等方法分离的 LDH 同工酶。

（5）丙酮酸激酶（PK）：近年来国内外学者的研究表明,血清丙酮酸激酶对判断心肌损伤是一项比较敏感而特异的指标,与 CK-MB 具有相同的诊断价值。

（6）糖原磷酸化酶（GAPP）：国外已有人把 GAPP 作为判断心肌急性损伤的早期诊断指标,由于目前没有商品化试剂供应,故临床应用受到限制。

2.心肌肌钙蛋白（cTn）

心肌肌钙蛋白是心肌收缩单位的组成成分之一,主要对心肌收缩和舒张起调节作用。cTn 有 3 个亚单位,分别为 cTnT、cTnI 和 cTnC,目前认为 cTn 是反映心肌损伤的高敏感和特异性的标志物,常用的指标是 cTnT 和 cTnI。

（1）心肌肌钙蛋白 T（cTnT）：Katus 于 1989 年首先建立一种夹心酶免疫分析法来测定 cTnT。近10 年的临床研究表明它是一种高度敏感、高度特异反映心肌损伤的非酶类蛋白标志物。cTnT 是心肌细胞特有的一种抗原,与骨骼肌中的 TnT 几乎没有交叉反应,而心肌细胞中的 CK-MB 与骨骼肌中的 CK-MB 却有 12% 的同源性,存在一定的交叉反应,也就是说血清 CK-MB 增高对判断心肌损伤可有假阳性,所以 cTnT 的特异性高于 CK-MB。心肌细胞内的 TnT 94% 呈复合体状态,6% 游离在胞质中且为可溶性。在心肌细胞膜完整的情况下不能透过。正常人血清中 cTnT 含量很少（0～0.3 μg/L,一般低于0.1 μg/L）,几乎测不到。当心肌细胞受损时,cTnT 分子量较小容易透过细胞膜释放入血,使血清中 cTnT 迅速增高。有资料表明若心肌发生急性重度损伤（如心肌梗死），血清 cTnT 可明显升高，常达正常参考值上限的 40 倍左右（15～200 倍），而 CK、CK-MB 的增高幅度多为正常参考值上限的数据。在心肌损伤急性期血清 cTnT 浓度均高于正常上限，敏感性可达 100%。也有资料显示发生心肌轻度损伤时血清 cTnT 就明显升高，而 CK-MB 活性仍可正常，因此它对检测心肌微小病变的敏感性高于 CK-MB，这一点对诊断心肌炎有重要意义。cTnT 半衰期为 120 分钟。在急性重度损伤时发病后 2～3 小时血清 cTnT 开始升高，1～4 天达高峰，2/3 病例持续 2 周左右才降至正常，约 1/3 病例可持续 3 周以上。cTnT 与 CK-MB、LDH 相比持续时间长，存在一个"长时间诊断窗"。

（2）心肌肌钙蛋白 I(cTnI)：cTnI 与 cTnT 一样是心肌肌钙蛋白的一个亚单位，属抑制性蛋白。它有自己独立的基因编码，为心肌所特有，仅存在于心房肌和心室肌中。在心肌细胞膜受损前 cTnI 不能透过胞膜进入血液中，只有当心肌细胞发生变性、坏死时 cTnI 才能被释放入血。正常人血清中 cTnI 含量很少，用不同检测方法测得的正常值上限也有差异，0.03～0.5 $\mu g/L$。较常用的方法有放射免疫法（RIA）、酶免疫测定法（EIA）、酶免疫化学发光法（CLIA）等。在急性重度心肌损伤时，多呈阳性或强阳性，发病 2 周后开始转阴，少数可延至 3 周后，但未见阳性持续 1 个月以上者；病毒性心肌炎时多数呈弱阳性，常于发病 1 个月后转阴，少数可持续 3 个月以上。有资料显示，对心肌病变较轻微、损伤持续时间较长者 cTnI 的敏感性明显高于心肌酶学。同时 cTnI 对心肌损伤诊断的特异性优于 CK-MB。它是反映心肌损伤的高度敏感、特异性指标。

（四）超声心动图

超声心电图可显示心房和心室大小、收缩和舒张功能的受损程度、心肌阶段性功能异常和心室壁增厚（心肌水肿），以及心包积液和瓣膜功能情况。超声心电图在病毒性心肌炎诊断中的重要价值在于其能很快排除瓣膜性心脏病（左房室瓣脱垂）、心肌病（肥厚性心肌病）、心脏肿瘤（左心房黏液瘤）和先天性心脏病等心脏结构病变。

（五）放射性核素显像

放射性核素心肌灌注显像对小儿病毒性心肌炎有着较高的灵敏度和特异性。心肌的坏死、损伤及纤维化，使局部病变心肌对 ^{201}Tl 或 $^{99m}Tc\text{-}MIBI$ 的摄取减少，由于这一改变多呈灶性分布，与正常心肌相间存在，因此在心肌平面或断层显像时可见放射性分布呈"花斑"样改变。断层显像优于平面显像。^{67}Ga 心肌显像是直接显示心肌炎症病灶，因 ^{67}Ga 能被心肌炎症细胞摄取，对心肌炎的诊断具有重要意义。

（六）心肌活检

目前沿用的诊断标准是美国心脏病学会提出的 Dallas 标准，虽然它对规范心肌炎的诊断标准起了重要作用，但由于其临床阳性率过低，限制了其临床广泛使用。为此，近年来提出应用免疫组织学来诊断心肌炎，通过相应的单克隆抗体来检测心肌组织中具有各种标志的浸润淋巴细胞，可明显提高诊断阳性率。曾有学者对 359 例临床诊断病毒性心肌炎的患者依据 Dallas 标准进行病理形态学分析，发现阳性率（包括确诊和临界）仅为 10%，而应用免疫组织学分析阳性率达到 50% 以上。对心肌活检组织进行原位杂交和 PCR 方法检测，可使病毒的检出率明显提高。

（七）病毒学检查

可以通过咽拭子、粪便、血液、心包穿刺液和心肌进行病毒分离、培养、核酸和抗体检测等。

六、诊断标准

(一)临床诊断依据

(1)心功能不全、心源性休克或心脑综合征。

(2)心脏扩大(X线、超声心动图检查具有表现之一)。

(3)心电图改变:以R波为主的2个或2个以上主要导联(Ⅰ、Ⅱ、aVF、V₅)的ST-T改变持续4天以上伴动态变化,窦房传导阻滞、房室传导阻滞,完全性右或左束支阻滞,成联律、多形、多源、成对或并行性期前收缩,非房室结及房室折返引起的异位性心动过速,低电压(新生儿除外)及异常Q波。

(4)CK-MB升高或心肌肌钙蛋白(cTnI或cTnT)阳性。

(二)病原学诊断依据

1.确诊指标

自患者心内膜、心肌、心包(活检、病理)或心包穿刺液检查,发现以下之一者可确诊心肌炎由病毒引起。

(1)分离到病毒。

(2)用病毒核酸探针查到病毒核酸。

(3)特异性病毒抗体阳性。

2.参考依据

有以下之一者结合临床表现可考虑心肌炎系病毒引起。

(1)自患者粪便、咽拭子或血液中分离到病毒,且恢复期血清同抗体滴度较第一份血清升高或降低4倍以上。

(2)病程早期患者血中特异性IgM抗体阳性。

(3)用病毒核酸探针自患者血中查到病毒核酸。

(三)确诊依据

(1)具备临床诊断依据2项,可临床诊断为心肌炎。发病同时或发病前1~3周有病毒感染的证据支持诊断。

(2)同时具备病原学确诊依据之一,可确诊为病毒性心肌炎,具备病原学参考依据之一,可临床诊断为病毒性心肌炎。

(3)凡不具备确诊依据,应给予必要的治疗或随诊,根据病情变化,确诊或除外心肌炎。

(4)应除外风湿性心肌炎、中毒性心肌炎、先天性心脏病、结缔组织病及代谢性疾病的心肌损害、甲状腺功能亢进症、原发性心肌病、原发性心内膜弹力纤维增生症、先天性房室传导阻滞、心脏自主神经功能异常、β受体功能亢进及药物引起的心电图改变。

(四)分期

1.急性期

新发病,症状及检查阳性发现明显且多变,一般病程在半年以内。

2.迁延期

临床症状反复出现,客观检查指标迁延不愈,病程多在半年以上。

3.慢性期

进行性心脏增大,反复心力衰竭或心律失常,病情时轻时重,病程在1年以上。

七、分型

自 1978 年国内九省市 VMC 协作组首先提出 VMC 诊断标准以来,其后虽经全国小儿心血管会议几次修订,但始终未涉及 VMC 的分型问题。临床上常简单地按病情分为轻型、重型,或按病程分为急性型、迁延型、慢性型,缺乏统一标准。1984 年美国达拉斯标准曾就心肌炎的定义和病理分类进行过如下描述:心肌炎即为心肌以炎细胞浸润为特征,并有心肌细胞坏死和/或变性(但不如冠状动脉疾病的缺少性改变那么典型)。心肌炎病理类型按首次活检分为 3 类。①心肌炎:有炎症细胞浸润,有(或)纤维化;②可疑心肌炎:病理检查为临界状态,可能需重做心内膜心肌活检(EMB);③无心肌炎:活检正常。

治疗后 EMB 复查,结果也可分 3 类。①进行性心肌炎:病变程度与首次检查相同或恶化,有或无纤维化;②消散性心肌炎:炎症浸润减轻,并有明显的修复改变;③已愈心肌炎:无炎细胞浸润或细胞坏死溢流。

(一)暴发型心肌炎

暴发型心肌炎起病急骤,先有(或无)短暂的非特异性临床表现,病情迅速恶化,短时间内出现严重的血流动力学改变、心源性休克、重度心功能不全等心脏受累征象。心肌活检显示广泛的急性炎细胞浸润和多发性(≥5 个)心肌坏死灶。免疫抑制剂治疗不能改变自然病程,1 个月内完全康复或死亡(少数)。

(二)急性心肌炎

急性心肌炎起病为非特异性临床表现,逐渐出现心功能降低征象,可有轻度左心室增大及心力衰竭表现。心肌活检早期显示 Dallas 病理诊断标准中的急性活动性或临界性心肌炎改变,持续 3 个月以上转为消散性改变,无纤维化。免疫抑制剂治疗部分有效,多数预后好,可完全康复,少数无反应者继续进展,或恶化,或转为终末期扩张型心肌病(DCM)。

(三)慢性活动型心肌炎

慢性活动型心肌炎起病不典型,以慢性心功能不全为主要临床表现,有反复性、发作性、进行性加重的特点。心肌细胞活检早期显示活动性心肌炎改变,但炎性持续(1 年以上),可见巨细胞、有心肌细胞肥大和广泛纤维化。免疫抑制剂治疗无效。预后差,最终转为终末期 DCM。

(四)慢性持续型心肌炎

慢性持续型心肌炎起病为非特异性临床表现,可有胸闷、胸痛、心动过速等心血管症状,但无心力衰竭,心功能检查正常。心内膜心肌活检显示持续性(1 年以上)轻微炎性浸润,可有灶性心肌细胞坏死,无纤维化。免疫抑制剂治疗无效,预后较好。

上述临床病理分型是否恰当,尚待进一步探讨。

八、鉴别诊断

(一)风湿性心肌炎

风湿性心肌炎多见于 5 岁以后学龄前和学龄期儿童,有前驱感染史,除心肌损害外,病变常累及心包和心内膜,临床有发热、大关节肿痛、环形红斑和皮下小结,体检心脏增大,窦性心动过速,心前区可听到收缩期反流性杂音,偶可听到心包摩擦音。抗链"O"增高,咽拭子培养 A 族链球菌生长,血沉增快,心电图可出现 I 度房室传导阻滞。

(二)β受体功能亢进症

β受体功能亢进症多见于6~14岁学龄儿童,疾病的发作和加重常与情绪变化(如生气)和精神紧张(如考试前)有关,症状多样性,但都类似于交感神经兴奋性增高的表现。体检心音增强,心电图有T波低平倒置和S-T改变,普萘洛尔试验阳性,多巴酚丁胺负荷超声心动图试验心脏β受体功能亢进。

(三)先天性房室传导阻滞

先天性房室传导阻滞多为三度阻滞,患者病史中可有晕厥和Adams-Stokes综合征发作,但多数患者耐受性好,一般无胸闷、心悸、面色苍白等。心电图提示Ⅲ度房室传导阻滞,QRS波窄,房室传导阻滞无动态变化。

(四)自身免疫性疾病

自身免疫性疾病多见全身型幼年类风湿关节炎和红斑狼疮。全身型幼年型类风湿关节炎主要临床特点为发热、关节疼痛、淋巴结、肝脾大、充血性皮疹、血沉增快、C反应蛋白增高、白细胞增多、贫血及相关脏器的损害。累及心脏可有心肌酶谱增高,心电图异常。对抗生素治疗无效而对激素和阿司匹林等药物治疗有效。红斑狼疮多见于学龄儿童,可有发热,皮疹,血白细胞、红细胞和血小板减低,血中可查到狼疮细胞,抗核抗体阳性。

(五)皮肤黏膜淋巴结综合征

皮肤黏膜淋巴结综合征多见于2~4岁幼儿,发热,眼球结膜充血,口腔黏膜弥散性充血,口唇皲裂,杨梅舌,浅表淋巴结肿大,四肢末端硬性水肿,超声心动图冠状动脉多有病变。需要注意的是,重症皮肤黏膜淋巴结综合征并发冠状动脉损害严重时,可出现冠状动脉梗死心肌缺血,此时心电图可出现异常Q波,此时应根据临床病情和超声心动图进行鉴别诊断。

(六)癫痫

急性心肌炎合并Ⅲ度房室传导阻滞发生阿-斯综合征应与癫痫区分。由于儿科惊厥很常见,年长儿发生的未明原因惊厥者常想到癫痫。这两种惊厥发作时症状不同,癫痫无明确感染史,发作时因喉痉挛缺氧而发绀,过后面色苍白。阿-斯综合征发作是心脏排血障碍脑血流中断,发作时面色苍白,无脉,弱或缓,过后面色很快转红。

(七)甲状腺功能亢进

甲状腺功能亢进儿科较为少见,由于近年来对心肌炎较为重视,因此一见到不明原因窦性心动过速,就想到心肌炎,常将甲状腺功能亢进误为心肌炎。当心脏增大时诊断为慢性心肌炎。但患者心功能指数不是减少而是增加,和心肌炎不一样。有青春发育期女孩出现不明原因窦性心动过速时,应常规除外甲状腺功能亢进。

九、治疗

本症目前尚无特殊治疗。应结合患者病情采取有效的综合措施,可使大部患者痊愈或好转。

(一)休息

急性期至少应卧床休息至热退3~4周,有心功能不全或心脏扩大者更应强调绝对卧床休息,以减轻心脏负荷及减少心肌耗氧量。

(二)抗生素的应用

细菌感染是病毒性心肌炎的重要条件因子之一,为防止细常感染,急性期可加用抗生素,青霉素1~2周。

(三)维生素 C 治疗

大剂量高浓度维生素 C 缓慢静脉推注,能促进心肌病变恢复。用 10%～12.5% 溶液,每次 100～200 mg/kg,静脉注射,在急性期用于重症病例,每天 1 次,疗程 15 天至 1 个月;抢救心源性休克时,第一天可用 3～4 次。

(四)心肌代谢酶活性剂

多年来常用的如极化液、能址合剂及 ATP 等均因难进入心肌细胞内,故疗效差,近年来多推荐下列药物。

1.辅酶 Q_{10}

辅酶 Q_{10} 存在于人细胞线粒体内,参与能量转换的多个酶系统,但需特殊的脱辅基酶的存在才能发挥作用,而其生物合成需 2～3 个月。剂量:1 mg(kg·d)口服。

2.1,6-二磷酸果糖(FDP)

1,6-二磷酸果糖是一种有效的心肌代谢酶活性剂,有明显的保护心肌的作用,减轻心肌所致的组织损伤。剂量为 0.7～1.6 mL/kg 静脉注射,最大量不超过 2.5 mL/kg(75 mg/mL),静脉注射速度 10 mL/min,每天 1 次,每 10～15 天为 1 个疗程。

(五)免疫治疗

1.肾上腺皮质激素

应用激素可抑制体内干扰素的合成,促使病毒增殖及病变加剧,故对早期一般病例不主张应用。仅限于抢救危重病例及其他治疗无效的病例可试用,一般起病 10 天内尽可能不用。口服泼尼松每天 1～1.5 mg/kg,用 3～4 周,症状缓解后逐渐减量停药。对反复发作或病情迁延者,依据近年来对本病发病机制研究的进展,可考虑较长期的激素治疗,疗程不少于半年,对于急重抢救病例,可采用大剂量,如地塞米松每天 0.3～0.6 mg/kg,或氢化可的松每天 15～20 mg/kg,静脉滴注。环孢霉素 A,环磷酰胺目前尚无肯定疗效。

2.抗病毒治疗

动物试验中联合应用利巴韦林和干扰素可提高生存率,目前欧洲正在进行干扰素治疗心肌炎的临床试验,其疗效尚待确定。

3.丙种球蛋白

动物及临床研究均发现丙种球蛋白对心肌有保护作用。从 1990 年开始,在美国波士顿及洛杉矶儿童医院已将静脉注射丙种球蛋白作为病毒性心肌炎治疗的常规用药。

(六)控制心力衰竭

心肌炎患者对洋地黄耐受性差,易出现中毒而发生心律失常,故应选用快速作用的洋地黄制剂。病重者用地高辛静脉滴注,一般病例用地高辛口服,饱和量用常规的 2/3 量,心力衰竭不重,发展不快者,可用每天口服维持量法。

(七)抢救心源性休克

镇静;吸氧;扩容,为维持血压,恢复循环血量,可先用 2∶1 液,10 mL/kg;有酸中毒者可用 5% $NaHCO_3$ 5 mL/kg 稀释成等渗液均匀滴入。其余液量可用 1/2～1/3 张液体补充,见尿补钾;激素;升压药,常用多巴胺和多巴酚丁胺各 7.5 $\mu g/(kg \cdot min)$,加入 5% 葡萄糖维持静脉滴注,根据血压调整速度,病情稳定后逐渐减量停药;改善心功能;改善心肌代谢;应用血管扩张剂硝普钠,常用剂量为 5～10 mg 溶于 5% Glucose 100 mL 中,开始 0.2 $\mu g/(kg \cdot min)$ 滴注,以后每隔 5 分钟增加 0.1 $\mu g/kg$,直到获得疗效或血压降低,最大剂量不超过每分钟 4～5 $\mu g/kg$。

(八)重症暴发性心肌炎

重症暴发性心肌炎(FM)起病急,病情重,变化快,约占急性心肌炎总数的4.6%,预后较差,急性期病死率可高达10%~20%。该病如能被迅速识别,同时给予强化支持、对症治疗,超过90%者可以完全恢复而很少遗留后遗症。

1.机械辅助支持治疗

对于FM至今无特效治疗,一般都是采用对症及支持疗法。有血流动力学不稳定或反复心力衰竭发作者应积极给予一线支持治疗。正性肌力药物使用的同时合并或不合并使用激素对心肌的恢复提供了可能,但也可导致血流动力学的失代偿,甚至死亡。因此,在急性期,特别是对于难治性心力衰竭患者,目前建议可进行机械辅助支持,包括:经主动脉内球囊反搏,经皮心肺支持系统,心室辅助装置包括:左心室辅助装置或双心室辅助装置,体外膜肺氧合。

(1)经主动脉内球囊反搏(IABP):IABP是通过动脉系统,在左锁骨下动脉和肾动脉开口近端的降主动脉内置入1根装有气囊的导管,导管的远端连接反搏仪。在心脏舒张期气囊充气,收缩期气囊排气,从而起到辅助心脏泵的作用,使被抑制或缺血的心肌重新恢复功能。①IABP的适应证包括左心室泵衰竭、心源性休克、顽固的不稳定型心绞痛、急性心肌梗死、心肌梗死并发症(室间隔穿孔、二尖瓣反流及乳头肌断裂)、心肌缺血引发的顽固心律失常、体外循环脱机困难、冠状动脉搭桥/换瓣手术或PTCA后发生意外的患者。②IABP的临床应用指征:心脏指数<2 L/min,平均动脉压<60 mmHg,左心房压>20 mmHg,尿量<20 mL/h,末梢循环差,四肢发凉者。③禁忌证:主动脉瓣关闭不全、主动脉瘤、窦瘤破裂及主动脉大动脉有病理改变或大动脉有损伤者,全身有出血倾向、脑出血者、不可逆脑损害者、心室颤动及终末期心肌病者、内脏畸形纠正不满意者;周围血管疾病放置气囊导管有困难者,恶性肿瘤有远处转移者。对于经过积极治疗血流动力学仍不稳定患者,建议尽早应用IABP辅助。

(2)经皮心肺支持系统(PCPS):PCPS是一种近年来开展的有效的床旁辅助循环支持系统,是体外循环(心肺转流)的形式之一。该系统通过经皮穿刺方法建立管路,用氧合器对红细胞进行氧合,替代肺的功能;用离心泵产生循环动力,替代左心室的收缩功能,以帮助患者度过危险期。①适应证:心脏术后低心排、肺动脉栓塞、急性呼吸窘迫综合征、急性重症心肌炎、呼吸心搏骤停、急性心肌梗死并心源性休克、高危冠状动脉球囊扩张等。②禁忌证:心、肺、肝、脑等不可逆病变的终末期,多脏器功能衰竭末期,恶性肿瘤末期,不能控制的持续出血等。

(3)左心室辅助装置或双心室辅助装置(LVAD或Bi-VAD):心室辅助装置在过去20年里,已成为治疗终末期心力衰竭患者的重要选择,是在挽救等待供心时面临死亡威胁的终末期心脏病患者的过程中逐步发展和成熟起来的。在目前,应用辅助装置作为心脏移植的替代方法进而作为终末期心脏病的一种目的性治疗或心脏移植的过渡,其在临床的应用正在逐渐增多。血泵一种新的LVAD,血泵可以减少左心室收缩负荷,并且使左心室舒张末期压力降低,而动脉压却能很好维持,从而减轻左心室做功,降低了心肌耗氧量,使受损心肌得以恢复。患有主动脉瓣病变或动脉瘤的患者,具有明确的恶病质,准备接受心脏移植的患者,修复的主动脉及主动脉闭锁性疾病患者,禁忌应用。

(4)体外膜肺氧合(ECMO):ECMO技术是一种持续体外生命支持疗法手段,可较长时间全部或部分代替心肺功能。为心脏、肺脏病变治愈及功能的恢复争取时间,具有人工心和人工肺的功能。其总体发展始于20世纪80年代末,基本原理是一路管道将体内血液引流至储血罐,然后由机械泵将血泵入氧合器,经膜肺将血液氧合、排出CO_2并加温后再通过另一路管道回输体内。

引流体外和泵入体内的管道之间有一备用的短路,其作用是一旦回路或机械故障时可迅速将机体与 ECMO 系统脱离,从而确保临床使用安全。ECMO 无论对成人或婴幼儿心脏术后的严重急性心肺功能障碍均可提供持续有效的呼吸循环支持。

2.非机械辅助支持治疗

在循环衰竭的 FM 患者,有很高的病死率,急性期应根据患者的具体情况、医院的具体条件、医务人员对技术掌握的熟练程度,合理的选择机械辅助支持的方式,对改善患者症状、提高生存率、缩短病程或作为移植前的过渡是非常重要的,但基础治疗亦不能忽视。在急性毒血症期间,应当强调卧床休息,限制体力活动,因其可增加病毒的复制和缩短生存时间。FM 患者应该接受标准的抗心力衰竭治疗,包括利尿剂、β 受体阻滞剂、血管紧张素转化酶抑制剂或血管紧张素 Ⅱ 受体抑制剂、正性肌力药物等,如并发心律失常则根据具体情况使用抗心律失常药物或置入起搏器、埋入式心脏复律除颤器、抗感染治疗、抗病毒治疗、营养心肌治疗、自由基清除剂、免疫调节治疗等这些措施对 FM 者亦是重要的。如果要阻断疾病的进程或可能向扩张型心肌病发展,基本的病原机制,如病毒感染或持续与自身免疫介导的心肌损伤应该重视。治疗这些首要机制的挑战在于要求对病原详细的诊断与明确导致心力衰竭的病理生理机制。因长期以来认为心肌炎的预后是与细胞免疫、体液免疫相关性的疾病,许多学者认为免疫调节治疗,尤其是免疫抑制治疗可能对其有益,支持的证据大部分来自非严格对照的临床试验。也有学者认为尽管免疫抑制剂能有效下调心肌炎所致的自身免疫损伤,但是同时也可以促进病毒的播散和心肌细胞的溶解。

FM 患者起病急、病情重,进展迅速,常有严重心律失常、心源性休克和/或心力衰竭等发生,导致急性期死亡。因此在发病早期及时识别并给予恰当的支持治疗,经随访发现其长期预后是好的。新的治疗方法,如血浆置换、在已证明免疫激活的患者应用超免疫球蛋白与免疫抑制治疗、抗细胞因子、T 细胞受体疫苗及诱导特异性自身抗原的免疫耐受也显示可以减缓疾病的发展过程并且将可能是未来治疗的方向。由于 FM 表现缺乏特异性,明确的诊断和有效治疗方法的研究仍将是今后努力的方向。

(刘　凯)

第三节　扩张型心肌病

扩张型心肌病(dilated cardiomyopathy,DCM)是以一侧或双侧心腔扩大,收缩性心力衰竭为主要特征的一组疾病。病因不明者称为原发性扩张型心肌病,由于主要表现为充血性心力衰竭,以往又被称为充血性心肌病,该病常伴心律失常,5 年存活率低于 50%,发病率为 5/10 万～10/10 万,近年来有增高的趋势,男多于女,比例为 2.5∶1。

一、病因

(一)遗传因素

遗传因素包括单基因遗传和基因多态性。前者包括显性和隐性两种,根据基因所在的染色体进一步分为常染色体和性染色体遗传。致病基因已经清楚者归为家族性心肌病,未清楚而又有希望的基因是编码dystrophin和 cardiotrophin-1 的基因。基因多态性目前以 ACE 的 DD 型研究较多,但与原发性扩张型心肌病的关系尚有待进一步证实。

(二)病毒感染

病毒感染主要是柯萨奇病毒,此外尚有巨细胞病毒、腺病毒(小儿多见)和埃柯病毒等。以柯萨奇病毒研究较多。病毒除直接引起心肌细胞损伤外,尚可通过免疫反应,包括细胞因子和抗体损伤心肌细胞。

(三)免疫障碍

免疫障碍分两大部分:一是引起机体抵抗力下降,机体易于感染,尤其是嗜心肌病毒如柯萨奇病毒感染;第二是以心肌为攻击靶位的自身免疫损伤,目前已知的有抗 β 受体抗体,抗 M 受体抗体,抗线粒体抗体,抗心肌细胞膜抗体,抗 ADP/ATP 载体蛋白抗体等。有些抗体具强烈干扰心肌细胞功能作用,如抗 β 受体抗体的儿茶酚胺样作用较去甲肾上腺素强 100 倍以上,抗 ADP/ATP抗体严重干扰心肌能量代谢等。

(四)其他

某些营养物质、毒物的作用或叠加作用应注意。

二、病理及病理生理

(一)大体解剖

心腔大、室壁相对较薄、附壁血栓,瓣膜及冠状动脉正常,随着病情发展,心腔逐渐变为球形。

(二)组织病理

心肌细胞肥大、变长、变性坏死、间质纤维化。组化染色(抗淋巴细胞抗体)淋巴细胞增多,约46%符合 Dallas 心肌炎诊断标准。

(三)细胞病理(超微结构)

(1)收缩单位变少,排列紊乱。

(2)线粒体增多变性,细胞化学染色示线粒体嵴排列紊乱、脱失及融合;线粒体分布异常,膜下及核周分布增多,而肌纤维间分布减少。

(3)脂褐素增多。

(4)严重者心肌细胞空泡变性,脂滴增加。

在上述病理改变的基础上,原发扩张型心肌病的病理生理特点可用一句话概括:收缩功能障碍为主,继发舒张功能障碍。扩张型心肌病的可能发生机制见图 12-1。

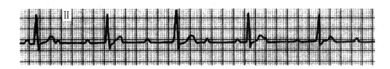

图 12-1 扩张型心肌病发病机制

三、临床表现

(1)充血性心力衰竭的临床表现。

(2)心律失常:快速、缓慢心律失常及各种传导阻滞,以室内阻滞较有特点。

(3)栓塞:以肺栓塞多见。绝大部分是细小动脉多次反复栓塞,表现为少量咯血或痰中带血,肺动脉高压等。周围动脉栓塞在国内较少见,可表现为脑、脾、肾、肠系膜动脉及肢体动脉栓塞。有栓塞者预后一般较差。

四、辅助检查

(一)超声心动图

房室腔内径扩大,瓣膜正常,室壁搏动减弱、呈"大腔小口"样改变是其特点。早期仅左心室和左心房大,晚期全心大。可伴二尖瓣、三尖瓣功能性反流,很少见附壁血栓。

(二)ECG

QRS 可表现为电压正常、增高(心室大)和减低。有室内阻滞者 QRS 增宽。可见病理性 Q 波,多见于侧壁和高侧壁。左心室极度扩大者,胸前导联 R 波呈马鞍形改变,即 V_3、V_4 呈 rS,$V_{1R} > V_{2R}$,$V_{5R} > V_{4R} > V_{3R}$。可见继发 ST-T 改变。有各种心律失常,常见的有室早、室性心动过速、房室传导阻滞、室内传导阻滞、心房颤动、心房扑动等。

(三)X 线

普大心影,早期肺淤血明显,晚期由于肺动脉高压和/或右心衰竭,肺野透亮度可增加,肺淤血不明显,左、右心室同时衰竭者肺淤血亦可不明显。伴有心力衰竭者常有胸腔积液,以右侧或双侧多见,单左侧胸腔积液十分少见。

(四)SPECT

核素心血池显像示左心室舒张末容积(EDV)扩大,严重者可达 800 mL,EF 下降 < 40%,严重者仅 3% ~ 5%,心肌显像左心室大或左、右心室均大,左心室壁显影稀疏不均,呈花斑样。

(五)心肌损伤标志

CK-MB、cTnT、cTnI 可增高。心肌损伤标志阳性者往往提示近期疾病活动、心力衰竭加重,亦提示有病毒及免疫因素参加心肌损伤。

(六)其他检查

包括肝功、肾功、血常规、电解质、血沉异常等。

五、诊断及鉴别诊断

原发性扩张型心肌病目前尚无公认的诊断标准。可采用下列顺序:①心脏大,心率快,奔马律等心力衰竭表现;②EF < 40%(UCG、SPECT、LVG);③超声心动图表现为"大腔小口"样改变,左心室舒张末内径指数 ≥ 27 mm/m²,瓣膜正常;④SPECT 示 EDV 增大,心肌显像呈花斑样改变;⑤以上表现用其他原因不能解释,即除外继发性心脏损伤。在临床上遇到难以解释的充血性心力衰竭首先应想到本病,通过病史询问、查体及上述检查符合①~④,且仍未找到可解释的原因即可诊断本病。

鉴别诊断:①应与所有引起心脏普大的原因鉴别;②ECG 有病理性 Q 波者应与陈旧性心梗鉴别。

六、治疗

与心力衰竭治疗基本相同,但强调的是 β 受体阻滞剂及保护心肌药物(如辅酶 Q_{10}、B 族维生素)的应用。见心力衰竭。

（刘秋仙）

第四节 限制型心肌病

限制型心肌病(restrictive cardiomyopathy,RCM)以一侧或双侧心室充盈受限和舒张期容量降低为特征,收缩功能和室壁厚度正常或接近正常,可见间质纤维化。其病因为特发性、心肌淀粉样变性、心内膜病变伴或不伴嗜酸性粒细胞增多症。无论在西方国家或我国,RCM 都是少见的。男女之比为 3:1,发病年龄多在 15～50 岁。

一、病因

RCM 的病因目前仍未阐明,可能与非化脓性感染、体液免疫反应异常、变态反应和营养代谢不良等有关。最近报道本病可以呈家族性发病,可伴有骨骼肌疾病和房室传导阻滞。心肌淀粉样变性是继发性限制型心肌病的常见原因。

二、病理

在疾病早期阶段,心肌活检可见心内膜增厚,内膜下心肌细胞排列紊乱、间质纤维化。随着病情的进展,患者的心内膜明显增厚,外观呈珍珠样白色,质地较硬,致使心室壁轻度增厚。这种损害首先累及心尖部,继而向心室流出道蔓延,可伴有心室内附壁血栓形成。患者心脏的心室腔可无增大,心房增大与心室顺应性减低有关。冠状动脉很少受累。在病变发展到严重阶段,心内膜增厚和间质纤维化显著,组织学变化为非特异性。

三、临床表现

临床表现可分为左心室型、右心室型和混合型,以左心室型最常见。在早期阶段,患者可无症状,随着病情进展出现运动耐量降低、倦怠、乏力、劳力性呼吸困难和胸痛等症状,这主要是由于 RCM 患者心排血量不能随着心率加快而增加所致。左心室型早期可出现左心功能不全的表现,如易疲劳、呼吸困难、咳嗽及肺部湿性啰音等。右心室型及混合型则以右心功能不全为主,如颈静脉曲张、吸气时颈静脉压增高(Kussmaul 征)、肝大、腹水、下肢或全身水肿。心脏可闻及第三心音奔马律。当二尖瓣或三尖瓣受累时,可出现相应部位的收缩期反流性杂音,心房压力增高和心房扩大可导致心房颤动。发生栓塞者并非少见。此外,血压常偏低,脉压小。除有心力衰竭和栓塞表现外,可发生猝死。

四、辅助检查

(一)心电图

ST 段及 T 波非特异性改变。部分患者可见 QRS 波群低电压、病理性 Q 波、束支传导阻滞、心房颤动和病窦综合征等心律失常。

(二)X 线胸片

心影正常或轻中度增大,可有肺淤血表现,偶见心内膜钙化影。

(三)超声心动图

心室壁增厚和重量增加,心室腔大致正常,心房扩大。约 1/3 的病例有少量心包积液。较严重的病例可有附壁血栓形成。Doppler 心动图的典型表现是舒张期快速充盈随之突然终止。

(四)心导管检查

心房压力曲线出现右心房压升高和快速的 Y 下陷;左心充盈压高于右心充盈压;心室压力曲线上表现为舒张早期下降和中晚期高原波;肺动脉高压。

(五)心内膜心肌活检

右心室活检可证实嗜酸性粒细胞增多症患者的心内膜心肌损害,对心内膜弹力纤维增生症和原发性限制型心肌病的组织学诊断具有重要价值。

五、诊断和鉴别诊断

RCM 临床诊断比较困难。对于出现倦怠、乏力、劳力性呼吸困难、胸痛、腹水、水肿等症状,心室没有明显扩大而心房扩大的患者,应考虑本病。心内膜心肌活检有助于确定限制型心肌病,属原发性和继发性。本病主要与缩窄性心包炎鉴别诊断。

六、治疗

限制型心肌病缺乏特异性治疗方法,其治疗原则包括缓解临床症状,改善心脏舒张功能,纠正心力衰竭,针对原发病的治疗。

(一)对症治疗

1.改善心室舒张功能

钙通道阻滞剂可以防止心肌细胞钙超负荷引起的细胞僵直,改善心室舒张期顺应性,降低心室舒张末压,从而改善心室舒张功能。可试用地尔硫䓬 30 mg,每天 3 次;或氨氯地平 5 mg,每天 1 次;或尼群地平 10 mg,每天 2 次。

β受体阻滞剂能减慢心率,延长心室充盈时间,减少心肌耗氧量,降低室壁张力,从而有利于改善心室舒张功能。美托洛尔从小剂量开始(6.25 mg,每天 2 次),酌情逐渐增加剂量。

ACEI 可以常规应用,如卡托普利 12.5 mg,每天 2 次;培哚普利 4 mg,每天 1 次;或贝那普利5~10 mg,每天 1 次。

利尿剂能有效地降低心脏前负荷,减轻肺循环和体循环淤血,降低心室充盈压,改善患者气急和易疲乏等症状。

2.洋地黄类药物

对于伴有快速性房颤或心力衰竭的患者,可选用洋地黄制剂,使用时必须小剂量和谨慎观察。

3.抗心律失常治疗

发生房颤者较常见,可选用胺碘酮转复和维持心律。对于严重的缓慢性心律失常患者,可置入永久性心脏起搏器。

4.抗凝治疗

为防止血栓形成,应给予阿司匹林抗血小板药物治疗。心腔内附壁血栓形成者,应尽早给予华法林或肝素治疗。

(二)特殊治疗

对嗜酸性粒细胞增多症及其引起的心内膜心肌病变,皮质激素(泼尼松)和羟基脲或其他细胞毒性药物,能有效地减少嗜酸性粒细胞,阻止内膜心肌纤维化进展。最近报道,联合应用美法仑、泼尼松和秋水仙碱对淀粉样变性有一定疗效,心、肾功能损害较小。

(三)手术治疗

对严重的内膜心肌纤维化可行心内膜剥脱术,切除纤维性心内膜。伴有瓣膜反流者,可行人工瓣膜置换术。对于附壁血栓者,行血栓切除术。

七、预后

本病预后不良。有报道认为,手术后难治性心力衰竭可显著好转,术后随访 2～7 年未见纤维化病变复发。

(刘秋仙)

第五节　肥厚型心肌病

肥厚型心肌病(hypertrophic cardiomyopathy,HCM)是指心室壁明显肥厚而又不能用血流动力学负荷解释,或无引起心室肥厚原因的一组疾病。肥厚可发生在心室壁的任何部位,可以是对称性,也可以是非对称性,室间隔、左心室游离壁及心尖部较多见,右心室壁罕见。根据有无左心室内梗阻,可分为梗阻性和非梗阻性。根据梗阻部位又可分为左心室中部梗阻和左心室流出道梗阻,后者又称为特发性肥厚型主动脉瓣下狭窄(idiopathic hypertrophic subaortic stenosis,IHSS),以室间隔明显肥厚,左心室流出道梗阻为其特点,此种类型约占肥厚型心肌病的 1/4。

一、病因

本病 30％～40％有明确家族史,余为散发。梗阻性肥厚型心肌病有家族史者更多见,可高达 60％左右。目前认为是常染色体显性遗传疾病,收缩蛋白基因突变是主要的致病因素。儿茶酚胺代谢异常、高血压和高强度体力活动可能是本病的促进因素。

二、病理生理

收缩功能正常乃至增强,舒张功能障碍为其共同特点。梗阻性肥厚型心肌病在心室和主动脉之间可出现压力阶差,在心室容量和外周阻力减小、心脏收缩加强时压力阶差增大。

三、临床表现

与发病年龄有关,发病年龄越早,临床表现越严重。部分可无任何临床表现,仅在体检或尸检时才发现。心悸、劳力性呼吸困难、心绞痛、劳力性晕厥、猝死是常见的临床表现。目前认为,晕厥及猝死的主要原因是室性心律失常,剧烈活动是其常见诱因。心脏查体可见心界轻度扩大,有病理性第四心音。晚期由于心房扩大,可发生心房颤动。亦有少数演变为扩张型心肌病者,出现相应的体征。梗阻性肥厚型心肌病可在胸骨左缘 3～4 肋间和心尖区听到粗糙混合性杂音,该杂音既具喷射性杂音的性质,亦有反流性杂音的特点。目前认为,该杂音是不对称肥厚的室间隔造成左心室流出道梗阻,血液高速流过狭窄的左心室流出道,由于 Venturi 效应(流体的流速越快,压力越低)将二尖瓣前叶吸引至室间隔,加重梗阻,同时造成二尖瓣关闭不全所造成的。该杂音受心肌收缩力、左心室容量和外周阻力影响明显。凡能增加心肌收缩力、减少左心室容量和外周阻力的因素均可使杂音加强,反之则减弱。如含服硝酸甘油片或体力活动使左心室容量减少或增加心肌收缩力,均可使杂音增强,使用 β 受体阻滞剂或下蹲位,使心肌收缩力减弱或左心室容量增加,则均可使杂音减弱。

四、辅助检查

(一)心电图

最常见的表现为左心室肥大和继发性 ST-T 改变,病理性 Q 波亦较常见,多出现在 Ⅱ、Ⅲ、aVF、aVL、V_5、V_6 导联,偶有 V_{1R} 增高。上述改变可出现在超声心动图发现室壁肥厚之前,其机制不清。以 V_3、V_4 为中心的巨大倒置 T 波是心尖肥厚型心肌病的常见心电图表现。此外,尚有室内阻滞、心房颤动及期前收缩等表现。

(二)超声心动图

对本病具诊断意义,且可以确定肥厚的部位。梗阻性肥厚型心肌病室间隔厚度与左心室后壁之比≥1.3;室间隔肥厚部分向左心室流出道突出,二尖瓣前叶在收缩期前向运动(systolic anterior motion,SAM)(图 12-2)。主动脉瓣在收缩期呈半开放状态。二尖瓣多普勒超声血流图示 A 峰＞E 峰,提示舒张功能低下。

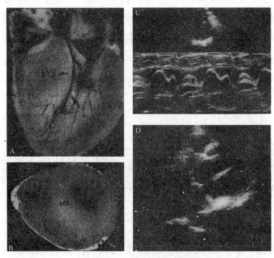

图 12-2 肥厚型心肌病

A:心脏纵切面观,室间隔厚度与之比＞1.3;B:梗阻性肥厚心肌病横断面;C:梗阻性肥厚心肌病 M 超声心动图 SAM 征;D:左心室游离壁梗阻性肥厚心肌病 B 超心动图 HIVS 征象,HIVS:室间隔肥厚 RV:右心室,LV:左心室,IVS:室间隔,AO:主动脉 LVPW:左心室后壁,SAM:收缩期前向运动

(三)心导管检查和心血管造影

左心室舒张末压升高,左心室腔与左心室流出道压力阶差大于 2.7 kPa(20 mmHg)者则可诊断梗阻存在。Brockenbrough 现象为梗阻性肥厚型心肌病的特异性表现。该现象是指具完全代偿期间的室早后心搏增强、心室内压增高而主动脉内压降低的反常现象。这是由于心搏增强

加重左心室流出道梗阻造成。心室造影显示左心室腔变形,呈香蕉状(室间隔肥厚)、舌状或黑桃状(心尖肥厚)。冠状动脉造影多为正常,供血肥厚区域的冠状动脉分支常较粗大。

(四)同位素心肌显像

可显示肥厚的心室壁及室壁显影稀疏,提示心肌代谢异常。此与心脏淀粉样变性心室壁厚而显影密度增高相鉴别。

(五)心肌 MRI

可显示心室壁肥厚和心腔变形。

(六)心内膜心肌活检(病理改变)

心肌细胞肥大、畸形、排列紊乱。

五、诊断及鉴别诊断

临床症状、体征及心电图可提供重要的诊断线索。诊断主要依靠超声心动图、同位素心肌显像、心脏 MRI 等影像学检查,心导管检查对梗阻性肥厚型心肌病亦具诊断意义,而 X 线心脏拍片对肥厚型心肌病诊断帮助不大。心绞痛及心电图 ST-T 改变需与冠心病鉴别。心室壁肥厚需与负荷过重引起的室壁肥厚及心脏淀粉样变性室壁肥厚鉴别。冠心病缺乏肥厚型心肌病心室壁肥厚的影像特征,通过冠状动脉造影可显示冠状动脉狭窄。后负荷过重引起的心室壁肥厚可查出后负荷过重疾病,如高血压、主动脉狭窄、主动脉缩窄等;心脏淀粉样变性心室壁肥厚时,心电图表现为低电压,可资鉴别。

六、治疗及预后

基本治疗原则为改善舒张功能,防止心律失常的发生。可用 β 受体阻滞剂及主要作用于心脏的钙通道阻滞剂。对重症梗阻性肥厚型心肌病[左心室腔与左心室流出道压力阶差≥8.0 kPa(60 mmHg)]患者可安装 DDD 型起搏器,室间隔化学消融及手术切除肥厚的室间隔心肌等方法治疗。本病的预后因人而异。一般而言,发病年龄越早,预后越差。成人多死于猝死,小儿多死于心力衰竭,其次是猝死。家族史阳性者猝死率较高。应指导患者避免剧烈运动、持重及屏气,以减少猝死发生。

(刘秋仙)

第六节　右心室心肌病

这是近年来提出的另一种原因不明的心肌病。Fontaine 在 1976 年首先报道右心室心肌病,以后欧洲等地及我国都有病例报道,目前,已逐渐受到临床医师的重视。

一、病因

本病病因尚未阐明。有人认为是先天性右心室发育异常所致,在一组大系列的报道中,约 35% 的病例是家族性的,家系调查呈常染色体显性遗传。也有人认为,本病并非发生在新生儿和婴儿,患者的心肌萎缩并非胚胎发生异常所致,可能是后天获得的疾病。化学性毒素,特别是病毒感染都被提出过为致病因素。

二、病理生理

病理所见均来自尸检报告。右心室心肌部分或全部缺如,由纤维、脂肪组织代替,肌小梁变平,心壁变薄,心内膜可贴近心外膜。病变广泛地累及右心室,更多地集中在三尖瓣和肺动脉瓣下及心尖部。镜下见心肌灶性坏死和退行性变,伴有纤维组织增生和脂肪浸润,坏死心肌细胞周围有单核细胞浸润,但并不多见。

心肌病变使右心室心肌收缩力明显减弱,每搏输出量减低,右心室收缩末期和舒张末期容量增多,射血分数减少,右心室腔扩大,以后发生右心衰竭,部分患者发生起源于右心室的室性心律失常,多为折返机制引起,可致猝死。

三、临床表现

由于病情轻重不同,临床表现差异很大。80%病例发生在 7～40 岁,未见新生儿或婴儿的报道。轻者心脏不增大,也无症状,死后尸检才发现患本病;亦有心脏增大但症状不明显,仅在活动时感觉心悸不适,在体格检查或尸检时才被发现。重者心脏增大,发生室性心律失常,可因反复出现室性心动过速而多次晕厥以致猝死。亦有以猝死为首发表现的患者。无论有无心律失常,本病患者均发生右心衰竭,在病变广泛的患者中尤为如此,心力衰竭前常有乏力,易疲劳等不适。

本病体征不多,近半数患者体检无异常发现,部分患者肺动脉瓣区第二心音呈固定分裂,很少听到病理性杂音,偶可闻及右心室奔马律。右心室显著增大者,心浊音界增大,心前区可隆起,有室性心律失常者听诊或触诊脉搏时可以发现。

四、实验室检查

(一)X 线检查

可见心影正常或增大。右心室已经增大的患者,X 线检查未必能显示心影的增大,有时可呈球形。

(二)心电图检查

胸导联 T 波倒置,多局限于 V_1 至 V_3 导联,亦可波及 V_4～V_6 导联。可有右束支传导阻滞,但不多见。出现室性心律失常者,其室早或室速的 QRS 波群多呈左束支传导阻滞,偶有呈右束支传导阻滞者,后者反映左心室受累。病变累及其他部位的患者亦可出现窦性或房性心律失常和窦房或房室传导阻滞。严重者发生心室颤动。心脏不增大亦无症状的患者,运动试验常有诱发室性心动过速的可能。

(三)超声心动图检查

可见右心室扩大或局限性扩张,伴随运动幅度减低,肌小梁排列紊乱;右心室射血分数减低。而左心室功能正常。

(四)心导管检查和选择性心血管造影

多数患者右心房和右心室压在正常范围,少数患者右心室舒张压增高,右心房 α 波压力读数增高。右心室造影见心腔扩大,肌小梁消失,室壁活动减弱或室壁节段性运动异常,甚至呈室壁瘤样突出。

(五)心内膜心肌活体组织检查

可见心肌组织变性坏死、纤维化、脂肪浸润和单核细胞浸润等,该项检查对心脏不增大、无明显症状或仅有室性心动过速发作的患者,诊断价值更大。

五、诊断和鉴别论断

主要依据右心室扩大,发生右心衰竭或晕厥、有室性期前收缩动或室性心动过速、右胸导联心电图 T 波倒置、室速发作时心电图 QRS 波群呈左束支传导阻滞型、超声心动图、放射性核素或选择性心血管造影检查示右心室扩大、右心室收缩力减弱或节段性运动异常、左心室功能正常,心内膜心肌活检有助于进一步确诊。凡有不明原因的晕厥或阵发性心动过速患者,宜考虑本病可能,并做进一步检查以确诊。鉴别诊断要注意排除冠状动脉粥样硬化性心脏病和其他类型的心肌病和右心室明显受累的疾病,尤其是三尖瓣病变等。

六、治疗

在心功能代偿期中,宜避免劳累和呼吸道感染以预防发生心力衰竭。有室性心律失常的患者,宜避免剧烈的运动、焦虑或过度兴奋,因为这些情况可导致血中儿茶酚胺浓度的增高而诱发室性心动过速。对有频发的室性期前收缩者应予抗心律失常药物治疗。β受体阻滞剂及胺碘酮的有效率各为 33%,如联合使用两种药,有效率可达 83%。通过心脏电生理检查诱发室性心律失常来选择药物,疗效会更好。药物治疗无效时,通过电生理检查确定室性心律失常的起源部位,可施行手术切除或分离病灶,亦可用直流电击、射频波或激光消蚀。发生心室颤动时应立即进行电除颤和其他心肺复苏的措施。

(刘媛媛)

第七节 未定型心肌病

未定型心肌病(unclassified cardiomyopathy,UCM)是指不适合归类于扩张型心肌病、肥厚型心肌病、限制型心肌病和右心室心肌病等类型的心肌病,如弹性纤维增生症、非致密性心肌病、线粒体受累、心室扩张甚轻而收缩功能减弱等。

一、心室肌致密化不全

心室肌致密化不全(noncompaction of ventricular myocardium,NVM)是一种先天性心室肌发育不全性心肌病,主要特征为左心室和/或右心室,腔内存在大量粗大突起的肌小梁及深陷隐窝,常伴或不伴有心功能不全、心律失常及血栓栓塞。1984 年德国的 Engberding 等通过心血管造影和二维超声检查首次发现一成年女性患者左心室肌发育异常,心肌肌束间如海绵状的血液窦状隙持续存在;1985 年德国的 Goebel 等提出此类患者病变可能为一种新型疾病,从而引起人们关注。随着类似病例的不断发现,研究者们曾一度将此病称为"海绵样心肌病",直至 1990 年美国的 Chin 等将其正式命名为"心室肌致密化不全"。我国于 2000 年首次报道,其后 3 年陆续发现 30 余例,近 2 年有增多趋势。

(一)病因

NVM病因迄今不明,儿童病例多呈家族性。近年基因学研究认为,它可能与Xq28染色体上的G415基因突变有关,另有报道基因RKBP12、11p15、LMNA等也可能与本病相关。通常在胚胎早期,心肌为由心肌纤维形成的肌小梁和深陷的小梁间隙(即隐窝)交织成的"海绵"样网状结构,其中小梁间隙与心室腔相通,血液通过此通道供应心肌。胚胎发育4～6周后,心肌逐渐致密化,大部分隐窝压缩成毛细血管,形成冠状动脉微循环系统。心肌致密化过程是从心外膜向心内膜、从基底部向心尖部进行的,在此过程中,若某区域心肌致密化停止,将造成相应区域的致密化心肌减少,而由多个粗大的肌小梁取代,导致心肌供血失常,影响心肌收缩功能;而粗大的肌小梁又可使心室壁顺应性下降、舒张功能障碍。另外,心肌结构的变异、血流的紊乱易致心律失常和附壁血栓形成,甚至发生猝死。

(二)病理

病理学特征为心室腔内有大量粗大突起的肌小梁和与心室腔交通的深陷隐窝,组织学表现为隐窝表面覆以内皮细胞并与心外膜相延续。随着病程进展,心脏逐渐扩大,类似于DCM,发展到此阶段仍然可见扩大的心室腔内有大量粗大突起肌小梁和与心室腔交通深陷的隐窝,在心脏超声检查中应当注意这种病变的识别。

(三)临床表现

本病起病隐匿,有些患者出生即发病,有些直至中年时才出现症状,也有终身无症状者。病程的进展由非致密化心肌范围和慢性缺血程度决定,临床表现为进行性收缩和/或舒张功能障碍、各种类型的心律失常(以快速室性心律失常多见)和系统性血栓栓塞,少数患儿病例可伴有面部畸形,前额突出、低位耳和高腭弓等。

(四)诊断

由于其临床表现无特异性,冠状动脉造影显示正常,X线和心电图检查很难将其与DCM鉴别,而超声心动图则可显示本病心室肌的异常结构特征与功能。

2001年Jenni等总结提出以下超声心动图诊断标准:①心室壁异常增厚并呈现两层结构,即薄且致密的心外膜层和厚而非致密的心内膜层,后者由粗大突起的肌小梁和小梁间的隐窝构成,且隐窝与左心室腔交通而具有连续性。成人非致密化的心内膜层最大厚度/致密化的心外膜层厚度>0.2,幼儿则>1.4(心脏收缩末期胸骨旁短轴)。②主要受累心室肌(>80%)为心尖部、心室下壁和侧壁。③小梁间的深陷隐窝充满直接来自左心室腔的血液(彩色多普勒显示),但不与冠状动脉循环交通。④排除其他先天性或获得性心脏病的存在。

少数DCM患者和正常心脏心室腔内也可能存在粗大的肌小梁(通常不超过3个),此时若无高质量的超声心动图识别,可通过磁共振成像提供更清晰的形态结构和更高的空间分辨率,心血管造影也可明确诊断。此外,这些影像学检查还可有助本病与肥厚型心肌病、心律失常型心肌病、心脏肿瘤和心室附壁血栓的鉴别。

NVM在成年人多因心力衰竭就诊时,超声心动图检查表现为左心室扩大,薄且致密的心外膜层和厚而非致密的心内膜层,后者由粗大突起的肌小梁和小梁间的隐窝构成,隐窝与左心室腔交通具有连续性,主要累及心尖部、心室下壁和侧壁,小梁间的深陷隐窝充满直接来自左心室腔的血液。在诊断扩张型心肌病时应当注意病因诊断与鉴别诊断。

(五)治疗与预后

目前尚无有效治疗方法。目前主要针对心力衰竭、各种心律失常和血栓栓塞等各种并发症治疗。药物可选用 β 受体阻滞剂和血管紧张素转化酶抑制药等抗心力衰竭;同时可使用辅酶 Q$_{10}$ 和 B 族维生素等改善心肌能量代谢;应用阿司匹林或华法林行抗栓治疗;必要时安置 ICD 控制恶性室性心律失常。Oechslin 等对 34 例有症状成人 NVM 患者随访(44±39)个月,18 例 (53%)因心力衰竭住院,12 例(35%)死亡(心力衰竭死亡和猝死各 6 例),14 例(41%)出现室性 心律失常,8 例(24%)发生血栓栓塞事件,提示本病预后不良。关注超声心动图对 NVM 特征性 病变的识别,提高本病早期诊断水平,有助于延缓患者寿命。由于本病为心室肌发育不良,心脏 移植是终末阶段的主要治疗方法。

二、线粒体病累及心脏

线粒体病是指编码线粒体基因出现致病突变或与线粒体疾病相关的核 DNA 损害,导致 ATP 电子传递链酶的缺陷,ATP 产生障碍,线粒体的形态发生改变而出现的一组多系统疾病。 该疾病主要累及神经肌肉系统,心肌组织也是最易受累的组织之一。患者在心脏表现为心肌病, 包括肥厚型心肌病、扩张型心肌病及左心室致密化不全。廖玉华曾收治一例 16 岁男性线粒体病 患者,主要表现为显著的 LVH、心肌酶水平持续升高、静息及运动时乳酸及丙酮酸水平增高,乳 酸与丙酮酸比值>20,肌肉与心肌活检显示心肌纤维间大量异型的线粒体堆积,见图 12-3。

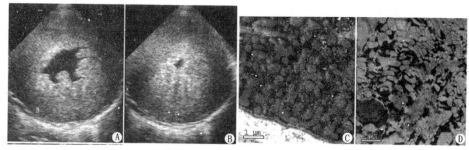

图 12-3 线粒体病累及心肌

二维超声心动图切面:A.左心室大小无明显增大,左心室后壁 3.4 cm,侧壁 3.2 cm;B. 左心室在收缩末期几乎闭塞,内径 1.2 cm。透射电镜:C.股四头肌活检,骨骼肌肌膜 下肌原纤维间大量异型线粒体堆积,糖原含量增多;D.心内膜心肌活检,心肌细胞肌 纤维排列紊乱粗细不等,肌原纤维间亦可见大量异型线粒体堆积,糖原含量增多

(刘媛媛)

第八节 酒精性心肌病

长期过度饮酒可以引起心力衰竭、高血压、脑血管意外、心律失常和猝死,过量饮酒是西方国 家非缺血性扩张型心肌病的第 2 大病因。据统计,成年人中有一定的酒量者约占 2/3,过量饮酒 者在 1/10 以上。与扩张型心肌病相比,酒精性心肌病若能够早期发现并及早戒酒,可以逆转或 中止左心室功能减退。

一、发病机制与病理变化

过度饮酒对心肌损害有 3 种途径:①乙醇或其毒性产物对心肌的直接毒性作用;②营养不

良,最常见为维生素 B_1 缺乏,引起脚气病性心脏病;③可能与乙醇添加剂(如钴)的毒性有关。乙醇经过肠道吸收后,在肝乙醇脱氢酶作用下,乙醇转化为乙醛,再经乙醛脱氢酶转换为醋酸盐,进入柠檬酸循环,继续氧化分解为 CO_2 和 H_2O。乙醛是导致酒精中毒的主要中间代谢产物。乙醇和乙醛可以干扰细胞功能,涉及 Ca^{2+} 的转运和结合、线粒体的呼吸、心肌脂代谢、心肌蛋白合成及肌纤维的 ATP 酶活性等方面。乙醇通过抑制钙与肌丝之间的相互作用,干扰离体乳头肌的兴奋-收缩耦联,降低心肌收缩性。乙醇的代谢产物在心肌内蓄积还可以干扰心肌的脂代谢。

酒精性心肌病的心脏病变为非特异性改变。大体解剖及镜检与扩张型心肌病相似。酒精性心肌病的心脏可见血管壁水肿和心肌内冠状动脉周围纤维化,因而推测其心肌损害由心肌壁内小冠状动脉缺血所引起。据一组 30 例有多年饮酒史猝死病例的报道,其中 17 例临死时血液内乙醇浓度增高,与醉酒致死者相比,这些患者心室肥厚、局灶性心肌纤维化和心肌坏死及单核细胞浸润更为突出。50% 无症状的酒精性心肌病患者有心室肥厚,多数患者早期左心室壁增厚,不伴有心肌收缩功能减退,左心室舒张期末内径仍正常;晚期心室内径增大,室壁无增厚。但是无论心室内径有无增大,所有患者左心室舒张末压均有不同程度增高。

乙醇、乙醛不仅可以促使 α 受体张力增高、交感神经兴奋、心率增快、血管收缩,还可能引起心电生理紊乱,心肌细胞膜变性和膜电位改变,尤其同时伴有低血镁和/或低血钾时,可以导致 Ca^{2+} 运转失调,引起除极延缓和复极不均性传导减慢,成为折返和自律性电生理异常的基础。

二、临床表现

酒精性心肌病常见于 30~55 岁的男性,通常都有 10 年以上过度饮酒史。患者的营养状况因其生活条件而异,可伴有酒精性肝硬化和周围血管疾病。患者首次就诊的症状差异颇大,包括胸痛、心悸、晕厥或栓塞等表现。症状一般为隐匿性,有些患者可出现急性左心衰竭。疾病早期表现为酒后感到心悸、胸部不适或晕厥,阵发性心房颤动是早期常见表现之一。随着病情进展,心排血量降低,乏力、肢软最为常见。当患者发生心力衰竭时,表现为劳力性或夜间阵发性呼吸困难、气短和端坐呼吸。体循环栓塞多因左心室或左心房附壁血栓脱落引起,常在大量饮酒后发生。年轻的酒精性心肌病患者猝死可能由室颤所致。

体征主要包括心脏扩大、窦性心动过速、舒张压增高、脉压减小,常伴有室性或房性奔马律。乳头肌功能失调时,心尖区可出现收缩期吹风样杂音。当发生慢性心力衰竭时,可出现肺动脉高压症。右心衰竭表现轻重不一,多表现为颈静脉曲张和周围水肿。患者常合并有骨骼肌疾病,肌无力症状与心脏表现平行。

在心力衰竭早期,心脏中度扩大,如果不伴乳头肌功能失调所引起的二尖瓣关闭不全,经过治疗肺淤血可获得缓解,心脏大小也有可能恢复正常。

三、辅助检查

(一)心电图

常为酒精性心肌病临床前期的唯一表现,多呈非特异性改变。对嗜酒者定期进行心电图普查,有助于本病的早期发现。一度房室传导阻滞、室内传导阻滞、左心室肥厚、心前区导联 R 波逐渐减低和复极异常是常见的心电图改变。Q-T 延长占无心力衰竭患者的 42.8%。ST 段和 T 波改变非常多见,一般在停止饮酒后可恢复正常。最常见的心律失常是心房扑动、心房颤动和室性期前收缩。饮酒也可在无酒精性心肌病者中诱发心房颤动和心房扑动,另外低血钾、低血镁也参与诱发心律失常。猝死患者可能是心室颤动所致。

(二)胸部 X 线检查

无心力衰竭症状期,17.2% 的嗜酒患者胸部 X 线显示心脏扩大,对于长期嗜酒者定期进行 X 线胸片普查,也有助于对本病的早期诊断。胸部 X 线常见表现为心影普遍性增大,合并心力衰竭患者可合并有肺淤血或肺水肿征。晚期患者多有心脏显著扩大、肺淤血和肺动脉高压表现,胸腔积液也常见。

(三)超声心动图

是诊断酒精性心肌病的主要手段。亚临床期,多数患者可有左心室容量增加,室间隔和左心室后壁轻度增厚,左心房内径增大。心力衰竭患者则表现为心脏不同程度扩大,室壁活动减弱,心室功能减退,如左心室射血分数和左心室周径缩短率降低等。酒精性心肌病的心肌异常声学表现为左心室心肌内散在异常斑点状回声,该征象在伴有左心功能异常的饮酒者中检出率为85.7%,而心功能正常的饮酒者为 37.5%($P<0.05$),无饮酒史对照组无此征象。

(四)血流动力学检查

与扩张型心肌病大致相同。较低的心脏指数和较高的左心房压力常提示病情较重。

四、诊断

酒精性心肌病的诊断:①符合扩张型心肌病的诊断标准;②长期过量饮酒(WHO 标准:女性 >40 g/d,男性>80 g/d,饮酒 5 年以上);③既往无其他心脏病病史;④疾病发现早期戒酒 6 个月后,扩张型心肌病临床状态可得到缓解。饮酒是导致心功能损害的独立原因,建议戒酒 6 个月后再进行临床状态评价。

酒精性心肌病患者常伴有高血压,因为大量饮酒可以引起高血压发病率的增加,二者鉴别诊断主要依据病史。如果高血压的病程难以解释短期内发生的心脏扩大,则应考虑酒精性心肌病的诊断;高血压达到诊断标准的患者,也可以同时诊断高血压病。由于酒精性心肌病常合并有酒精性肝硬化,当患者的腹水难以控制时,除了考虑心力衰竭伴发心源性肝硬化外,还要注意酒精性肝硬化原因。

五、治疗

酒精性心肌病的治疗关键在于早期诊断、立即戒酒。如果出现心功能不全的临床表现仍然持续饮酒,将失去治愈的机会。因本病有维生素 B_1 缺乏的证据,除了戒酒外,可以应用维生素 B_1 20～60 mg,每天3 次。因乙醇、乙醛干扰心肌细胞膜的 Ca^{2+} 的转运,钙通道阻滞剂,如地尔硫䓬、尼群地平可以试用。辅酶 Q_{10} 每天 10～20 mg,因乙醇、乙醛影响线粒体的呼吸,每天 3 次。本病心力衰竭的治疗与扩张型心肌病相同。

六、预后

酒精性心肌病确诊后仍然持续饮酒,预后不良,40%～60% 的患者在 3～6 年死亡。据法国对一组心力衰竭入院的 108 例患者的观察,42 例被诊断为酒精性心肌病,其中 2/3 患者在 3 年内死亡;而非酒精性心肌病患者 3 年内死亡仅占 1/3。另一组 64 例嗜酒患者随访 4 年,戒酒患者 4 年死亡率为 9%,而持续饮酒患者的病死率达 57%。日本报道 10 例酒精性心肌病患者戒酒后 10 年生存率可达 100％。因此,酒精性心肌病患者早期诊断、立即戒酒,预后较好;戒酒对病程的影响可能与心肌损害的程度有关,心肌损害程度轻者预后更好。

（刘媛媛）

第九节　克　山　病

克山病是 1935 年在我国黑龙江省克山县最早发现的一种地方性心肌病。该病以心肌变性和纤维化为特征,主要临床表现为急性或慢性心力衰竭伴有各种心律失常,为我国特有的一种呈慢性病程经过的心肌病。

一、流行病学

克山病的流行呈现明显的地区性、时间性和人群性。本病发病范围很广,不仅限于克山县地区,还在东北至西南一条狭长的低硒地带片灶状分布。多发于丘陵山区的农村,涉及黑龙江、吉林、辽宁、内蒙古、山西、山东、陕西、甘肃、河北、湖北、四川、云南、西藏、河南、宁夏及贵州等 16 个省和自治区,321 个市、县。朝鲜和日本曾有散发病例。克山病有多发年和少发年之分,北方各省的急型克山病主要发生在冬季(11 月份至次年 2 月),西南各省的慢型和亚急型则发生在夏秋季(6 至 8 月)。在多发年度,病区人群最高检出率达 80％,一般的病区普查可检出 8％的人群患有轻型克山病。克山病发病以农业人口为主,30％有家庭发病趋向。95％～98％重型患者自贫困地区,以育龄期农妇和断奶后学龄前的农家儿童(2～6 岁)为主。该病的发生有潜伏期,由外地迁入多发地区一般需半年才发病。20 世纪 70 年代后急型的发病率下降明显,潜在型和慢型仍有散发。

临床上,急型克山病濒临绝迹,小儿的亚急型也基本控制。现在,高发区中常见的只有为数不多的、心功能代偿的潜在型和心肌损害较重、长期超负荷、逐渐失去代偿力的慢型(充血性心力衰竭)。

二、病因和发病机制

病因尚不十分明确。目前认为克山病与水土-膳食、生物病因、免疫损伤和细胞膜氧化损伤有关。

(一)水土-膳食学说
克山病存在地区性的特点,大量的资料也证实此病与生物地球化学因素有关。

1.硒缺乏

克山病高发区水土中化学元素含量异常,硒缺乏及硒与钼、镁、锰等微量元素间的平衡失调与克山病的发病有关。主要依据:①克山病高发区为低硒地带;②克山病高发区水土和农作物主食中含硒量明显低于非发病区;③高发区居民普查发现尿硒、发硒和血硒均低于非发病区;④补硒(亚硒酸钠)后发病率明显下降,可预防急型和亚急型克山病的发生;⑤高硒区人群无克山病发病。但在低硒地区,并不一定都流行克山病,且在高发病季节,病区人群硒水平无相应地降低,不同硒水平的患者其心肌超微结构的病变无明显差异,均有超微结构的线粒体固有病变。因此,硒缺乏不是导致克山病的唯一因素。

2.饮食中营养物质缺乏

饮食中营养物质缺乏是克山病较为重要的致病因素之一。大规模普查发现,高发区人群发病与否的关键是饮食结构和饮食习惯,偏食和不合理饮食者发病率高。动物试验也表明,高发区饲料喂养的大白鼠,心肌实质病变检出率高,心肌重量增加,如加入多种混合饲料,则心肌病变明显减少。故人体内某些微量元素或有关的营养物质(蛋白质、氨基酸或维生素等)缺乏或比例关系异常,可导致心肌代谢障碍,心肌损伤而发病。

(二)生物病因学说

杨英珍(1997)采用 PCR 检测了 45 例克山病的心内膜活检或尸解心肌标本中的肠道病毒RNA,阳性率为 82.2%,认为克山病与某些嗜心肌病毒感染有关,可能是心肌炎的一个亚型。克山病属于自然疫源性疾病,有流行趋势。人们试图证明克山病为肠道病毒或 Echo 病毒等感染所致,后经血清和抗体试验,证明病毒感染与克山病发病无直接联系,但大多数学者认为,病毒感染在克山病发病中起复合致病因素的作用。国内几家医学院从克山病患者的大便、血液和尸解标本中分离病毒的结果不一致,且即使病毒分离成功,其阳性率也不高(16.3%),重复性差。也有学者认为,克山病可能与链球菌感染后的变态反应有关。

(三)免疫损伤学说

免疫损伤可能与克山病的发病有关,但免疫损伤是致病因子还是克山病发生后的病理生理变化尚不明确。持免疫学说者的主要理由为:①克山病活检及尸解标本中,用免疫荧光法发现心肌组织中有 IgG 沉积;②克山病与扩张型心肌病、病毒性心肌炎一样,在血清中可检测出抗心肌抗体,其抗核抗体和免疫复合物滴度明显增高。

(四)膜氧化损伤学说

有学者认为,克山病是以心肌线粒体膜氧化损伤为主要特征的一种地方性心肌线粒体病。硒缺乏及营养物质缺乏使酶类生成异常或不足,其中包括超氧化物歧化酶(SOD)等氧自由基清除剂,机体内氧自由基生成增多导致膜氧化损伤,并且膜抗氧化能力下降,引起心肌线粒体病。克山病发病后补硒治疗并不能逆转克山病心肌内的超微结构异常,故有学者提出,膜氧化损伤是克山病发病的重要原因之一。

三、病理和病理生理

(一)病理解剖

本病患者心脏皆有不同程度扩大,左心室扩大较右心室明显,约 2/3 病例心肌重量增加。室壁无增厚,心腔极度扩张的患者,室壁变薄,以心尖处最明显。25% 的患者有附壁血栓,常位于左、右心耳和左心室乳头肌基底部。冠脉多正常。克山病的主要病理变化为心肌实质变性、坏死和瘢痕形成。病变主要在心内膜下心肌层,而心内膜和心外膜变化不明显。心肌层呈灰白色或灰黄色病变,乳头肌或肉柱呈虎斑样花纹。以乳头肌、左心室和室间隔病变较为严重,亚急型心肌病变以中外层较为明显,而急型则以中内层病变较为严重。心肌病变区域与冠脉血供分布有一定关系。光镜下可见弥漫性心肌变性及局灶坏死,心肌坏死有两种不同类型。

1.凝固性坏死

在心肌纤维变性基础上发展成为崩解坏死,心肌细胞和肌浆由于心肌过度收缩,在电镜下可见肌丝变性凝固,形成不均匀团块,胞核破坏或消失。

2.溶解性坏死

电镜下可见线粒体水肿、坏死,继而肌丝溶解和消失。有时可见两种类型混合存在,这与不同心肌成分受累程度不同有关。急型重症常以凝固性坏死为主,亚急型则以溶解性坏死为主,伴有不同程度的继发性炎症细胞反应。各种病变可侵及传导系统,两束支病变重,右束支更显著。

电镜主要见线粒体肿胀、增生,嵴和肌原纤维破坏,心肌细胞外膜系统和毛细血管内皮病变。结合组织化学分析,可见此种病理变化与心肌代谢的氧化、还原系统障碍有关。因此,克山病是一种以心肌细胞线粒体损害为主要特征的原发性代谢性心疾病。除心肌坏死外,横纹肌也可累及,肝、肾有脂肪性营养不良,中枢神经系统和颈交感神经节存在神经细胞营养不良病变。

(二)病理生理

硒是谷胱甘肽过氧化物酶的一部分,该酶的代谢底物是多不饱和脂肪酸形成的过氧化氢物。硒也是脱碘甲状腺激素酶的一部分。硒具有抗氧化功能。克山病由于硒缺乏,造成心肌氧化-还原障碍,从而影响心肌代谢,心肌收缩功能降低,严重者可有心源性休克和致命性心律失常,栓塞症状亦不少见。

四、临床表现

根据病程长短和起病缓急,将克山病分为4个类型:急型、亚急型、慢型和潜在型。临床各型间可相互转变。

(一)急型

主要表现为急性心力衰竭、心源性休克和严重心律失常。急型起病急骤,患者突感头晕、心悸、胸闷和乏力等,后为频繁而剧烈的恶心呕吐,呕吐物初为黏液和食物,后为含胆汁的胃液。小儿常诉脐周痛,严重者出现急性肺水肿表现,包括咳嗽、气促等,也可发生严重心律失常所致的阿-斯综合征。急型克山病常有暴饮暴食、劳累、情绪波动或分娩史等诱因,也可以为慢型患者急性发作。病情进展快,若不及时抢救,则可迅速死亡。

体检:体温35 ℃左右,表情淡漠,常焦虑不安,面色灰暗,口唇发绀,皮肤湿冷。脉搏微弱,血压不升,脉压缩小,S_1减弱,心尖区Ⅰ~Ⅱ/6收缩期杂音,可出现舒张期奔马律。心浊音界正常或轻度向两侧扩大,慢型急发患者心界明显扩大。30%患者出现心律失常,室早多见,可为频发,甚至室性心动过速,少数患者出现三度房室传导阻滞伴阿-斯综合征发作。儿童发病者除窦性心动过速外,其他心律失常不常见。心律失常多出现在发病初24小时内,随病情好转而减少或消失。可闻及两肺底湿啰音,肝大伴压痛。

(二)亚急型

主要表现为呼吸困难和水肿,介于急型和慢型之间。起病和进展较为缓慢,常在1周内发展为急性心力衰竭。85%发生于2~5岁的儿童。常见表现为咳嗽、精神萎靡、食欲缺乏、气促、恶心、呕吐,偶有腹泻或软便。患儿有时诉腹痛、头晕、心悸和胸痛等,后症状加重出现水肿和心力衰竭症状,水肿为全身凹陷性,出现较快,多始于面部。可出现脑、肾、冠脉等重要脏器的栓塞症状。症状出现后1~2周病情迅速恶化,心脏明显扩大。如在发病后1个月内治疗好转,有47%~69%的患者可临床完全治愈,如3个月以上病情无好转或进一步恶化,可能已转为慢型。

体检:营养发育差,精神萎靡,嗜睡或烦躁不安,面色灰白,眼睑水肿,口唇发绀,呼吸急促,水肿,四肢厥冷,体温不升,心脏扩大,心音弱,可闻及舒张期奔马律和心律失常,肝脏常肿大。病程<3个月。

(三)慢型

以充血性心力衰竭为主要表现,相当于心功能(NYHA)Ⅱ～Ⅳ级,常伴有各种心律失常。病程>3个月,进展较缓慢。常由急型或亚急型转变而来,也可由潜在型无明显自觉症状者发展而来。慢型出现急型表现者,称为慢型急性发作。患者可无症状,也可出现头晕、乏力、心悸、气促、活动量减少、腹胀和食欲减退,少数可出现水肿。

体检:面色灰暗,水肿,呈慢性病容;呼吸困难,全身水肿,颈静脉曲张;心脏明显扩大,心尖区第一心音减弱,常伴Ⅱ级收缩期杂音、舒张期奔马律和心律失常;两肺底有湿啰音,肝脏明显增大,质地偏硬,可伴胸腔积液或腹水,下肢水肿等。心律失常以室早最多见,40岁以上者可见永久性心房颤动,偶有三度房室传导阻滞。肺栓塞的发生率高。病程中常有反复急性发作。

(四)潜在型

心脏处于代偿状态,相当于心功能(NYHA)Ⅰ级。隐匿性发展,发病时间不明确,可无自觉症状。潜在型最多见,在高发区检出率可达6%～8%,是急型和亚急型的4倍。50%～70%患者一开始即为潜在型,在普查中被检出,30%～50%为急型、亚急型或慢型转化而来。由于心肌病变轻,心功能(NYHA)为Ⅰ级,少数患者活动后可出现头晕、胸闷及呼吸困难。

体检:心脏正常或轻度扩大,S_1减弱,偶有心律失常。心电图可见室早、心房颤动、ST-T改变和Q-T间期延长等。

潜在型可细分为以下几种类型。①稳定型:既往无急型、亚急型和慢型病史,可有室性期前收缩或完全性右束支传导阻滞;②不稳定型:既往有急型、亚急型或慢型克山病史,并有ST-T改变及Q-T间期延长。

五、辅助检查

(一)心电图

克山病的心电图改变复杂且多变,几乎所有病例有心电图异常,同一患者可有多种心电图变化并存,主要包括心肌损害、传导阻滞和异位心律三大类,心电图异常取决于心肌病变的范围、程度和部位等。心肌损害:甚为多见,主要表现为ST-T改变、Q-T间期延长、病理性Q波和低电压。传导阻滞:是克山病最突出的心电图表现,包括房室传导阻滞和束支传导阻滞,右束支传导阻滞最常见,占异常心电图的50%,也常是潜在型的唯一心电图改变。异位搏动:室性期前收缩最多见,常呈多源多发,其次为阵发性心动过速及心房颤动。

(二)X线检查

可见不同程度心脏扩大,以左心室为主,左心房也有不同程度增大。心脏搏动减弱或消失。儿童则常呈球形。肺血管呈静脉性淤血或混合性充血,早期可见上部肺血管影增多、增宽。急型尚常见肺血管边缘模糊、肺门增大和肺野云雾状阴影的肺静脉高压表现。有时可见肺栓塞的表现。

(三)超声心动图

克山病的超声改变类似扩张型心肌病,主要表现为心房、心室腔扩大和室壁运动减弱。慢型患者左心室内径扩大明显,左心室后壁及室间隔活动减弱,室壁常不增厚。潜在型和少数慢型患者可有室间隔肥厚,随心力衰竭进展可致左心室腔内径进行性扩大,而室壁和间隔厚度渐变薄。克山病的特征性改变为近心尖部室壁变薄更加明显,搏动减弱和收缩功能受损明显,而左心室上部则变化不明显。

由于左心室舒张期残余血量增多,二尖瓣前叶活动幅度减小。左心室舒张期充盈过度使 EF 下降速度减慢。CD 段平直与心肌收缩力降低及乳头肌功能不全有关。可见室壁运动不协调,偶有室间隔和后壁矛盾运动。

(四)心机械图

克山病的射血前间期(PEP)延长,心脏左心室射血时间(LVET)缩短,PEP/LVET 增大,A 波率(A/E)增加。心搏出量和心脏指数(CI)在慢型和潜在型均显著降低。PEP/LVET≥0.42 及 A 波≥15%,对无临床表现的潜在型克山病的诊断有帮助,是早期心功能不全的证据。

(五)化验室检查

阳性不多见,为非特异性改变。由于心肌损伤,急型和亚急型患者白细胞计数轻度增高,中性粒细胞比例增高,血沉增快。急型患者血清 AST、ALT、CPK 和 LDH 均升高,可达正常人的 5～10 倍,且 AST/ALT>1。慢型以肝淤血为主,AST/ALT 则<1。克山病 T 细胞功能和转化率降低。抗心肌抗体及抗核抗体滴度明显升高,循环免疫复合物明显升高,但不具特异性。

(六)心导管检查

潜在型患者血流动力学基本正常。慢型有右心室、肺动脉及肺毛细血管楔压轻、中度升高,心脏指数下降。急型患者不宜行心导管检查。

(七)心肌活检

心肌活检组织的光镜、电镜检查均有不同程度改变。主要表现为心肌线粒体数目增多、变性和形态怪异,致密电子包涵物和髓样小体形成;其次为肌原纤维丢失,肌浆网扩张,细胞质膜改变等。

六、诊断

1982 年全国克山病防治经验交流会修订了克山病的诊断标准,具有克山病发病特点,即克山病流行病学特点(地区性、时间性和人群性)和患者已在或曾在高发区居住 3 个月以上,并具备以下诊断指标中之一条或其中一项,且能排除其他疾病者。

(1)急性或慢性心力衰竭。

(2)心脏扩大。

(3)奔马律。

(4)脑或其他部位栓塞。

(5)心电图示:①房室传导阻滞;②束支传导阻滞(除外不完全性右束支传导阻滞);③ST-T 改变;④Q-T 间期明显延长;⑤多发(>5 bpm)或多源性室早;⑥阵发性室上性或室性心动过速;⑦心房颤动或房扑;⑧低电压和窦性心动过速;⑨左、右心房负荷增大或双侧心房负荷增大(P 波异常)。

(6)超声心动图示左心房、左心室扩大;射血分数(EF)<40%。

(7)X 线示心脏扩大,心胸比例>0.5,<2 岁的儿童则>0.6。

(8)心机械图 PEP/LVET≥0.42;A 波率≥15%。

(9)实验室检查 GOT、GPT 升高,GOT/GPT>1;LDH 及 LDHI 升高,LDHl>LDH2;CPK 及 CPK-MB升高。

七、鉴别诊断

在与以下心脏病相鉴别时,克山病的流行病学特点是最重要的。

（一）冠状动脉粥样硬化性心脏病

本病大多数有典型的心前区疼痛和心电图改变,多见于40岁以上者,常伴有高血压、高血脂等。而克山病多见于生育期的农村妇女和小儿,无高血压及高血脂等冠心病易患因素,结合流行病学特点有助于鉴别。

（二）病毒性心肌炎

本病与急型和亚急型克山病有很多相似之处,鉴别有一定困难。但心肌炎一般都有原发病史,如急性感染(病毒或细菌)。如为风湿热,多有不同程度的发热。无克山病流行病学特点,属散发,无地方性流行趋势,也无明显季节性。心电图示以异位节律多见,急性期心脏扩大不明显,对心功能的影响也不如克山病严重,多可治愈,预后相对较好。而急型克山病以心源性休克为主要表现,且病死率高。

（三）扩张型心肌病

本病与慢型克山病的临床表现极为相似,鉴别较困难。目前北方和西南地区在诊断克山病还是扩张型心肌病上存在一些分歧。但慢型克山病为全心扩大,无室壁肥厚,室间隔较正常薄,左心室下部(近心尖部)功能明显减弱。而扩张型心肌病左心腔扩大为主,左心室上、下部功能弥漫性减弱。可结合流行病学进行鉴别,如发生于克山病高发区,应考虑诊断克山病。实际上克山病是一种地方性原发性心肌病。慢型克山病与扩张型心肌病的鉴别要点见表12-1。

表12-1 慢型克山病与扩张型心肌病的鉴别要点

	慢型克山病	扩张型心肌病
地区性	有明显的地区性,主要分布在我国低硒地带上	无地区性,世界各地都有发病
人群选择性	患者绝大多数为农业人口中生育期妇女及断奶后的学龄前儿童	无明显的人群选择性
发病特点	有家庭性及季节性;急型高发年后,常出现"小高潮"发病	家庭中偶有两例以上的发病,无季节性及"小高潮"发病出现
周围人发病情况	家庭成员或同村中有其他型发病	无
流行病学特征	少数慢型虽无克山病病史,但有克山病流行病学特征	心脏扩大并心力衰竭,无克山病样流行病学特征,部分患者有病毒感染史
其他地方病	合并大骨节病、地方性甲状腺肿等	无
病理特点	①病变多位于心内膜下心肌;②灶性瘢痕代替;③血管周围分布的病灶特征;④局部间质纤维化;⑤心肌肥大明显,心脏重量增加	①多样性病灶;②病灶无好发的定位分布;③形态不规则的片状坏死或瘢痕;④心肌纤维间广泛纤维化及细胞浸润

（四）心包炎

本病体格检查有奇脉,X线检查心影向两侧对称性扩大,心缘各边界不清。超声心动图显示心包腔内有积液。缩窄性心包炎主要为结核引起,既往多有结核病史,X线检查可见心包钙化。

（五）心内膜弹力纤维

增生症婴幼儿多见,以心脏扩大,急、慢心功能不全为主要表现,但无流行病学特点。心脏扩大且心内膜增厚明显,尸检或活检均可见心脏内层灰白色增厚的心内膜,超声图像可见此层反光增强,心电图以左心室肥厚伴劳损多见。

(六)风湿性二尖瓣病变

重型克山病的相对性、功能性二尖瓣关闭不全的杂音可随心功能不全程度的改变而改变,而风湿性二尖瓣病变的杂音在短期内多为恒定。心音图和超声心动图有助于两者的鉴别。

八、防治

克山病的病因虽未完全明确,但倾向于与地球生物化学因素和营养因素有关,所以,目前采取综合防治措施。改造自然环境,改善人民生活,配制各种营养要素齐全的食物供应高发区,服用亚硒酸钠片等含硒药物等。有学者认,为补硒预防克山病的机制是保护心肌,防止心肌损害的进一步加重。每10天服用亚硒酸钠1次,剂量根据年龄定:1～5岁为1 mg,6～10岁为2 mg;11～15岁为3 mg;>16岁为4 mg。因克山病常年发病,所以,在低发季节停药时间不应超过3个月。

治疗原则:早期诊断,及时治疗,抢救心源性休克,控制心力衰竭,纠正心律失常,改善心肌能量代谢及全身营养等。根据各型特点,采取不同的治疗方案。

(一)急型克山病

该病特点为发病急骤,心源性休克和病死率高,治疗以抢救心源性休克和急性心力衰竭为主,减轻心脏负荷,改善心功能。

1.维生素C

大剂量维生素C可改善心肌能量代谢及全身代谢,但不增加心肌耗氧量,无明显收缩血管、增加外周阻力及心率的作用,并可使血压缓慢上升并维持稳定,改善活性氧代谢平衡,起保护生物膜的作用。首剂5～10 g静脉推注或加入10%葡萄糖20 mL静脉注射,2～3小时重复一次,病情好转后改为6～8小时重复一次,每天总量不超过30 g(小儿<15 g),持续3～7天。

2.扩容

心源性休克患者有效循环血量减少,血压下降,组织灌注不足,须紧急扩容治疗。常用5%～10%葡萄糖或极化液1 000～1 500 mL/d。需行血流动力学监测,如中心静脉压(CVP)、肺毛细血管楔压(PCWP)等。如Bp<12.0/8.0 kPa、CVP<0.59 kPa、PCWP<1.3 kPa则表示血容量不足,应先予扩容治疗,但液体量不宜过多,滴速也不宜过快。

3.亚冬眠疗法

可使患者保持安静以减少心肌氧耗而减轻心脏负担,冬眠药能降温、降低代谢率、扩张冠脉、促进心肌代谢。用氯丙嗪25 mg、异丙嗪25 mg、哌替啶50 mg(小儿各0.5～1 mg/kg)肌内注射或静脉滴注,也可用地西泮(安定)20 mg,小儿0.25～0.5 mg/kg肌内注射或静脉注射。轻症1次即可,重症可维持2～3天。

4.抗心力衰竭治疗

短效洋地黄制剂可用于急型克山病的急性心力衰竭,如毛花苷C,首剂0.4～0.8 mg,4小时后重复半量,共重复2次,小儿0.03～0.04 mg/kg,首剂半量,余量间隔4小时分2次给予。毒毛花苷K 0.125 mg,每天<0.5 mg,小儿每次0.007～0.01 mg/kg,间隔4小时可重复。心源性休克时,若大剂量维生素C、亚冬眠疗法及有效扩容后6小时血压仍不升者,可使用多巴胺、多巴酚丁胺、间羟胺或激素等。主张多巴胺3～10 μg/(kg·min)为宜,或多巴酚丁胺1～20 μg/(kg·min),重症患者可用氢化可的松100～200 mg静脉滴注。磷酸二酯酶抑制药也可试用于临床。心力衰竭患者出现心排血量下降、外周组织灌注不足及肺循环淤血时,可应用

ACEI 类、钙通道阻滞剂等扩张动脉以降低后负荷,使用硝酸酯类药物以降低前负荷。肺水肿患者,应加用呋塞米 20～40 mg,吗啡或哌替啶也可使用,但小儿应慎用。

5.抗心律失常治疗

大多数心律失常患者可在有效积极治疗后 4 小时内恢复正常。心力衰竭控制后心律失常仍存在,或心力衰竭恶化合并有心律失常者,应及时治疗。室早二联律或三联律的患者可用普鲁卡因胺;室性心动过速时则用利多卡因或胺碘酮处理。在急型克山病的抢救治疗过程中,应严密观察血流动力学改变,观察血压、脉搏、面色、尿量和神志改变,注意电解质失衡等。

(二)亚急型和慢型克山病

亚急型患者主要以治疗心力衰竭为主。因克山病心肌损害对洋地黄敏感性增强,故洋地黄的使用应谨慎,用维持量长期服用,直至心脏恢复正常。

(三)慢型者以加强生活管理和长期抗心力衰竭处理为主

减轻体力活动,限制钠盐摄入,防止感染。长期小剂量洋地黄治疗心力衰竭,可间歇加用利尿剂。积极改善心肌能量代谢,可使用 FDP、辅酶 Q_{10}。前列环素 E1 可提高 cAMP 浓度,增强心肌收缩力,且有扩张冠脉和肾血管作用。

(四)潜在型克山病

不需治疗,但应定期检查,进行必要的生活指导。

九、预后

急型克山病的病死率高,为 30％～85％,自应用大剂量维生素 C 抢救克山病心源性休克,亚硒酸钠预防克山病急性发作以来,发病率和病死率已降至历史最低水平,病死率已降至 6％～18.9％。如能早期、及时、合理治疗和抢救,临床治愈率可达 85％以上。有 20％可转为慢型,20％左右转为潜在型,症状可完全消除。如不及时积极治疗,可在发病后 24 小时内死亡,约50％在 2 天内死亡,多为心源性休克或猝死。

亚急型和慢型患者心脏明显扩大,可急性发作,亦可猝死。有部分患者可转为潜在型。大部分患者不能参加重体力劳动。

潜在型可保持一定的劳动力,病程中可出现急性发作,也可渐转成慢型克山病,有严重心律失常者预后不佳。

(刘媛媛)

第十三章

心包疾病的临床治疗

第一节 急性心包炎和慢性心包炎

心包炎按病程可分为急性心包炎和慢性心包炎。

急性心包炎是指心包的脏层和壁层的急性炎症。常见的原因是非特异性炎症、细菌病毒感染、自身免疫系统疾病、肿瘤、代谢性疾病、物理性损伤和邻近器官的病变等。急性心包炎可能是单独疾病,也可能是全身性疾病的局部反应或并发症。近年来随着心血管介入诊疗的广泛开展,心脏/血管穿孔或破裂所导致的急性心包炎及心脏压塞也并不少见,如心房颤动的导管消融治疗,其伴发心包积液/积血的发生率可高达5%。

慢性心包炎是由急性心包炎迁延不愈或反复发作,造成心包的慢性炎症性损伤。部分患者并无明显的急性心包炎病史。发展中国家最常见的病因是结核感染。

一、病因

(一)特发性
特发性又称急性非特异性,病因不明。

(二)感染
1.病毒

埃可病毒、柯萨基病毒、腺病毒、巨细胞病毒、乙型肝炎病毒、传染性单核细胞增多症病毒、人类免疫缺陷病毒等。

2.细菌

葡萄球菌、链球菌、肺炎球菌、支原体、莱姆病、嗜血杆菌、脑膜炎双球菌等。

3.分枝杆菌属

结核杆菌、胞内鸟型分枝杆菌。

4.真菌

组织胞浆菌病、球孢子菌病、曲球菌、念珠菌等。

(三)系统性炎性疾病
1.结缔组织病

系统性红斑狼疮、类风湿关节炎、硬皮病、混合型结缔组织病。

2.动脉炎

多发性结节性动脉炎。

3.肉芽肿性疾病

结节病等。

4.自体炎症性疾病

地中海热、肿瘤坏死因子受体-1相关的周期性综合征。

(四)邻近器官的病变

慢性心力衰竭、心肌梗死后心包炎、肺动脉高压、心脏外伤后综合征、心包外伤、主动脉夹层等。

(五)肿瘤

1.原发性

间皮瘤、纤维肉瘤、脂肪瘤等。

2.继发性

乳腺癌、肺癌、淋巴瘤、卡波西肉瘤。

(六)药物/毒素

普鲁卡因胺、肼苯达嗪、异烟肼、利血平、苯妥英、甲基多巴、盘尼西林、左旋色氨酸、色甘酸钠、米诺地尔、胺碘酮、环孢霉素、多柔比星、血液制品和抗血清、蝎毒素、云母、石棉、硅胶和四环素等。

(七)其他

胆固醇性心包炎,乳糜性心包炎和淀粉样变性等。

二、正常心包的解剖和生理

心包膜腔由内外两层组成。心包内层为脏层心包,又称心外膜,由一层间皮细胞构成,紧密附着于心脏表面。心包外层为壁层心包,包绕心脏的绝大部分,约 2 mm 厚,主要由非细胞成分-胶原和弹力纤维构成。胶原是外层心包的主要成分,呈波浪状的胶原束分布,因此能承受一定限度的延展力。心包内外层构成一个封闭的腔,即心包膜腔,正常情况下心包腔内含有不超过50 mL 的润滑液。

尽管心包并非维持生命的必须器官,外科切除心包或先天性心包缺损也未见到明显的临床后果。但是,心包依然存在很多重要的生理作用,例如,它可以保持心脏的位置相对稳定,限制心腔的过度舒张,易化心房和心室之间的相互作用和机械耦联,维持心腔的压力-容积关系和心脏输出,平衡重力、惯性和静水力的影响。心包膜本身也是感染的机械屏障,心包液可以在心脏壁层之间起到润滑作用等。心包上分布的机械感受器和化学感受器接受神经支配,而且心包上有膈神经的传入神经。这些感受器可能参与心包和/或心肌外层的神经反射及心包的痛觉传导。心包还能分泌前列腺素和相关物质来调节神经传递,并能作用于冠状动脉的受体调节其张力。

三、病理

早期急性心包炎的病理改变为干性心包炎,无明显心包积液,主要为纤维蛋白渗出。心包积液时由于伴血细胞、血浆成分渗出,其颜色也由无色透明而变为浑浊、黄色、褐色,甚至血性积液。渗出的纤维蛋白在后期可形成粘连、增厚及局部形成瘢痕。心外膜心肌存在不同程度的炎性改变,炎症也可累及纵隔和胸膜。

慢性心包炎根据病例特点分为慢性粘连性心包炎、慢性渗出性心包炎和缩窄性心包炎。大多数慢性心包炎只有轻微瘢痕和局部、疏松的心包粘连,一般心包无明显增厚,也不影响心功能。个别发展为缩窄性心包炎,心包壁形成坚厚的瘢痕组织,心包的弹性丧失,严重影响心脏功能。

四、病理生理机制

心包腔内的压力和心脏对此压力的代偿能力是心包炎引起的心包积液影响血流动力学后果的决定因素。心包腔内的压力受到积液量和心包的压力-容积关系影响,而心包的储备容积很少,因此积液出现快,即便量不大,也能严重影响心脏功能,导致心脏压塞和急性循环衰竭;而在慢性心包炎由于心包的代偿缓慢积累的大量心包积液,而心包腔压力比没有明显升高,不出现心脏压塞。

正常情况下右侧心脏充盈压低于左侧,因此心包积液时右侧充盈压的上升较左侧迅速。心包积液进一步聚集,左心房、右心房和心室舒张末压上升,严重的心脏压塞时这些压力与心包腔内压力接近,典型的为 $2.0\sim2.7$ kPa(15$\sim$20 mmHg),在吸气时压力最接近,这时心包腔内压指示着心腔内压,心腔的跨壁充盈压非常低,相应地心脏容积进行性减低。

大量心包积液或填塞时,除了心排血量下降,另一个特征性改变是奇脉或反常脉,表现为吸气时脉搏减弱和动脉血压的异常下降,通常收缩压下降>1.3 kPa(10 mmHg)。吸气时体循环静脉回流增加,右心系统充盈量增加,但由于大量心包积液或填塞时心腔总容积固定,室间隔向左移位,因而导致左心容量明显减少,左心室搏出量减少,最终动脉压下降。

五、临床表现

(一)症状

1.心前区疼痛

心前区疼痛是急性心包炎早期的主要症状,多在呼吸运动、咳嗽和体位变化时出现,疼痛可呈尖锐性或压榨样,并可向颈部、左肩壁部及肩胛区放射。心包积液出现后疼痛消失。

2.气短和呼吸困难

取决于心包积液的量和增长的速度。慢性心包炎心包积液患者,尽管有大量积液,呼吸困难症状可能不明显;而介入治疗并发症引起的心包出血,即使心包积血量不大,但可能因出现速度快而有明显的气短或呼吸困难,甚至发生晕厥。

3.急性循环衰竭

心脏压塞导致出现意识丧失、血压下降、脉压变小、心动过速等症状。

4.其他

大量心包积液可压迫气管、食管出现干咳、声音嘶哑及吞咽困难症状。亦可有发热、食欲缺乏、疲乏、烦躁等症状。

(二)体征

视心包积液量和出现或增长的速度不同,体征也有差别。

(1)与原发病相关的体征,一些患者可能有发热、贫血貌等。

(2)在纤维蛋白性心包炎时,可听到心包摩擦音,是由于心包炎时脏壁两层心包表面变得粗糙,随心脏搏动互相摩擦而产生振动形成。在心前区,以胸骨左缘第3、4肋间明显,呈粗糙的抓刮样的额外心音,声音呈三相,即心房收缩相、心室收缩相和心室舒张相,与心脏搏动一致,与呼吸无关,坐位前倾时更明显,在心包积液出现后消失。

(3)大量心包积液早期出现反射性心率增快,心排血量降低导致血压下降。

(4)体循环淤血特征,颈静脉明显充盈或曲张,后期可见肝脏肿大、肝-颈静脉回流征阳性、下肢水肿和腹水体征。

(5)大量心包积液压迫左肺受,局部支气管引流不畅导致左肺下叶不张,在左肩胛区叩诊呈浊音及局部可闻及支气管呼吸音,称心包积液征。

(6)心脏压塞时出现典型的贝克氏三联症心音遥远、动脉压下降或奇脉、颈静脉曲张。

六、实验室和辅助检查

(一)实验室检查

1.血常规检查

多于原发病有关,感染性心包炎时白细胞计数升高,淋巴细胞增多。

2.肌酸激酶同工酶和肌钙蛋白

一般情况下,急性心包炎时血中肌酸激酶同工酶和肌钙蛋白有轻度升高,提示炎症反应损伤心外膜浅表心肌组织。如出现肌酸激酶同工酶和肌钙蛋白升高明显,要注意有无合并心肌炎或急性心包炎继发于急性心肌梗死。

(二)X线检查

X线对纤维蛋白性心包炎诊断价值有限。渗出性心包炎(即心包积液)有一定的临床意义。少量心包积液(成人<250 mL,儿童<150 mL)难以观察到,中至大量积液见心影向两侧扩大,呈"烧瓶"样或球形,左右心缘的弧度消失,上腔静脉增宽(图13-1)。

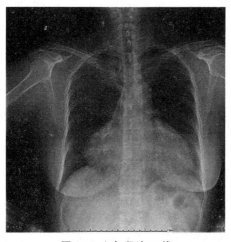

图 13-1 心包积液 X 线

(三)心电图

心电图是诊断急性心包炎最重要的辅助检查手段,尤其在早期,心脏超声和 X 线没有明显改变时。典型表现是广泛的 ST 段抬高(除 aVR 外),多为弓背向下型,与急性心肌梗死的 ST 段弓背向上抬高变化不同。心电图的改变主要是因为心外膜心肌的炎性损伤。PR 段压低也是急性心包炎的重要心电图改变。急性心包炎的心电图也有动态改变,通常分 4 个阶段。阶段Ⅰ:前壁和下壁 ST 段弓背向下抬高,PR 段朝 P 波的反方向偏离(图 13-2);阶段Ⅱ早期:ST 段回到基线水平,PR 段仍偏离;阶段Ⅱ晚期:T 波逐渐变平、倒置;阶段Ⅲ:广泛 T 波倒置;阶段Ⅳ:心电图变化恢复正常。

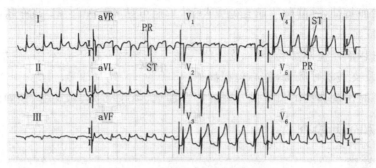

图 13-2 急性心包炎时心电图

显示除 aVR、V1 外,广泛的 ST 段弓背向下型抬高

(四)超声心动图

心脏周围心包腔内可见环形无回声区,液体量较多时,无回声区范围较大。心包积液的半定量诊断如下。①少量心包积液:指心包腔内液体为 50～100 mL。一般情况下,少量心包积液首先表现于后房室沟,再沿较低部位,如心脏后、下壁分布,并不扩展到心尖部、前部和侧部。②中等量心包积液:指心包内液体在 100～500 mL。中等量的心包积液的分布更为均匀,在心脏的前部、心尖部、侧部均可发现。此外,心脏的后部和下部的积液在少量的基础上又有所增加,甚至扩展至心包斜窦。③大量心包积液:指心包积液量达 500 mL 以上。心脏的周围均有较宽的无回声区,心脏前方有 8 mm 以上,悬吊在大血管下的心脏可在液体内自由摆动,即收缩期向前,舒张期向后,称为摇摆心脏,这是大量心包积液的特征表现。除此之外,超声心动图还可以明确心脏压迫征象,表现为:心脏活动受限,右心舒张期塌陷,右心室及右心室流出道较正常范围减小。同时各瓣膜开放幅度较低,二尖瓣舒张早期速度增快,舒张晚期速度减慢。二尖瓣口血流频谱出现明显"限制性充盈不良"征象,即舒张早期峰值流速 E 峰较高,舒张晚期峰值流速 A 峰降低,E/A 比值明显增大。由于右心房、右心室受压后右心房压增高,下腔静脉回流受阻,管腔扩大且不随呼吸而发生改变。由于右心室舒张压极度增高,超过肺动脉压,致使肺动脉瓣提前于舒张期开放。此外,多普勒超声可测得右心房、右心室、肺动脉和左心室内压,由于心脏舒张受限,因而上述部位的舒张压均明显增高。

(五)CT 和 MRI 检查

1.CT 表现

纤维蛋白性心包炎或极少量心包积液表现为心包增厚(>2 mm)。较多量心包积液表现为左心室后外侧、右心右前方弧形液体密度,CT 值>25 Hu。

2.MRI 表现

心包增厚,由于心脏搏动,积液流动可引起信号不均匀。延迟增强成像可见心包明显强化。

(六)心包穿刺或活检检查

心包穿刺或引流液的检查:通过积液的常规检查、涂片镜检或加特殊染色、细菌或微生物培养、病毒抗体测定和病理检查,可初步判断心包积液的性质,对急性心包炎原因确定有帮助。如为出血所致,镜检可见满视野红细胞。心包活检可以见到相关的特异性病理改变。

(七)纤维心包镜检查

纤维心包镜检查通常在严格无菌条件的手术室或心导管室内进行。在剑突下小切口切开皮肤,逐层分离皮下组织,沿腹横肌筋膜浅面向后斜上方钝性剥离,直到膈肌与心包结合处,暴露出心包。至心包,切开心包,将纤维心包镜送入心包腔内大约 10 cm,依次检查心包腔的前侧、左侧、右侧和下侧壁,可以清晰地看到心包腔内的病变。在清晰的观察下,钳取心包壁层病变部位,做病理检查。可以置管引流,引流液明显减少后 2 天可拔除引流管。

通过纤维心包镜可以直视异常心包组织并获得病变组织,进行活检和病理检查,对明确诊断及指导治疗有重要的临床价值。纤维心包镜检查的活检阳性率要好于心包穿刺和外科心包开窗检查。对于临床上其他手段无法确立诊断的患者,尤其有意义。纤维心包镜检查还可以对化脓性心包炎进行冲洗给药,引流也更充分。并发症较少,主要为心血管迷走反射。

七、诊断与鉴别诊断

(一)诊断

急性心包炎根据胸痛病史,心电图的特征性改变和心包摩擦音即可作出诊断。超声心动图、胸部 CT 和/或 MRI 可进一步明确。心包穿刺检查、纤维心包镜检查对病因诊断有帮助。

慢性心包炎多有急性心包炎病史,如无缩窄或大量心包积液,可无明显症状和体征。超声心动图、胸部 CT 和/或 MRI 可以明确诊断。病因不清时心包活检有助于诊断。

(二)鉴别诊断

(1)急性心包炎可引起胸痛,需要与缺血性胸痛、胸膜炎、肋间神经炎、主动脉夹层进行鉴别。①心绞痛:常伴高血压、糖尿病和血脂异常等危险因素,胸痛发作与体力活动、情绪激动、饱食或寒冷等诱因相关,胸痛为胸骨后或心前区压榨样、憋闷样,持续 1 分钟至数分钟,不稳定性心绞痛持续时间更长。多在休息后缓解或含服硝酸甘油后缓解。发作时心电图有相应缺血部位的ST-T改变,缓解后消失。运动平板试验、动态心电图、心肌核素灌注显像、超声心动图可资鉴别。②急性心肌梗死:疼痛性质和心绞痛相似,但程度更重,伴濒死感。持续时间更长,休息和含服硝酸甘油后不缓解。心电图有特征性改变和动态演变,心肌酶和心肌肌钙蛋白明显升高且有动态演变。心电图、心肌损害标志物、超声心动图可资鉴别。③胸膜炎:疼痛多位于胸廓下侧部,多为刺痛或撕裂样疼痛,呼吸动作可加重,有时伴发热。可闻及胸膜摩擦音。心电图、胸部 X 线、超声心动图对鉴别诊断有帮助。④肋间神经炎:以脊柱、腋中线和胸骨旁多见,为持续性刺疼或烧灼样疼痛。疼痛可呈放射性沿着肋间神经分布,局部有压痛。一般心电图和超声心动图无变化。⑤主动脉夹层:剧烈胸背部疼痛,呈刀割样、撕裂样疼痛,患者往往难以忍受。常伴高血压、突发的主动脉瓣关闭不全甚至急性心肌梗死、双侧肢体脉搏不等及其他动脉压迫和神经压迫症状和体征。超声心动图、主动脉计算机体层血管成像、主动脉 MRI 有助于鉴别诊断。

(2)大量心包积液可引起呼吸困难,需要与哮喘、肺气肿、介入操作引起的气胸等进行鉴别。

(3)急性心脏压塞引起急性循环衰竭,需要肺栓塞、主动脉夹层、急性心力衰竭等鉴别。

八、治疗

(一)内科治疗和介入治疗

急性心包炎大多数需要住院观察和治疗,以明确病因,观察有无心脏压塞并开始进行抗感染治疗和对症治疗。

非甾体抗炎药是主要的治疗手段。布洛芬因治疗剂量窗口宽,对冠脉血流无不良影响,很少有不良反应,因此常作为首选药物。一般根据严重程度和药物反应,初始剂量为 $300\sim800$ mg,每 $6\sim8$ 小时 1 次,持续用药数天至数周,直到心包积液消失。阿司匹林和吲哚美辛等亦可考虑使用。同时应给予胃肠道保护剂,防止消化道出血。秋水仙碱单药治疗或加用一种非甾体抗炎药治疗对急性心包炎有良好的治疗效果,并对预防复发有作用。系统的糖皮质激素治疗仅限于结缔组织病、自体反应性疾病的治疗。尿毒症性心包炎、肿瘤引起的心包炎等应针对病因治疗。恢复期的患者应观察复发情况和是否发生了限制性心包炎。

心包穿刺术用于出现心脏压塞、高度怀疑为化脓性心包炎或经过 1 周以上药物治疗仍存在大量心包积液并有明显症状者。

(二)外科治疗

如化脓性心包炎患者经内科治疗效果不佳时,应及早施行心包切开引流术。

(刘　凯)

第二节　缩窄性心包炎

一、病因

缩窄性心包炎常见的病因主要包括特发性、辐射损伤、外科手术后、感染性、肿瘤累及、自身免疫紊乱或结缔组织病、尿毒症、创伤、肉瘤、接受美西麦角治疗和植入式除颤电极片等。缩窄性心包炎大多发病隐匿,通常出现明显临床症状时,已发展至终末阶段,很难确定其病因。在获得有效的治疗之前,结核是发展中国家最常见的病因,目前仍然是主要的致病原因。在欧洲和美国,病因则以特发性、外科手术后和非特异性病毒感染最多见。心包缩窄在初始损害后几个月开始出现,通常需要几年的发展。一些患者心包缩窄发展较快而且呈现可逆性,最常见的是心脏外科手术后。

二、病理

缩窄性心包炎比较少见,发生发展过程隐匿,是心包慢性炎症的终末阶段。慢性心包炎症引起心包纤维化,常伴有心包钙化,导致心包脏壁层粘连融合,伸展性、顺应性明显下降。发展中国家最常见的结核性心包炎一般有四个病理发展阶段:①肉芽肿形成伴有含大量结核杆菌的纤维性渗出;②血性浆液以淋巴细胞为主,含少量蛋白和结核杆菌;③干酪性肉芽肿伴早期心包限制,包括纤维化合心包增厚;④心包完全受限,瘢痕和钙化形成。

三、病理生理机制

缩窄性心包炎显著影响心脏的充盈,导致心脏各腔室的充盈压升高且均衡,体循环和肺循环的压力也明显增加。心房压明显升高和因收缩末期容积减小引起的早期心室舒张的抽吸作用加强,因此在舒张早期,心室充盈异常快。在舒张期的早期到中期,因为僵硬的心包使心腔内容积很快达到限定值,导致心室充盈被突然中止,因此,几乎所有的心室充盈都仅发生在舒张早期。

体循环静脉淤血引起肝脏淤血、外周性水肿、腹水、胸腔积液,甚至全身水肿和心源性肝硬化。

心排血量减少导致疲乏、骨骼肌萎缩无力、体重减少。

理论上缩窄性心包炎,心脏收缩功能正常,但因前负荷减少仍然会引起射血分数下降。心肌偶尔会被慢性炎症和纤维化影响导致出现真正的收缩功能不全,有时表现相当严重,与心包切除术后治疗效果不佳有关。

胸内呼吸压力变化向心腔的传递失败也是缩窄性心包炎的重要病理生理特征。这种压力变化持续传递给肺循环,吸气时,胸膜腔内压和肺静脉压力的下降不能传递到左侧心腔。因此,正常情况下肺静脉到左心房的压力阶差驱动左心充盈的作用减弱,导致二尖瓣血流减少。吸气时左心室充盈减少,右心室充盈增加,引起室间隔向左侧移位。呼气时作用相反。

四、临床表现

(一)症状

缩窄性心包炎的主要症状为腹胀、下肢水肿,这与静脉压增高有关,呼吸困难或端坐呼吸是由于腹水或胸腔积液压迫所致。此外患者常诉疲乏、食欲缺乏、上腹部饱胀等。

(二)体征

(1)血压低、脉搏快,1/3 出现奇脉,30%患者合并心房颤动。

(2)静脉压明显升高,即使利尿后静脉压仍保持较高水平。颈静脉曲张,吸气时更明显,扩张的颈静脉舒张早期突然塌陷。吸气时更明显和扩张的颈静脉舒张早期突然塌陷均属非特异性体征,心脏压塞和任何原因的严重右心衰竭,皆可见到。

(3)心脏视诊见收缩期心尖回缩,舒张早期心尖冲动。触诊有舒张期搏动撞击感。叩诊心浊音界正常或扩大。胸骨左缘 3～4 肋间听到心包叩击音,无杂音。

(4)其他体征:如黄疸、肺底湿啰音、肝大、腹水比下肢水肿更明显,与肝硬化相似。

五、辅助检查

(一)实验室检查

常规进行全血细胞分析和计数,血生化检查,以明确有无贫血及程度、血浆蛋白、肝肾功能、使用利尿剂有无离子紊乱等状况。常规进行尿、粪检查。尿常规和肾功能指标有助于尿毒症的排除。进行甲状腺功能检查,排除慢性甲状腺功能减退。动脉血气分析对低氧血症、慢性肺心病和肺栓塞的诊断和排除有帮助。D-二聚体有助于肺栓塞的诊断和排除。

(二)X 线检查

心影可正常或轻-中度增大。心影边缘不规则、僵硬,左、右心缘各弧度消失,心影呈三角形或怪异形。部分患者可见心包呈蛋壳状、弧线状、带状钙化。上腔静脉增宽。如果左侧尤其左房室沟病变明显时可以出现肺淤血的表现。

(三)心电图

没有特异性改变。可能正常或存在低电压,通常表现为 T 波地平或倒置。部分患者伴有左心房电活动异常,心房颤动,房室传导阻滞,室内传导阻滞或类似心肌梗死图形。

(四)超声心动图

超声心动图可见心包增厚,各切面均可显示心包脏层和壁层增厚,回声增强。心包钙化时可见心包明显增强的光带。缩窄的心包可使心脏外形变形,如缩窄部位位于房室环处则于四腔切面显示心脏形态酷似"葫芦状"。左、右心房增大,心室内径正常或稍小。左心室长轴切面上因左心房增大,测量左心房与左心室后壁连接处心包表面形成的夹角<150°。左心室壁舒张中晚期运动受限,呈平直状,或向后运动消失。室间隔运动异常,舒张期出现异常后向运动。下腔静脉、肝静脉扩张,剑突下长轴切面显示下腔静脉内径增宽,肝静脉内径亦增宽。二尖瓣舒张期血流频谱 E 峰呼气时增高,与吸气时相比增高>25%,减速时间缩短<160 mm。

(五)CT 和 MRI 检查

1.CT 表现

心包弥漫性或局限性不同程度增厚,常以右心室面明显,部分患者可见心包斑点状、弧形、带状钙化。上、下静脉增宽,左、右心房扩大,室间隔变直。

2.MRI 表现

心包不规则增厚,脏壁层分界不清,以右心房室旁多见。电影序列见心室舒张运动减低,室间隔变直,甚至出现室间隔"跳动"征。心房扩大,体静脉扩张。

(六)心导管检查

右心室和/或左心室压力曲线呈现舒张早期下限,舒张中晚期高原波的平方根样改变,左右心室舒张末期压力均等,压力差<0.7 kPa(5 mmHg)。

六、诊断与鉴别诊断

(一)诊断

患者无其他心脏病史,无心脏明显增大,而出现颈静脉曲张、肝脏肿大、腹水和静脉压显著升高等体循环淤血体征,应考虑缩窄性心包炎的诊断。结合既往心包炎发作史、胸部 X 线、心电图、心脏超声检查可明确诊断。极少数隐匿性缩窄性心包炎,无明显症状和体征,需要行右心导管检查、盐水负荷试验进一步明确。MRI 可显示心包壁增厚和纤维化。

(二)鉴别诊断

缩窄性心包炎的症状和体征表现(如呼吸困难、右心衰竭体征、恶病质等),与慢性肺心病、心力衰竭、成人甲状腺功能减退、尿毒症、肝硬化、限制性心肌病等疾病有很多类似之处,需要进行鉴别。

1.慢性肺心病

慢性肺心病多有慢性支气管炎、阻塞性肺病史;吸气时颈静脉下陷或充盈不明显,库斯莫尔征阴性;动脉血气分析多显示低氧血症合并呼吸性酸中毒;心电图显示右心室肥厚;胸部 X 线片可见肺纹理增粗紊乱,肺气肿、肺动脉高压,可与缩窄性心包炎鉴别。

2.心力衰竭

心力衰竭患者均有原发的器质性心脏病,体循环淤血可出现颈静脉曲张,但库斯莫尔征阴性;查体心脏明显扩大,可与缩窄性心包炎鉴别。

3.成人甲状腺功能减退

血清 TT_4、TT_3、FT_4、FT_3 低于正常值;促甲状腺激素因病变位置不同,变化不一:原发性甲减症者促甲状腺激素明显升高;垂体性甲减症者血清促甲状腺激素水平低或正常或高于正常,对促甲状腺激素释放激素兴奋试验无反应;下丘脑性甲减症血清促甲状腺激素水平低或正常,对促甲状腺激素释放激素兴奋试验反应良好。查体:心率缓慢,黏液性水肿。部分患者颅骨平片示蝶鞍增大。这些表现与缩窄性心包炎不同。

4.尿毒症

多有慢性肾小球肾炎、糖尿病肾病史;查体:血压高,贫血明显。尿比重下降或固定,尿蛋白阳性,有不同程度血尿和管型;血生化异常,如血肌酐、血尿素氮明显升高、离子紊乱、酸碱失衡;B超示双肾体积缩小,肾皮质回声增强。这些表现与缩窄性心包炎不同。

5.肝硬化

有慢性肝病史,可有肝炎史、饮酒史、药物史或输血史,常伴反复上消化道出血。查体:无颈静脉曲张和周围静脉压升高现象,无奇脉,有腹壁静脉曲张明显、肝界缩小、肝掌、蜘蛛痣等;食管钡透显示食管静脉曲张;肝功能损害及低蛋白血症、凝血异常。与缩窄性心包炎表现不同。

6.限制型心肌病

限制型心肌病由于心内膜和心肌受浸润、心肌纤维变性或纤维瘢痕化,心肌顺应性丧失引起心室舒张期充盈受限。血流动力学和临床表现与缩窄性心包炎相似,鉴别诊断困难。限制型心肌病一般无活动性心包炎病史,无奇脉,CT/MRI不显示心包增厚,心内膜活检可发现淀粉样变或其他心肌浸润性疾病表现,可资鉴别。两者的超声和血流动力学比较见表13-1。

表 13-1 缩窄性心包炎与限制性心肌病的鉴别要点

	缩窄性心包炎	限制性心肌病
静脉压明显的 y 波下降	有	无
奇脉	1/3 的患者有	无
心包叩击音	有	无
左右心充盈压均等	是	左侧高于右侧
充盈压>3.3 kPa(25 mmHg)	罕见	常见
肺动脉收缩压>8.0 kPa(6O mmHg)	无	常见
平方根样改变	有	不一定
呼吸对左或右侧心腔压力、血流的影响	非常明显	正常
心室壁厚度	正常	通常增厚
心房大小	可能有左心房增大	双房增大
室间隔抖动	有	无
组织多普勒 E波速度	增加	减慢
心包厚度	增厚	正常

七、治疗

(一)内科治疗

仅个别缩窄性心包炎呈可逆性,如心脏外科手术后出现的短暂的缩窄性心包炎,这些患者在几个月的观察期中往往自发缓解,期间可以给予皮质醇激素进行 1 个疗程的治疗。

绝大多数患者确定诊断后应早期行外科心包切除术。内科治疗仅限于支持治疗、针对并发症和缓解症状的治疗。多数缩窄性心包炎常伴有营养不良、贫血、低蛋白血症、恶病质、水肿、肺水肿及水、电解质和酸碱平衡紊乱、肝肾功能不全等并发症,手术前应积极纠正。有肺结核病史,应明确无活动性结核时再进行手术,术后继续抗结核治疗。限制盐摄入和使用利尿剂治疗对缓解心脏前负荷和减轻水肿有效,但缩窄性心包炎患者后期的利尿作用有限。窦性心动过速是反射性的,因此应避免使用β受体阻滞剂和钙通道阻滞剂来控制心率。合并心房颤动伴快速心室率的患者首选地高辛控制心率,但静息状态下心率不要<70次/分。

(二)外科治疗

缩窄性心包炎是进展性疾病,一旦确立诊断就应尽早进行完全的心包切除术,否则可能失去手术机会,延误治疗。病程长,因心肌萎缩和纤维变性,也会影响手术获益和患者预后。

一些患者在手术后即获得血流动力学和症状上的缓解,其他患者可能需要几周至几月的时间,症状才会改善。射线损伤所致的缩窄性心包炎、伴肾功能损害、肺动脉收缩压高、左心室射血分数减低、低钠血症和高龄患者的手术长期效果欠佳。

心包切除术的围术期死亡率为5%～15%。美国克利夫兰医学中心1999年的报道,缩窄性心包炎患者接受心包切除术后平均随访6.9年,存活率是63%,但长期疗效存在较大变异。手术早期死亡率与低心排血量、长时间体外循环、心包切除困难、败血症、出血、肾功能和呼吸功能不全有关。在术前评价为Ⅲ/Ⅳ级症状的这组患者死亡率最高,因此应该尽早进行心包切除术。

(刘　凯)

第三节　心脏压塞

一、病因

各种引起急性或慢性心包炎的疾病,造成大量和/或快速心包积液,均可能导致急性或慢性的心脏压塞。近年来随着心血管介入诊断和治疗的广泛开展,心脏/血管穿孔或破裂所导致的急性心包炎及心脏压塞也越来越多见。

心血管疾病介入诊疗操作引起的心脏压塞,多与操作不当和特殊解剖部位或解剖异常相关。常见的引起心脏压塞的心血管疾病介入诊疗操作如下。

(一)经皮冠脉介入术

导丝穿孔;钙化病变,球囊过度扩张,导致冠状动脉破裂。

(二)电生理检查和射频消融

鞘管操作不当;消融导管张力、接触力过大,能量选择不当、组织气化的爆裂伤;消融部位特殊,薄弱部位如心耳、冠状窦、憩室;房间隔穿刺不当。

(三)起搏器植入

导线张力过大。

(四)先心病介入

鞘管操作不当。

二、病理生理机制

心脏压塞时血流动力学的改变,通常表现为心房和心包压力同等升高,吸气时动脉收缩压显著下降,产生奇脉或反常脉及动脉性低血压。尽管,偶尔也会因升高的交感肾上腺素状态引起体循环高血压,但动脉性低血压往往是慢性心包积液的后期体征。由于心包内压力持续升高,导致静脉压相应升高以维持心脏充盈,以防发生心腔的塌陷。尽管心腔内的绝对压力升高了,但是跨壁压(心腔舒张压-心包压)实际上是零或负值。前负荷的明显减少是心排血量降低的重要原因。当代偿机制不能维持时就会出现动脉性血压下降。

心腔内压力在整个心动周期中保持升高的状态,仅在心室射血,心脏容积减少时心腔内压力可出现短暂的改善。正常情况下,存在2次静脉回流高峰,第一次出现在心室射血开始,伴心包内压力小幅度下降时静脉回流增加。第二次静脉回流高峰出现在舒张早期三尖瓣开放,心房压下降时。而在心脏压塞时,由于心腔内压力持续升高,仅在心室射血时出现一次静脉回流高峰。严重的心脏压塞,舒张期静脉回流终止,这时心脏容积和心包内压达到最高。心包压力和右心房压升高且彼此相等。

尽管心脏压塞时的心室收缩功能强于正常状态,但当静脉压不能继续升高等于心包内压并维持循环时,心脏压塞最终将会是致命性的。一些严重患者,由于心外膜冠状动脉直接受压、异常的跨室壁血流异常分布,会恶化心肌灌注,进一步损害心室收缩功能。

三、临床表现

(一)症状

1.呼吸困难

由于心包积液快速和/或大量出现,患者有明显的气短或呼吸困难,往往取前倾坐位。

2.急性循环衰竭

心脏压塞导致心排血量和血压明显下降,出现晕厥、意识丧失。

(二)体征

(1)反射性心率增快。

(2)心排血量降低导致血压下降,脉搏减弱。

(3)体循环淤血特征:颈静脉明显充盈或曲张。

(4)心脏压塞时出现典型的三联征:心音遥远、动脉压下降或奇脉、颈静脉曲张。

(5)奇脉或反常脉:健康人平静吸气时收缩压下降最多不超过1.3 kPa(10 mmHg)。心脏压塞时出现奇脉是这种生理反应的异常放大。心脏压塞时奇脉发生的机制是多方面的。首先,吸入气使体循环静脉血回流增加,右侧心腔血容量增加。但心脏总容积由于心脏压塞而固定,因此右心室血容量增加会引起室间隔突向左心室,导致左心室舒张期血容量减少;其次,心脏压塞时跨心包压力的增加会减少肺静脉回流;另外,吸气时产生的胸内负压传导至主动脉,增加左心室后负荷并减少每搏输出量;吸气时膈肌运动对心包的牵紧、血管收缩性和阻力的反射性变化,以及由于肺淤血引起的用力呼吸都会对反常脉的出现产生影响。

(6)出汗,四肢末梢发凉,周围性发绀,感觉减退。

四、辅助检查

(一)X线、CT和MRI检查

急性心脏压塞起病急,病情重,一般出现在心包积液或积血的快速增加时,心动过速,血压下降等。X线表现为心影明显增大,呈烧瓶状或球形,心缘弧度消失,CT或MRI更清楚显示心包积液的量和性质。

(二)心电图

心脏压塞时常常可以见到 QRS 波振幅减低和电交替现象。电交替在心脏压塞或大量心包积液时有一定特异性但敏感性不高,QRS 波振幅的交替变化与心脏逐跳前后摆动引起的电轴变化有关。

(三)超声心动图

心室腔径随呼吸而变化,呼气末右心室明显缩小,左心室径稍增大,吸气末右心室明显增大而左心室缩小。右心舒张期塌陷现象:左心室长轴切面和心底大动脉短轴切面显示右心室前壁和右心室游离壁后外侧壁于舒张期向心腔方向移行,室壁塌陷,这种现象是心脏压塞敏感而特异的指标。二尖瓣活动曲线射血分数斜率变慢,DE 幅度变小。右心室前壁舒张期向后运动。和左心室大小变化相对应的,多普勒超声心动图探查二尖瓣口和三尖瓣口血流频谱可见:吸气时,二尖瓣最大血流速度下降,二尖瓣血流速度的积分减低;而三尖瓣最大血流速度及血流速度积分增加;二尖瓣充盈时间延长。心包腔内可见大片无回声暗区包绕心脏表面。

(四)中心静脉压测定

中心静脉压是指血液对右心房、上下腔静脉胸腔段的侧压力。正常范围是 $0.6\sim1.2$ kPa $(6\sim12$ cmH$_2$O)。急性心脏压塞时中心静脉压明显升高,进行中心静脉压监测,了解其变化,对判断病情和指导治疗有重要意义。

一般选择颈内静脉或锁骨下静脉穿刺,穿刺成功后置入深静脉留置管,留置管先端送到上腔静脉或右心房,留置管尾端接三通接头和压力监测器,后者可连接在心电血压监测设备上进行实时的压力监测。管道定期使用肝素盐水冲管,防止血栓形成。

穿刺技术和硬件条件有限的基层单位,可应用肘静脉压替代中心静脉压测定。一般患者取平卧或取半坐卧位,患者上肢外展伸直,肌肉放松,使上肢静脉不受压迫。取外肘前静脉作为穿刺部位,穿刺静脉高度位于腋中线水平。选用 18 号针头连烈注射器,预先抽取生理盐水 $1\sim2$ mL。行肘前静脉穿刺,穿刺成功后,注入少量生理盐水,观察静脉是否通畅。取下注射器,松开止血带,将测压管连接于针头上,记录测压管血柱的高度,即为肘静脉压。

五、诊断与鉴别诊断

(一)诊断

既往有心包炎、胸部外伤或手术、心血管病介入诊疗等病史,结合呼吸困难、急性循环衰竭的症状和典型的颈静脉曲张、低血压、反常脉、四肢末梢发凉,周围性发绀等体征,诊断心脏压塞症并不困难。再结合心电图的特征性改变,尤其是超声心动图或 CT/MRI 检查结果可进一步明确诊断。

快速诊断是心脏压塞症诊断的关键,尤其在一些特殊临床情况下确定诊断后须立即进行心包穿刺引流和进一步治疗。

(二)鉴别诊断

1.呼吸困难

呼吸困难需要与哮喘、肺气肿、介入操作引起的气胸等进行鉴别。

(1)哮喘:多有反复发作的呼吸困难病史,多于接触变应原和理化刺激有关,发作时呼气相为主的哮鸣音。呼吸功能检查、支气管激发试验、支气管扩张试验及心脏超声可资鉴别。

(2)肺气肿:多有慢性支气管炎病史,桶状胸、呼气相明显延长,结合胸部 X 线、肺功能检查、心脏超声可资鉴别。

（3）介入操作引起的气胸：主要因介入操作时进行颈部或胸部皮下血管穿刺引起，可出现胸痛和呼吸困难症状。血管穿刺过程中发生，穿刺侧呼吸音减低，伴皮下积气。胸部 X 线、超声心动图可鉴别。

2.急性循环衰竭

急性循环衰竭需要与肺栓塞、主动脉夹层、急性心力衰竭等鉴别。

（1）肺栓塞：可出现胸痛、呼吸困难、血压明显下降、心动过速、脉搏减弱、四肢末梢发凉、晕厥和意识丧失。患者可能有骨科手术、卧床、下肢静脉血栓等病死，心电图变化、动脉血气分析、胸部 X 线、胸部计算机体层血管成像、胸部 MRI、肺通气血流灌注显像、D-二聚体、心脏超声可资鉴别。

（2）主动脉夹层：出现剧烈胸痛、血压升高、突然发生的主动脉瓣关闭不全，伴有双侧肢体脉搏不等，有时主动脉夹层可累及冠状动脉开口引起急性心肌梗死。超声心动图、主动脉计算机体层血管成像有助于鉴别诊断。

（3）急性心力衰竭：可出现呼吸困难和急性循环衰竭。心脏病、高血压史，不能平卧、心脏扩大、奔马律、双肺湿啰音或喘鸣音、血浆脑利尿钠肽、胸部 X 线、超声心动图可资鉴别。

六、治疗

（一）心包穿刺和引流术

心包穿刺术是采用穿刺针经皮穿刺，将心包内异常积液或出血抽吸或通过引流管引流出来，以缓解心脏压塞或获取心包积液，达到治疗或协助临床诊断的操作方法。

心包穿刺术的适应证：心脏压塞出现急性循环障碍，应施行紧急心包穿刺术；需要心包内注入药物治疗；虽经特殊治疗，心包积液仍进行性增长或持续不缓解；化脓性心包炎；原因不明的心包积液，需要获取积液进行诊断。

心包穿刺术的禁忌证：①绝对禁忌证：主动脉夹层。穿刺引流可能导致心包内出血增加和夹层扩展，危及生命。②相对禁忌证：患者不能配合，不能保证安全操作；未纠正的凝血障碍、正在接受抗凝治疗、血小板计数$<5×10^9/L$；积液量少，位于心脏后部，已被分隔的心包积液；无心胸外科后备支持。

（二）支持和药物治疗

心脏压塞应积极治疗原发病因，在准备心包穿刺的同时应立即给予适当扩容、支持生命的治疗。如合并血容量不足时，给予生理盐水和胶体液；静脉应用升压药物，如多巴胺等；同时给予吸氧等支持治疗。

（刘　凯）

参 考 文 献

[1] 蔡晓倩,郭希伟,苗强,等.心血管病学基础与临床[M].青岛:中国海洋大学出版社,2021.

[2] 刘春霞,郑萍,陈艳芳.心血管系统疾病[M].北京:人民卫生出版社,2020.

[3] 袁鹏.常见心血管内科疾病的诊断与防治[M].开封:河南大学出版社,2021.

[4] 李阳.心血管内科诊疗精要[M].南昌:江西科学技术出版社,2020.

[5] 杨国良.临床心血管疾病诊疗学[M].天津:天津科学技术出版社,2018.

[6] 顾磊.心血管疾病治疗实践[M].哈尔滨:黑龙江科学技术出版社,2020.

[7] 杨天和.实用心血管疾病诊疗手册[M].昆明:云南科技出版社,2018.

[8] 杨毅宁,李晓梅.如何防治心血管疾病[M].乌鲁木齐:新疆科学技术出版社,2020.

[9] 赵建国.现代心血管疾病诊疗学[M].北京:科学技术文献出版社,2018.

[10] 李福平,王咏,王韧.心脏大血管疾病诊治精要[M].上海:上海交通大学出版社,2021.

[11] 马术魁.心血管疾病临床诊疗[M].长春:吉林科学技术出版社,2020.

[12] 崔莹.心血管内科常见病的诊断与防治[M].南昌:江西科学技术出版社,2019.

[13] 张晶,陈涛,林美萍.中西医结合心血管病临床诊疗[M].长春:吉林科学技术出版社,2019.

[14] 王春生.现代心血管疾病介入治疗[M].北京:科学技术文献出版社,2020.

[15] 刘琼.临床内科与心血管疾病[M].北京:科学技术文献出版社,2018.

[16] 戎靖枫,王岩,杨茂.临床心血管内科疾病诊断与治疗[M].北京:化学工业出版社,2021.

[17] 郭三强.心血管疾病诊疗与介入应用[M].北京:科学技术文献出版社,2018.

[18] 刘志远.临床心血管疾病介入诊断治疗学[M].开封:河南大学出版社,2020.

[19] 叶红.心血管疾病诊治与预防[M].北京:科学技术文献出版社,2019.

[20] 隋红.实用心血管疾病诊疗[M].北京:科学技术文献出版社,2019.

[21] 张健.心血管疾病的诊断与治疗[M].北京:北京工业大学出版社,2020.

[22] 赵文静.心血管内科治疗学[M].哈尔滨:黑龙江科学技术出版社,2020.

[23] 宫鹏飞.现代心血管疾病诊疗学[M].长春:吉林科学技术出版社,2018.

[24] 葛均波.心血管病学进展 2017[M].北京:中华医学电子音像出版社,2018.

[25] 刘继文.心血管系统疾病临床诊疗思维[M].天津:天津科学技术出版社,2020.

[26] 裴建明.心血管生理学基础与临床[M].北京:高等教育出版社,2020.

[27] 李舒承.心血管疾病临床诊断思维[M].长春:吉林科学技术出版社,2019.

[28] 王庭槐.心血管系统[M].北京:北京大学医学出版社,2019.

［29］左海霞.心血管疾病理论与实践［M］.上海:上海交通大学出版社,2019.

［30］刘勇.心血管疾病诊疗精粹［M］.北京:科学技术文献出版社,2019.

［31］宋涛.现代心血管疾病诊疗精要［M］.长春:吉林科学技术出版社,2020.

［32］叶林.实用心血管疾病诊疗技术［M］.北京:科学技术文献出版社,2020.

［33］刘鸿涛.心血管介入治疗精要［M］.长春:吉林科学技术出版社,2019.

［34］张小丽.心血管疾病诊治理论与实践［M］.长春:吉林科学技术出版社,2019.

［35］刘玉庆.临床内科与心血管疾病诊疗［M］.北京:科学技术文献出版社,2019.

［36］吕筠.生活方式与心血管病［J］.中华疾病控制杂志,2021,25(3):257-258.

［37］张楠,王萍.心脏瓣膜钙化与心血管疾病［J］.中华老年多器官疾病杂志,2021,20(5):393-396.

［38］蓝维伟.常见心血管急症的应对策略［J］.世界最新医学信息文摘,2021,21(5):151-152.

［39］钱菊英.2020年心血管病研究回顾［J］.心脑血管病防治,2021,21(1):18-22.

［40］徐娜.心血管内科常见症状的临床护理［J］.世界最新医学信息文摘,2021,21(13):361-362.